ZWERCHFELLPATHOLOGIE IM RÖNTGENBILD

VON

DR. MED. RICHARD HAUBRICH

APL. PROFESSOR FÜR RÖNTGENOLOGIE
UND STRAHLENHEILKUNDE AN DER UNIVERSITÄT BONN

MIT 210 ABBILDUNGEN

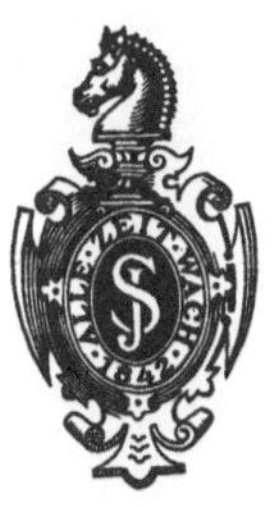

SPRINGER-VERLAG

BERLIN · GÖTTINGEN · HEIDELBERG

1956

ISBN 978-3-642-49112-2   ISBN 978-3-642-88758-1 (eBook)
DOI 10.1007/978-3-642-88758-1

Meinen Lehrern

ULRICH EBBECKE

WILLY BAENSCH

PAUL MARTINI

in dankbarer Verehrung

gewidmet

Vorwort

Seit K. HITZENBERGERs Buch über „Das Zwerchfell im gesunden und kranken Zustand" erschien (1927), sind die normale und pathologische Physiologie des Zwerchfells und die klinische Pathologie der zwerchfelleigenen und -nahen Krankheiten nicht mehr in gleich eingehender Weise zusammenfassend dargestellt worden. In dieser Zeit hat sich eine Fülle neuer Tatsachen und Einsichten angesammelt, die fast ausschließlich röntgenologischen Untersuchungen zu danken, im Schrifttum aber weit verstreut und für den Einzelnen nicht mehr zu überblicken sind. So weist allein das Gebiet der Zwerchfell-„brüche" einige tausend neue Publikationen auf, neben denen kaum weniger Mitteilungen über die anderen Zwerchfellalterationen erschienen sind. Sie alle nach ihrer Bedeutung für die Klinik zu sichten und in Verbindung mit den in der Zwischenzeit erarbeiteten Grundzügen der pathologischen Physiologie des Zwerchfells zu bringen, war eine Aufgabe, die gerade einen Röntgenologen ansprechen konnte. Hatte noch H. EPPINGERs Monographie über die „Allgemeine und spezielle Pathologie des Zwerchfells" (1911) auf Röntgenbilder verzichten müssen und HITZENBERGERs Buch den klinischen Untersuchungsmethoden einen recht großen Raum belassen, so erscheint es heute selbstverständlich, eine klinisch brauchbare Darstellung der Zwerchfellpathologie auf den Ergebnissen der Röntgenuntersuchung aufzubauen und sich dabei der Fortschritte zu bedienen, die insbesondere durch die röntgenkymographische Methode unterdes erzielt worden sind.

Der Plan zu vorliegendem Buch entstand zu der Zeit, als ich in meiner kriegschirurgischen Röntgenologenarbeit eine Reihe von Zwerchfellverletzungen untersuchen konnte. Dieses Material wurde wesentlich erweitert und reichlich vervielfacht durch eine langjährige Tätigkeit an der Medizinischen Klinik (Prof. Dr. P. MARTINI) und gefördert durch die Zusammenarbeit mit der Chirurgischen Klinik (Prof. Dr. A. GÜTGEMANN) und dem Pathologischen Institut (Prof. Dr. H. HAMPERL) der Universität Bonn. Außer meinem verehrten Chef und den letztgenannten Kliniks- und Institutsdirektoren habe ich jedoch auch all denen herzlich zu danken, die mir Röntgenbilder, Krankengeschichten und spezielle Befunde liebenswürdig zur Verfügung gestellt haben: den Herren Prof. JANKER (Bonn), DAHM (Köln), DERRA (Düsseldorf), ROTH (Bonn), TESCHENDORF (Köln), VIETEN (Düsseldorf) und Dr. RAUSCH (Hamburg), P. SCHNEIDER (Bonn) — sowie den vielen Kollegen aus dem Inland und Ausland, die durch Sonderdrucke und Hinweise mir die, wie ich hoffe, genügend vollständige Berücksichtigung der neueren Literatur ermöglicht haben.

Nicht zuletzt aber danke ich dem Springer-Verlag für sein Verständnis gegenüber allen meinen Wünschen und für die großzügige Ausstattung dieses Buches.

Bonn, im Februar 1956.   R. HAUBRICH

Inhaltsverzeichnis

Jedem Kapitel des vorliegenden Buches ist ein Verzeichnis der zugehörigen Literatur angefügt. Außerdem sind folgende Spezial- und Standardwerke vielfach berücksichtigt:

Assmann, H.: Die klinische Röntgendiagnostik der inneren Erkrankungen, 6. Aufl., I. Teil 1949, II. Teil 1950. Berlin-Göttingen-Heidelberg.

Eppinger, H.: Allgemeine und spezielle Pathologie des Zwerchfells. Wien u. Leipzig 1911. — Allgemeine und spezielle Zwerchfellpathologie. In Handbuch der inneren Medizin, 2. Aufl., Bd. II/1. Berlin 1928.

Hitzenberger, K.: Das Zwerchfell im gesunden und kranken Zustand. Wien 1927.

Schinz, H. R., W. E. Baensch, E. Friedl u. E. Uehlinger: Lehrbuch der Röntgendiagnostik, 5. Aufl., Bd. III u. IV, Innere Organe. Stuttgart 1952.

Stumpf, P., H. H. Weber u. G. A. Weltz: Röntgenkymographische Bewegungslehre innerer Organe. Leipzig 1936.

Teschendorf, W.: Lehrbuch der röntgenologischen Differentialdiagnostik, 3. Aufl., Bd. I, Brustorgane 1952, Bd. II, Bauchorgane 1954, Stuttgart.

I. Anatomie des Zwerchfells

1. Embryologie

Die Entwicklungsgeschichte des Zwerchfells ist in ihren Grundlagen von Brachet, Corning, Eisler, Keith, Lewis, Mall erarbeitet und in den Darstellungen von W. Felix und G. B. Gruber übersichtlich zusammengefaßt. Sie wird von der Tatsache bestimmt, daß die „Entstehung des Zwerchfells innig mit der Entstehung der Pericardial-, Pleura- und Peritonealhöhle zusammenhängt" (Felix) und sich auf der Entwicklung dreier

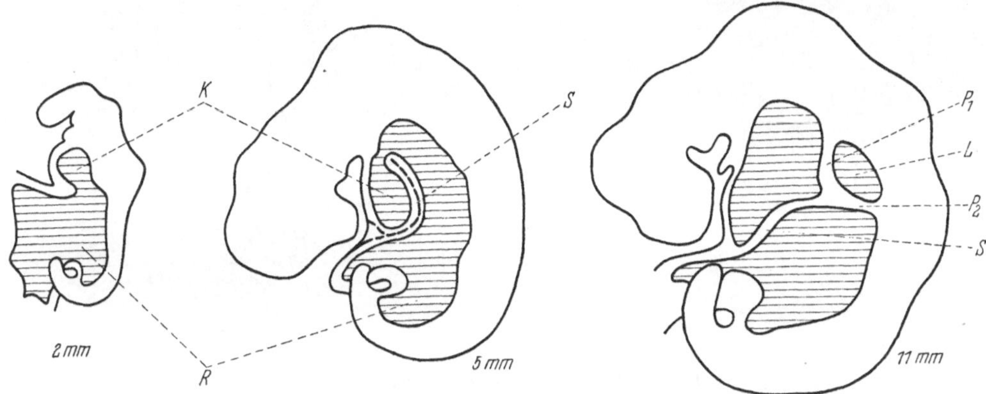

Abb. 1. Schema der Zwerchfellentwicklung nach Hitzenberger (K Kopfcölom, R Rumpfcölom, S Septum transversum, L Lungenfeld, P_1 Plica pleuropericardiaca, P_2 Plica pleuroperitonealis)

verschiedener, primitiver Zwerchfell-Teilanlagen aufbaut. Die Zwerchfellentwicklung beginnt beim Embryo von 2 mm Größe und ist beim Embryo von 21—24 mm Größe bereits im wesentlichen abgeschlossen (Gruber). Die folgende Darstellung dieser komplizierten Entwicklung zur endgültigen Scheidewand zwischen Brust- und Bauchraum folgt im großen und ganzen den Übersichten von Felix und Gruber.

Die Perikardial-, Pleura- und Peritonealhöhle sind paarige Abkömmlinge der rechten und linken Cölomhöhle des Embryo, die sich in ein Kopfcölom im Gebiet des späteren Kopfes und Halses und in ein Rumpfcölom im Gebiet des Dottersackes und Schwanzes mit dem zwischen beiden Abteilungen gelegenen sog. Isthmus gliedern läßt (Abb. 1, linkes Schema). Im Lauf der Entwicklung krümmt sich der anfänglich gestreckte Embryo zusammen, so daß sein Kopf-Halsteil sich dem Nabelstrang nähert und das Kopfcölom ventral vor das Kranialende des Rumpfcöloms zu liegen kommt. Dabei erhält die ventrale Wand des Kopfcöloms eine dorsale Lage und verschmilzt mit der ventralen Wand des Rumpfcöloms — wie Abb. 1 im mittleren Schema zeigt — zu dem Septum transversum, das die Scheidewand zwischen dem jetzt vorn gelegenen Kopfteil und dem hinten gelegenen Rumpfteil der primitiven Leibeshöhle bildet (Felix) und die erste Teilanlage des primitiven oder häutigen Zwerchfells darstellt. Wenn sich in der anschließenden Embryonalphase der Kopf aufrichtet, bleibt das Kopfcölom zunächst ventral des oberen Anteils des Rumpfcöloms liegen, da seine Hinterwand mit dessen Vorderwand zum Septum

transversum zusammengewachsen ist. Dieses macht eine scheinbare Drehbewegung aus
der vertikalen in die horizontale Lage mit, weil die Kopfaufrichtung und das Wachstum
des Neuralrohres eine gegenläufige Verschiebung der Umgebung bedingen. Dadurch
werden ursprünglich caudal vom Septum transversum gelegene Segmente mit ihren Nerven
kranialwärts verschoben und diese, soweit sie wie der N. phrenicus und N. vagus bereits
mit der Peripherie verbunden sind, zwischen Ursprung und peripheren Endpunkten ausgedehnt (FELIX). Das früh in der Halsregion angelegte Septum transversum „durch-
wandert" also die ganze Hals- und Brustregion, um erst an der Grenze zur Lendenregion
zur Ruhe zu kommen (CORNING). Dabei erfährt es eine Richtungsänderung von der
ventralkranialen über die horizontale in die ventralcaudale Richtung, die erst beim

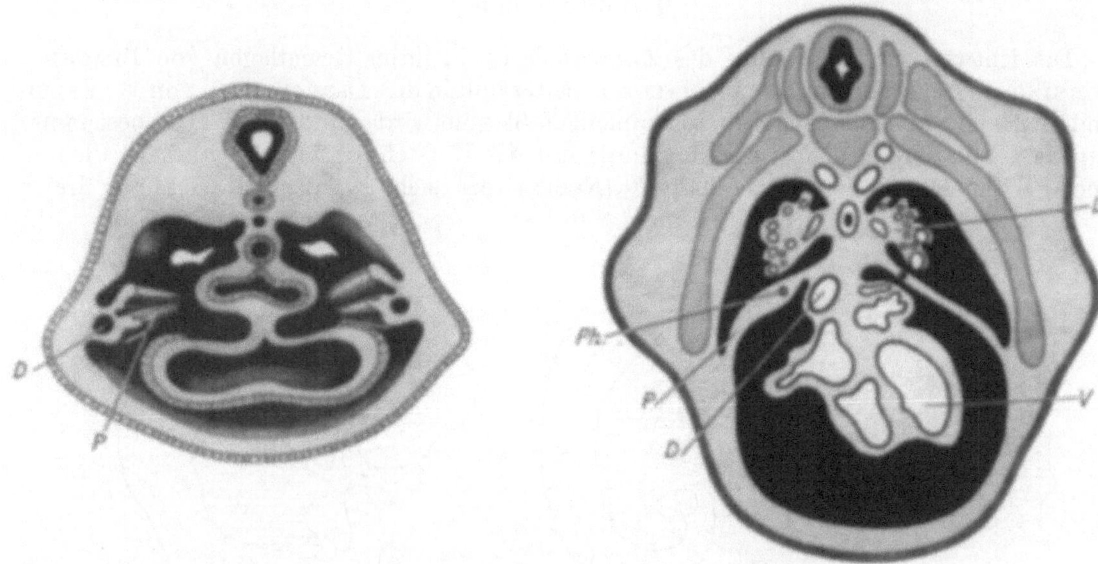

Abb. 2. Trennung der Perikardial- von den Pleurahöhlen, schematisch nach CORNING
(*P* Plica pleuropericardiaca, *D* Ductus Cuvieri, *Ph* N. phrenicus, *V* linke Herzkammer, *L* linke Lunge)

Embryo von etwa 24 mm abgeschlossen ist und die sich am Längenwachstum bzw.
Descensus der Nn. phrenici ablesen läßt. Für die endgültige Zwerchfellbildung wird dabei
nur der obere Anteil des Septum transversum verwandt, während der untere Anteil
dieser mesenchymalen Scheidewand schon beim 4 mm langen Embryo die hepatischen
Epithelsprossen vom Leberdivertikel des Darms aus aufnimmt (GRUBER).

Mit der scheinbaren Wanderung des Septum transversum ist der Descensus des
Herzens und die Entwicklung der Perikardial- und Pleurahöhle topographisch und zeitlich
eng verbunden. Die Herzanlage ist anfangs ohne perikardiale Umkleidung zwischen einem
ventralen und dorsalen Mesokard im Kranialteil der primitiven Leibeshöhle fixiert, um
später zunächst das ventrale, dann auch das dorsale Gekröse wieder zu verlieren. Infolge
der Lageänderung der venösen Herzbucht nach dorsal und kranial, die umgekehrt zur
ventralcaudalen Verlagerung der zuerst mehr kranialen Ventrikelschleife abläuft, erleiden
auch die zum Vorhof ziehenden Ductus Cuvieri eine Lageänderung. Diese aus den
cardinalen und primitiven Jugularvenen entstandenen Gefäße verliefen ursprünglich in
transversaler Richtung von lateral nach medial, werden nun aber mit dem Wachstum
der Herzanlage und der embryonalen Körperwand zunehmend frontal gestellt und springen
als Plica pleuropericardiaca beiderseits in die Leibeshöhle vor (Abb. 2, linkes Schema).
Sie gehen median in den Sinus venosus über und verschmelzen schließlich als frontale
Wand mit dem dorsalen Herzgekröse (Abb. 2, rechtes Schema). Diese beiderseitige
Plica pleuropericardiaca, die den Ductus Cuvieri und den N. phrenicus enthält, entwickelt
sich aus dem kranialen Ende der sog. Lungenfalte oder Lungenleiste (MALL), die sich beim

Embryo von 5 mm Länge zuerst an der medialen Scheidewand zwischen den beiden Cölomanteilen aufwirft, das Lungenfeld umfaßt und später die aus der medialen Wand des Rumpfcöloms ausgestülpte Lunge aufnimmt.

Vom mittleren bzw. caudalen Ende der gleichen und ursprünglich einheitlichen Lungenfalte aus entwickelt sich die Plica oder Membrana pleuroperitonealis (BRACHET), die mit der durch den Descensus der Urnieren verlängerten Urnierenfalte (BROMAN) identisch ist und durch Anfügung einer Gewebsleiste vom Septum transversum zum WOLFFschen Körper — dem dorsalen Zwerchfellpfeiler von USKOW — weiter ausgebildet wird. Mit der Plica pleuropericardiaca zusammen wächst diese Plica pleuroperitonealis, konvergierend wie die Schenkel eines liegenden Y, auf das dorsale Ende des Septum transversum als Vereinigungspunkt zu und dehnt sich in dem Maße aus, als die Urnieren caudalwärts zurückweichen. Dieses Entwicklungsstadium ist beim Embryo von 11 mm Länge deutlich ausgeprägt. Die beiderseits dorsal vom Septum transversum vorher lange Zeit klaffenden Lücken zwischen den drei Anteilen der Zwerchfellanlage (Foramina pleuroperitonealia, KEITHsche Pleuroperitonealpassage) werden aber erst nach der 5. Embryonalwoche deutlich eingeengt und bleiben relativ nahe an der dorsalen Körperwand noch als kleine Öffnungen bis zur 7.—8. Embryonalwoche bestehen. Dann ist bei einer Körperlänge von 20—24 mm die Annäherung der Plica pleuropericardialis und pleuroperitonealis an das Septum transversum und die laterale Rumpfwand abgeschlossen und die Vereinigung der drei Zwerchfell-Teilanlagen zum primitiven Zwerchfell erreicht (Abb. 1, rechtes Schema). Damit ist auch die Dreiteilung der ursprünglichen Leibeshöhle in Pleura-, Perikard- und Peritonealhöhle prinzipiell vollzogen, selbst wenn durch Ungleichmäßigkeiten der vom Wachstum der Nachbarorgane vielfältig beeinflußten

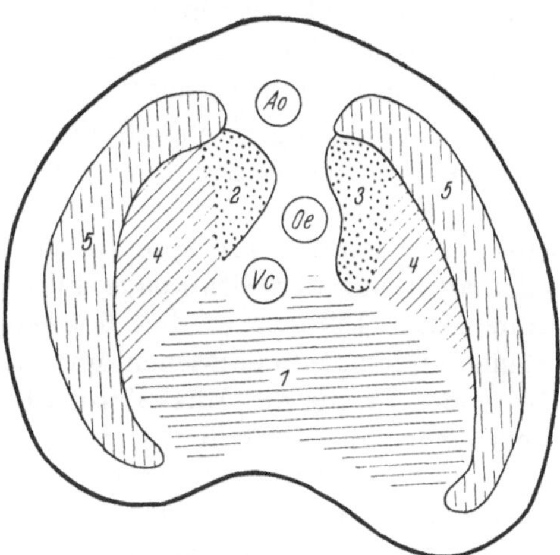

Abb. 3. Topographisches Schema der verschiedenen Zwerchfellursprünge nach BROMAN (beim Embryo von 21 mm Länge, von oben vorn gesehen). *1* Perikardialer Teil, vom Septum transversum gebildet; *2* und *3* Teile vom Mesenterium und Nebenmesenterium, sog. caudale Begrenzungsfalten; *4* Teile von den medialen Blättern der Plicae pleuroperitoneales bzw. Urnierenfalten; *5* bei der Thoraxvergrößerung von der Körperwand isolierte Teile

Entwicklung noch kurze Gangverbindungen zwischen den einzelnen Höhlen bestehenbleiben (Ductus pleuropericardiaci und pleuroperitoneales). Während die Ductus pleuropericardiaci stets geschlossen werden, kann der Ductus pleuroperitonealis vor allem auf der linken Seite als Hemmungsmißbildung konnatal offenbleiben und Grundlage eines transdiaphragmatischen Prolapses durch dieses persistente Zwerchfelloch an der Fusionsstelle zwischen der lumbalen und costalen Zwerchfellpartie werden (GRUBER, FELIX).

Mit der Vereinigung der drei Zwerchfellanlagen — der mesenchymalen Anlage des Septum transversum ventral, der dorsomedialen Plica pleuropericardiaca aus Teilen des ventralen Mesenterium und Nebenmesenterium der V. cava und der dorsolateralen Plica pleuroperitonealis aus der medialen Scheidewand zwischen Kopf- und Rumpfcölom — ist das häutige Zwerchfell ausgebildet. Dabei wirken nach BROMAN noch laterocostale Anteile mit, die bei der Thoraxvergrößerung von den Körperwänden isoliert werden. Dies primitive Diaphragma, dessen topographisches Entwicklungsschema Abb. 3 zeigt, liefert Pleura und Peritoneum des endgültigen Zwerchfells. Ein qualitativ neuer Entwicklungsprozeß ist mit der Ausbildung der Zwerchfellmuskulatur gegeben. Sie stammt aus den infrahyoiden Anteilen der ventralen Körpermuskulatur, und zwar aus dem 4. und 5. Cervicalmyotom (v. GÖSSNITZ) bzw. aus dem 3.—5. Cervicalmyotom (FELIX). Die Entwicklung des muskulären Zwerchfells überlagert sich teilweise mit der Entstehung des serösen Zwerchfells. Das Einwachsen der Muskulatur ist der Topographie des N. phrenicus in der Plica pleuropericardiaca, deren Wachstum und endlicher Vereinigung mit den anderen Teilen der Zwerchfellanlage kongruent. Es beginnt am Ende des ersten Embryonalmonats von Muskelzellen im freien Ende des Septum transversum aus, schreitet von vorn nach hinten und lateral fort und ist erst am Ende des 3. Embryonalmonats abgeschlossen, wenn das ganze Transversalseptum und die Plicae pleuroperitoneales durchsetzt sind (BROMAN, EISLER, FELIX). Dabei handelt es sich um zwei getrennte Gewebsmassen, die sich auch später nicht vereinigen. Sie lassen sich, entsprechend der Teilung des N. phrenicus in zwei Portionen, in einen rein dorsolumbalen und in einen fächerartig ausgebreiteten sternocostalen Anteil mit dem Zwerchfellspiegel gliedern (GRUBER). Die laterocostalen Anteile der Zwerchfellmuskulatur entstehen aus Muskelzellen des XII. Thorakalsegmentes (vgl. Abb. 3) und werden von den zugehörigen Thorakalnerven innerviert (BROMAN, FELIX). Das Centrum tendineum erhält nach BROMAN erst sekundär durch Muskelschwund seinen bindegewebigen Charakter.

Die Entwicklungsgeschichte des Zwerchfells, wie sie hier in vereinfachender Übersicht dargestellt ist, liefert auch den Schlüssel zum Verständnis der verschiedenartigen, nicht seltenen Entwicklungsstörungen und Mißbildungen. So entstehen die transdiaphragmatischen, kongenitalen Prolapse an den Stellen der Vereinigung membranöser Zwerchfellteilanlagen auf der Grundlage hier persistierender Zwerchfellöcher, vornehmlich also lumbocostal, seltener in den übrigen Zwerchfellabschnitten. Die (echten) Zwerchfellhernien andererseits entstehen dort, wo die Entwicklung der serösen Häute bereits völlig abgeschlossen, die der Muskulatur aber noch nicht vollendet war oder an umschriebener Stelle bleibende Muskellücken ausgespart hatte; dies kann außer an den Bereichen der physiologischen Muskellücken zwischen der Lumbal- und Costalportion (Trigonum lumbocostale, BOCHDALEK) oder zwischen der Costal- und Sternalportion (Trigonum parasternale, MORGAGNI, LARREY) als Hemmungsmißbildung auch an allen anderen Stellen der Zwerchfellmuskelplatte vorkommen. Das sog. Zwerchfelldivertikel, die partielle und die hemidiaphragmale Relaxation des Zwerchfells schließlich beruhen auf einem wahrscheinlich neurogenen Verlust der Muskulatur in mehr oder minder umschriebenem Bereich, sind also pathogenetisch einer sehr späten Fetalperiode oder überhaupt nur dem allerersten postfetalen Lebensabschnitt zugeordnet. In den Kapiteln über die Prolapse, Hernien (Divertikel) und Relaxationen des Zwerchfells wird noch des näheren auf die entsprechenden Entwicklungsfaktoren dieser verschiedenen Alterationen einzugehen sein.

2. Anatomie, Histologie und Topographie

Das Zwerchfell scheidet als eine vom inneren Umfang der unteren Thoraxapertur entspringende Platte den Brust- und Bauchraum und besteht aus einer Pars muscularis und einem Centrum tendineum. Die Muskulatur läßt sich in eine Pars sternalis, costalis und lumbalis trennen, deren Anatomie sich aus der im vorigen umrissenen Entwicklung ohne weiteres ergibt, und die im folgenden nach den Übersichten von GRUBER, HITZENBERGER, HAFFERL dargestellt wird. Die Sternalpartie ist der kleinste Muskelanteil; sie entspringt als symmetrische Muskelzacken an der Hinterfläche des Processus xiphoideus und gelegentlich auch vom hinteren Blatt der Rectusscheide. Ihre Muskelfasern ziehen etwa horizontal zum sehnigen Zentrum. Die Costalpartie entspringt an der 12.—7. Rippe von der seitlichen Thoraxwand her. Ihre Einzelzacken sind fleischig mit den Knorpeln der 7.—9. Rippe und sehnig mit den intercostalen Sehnenbrücken der 10.—12. Rippe verbunden und treten staffelförmig zwischen den Ursprüngen des M. transversus abdom. hervor; sie erreichen das Sternum aber nicht. Die vorderen costalen Muskelbündel verlaufen wie die Pars sternalis fast horizontal, die rückwärtigen fast so steil wie die Pars lumbalis. Zwischen der Pars sternalis und Pars costalis bleibt eine kleine dreieckige Muskellücke bestehen (Trigonum sternocostale), durch welche die A. mammaria int. hindurchtritt. Eine ähnliche, mehr ovaläre oder halbmondförmige Muskellücke wechselnder Größe zwischen der Pars costalis und Pars lumbalis wird als Trigonum lumbocostale bezeichnet. Die dritte, lumbale Muskelportion ist die weitaus stärkste und besteht aus paarigen Muskelbündeln beiderseits der Wirbelsäule, die als Crura diaphragmatis bezeichnet werden. Das Crus mediale ist davon das stärkste und entspringt sehnig an der Vorderfläche des 1.—4. Lendenwirbels, rechts meist etwas tiefer als links. Es steht vom 12. Brustwirbel an bis zum 4. Lendenwirbel in innigem Zusammenhang mit dem Ligamentum longitudinale ant. (communis). Die Muskelfasern der beiden Crura medialia umfassen den Hiatus aorticus mit sehniger Einrahmung, überkreuzen sich und umgreifen ventral und höher den Hiatus oesophageus für den Durchtritt der Speiseröhre, der Nn. vagi und des Bauchastes des linken N. phrenicus mit einer Schlinge, um dann nach

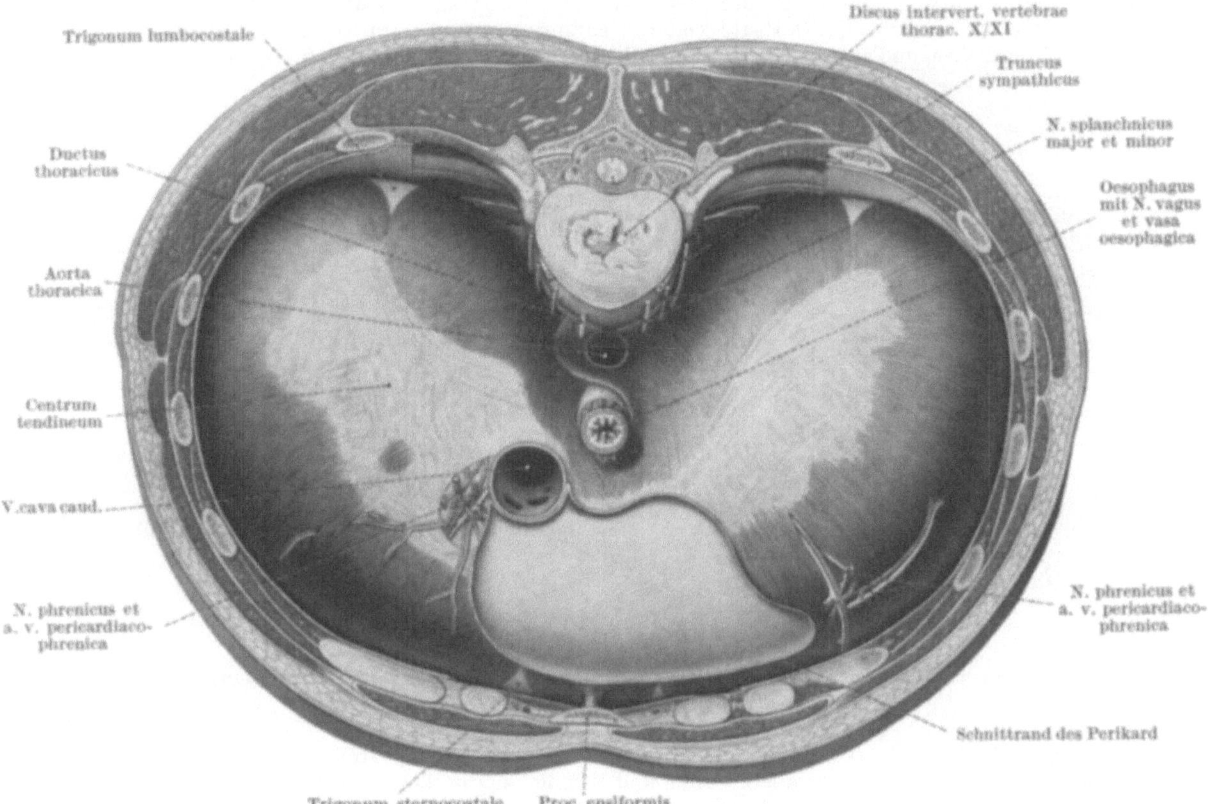

Abb. 4. Zwerchfell in der Ansicht von kranial nach Hafferl

vorn in das Centrum tendineum einzustrahlen. Dieser Verlauf ist variabel, wie später noch auszuführen ist. Seitlich des medialen Zwerchfellschenkels findet sich beiderseits das schmale Crus intermedium, das am 2. Lendenwirbel oder auch von der Psoasfascie oder dem benachbarten Sehnenbogen der lateralen Lumbalpfeiler entspringt; an seinem medialen Rand tritt der N. splanchnicus mit der V. azygos bzw. der V. hemiazygos hindurch. Am seitlichen Rand des intermedialen Schenkels ist beiderseits das Crus laterale angeschlossen. Es entsteht aus zwei Sehnenbögen. (Der mediale Bogen, Arcus lumbocostalis medialis, spannt sich vom Körper des 1. oder 2. Lendenwirbels zum Rippenfortsatz des gleichen Wirbels hinüber und überbrückt den M. psoas. Der laterale Bogen, Arcus lumbocostalis lateralis, reicht von der Spitze des gleichen Rippenfortsatzes des 1. oder 2. Lendenwirbels zur Spitze der 12. Rippe und überbrückt den M. quadratus lumborum.) Die von diesen Sehnenbögen ausgehenden Muskelfasern des lateralen Zwerchfellschenkels ziehen steil nach oben und strahlen gleichfalls in das Centrum tendineum ein, das damit die Muskelfasern aller drei großen Zwerchfellanteile aufnimmt. Es hat eine mehr nieren- als kleeblattförmige Gestalt und wird auch als Zwerchfellspiegel (Speculum Helmonti)

bezeichnet. Die Lücke für die untere Hohlvene ist in seinem rechten Anteil gelegen und
damit breit sehnig eingefaßt, so daß die Weite der Hohlvene nicht wechseln kann. Durch
diese früher als Foramen quadrilaterum bezeichnete Öffnung tritt auch der Bauchast
des rechten N. phrenicus hindurch. Zwischen dem Crus laterale und intermedium der
lumbalen Zwerchfellportion findet sich die Durchtrittsstelle des sympathischen Grenz-
stranges und manchmal auch des Anfangs der V. thoracica longitudinalis. Die Muskel-
anatomie des ganzen Zwerchfells einschließlich der beschriebenen Durchtrittsstellen geht
aus den Abb. 4 und 5 hervor.

Die muskulären Variationen des Zwerchfells können ein- oder doppelseitig auftreten. Im Bereich
des Trigonum lumbocostale kann die Quadratusarkade fehlen und eine sog. lumbocostale Muskelportion oder „ALBINIscher Muskel" bestehen. Er stellt den lateralen Anteil von Muskelbündeln des
Crus laterale dar, die am Querfortsatz von L 2 entspringen, nur zum kleinsten Teil das Centrum
tendineum erreichen und in die Fascia thoracalis der Pars costalis übergehen. Mitunter finden sich

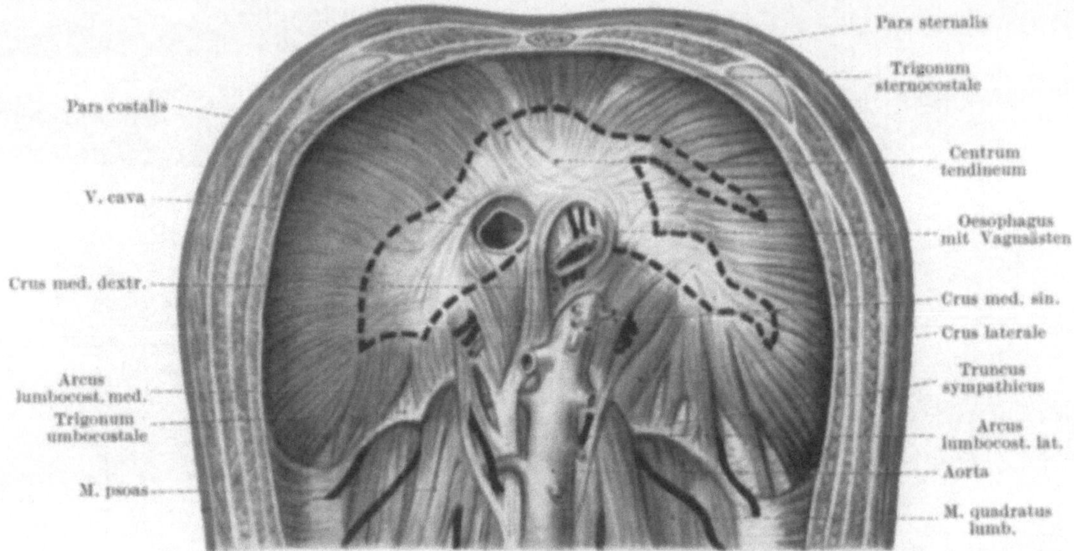

Abb. 5. Zwerchfell in der Ansicht von caudal, modifiziert nach TÖNDURY und HITZENBERGER (serosafreie
Partie der Zwerchfellunterfläche gestrichelt eingefaßt)

auch ähnlich laufende Muskelbündel, die umgekehrt von der Costalportion der 11. Rippe ausgehen,
sich mit den lumbalen Fasern überkreuzen und sehnig an die Thorakalfläche der Lumbalportion
ausstrahlen. Die letzten costalen Bündel gehen überhaupt oft am dorsalen Rand des Zwerchfellspiegels vorüber. Lumbale Muskelursprünge können auch auf die Quadratus- oder Psoasfascie übergreifen, und costale Muskelanteile können über den M. transversus abdom. bis zur Crista iliaca hinab-
reichen. Seitenkreuzende Fasern vom linken Crus mediale nach rechts zur Aorta und zum post-
pankreatischen Bindegewebe sind nicht selten beobachtet, wobei der Sehnenbogen des Hiatus aorticus
asymmetrisch und in je eine Abteilung für die A. coeliaca und A. mesenterica sup. zerlegt wird. Weitere
Aberrationen diaphragmaler Muskelbündel stellen der „M. suspensorius duodeni" (TREITZ) und die
variablen Stränge am abdominalen Oesophagus bzw. an der Membrana diaphragmatico-oesophagea
(ROUGETsche und JUVARAsche Muskeln) oder zur Längsmuskulatur des Magens (LUSCHKA) dar.
Als diaphragmatico-retromediastinaler Muskel werden nach EPPINGER Bündel bezeichnet, die vom
kranialen Ende des Crus mediale in das hintere Mediastinum ausstrahlen. — Die Ausdehnung des
Ursprungs der Pars costalis auf den Knorpel der 6. Rippe ist gelegentlich, die auf den 5. Rippenknorpel
sehr selten beobachtet.

Selbständig gewordene Aberrationen diaphragmaler Muskulatur sind die flachen Muskelbildungen
im Bereich des Centrum tendineum, die eine sehr häufige Variation darstellen und gelegentlich große
Teile des Zwerchfellspiegels muskulös werden lassen. Sie kommen besonders auf der Unterfläche des
rechten und mittleren Lappens vor und liegen entweder frei auf dem Centrum tendineum oder zwischen
dessen Gewebsschichten, um mitunter lateral auf die regulären Muskelanteile vorzurücken. Ihre
dorsoventral laufenden Anteile finden sich fast immer im Bereich der Arterien, die zwischen den Haupt-
und Transversalfasern des Zwerchfellspiegels gelegen sind.

Diese nach EISLER und GRUBER dargestellten Muskelvariationen sind früher hinsichtlich ihrer
Bedeutung für kongenitale oder auch akquirierte Zwerchfellhernien und -prolapse wohl überschätzt

worden. Es scheint, daß nur der kleinste Teil all dieser Variationen auch einen pathogenetischen Faktor abgeben kann. Das ist vor allem für bestimmte muskuläre Abweichungen im Bereich des Hiatus oesophageus angenommen worden, wird aber auch bestritten (SAUERBRUCH, EPPINGER, BERNING), wie im einzelnen noch gezeigt werden soll.

Zwei Arterien des Zwerchfells, die A. pericardiacophrenica und musculophrenica, stammen aus der A. thoracica int., während die Aa. phrenicae thoracicae und abdominales meist direkt von der Aorta abgehen. Dabei verläuft die A. musculophrenica in dem Winkel zwischen Rippen und Zwerchfell nach lateral, die A. pericardiacophrenica mit dem N. phrenicus zusammen unter der Pleura mediastinalis von oben zum Zwerchfell, das von den beiden Arterien links innerhalb der Pars costalis nahe der Thoraxwand, rechts am Lateralrand des Foramen V. cavae erreicht wird (HAFFERL). Die A. phrenica abdominalis verzweigt sich auf der Bauchseite der lumbalen Zwerchfellpartie und läuft rechts hinter der unteren Hohlvene, links hinter der Speiseröhre nach lateral. Die Venen zeigen einen im ganzen ähnlichen Verlauf.

Das Zwerchfell wird außerdem von zahlreichen Lymphbahnästen durchsetzt, welche die Lymphgefäße an der Ober- und Unterfläche des Zwerchfells verbinden. Diese folgen im allgemeinen dem Verlauf der Venen und gelangen aus dem ventralen Zwerchfellanteil zu den ventralen Zwerchfell-Lymphknoten (Lnn. sternales) hinter dem Schwertfortsatz des Brustbeins; die weitere Lymphbahn verläuft entlang den Vasa thoracica int. Die dorsalen Zwerchfellanteile schicken ihre Lymphgefäße von der Unterfläche zu den Lnn. coeliaci am Eintritt der Aorta in den Bauchraum, von wo die Bahn über die dorsalen Zwerchfell-Lymphknoten zum Ductus thoracicus verläuft. Zwischenverbindungen bestehen zu den Lymphsträngen und -knoten der Intercostalräume und zu den Lymphgefäßen der Leber (HAFFERL).

Die Oberfläche des Zwerchfells ist von der Pleura diaphragmatica und dem Pericardium diaphragmaticum in ganzer Ausdehnung bedeckt, während die Unterfläche nur zum größten Teil peritoneal überzogen ist. Beide Serosablätter sind mit der Zwerchfellmuskulatur durch Bindegewebe verbunden, das zur Fascia endothoracica gehört. Aus der schematisch eingezeichneten Peritonealgrenze in Abb. 5 geht der bauchfellfreie Anteil der Zwerchfellunterfläche hervor. Er findet sich an der unmittelbaren Verbindung des rechten Leberlappens mit der Fascia endothoracica in breiter Ausdehnung um die Cava-Öffnung herum und erstreckt sich nach links über den Hiatus oesophageus und zur Milz fingerförmig hinaus. Fast die ganze Pars lumbalis und die von der 12. Rippe entspringende Muskelzacke der Pars costalis bleiben frei von Peritoneum. Im Zusammenhang mit der lymphatischen Kommunikation zwischen Bauch- und Brustseite des Zwerchfells gewinnt dieser bauchfellfreie lumbocostale Zwerchfellabschnitt für die Weiterleitung von Infektionen und Infiltrationen vom Bauch- zum Brustraum und umgekehrt eine große klinische Bedeutung.

Die Grundzüge des histologischen Zwerchfellbaues seien nach den Angaben HITZENBERGERS skizziert. Das normale Zwerchfell ist etwa 3—4 mm dick, in der Pars sternalis aber wesentlich dünner als in der Pars lumbalis. Die beiden serösen Überzüge sind schon makroskopisch verschieden: Die Pleura diaphragmatica bildet eine homogene dichte Membran, das Peritoneum diaphragmaticum eine dünne gefensterte Schicht, durch deren Lücken die Muskulatur hindurchschimmert. Mikroskopisch ist die Pleura ungefähr doppelt so dick wie das Peritoneum und weist oft an der Oberfläche, gleich unter dem Epithel, eine zartere Struktur auf als in den tiefen und manchmal fibrösen Schichten. Der Gehalt an elastischer Substanz ist groß, Fettzellen finden sich regelmäßig. Die Muskelschicht zeigt gelegentlich durch Einlagerung einer parallel zur Oberfläche verlaufenden Bindegewebslage deutliche Zweischichtung. Bindegewebssepten, die von den serösen Häuten kommen, vereinigen die einzelnen Muskelfasern zu größeren Muskelbündeln; sie enthalten reichlich Gefäße, spärlich Fettzellen und Nervenfasern. Elastische Fasern in geringer Zahl dringen bis zu den einzelnen Muskelfasern vor. Diese zeigen einen Querschnitt, der in der Größe zwischen denen des M. gastrocnemius und eines Augenmuskels gelegen ist. Die ovalen oder stäbchenförmigen Kerne liegen in der Regel an der Faseroberfläche, selten innenständig. Im übrigen entspricht die fibrilläre Struktur der Muskelfasern dem Aufbau der quergestreiften Skelettmuskulatur; neuerdings sind von GÜNTHER besondere Muskelfasern mit einer Felderstruktur beschrieben, die für die Tonusleistung wichtig sein sollen. Die Zwerchfellmuskulatur ist reich an Nerven, die oft einen großen Teil der Septen ausfüllen, und an Nervenendkörperchen bzw. Muskelspindeln.

Die topographischen Beziehungen des Zwerchfells zu seinen Nachbarorganen ergeben sich für die kraniale Fläche von selbst, die völlig von der Basis der Lungen und des Herzens bedeckt wird. Die Topographie der angelagerten Bauchorgane umfaßt die Leber, den Magen, die Milz, die Niere und die Nebenniere auf der linken, die Leber allein mit der Niere auf der rechten Seite. Die Nieren liegen mit mehr als der Hälfte ihrer medialen Hinterfläche auf der steilen Lumbalportion des Zwerchfells auf, berühren mit ihrem lateralen Teil die Costalportion und bedecken so beiderseits das Trigonum lumbocostale. Die starke respiratorische Mitbewegung der Nieren resultiert aus dieser räumlich engen Beziehung, für die auch die Tatsache wichtig ist, daß der obere Nierenpol höher steht als das untere Ende des Pleurasaums und so diaphragmal mit der Lunge in topographisch enger Beziehung steht. Die linke Nebenniere liegt dementsprechend hoch in der Zwerch-

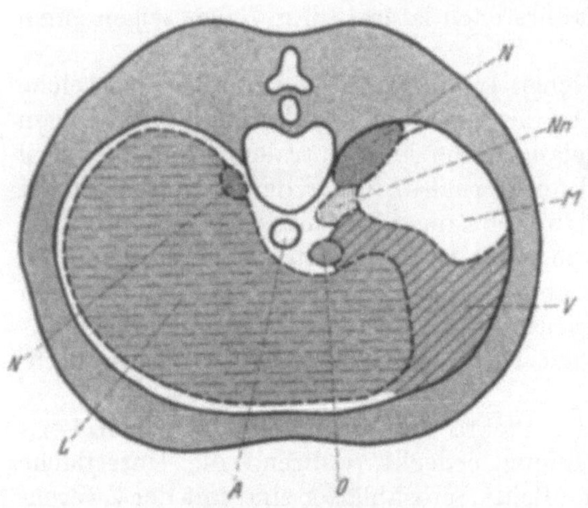

Abb. 6. Topographie der Bauchorgane an der Unterseite des Zwerchfells nach CORNING (*A* Aorta, *O* Oesophagus, *L* Leber, *V* Magen, *M* Milz, *N* Niere, *Nn.* linke Nebenniere)

fellkuppel links von der Aorta und hinter der Speiseröhre, etwa in gleicher Höhe wie der obere Milzpol (Abb. 6). Das Duodenum ist durch die Aorta, die V. cava oder die Niere zwar vom Zwerchfell getrennt, liegt ihm aber doch recht nahe. Das gleiche gilt vom Pankreas, das durch die V. cava, die Aorta und die Nieren vom Zwerchfell getrennt ist. Die Milz liegt in relativ großer Ausdehnung dem linken dorsalen Anteil der Zwerchfellkuppel an und ist in ihrer diaphragmalen Fläche ganz vom Peritoneum überzogen ebenso wie der vorn lateral gelegene, zwerchfellnahe Magenabschnitt (mit Ausnahme der noch näher zu besprechenden, geringen parakardialen Anteile). Die Lagebeziehung der Leber ergibt sich für die linke Seite aus dem Schema der Abb. 6; rechts ist die Zwerchfellunterfläche bis auf einen kleinen, von der Niere eingenommenen lumbocostalen Anteil ganz der Leberoberfläche angelagert.

Auf die anatomischen Verhältnisse im Bereich des Hiatus oesophageus muß ergänzend noch näher eingegangen werden, weil ihre Kenntnis für das klinisch wichtige Gebiet der Hiatushernien unentbehrlich ist. Die beiden medialen, an den oberen vier Lendenwirbeln entspringenden Schenkel der lumbalen Zwerchfellmuskulatur treffen in Höhe des ersten Lendenwirbels zusammen, um hier den Hiatus aorticus für den Durchtritt der Aorta und des Ductus thoracicus zu bilden. Oberhalb und ventral davon teilt sich das rechte Bündel und bildet zusammen mit dem linken den Hiatus oesophageus (in 75% der Fälle, FRANK, KÖPPEN), der dadurch wie von einem muskulären Halstuch mit den Zipfeln nach hinten eingefaßt ist; auch der linke mediale Lumbalschenkel kann sich an dieser Schlingenbildung über Kreuz beteiligen (vgl. Abb. 4). Neuere Untersuchungen über die Normalvariationen dieser rechts- oder doppel- oder linksseitigen Muskelschlinge, den am dorsalen Rand kreuzenden Lowschen Muskel und den sog. M. transversus intertendineus liegen von COLLIS und Mitarbeitern vor. Der Hiatus oesophageus ist im dorsalen Abhang der linken Zwerchfellkuppel gelegen, etwa 3 cm unterhalb ihres höchsten Punktes (v. HAYEK), und projiziert sich deshalb bei der Röntgenuntersuchung deutlich unterhalb der Zwerchfell-kontur und wenig links der Mittellinie an der Grenze des 9. und 10. Brustwirbels. Nur selten gehört der Hiatus topographisch zum rechten Hemidiaphragma; seine Muskulatur wird daher regelmäßig vom linken N. phrenicus innerviert. Vor bzw. ventral des Hiatus ziehen die Muskelbündel des medialen Schenkels in das Centrum tendineum ein, nachdem sie sich zum Teil wieder überkreuzt haben, zum Teil konvergent oder auch divergent verlaufen. Diese drei verschiedenen Typen der vorderen muskulären Begrenzung des Hiatus müssen als normale Variationen gelten; ihre Bedeutung für die pathologisch möglichen

Dehiszenzen und Insuffizienzen der Muskelzwinge ist noch umstritten. Muskelvariationen am hinteren Rand des Hiatus können die muskuläre Trennfläche zum Aortenhiatus verkleinern und so wahrscheinlich zur Entstehung der sog. oesophago-aortalen Sonderform der Hiatushernie beitragen. Die Speiseröhre durchsetzt den Hiatus von rechts hinten oben nach links vorn unten in schräger Richtung und in einer Länge von 1—2 cm (BERNING). Der linke N. vagus ist ventral, der rechte N. vagus dorsal dem Oesophagus angelagert.

Für die Fixation der Speiseröhre innerhalb des Zwerchfellschlitzes ist die Membrana diaphragmatico-oesophagea verantwortlich, die auch als LAIMER-BERTELLIsche Membran bezeichnet wird, und deren Struktur von ANDERS und BAHRMANN, BERNING, v.HAYEK, TEMPLETON, LERCHE näher untersucht worden ist. Sie besteht aus einem elastischen Lamellensystem, das von den Muskelbündeln und der Fascie des Zwerchfells an der Unterfläche des Hiatus entspringt und sich in einen oberen und unteren Schenkel gabelt (Abb. 7). Der obere verläuft parallel zur Speiseröhre, in deren Ringmuskelbündel er sich 1—2 cm oberhalb des Hiatus einsenkt. Der untere ist schwächer und strahlt in die Magenmuskulatur ein (BERNING); er umfaßt den subdiaphragmalen Fettring und dichtet so den Hiatus von unten her ab. Die Elastizität der Membran bedingt dabei eine ungestörte Verschieblichkeit des interphrenischen Oesophagusanteils um mehr als 5 cm. Dieser bleibt bei den Atemverschiebungen des Zwerchfells so in relativer Ruhelage und wird andererseits beim Schluckakt an einer allzu starken Longitudinalkontraktion gehindert (ANDERS und BAHRMANN). Für diese elastische Fixation spielen die geringen muskulären Elemente der Membrana diaphragmatico-oesophagea — die JUVARAschen und ROUGETschen Muskelbündel — eine nur untergeordnete Rolle, wie im Gegensatz zur Ansicht der SAUERBRUCH-Schule jetzt erwiesen ist.

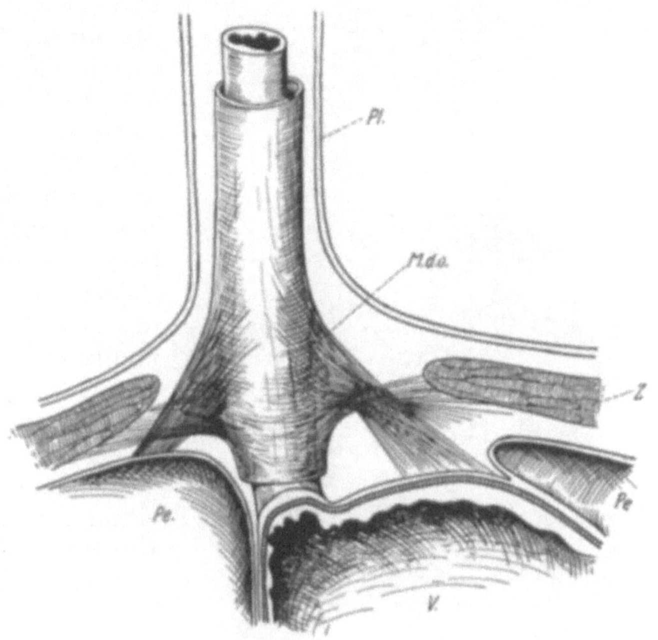

Abb. 7. Topographie des Hiatus oesophageus, modifiziert nach dem Schema von ROUX (*M.d.o.* Membrana diaphragmatico-oesophagea, *Pl* Pleura, *Z* Zwerchfell, *Pe* Peritoneum, *V* Magen)

3. Innervation

Die motorische Innervation des Zwerchfells wird im wesentlichen vom N. phrenicus geleistet; außerdem beteiligen sich die Nn. intercostales, der Sympathicus und der Vagus in einem bis jetzt nur teilweise geklärten Umfang an der Zwerchfellinnervation. Der N. phrenicus stammt aus dem Plexus cervicalis, und zwar zum Hauptanteil aus dem 4. Cervicalsegment, doch sind seine Wurzelbezüge variabel. Die mehrwurzeligen Phrenici gehen zumeist aus C 4 und C 5 oder aus C 4 und C 3 hervor (FELIX, KUTOMANOW). Die Häufigkeit der Mitbeteiligung der kranial und caudal folgenden Halswurzeln ist geringer und nimmt nach oben und unten prozentual ab (v. GÖSSNITZ). Nach den meisten Autoren ist der mehrwurzelige Phrenicus häufiger als der „einfache" Phrenicus, der nach GOETZE nur in 32% vorkommt. Den einzelnen Wurzelgebieten entsprechen bestimmte Muskelabschnitte des Zwerchfells, allerdings mit wechselnden Überschneidungen, wie sich aus zahlreichen Tierversuchen, therapeutischen Phrenicusausschaltungen und klinischen

Beobachtungen von dissozierten Zwerchfellähmungen ergeben hat (RUSSEL, GRZAN, DOUADY und Mitarbeiter, CARDIN, FUCHS, HITZENBERGER). Danach dürften — die Verhältnisse sind bei den einzelnen Versuchstieren und dem Menschen unterschiedlich — die ventralmedialen bzw. sternocostalen Zwerchfellabschnitte vorwiegend von C 4 oder C 5, die mittleren bzw. dorsocostalen von C 5 oder C 6, die lateralen von C 6 oder C 7 innerviert werden. Der XII. Intercostalnerv versorgt nach FELIX einen Bereich lateral und dorsal der mediolumbalen Abschnitte, die ihrerseits außer vom N. phrenicus auch vom Sympathicus motorisch innerviert werden sollen.

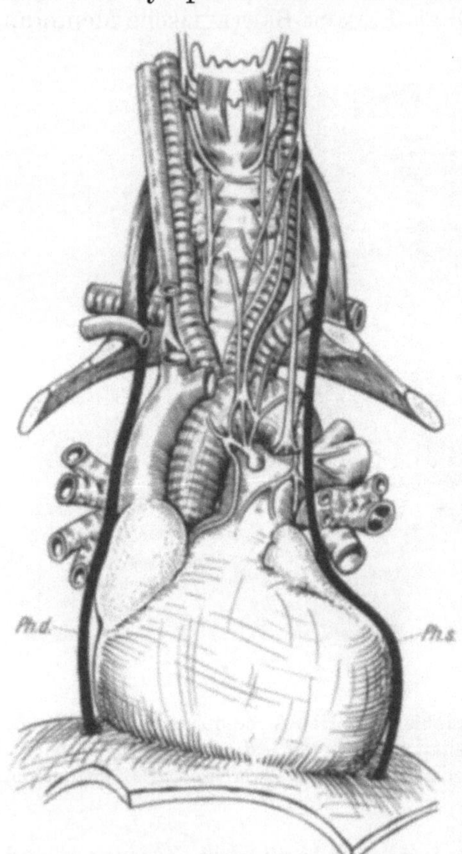

Abb. 8. Topographie der Nn. phrenici nach CORNING

Die Topographie der Zwerchfellnerven im Hals- und Thoraxraum veranschaulicht Abb. 8. Der Stamm des N. phrenicus liegt im Halsbereich beiderseits der Vorderfläche des M. scalenus auf und nähert sich — um der Darstellung HITZENBERGERs zu folgen — an der Thoraxapertur dem medialen Muskelrand. Zwischen A. und V. subclavia tritt er in den Mediastinalraum ein, kreuzt also die A. subclavia unmittelbar vor ihrem Eintritt in die hintere Scalenuslücke und liegt hier lateral des Vagus. Der rechte Phrenicus verläuft nun senkrecht zum Zwerchfell, kreuzt die A. mammaria int. und liegt dann zwischen dem rechten Umfang der V. cava sup. und der rechten mediastinalen Pleura. Von der Einmündungsstelle der oberen Hohlvene in den rechten Vorhof an liegt er zwischen dem mediastinalen Pleura- und Perikardblatt, entsprechend der lateralen Wand des rechten Vorhofs. Der linke Phrenicus verläuft abweichend davon in weit nach lateral ausholendem Bogen abwärts, kreuzt die A. mammaria int., schließt sich der linken mediastinalen Pleura an und zieht zwischen ihr und dem Perikard im Bogen des linken stumpfen Herzrandes zum Zwerchfell; er liegt tiefer im Thorax als der rechte Phrenicus. Beide Phrenici verlaufen demnach ventral vor den Organen der Lungenwurzeln (die Vagi dorsal!) und münden in die mehr frontalen Abschnitte des Zwerchfells ein, der linke Phrenicus etwas weiter ventral als der rechte. Die Mittellinie ist die Trennlinie der Innervationsgebiete der beiden Nerven; eine Kommunikation findet nicht statt. Unter dem Zwerchfell teilt sich der Phrenicus in zwei oder drei größere Äste auf.

Dieser typische Verlauf wird nicht immer vorgefunden. In etwa 20 % aller Fälle besteht ein Nebenphrenicus, der lateral und isoliert vom Hauptstamm des Zwerchfellnerven liegt. Er stammt im allgemeinen aus C 5, verläuft oft in der Bahn des N. subclavius bis kurz vor dessen Eintritt in den Muskel und kreuzt die V. subclavia und den Ansatz des M. scalenus an der 1. Rippe. In der oberen Thoraxapertur oder auch weiter abwärts pflegt er sich dann mit dem Hauptphrenicus zu vereinigen. Mitunter reichen die Wurzelbezüge des Nebenphrenicus auch über den Bereich von C 5 hinaus und betreffen die Abschnitte von C 2 bis Th 1, wechselnd in Höhe und Zahl der Segmentanteile. Diese Varietät (LUSCHKA 1853) kann ein- und beidseitig auftreten. Sie spielt für die Chirurgie des Nervus phrenicus eine besonders wichtige Rolle (FELIX), desgleichen für die Entstehung von dissoziierten oder partiellen Zwerchfellähmungen durch Prozesse im Halsbereich. In seltenen Fällen finden sich auch zwei Nebenphrenici an einer oder sogar an beiden Seiten.

Der Stamm des N. phrenicus enthält aber nicht nur spinale Nerven, sondern empfängt auch reichliche Zuzüge vom Sympathicus, die im unteren Drittel des Halsteils aus dem Ganglion thoracale primum (KURÉ) bzw. aus dem Ganglion colli sup., dem Halsstrang und dem Ganglion stellatum (JANSEN) stammen. FELIX hat nachgewiesen, daß die Äste der sympathischen Grenzstrangganglien nicht immer direkt in den N. phrenicus eingehen, sondern erst in einem der Pleurakuppel aufliegenden Plexus entstehen, der gemischt aus sympathischen Nervenästen und Ganglien sowie aus spinalen Ästen der untersten Cervical- und der ersten Thorakalnerven gebildet wird; die in den N. phrenicus einführenden Äste sind also aus spinalen und sympathischen Fasern gemischt. Beim Hund läßt sich durch Exstirpation des Ganglion stellatum der ganze sympathische Zufluß zum Phrenicus ausschalten; eine Tonusverminderung oder Störung der trophischen Funktion ergibt sich nach FELIX dadurch nicht. Dieser Befund steht in Gegensatz zu den Untersuchungen von KEN KURÉ und Mitarbeitern, die dem Sympathicus eine entscheidende Rolle für Zwerchfelltonus und -trophik zuerkannt haben, weil sie beim Affen nur dann eine muskuläre Degeneration und Relaxation des Zwerchfells erzielen konnten, wenn außer dem Phrenicus auch alle sympathischen Innervationen experimentell ausgeschaltet wurden. Tonusspendende Fasern des Sympathicus stammen danach vor allem aus dem unteren Brustmark, von wo sie in den Nn. splanchnici den Grenzstrang passieren und im Ganglion coeliacum oder subphrenicum des Plexus phrenicus enden; postganglionäre Fasern reichen von hier aus ins Zwerchfell. Auch nach DONADIO bestehen ausgedehnte sympathische Zuflüsse in Höhe der Endverzweigung, die sich rechts immer, links seltener dem Ramus post. des Phrenicus verbinden. Nach CAVALIÉ gelangen auch Vagusfasern zum Zwerchfell, die über das Ganglion coeliacum und den Plexus phrenicus verlaufen.

Die sensible Versorgung des Zwerchfells wird durch den N. phrenicus, die unteren Intercostalnerven VI—XII (CAPPS) und wahrscheinlich auch durch den Sympathicus (FELIX) gewährleistet. Der Anteil der einzelnen Nerven und die Lokalisation der zugehörigen Zwerchfellabschnitte sind noch umstritten. HITZENBERGER hat die experimentellen und klinischen Daten der sensiblen Innervation des Zwerchfells ausführlich dargestellt; da sie für die Röntgenologie der Zwerchfellkrankheiten eine nur untergeordnete Rolle spielen, kann auf seine Zusammenstellung verwiesen werden. Das gleiche gilt von der Frage der cerebralen Lokalisation der Zwerchfellmuskulatur, die seit FRANCK, MONAKOW, MUNCK, PREOBRASCHENSKY erörtert wird und auch durch die Tierversuche und klinischen Beobachtungen von HITZENBERGER nicht geklärt worden ist. Neuere Untersuchungen zu diesem Problem liegen nicht vor. Da sichere zentrale Zwerchfelllähmungen bis jetzt nicht nachgewiesen werden konnten und zentral bedingte Funktionsstörungen des Zwerchfells wahrscheinlich nur für gewisse, sehr seltene postencephalitische Zustände anzunehmen sind (Zwerchfellflattern, Zwerchfell-Tic), mögen diese Hinweise die Besprechung der Zwerchfellinnervation abschließen.

Literatur

ANDERS, H. E., u. E. BAHRMANN: Über die sog. Hiatushernien des Zwerchfells im höheren Alter und ihre Genese. Z. klin. Med. **122**, 763 (1932).

BERNING, H.: Die Hiatusbrüche (Herniae diaphragmaticae hiatus oesophagei). Erg. inn. Med. **53**, 523 (1937).

BRACHET, BROMAN, LEWIS u. MALL: Zit. nach GRUBER.

CAPPS, J. A.: An experimental study of the pain in the pleural membran. Arch. Int. Med. **1911**; **151**, 33 (1916).

CARDIN, A.: Boll. Soc. ital. Biol. sper. **11**, 102 (1936).

CAVALIÉ, M.: Innervation du diaphragme par les nerfs. J. de Anat. **34**, 642 (1898). Zit nach RÖHM.

COLLIS, J. L., T. D. KELLY and A. M. WILEY: Anatomy of the crura of the diaphragm and the surgery of hiatus hernia. Thorax (Lond.) **9**, 175 (1954).

CORNING, H. C.: Lehrbuch der Entwicklungsgeschichte des Menschen. München u. Wiesbaden 1921.

DONADIO, U.: Beitrag zur Morphologie des N. phrenicus und zur Innervation des Diaphragma. Zbl. inn. Med. **71**, 781 (1933).

DOUADY, LARDANCHET u. VENATOR: Beobachtungen von dissoziierter Lähmung des Zwerchfells nach Eingriffen am Phrenicus, dargestellt durch Pneumoperitoneum. Zbl. inn. Med. **110**, 288 (1942).

EISLER, F.: Die Muskeln des Stammes. In BARDELEBENS Handbuch der Anatomie. Jena 1912.

FELIX, W.: Anatomische, experimentelle und klinische Untersuchungen über den Phrenicus und die Zwerchfellinnervation. Dtsch. Z. Chir. **171**, 283 (1922).

— Klinischer und experimenteller Beitrag zur Zwerchfellchirurgie. Zbl. Chir. **78**, 1681 (1953).

— Zur Genese der Relaxatio diaphragmatica. Langenbecks Arch. u. Dtsch. Z. Chir. **276**, 444 (1953).

FRANCK, MONAKOW, MUNK, PREOBRASCHENSKY u. RUSSEL, Zit. nach HITZENBERGER.

FRANK, P.: Beitrag zur Frage der „Hiatushernien". Frankf. Z. Path. **46**, 231 (1933).

FUCHS u. KUTOMANOW: Zit. nach GRZAN.

GASSER, H. S., u. J. ERLANGER: Zit. nach J. F. FULTON, Physiology of the nervous system, London-New York-Toronto 1943.

GÖSSNITZ, W. v.: Denkschr. med. naturwiss. Ges. Jena **7**, 207 (1901). Zit. nach HITZENBERGER u. GRZAN.

GOETZE, W.: Der Nervus phrenicus. Münch. med. Wschr. **1922**, 838; **1925**, 1110.

GRUBER, G. B.: Die Mißbildungen des Zwerchfells. In G. SCHWALBE u. G. B. GRUBER, Morphologie der Mißbildungen des Menschen und der Tiere. Jena 1914 u. 1927.

GRZAN, C. J.: Die zervikale Zwerchfellparese. Ein Beitrag zur Pathogenese der sog. Relaxatio diaphragmatica. Fortschr. Röntgenstr. **79**, 369 (1953).

— Das Wurzelsyndrom der mittleren Cervikalsegmente. Dtsch. med. Wschr. **1954**, 954.

GÜNTHER, P. G.: Die morphologischen Grundlagen der Bewegungs- und Halteleistung des Zwerchfells. Acta Anat. (Basel) **14**, 54 (1952).

HAFFERL, A.: Lehrbuch der topographischen Anatomie. Heidelberg 1953.

HAYEK, H. v.: Z. Anat. **100**, 218. Zit. nach BERNING.

JANSEN, J.: Beitrag zur Kenntnis der Zwerchfellinnervation. Z. Anat. **96**, 624 (1931).

KEITH: Human embryology and morphology, 5. Aufl. Baltimore 1933.

KÖPPEN, S., u. P. FRANK: Anatomische Untersuchungen über Hernien des Hiatus oesophageus. Dtsch. med. Wschr. **1933** I, 211.

KURÉ, K., T. HIRAMATSU, K. TAKAGI, M. NAKAYAMA u. S. MATSUI: Experimentelle Untersuchung über die Entstehung der Relaxatio diaphragmatica. Z. exper. Med. **26**, 164 (1922).

LERCHE, W.: The esophagus and pharynx in action. Springfield-Ill. 1950.

RÖHM, C.: Über angeborene Zwerchfelldefekte und ihre Folgezustände. Diss. Berlin 1935.

ROUX, J.: Bronchoscopie **2**, 81 (1939).

TEMPLETON, F. E.: X-Ray examination of the stomach. Chicago 1944.

TÖNDURY, G.: Angewandte und topographische Anatomie. Zürich 1951.

II. Physiologie des Zwerchfells

Die Funktion des Zwerchfells, die sich in Stand, Form und Bewegung ausdrückt und aktiv von seinem Tonus und seiner Kontraktilität, passiv von Zug und Druck von seiten der Nachbarorgane abhängt, ist mit nichtröntgenologischen Untersuchungsmethoden nur recht unvollkommen zu erfassen und erst durch die Röntgenuntersuchung in ihren Einzelheiten wie im ganzen wirklich zu beurteilen. Dabei ist die Durchleuchtung entscheidend. Für kein anderes Organ im Körperinnern gilt so sehr das Wort HOLZKNECHTs, daß sich die Röntgenaufnahme zur Durchleuchtung verhält wie eine Ansichtskarte zu einer ganzen Reise. Die Voraussetzungen für einen erschöpfenden Durchleuchtungsbefund sind beim Zwerchfell besonders günstig. Es hebt sich gegen das helle Lungenfeld in scharfem Kontrast ab und ist so bei fließender Durchleuchtung in praktisch allen Punkten seiner Oberfläche und in allen Querschnitten, d. h. in Stand und Form, bestimmbar; daß seine Unterfläche ohne besondere Kunstgriffe nur zum geringeren Teil darstellbar ist, mindert die Beurteilbarkeit nicht. Zum andern kann die Zwerchfellbewegung am Durchleuchtungsschirm unmittelbar und in allen Einzelheiten einprägsam beobachtet werden, weil der normale Atemrhythmus einer optimalen optischen Rezeption entspricht und nach dem Wunsch des Untersuchers durch die verschiedenartigsten Atemprüfungen in Frequenz und Charakter beliebig modifiziert werden kann. Die Zwerchfellbewegung ist dadurch im ganzen wie auch in den Einzelphasen ihrer Systole und Diastole ungleich vollständiger analysierbar als etwa die Bewegungen des Herzens oder des Magens und Darms.

Die ersten röntgenologischen Untersuchungen über Stand und Bewegung des Zwerchfells hat GRÖNROOS bereits 1897 durchgeführt. Die wesentlichen Ergebnisse der Röntgenuntersuchung zur Zwerchfellphysiologie sind bereits ein halbes Jahrhundert alt und mit den Namen der Wiener Schule — von HOLZKNECHT und HOFBAUER über WENCKEBACH und JAMIN bis zu EPPINGER und HITZENBERGER — verknüpft. Sie sind der klassischen, sorgfältigen Durchleuchtungstechnik zu verdanken, wie sie im Laufe der Zeit immer seltener zu werden scheint. Einen methodischen Fortschritt hat seitdem nur die Flächenkymographie des Zwerchfells (DAHM, WEBER, WELTZ, V. D. WETH) und zum Teil auch die Röntgenkinematographie (JANKER) dadurch gebracht, daß die am Leuchtschirm beobachteten normalen und pathologischen Zustände und Bewegungen im Kymogramm und Kinematogramm reproduzierbar wurden. Die Tatsache bleibt unbestreitbar, daß ungeachtet des praktisch-klinischen Wertes dieser neueren Methoden die Durchleuchtung für das Studium der normalen und pathologischen Zwerchfellfunktion an erster Stelle steht.

Wenn im folgenden der Stand, die Form und die Bewegung des Zwerchfells nach Durchleuchtungsbefund, Übersichts- und Bewegungsbild in gesunden und krankhaften Verhältnissen nacheinander erörtert werden, so geschieht dies wegen der Übersichtlichkeit der Darstellung. Es darf dabei aber nicht außer acht gelassen werden, daß diese Faktoren sich wechselseitig bedingen und nur in ihrer Gesamtheit ein Bild der Zwerchfellfunktion vermitteln. So wird der Stand des Zwerchfells von verschiedenen Kräften bestimmt, die sich in antagonistische Gruppen einteilen lassen. Der Zwerchfelltonus wird reflektorisch über den Vagus und Phrenicus gesteuert und ist vom Dehnungszustand der Lungen abhängig (HESS und WYSS); starke Vaguserregung bei der Lungendehnung hemmt die tonischen Inspirationsimpulse zentral und entspannt das Zwerchfell, Lungenkollaps mit geringerer Vagusreizung steigert die Zwerchfellspannung. Die inspiratorischen Atembewegungen pfropfen sich auf diesen diaphragmalen Grundtonus auf, der im Tierexperiment bei normaler Atmung auch während der Exspiration noch Aktionsströme am Zwerchfell (WACHHOLDER und Mitarbeiter) und am zentralen Phrenicusstumpf (HESS und Mitarbeiter) liefert. Dem eigenen Muskeltonus steht die vereinigte Wirkung der Retraktionskraft der Lungen und des Druckes der Baucheingeweide gegenüber. (Hier und weiterhin, wenn vom abdominalen Druck oder Eingeweidedruck gesprochen wird, ist die Summenwirkung von Bauchdeckenpresse, Wandspannung und Füllungszustand der Baucheingeweide verstanden; der sog. intraabdominelle sive intraperitoneale Druck, der nach ROHRER, PFOTENHAUER unten am größten und infradiaphragmal am kleinsten bzw. „negativ" ist, bleibt dabei ohne Berücksichtigung.) Als Resultante dieser Kräfte hat aber nicht nur der Zwerchfellstand zu gelten; auch die Form des Zwerchfells und seine aktive und passive Beweglichkeit sind vom Spiel dieser Kräfte abhängig, die außerdem in oft nur schwer überschaubarem Ausmaß von der Form und Funktion des costalen Atemapparates überlagert werden. Störungen dieses Kräftegleichgewichtes können Stand, Form und Bewegung des Zwerchfells insgesamt in oft pathognomonischer Weise abändern, wie später vielfach gezeigt wird. Es ist aber auch möglich, daß sich eine krankhafte Zwerchfellalteration nur in einem einzelnen Zeichen ausspricht und die anderen Funktionskennzeichen unberührt läßt. Schließlich darf auch nicht außer acht gelassen werden, daß röntgenologisch faßbare Zeichen einer Zwerchfellalteration zeitlich durchaus nicht immer auch dem Erkrankungsbeginn entsprechen, weil die physiologische Leistungsbreite des Zwerchfells im Vergleich zur anderen quergestreiften Muskulatur außergewöhnlich groß ist. Dies drückt sich auch darin aus, daß seine Muskulatur die größten reduzierenden Eigenschaften und die längste und größte Arbeitsleistung bei elektrischer Reizung aufweist, in der Dystrophie und Inanition kaum beeinträchtigt und bei pharmakologischer Prüfung zuletzt gelähmt wird (LEMON).

1. Stand des Zwerchfells

Als Orientierungspunkte für den Stand des Zwerchfells sind die Ansätze der hinteren Rippen an der Wirbelsäule am besten geeignet (WENCKEBACH), da eine Orientierung nach den vorderen Rippenenden oder Intercostalräumen (NORRIS und LANDIS) oder nach der Höhe des Schwertfortsatzes (KEITH) wegen der ungleich größeren respiratorischen Verschieblichkeit dieser Beziehungspunkte unzweckmäßig ist. Normalerweise steht bei dorsoventraler Durchleuchtung die Kuppe des Zwerchfells in mittlerer Atemlage oberhalb der 10. hinteren Rippe, die im rechten Herz-Zwerchfellwinkel mit ihrem Ansatz gerade noch sichtbar ist, im übrigen aber unterhalb des Zwerchfellschattens liegt. Die linke

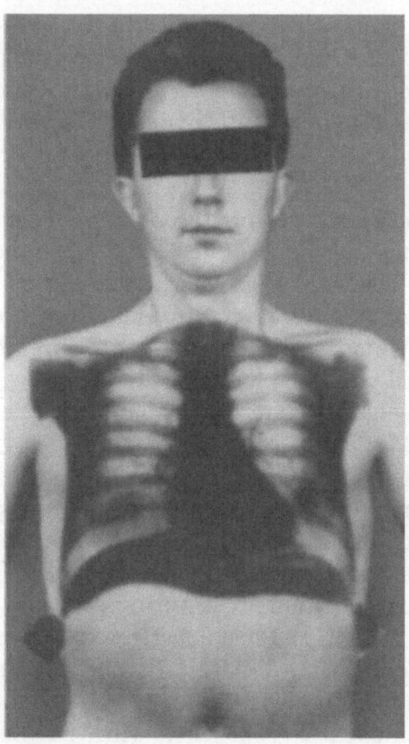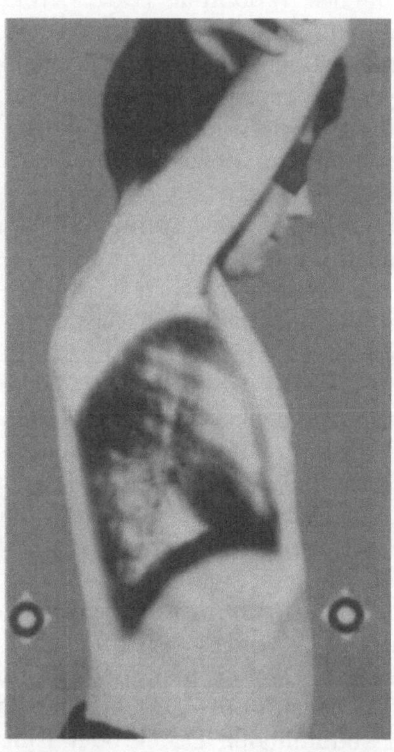

Abb. 9. Zwerchfellstand im Photoröntgenogramm von vorn und seitlich. Aufn. Prof. JANKER, Bonn

Zwerchfellkuppe steht im Normalfall etwas tiefer, so daß die 10. Rippe hier in ihrem dorsalen Anteil ganz sichtbar bleibt; die Seitendifferenz beträgt rund 1 cm (Abb. 9, linke Bildhälfte). Da die für die Höhenbestimmung maßgebliche Zwerchfellkuppe beiderseits näher der vorderen Rumpfwand gelegen ist, scheint ihre Seitendifferenz im ventrodorsalen Strahlengang aus Gründen der Zentralprojektion größer als bei dorsoventraler Durchleuchtung. Daß dieser Unterschied auch orthodiagraphisch in Erscheinung treten soll (HITZENBERGER), hat sich nicht bestätigt. Im frontalen Strahlengang stellt sich die Kuppe des Zwerchfells an der Grenze zwischen vorderem und mittlerem Drittel des Thoraxtiefendurchmessers dar. Das vordere Zwerchfelldrittel zieht von hier horizontal oder flach abwärts nach vorn zum Sternum, wodurch ein großer spitzer oder ein rechter sternaler Ansatzwinkel gegeben ist. Das mittlere Zwerchfelldrittel verläuft steiler, das hintere fast senkrecht nach abwärts; dadurch wird hier ein kleiner spitzer Ansatzwinkel mit Wirbelsäule und Rippen gebildet (Abb. 9, rechte Bildhälfte). Bei nicht zu weicher Technik sind die Sagittalprofile der beiden Zwerchfellhälften annähernd parallel bzw. konzentrisch übereinander sichtbar. Dabei entspricht der obere hemidiaphragmale Bogen der röhrennahen, der untere Bogen der röhrenfernen Zwerchfellhälfte, wenn nicht die Seitendifferenz des Höhenstandes pathologisch groß ist. Aus den gleichen Gründen

(Zentralprojektion) erscheint die respiratorische Verschiebung des schirm- oder filmnahen Zwerchfellprofils kleiner.

Der angegebene Normalstand des Zwerchfells ist ein Durchschnittsmaß, das schon beim Gesunden individuell stark schwankt. Der wesentliche Faktor für diese Unterschiede ist die Thoraxform. Beim kurzen, gedrungenen Thorax steht das Zwerchfell relativ hoch, beim langen schmalen Thorax tief. Die normale Variationsbreite im Zwerchfellstand beträgt 1—1$^1/_2$ Wirbelhöhen und liegt damit in einem Größenbereich, der es im Einzelfall schwierig werden lassen kann, einen relativen Hoch- oder Tiefstand von einer nur mäßigen krankhaften Höhenänderung abzugrenzen. Als Faustregel kann gelten, daß beim pathologischen Hochstand der Herzschatten tief in den Zwerchfellschatten eintaucht

und beim echten Tiefstand die Herzunterfläche vom Zwerchfell abgehoben scheint (HITZENBERGER). Genauer ist schon die Bestimmung der „respiratorischen Reserve" (HAUDEK); dabei ist das Verhältnis der inspiratorischen Reserve (Distanz zwischen ruhiger und tiefer Inspirationsstellung) zur exspiratorischen Reserve (Distanz zwischen ruhiger und tiefer Exspirationsstellung) beim normalen Zwerchfellstand 1:2 (Abb. 10). Beim Tiefstand ist das Zwerchfell schon seiner Inspirationsstellung angenähert, und die inspiratorische Reserve wird im Verhältnis zur exspiratorischen kleiner (bis 1:5). Beim Hochstand ist das Zwerchfell mehr seiner Exspirationsstellung genähert, die exspiratorische Reserve wird kleiner und kann ein Verhältnis zur inspiratorischen Reserve von 1:1 erreichen. HITZENBERGER hat darauf hingewiesen,

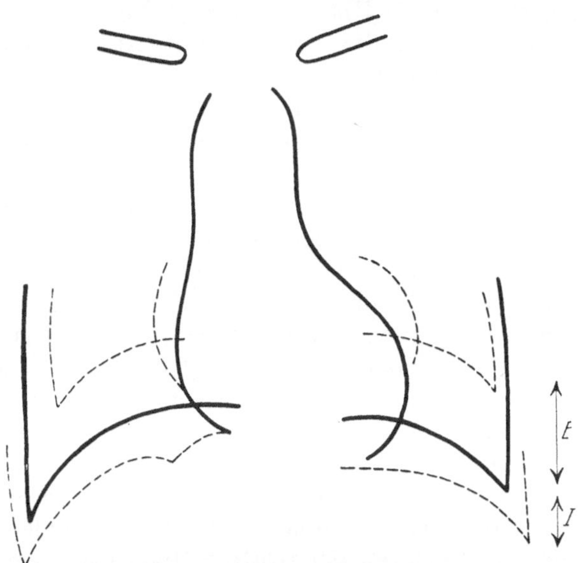

Abb. 10. Normale respiratorische Reserve nach HAUDEK-HITZENBERGER. Verhältnis von inspiratorischer (I) zu exspiratorischer (E) Reserve = 1:2

daß diese an der Verschieblichkeit orientierte Beurteilung des Zwerchfellstandes jedoch erhebliche Fehlerquellen in sich birgt, wenn der Atemtypus nicht vorwiegend abdominell ist, oder wenn Seitendifferenzen im Rahmen der normalen Variationsbreite bestehen.

Ein weiterer Faktor für die Unterschiede im normalen Zwerchfellstand ist das Alter des Untersuchten. Beim Kind steht das Zwerchfell höher als beim Erwachsenen, im Greisenalter aber auch ohne Emphysem tiefer (EPPINGER, HASSELWANDER); Mittelwertbestimmungen von DIETLEN haben dies eindeutig bestätigt. Geschlechtsunterschiede schließlich bestehen insofern, als bei der Frau das Zwerchfell im Durchschnitt um eine halbe Rippe höher steht als beim Mann, wo außerdem die normale Variationsbreite größer ist (KEITH, DIETLEN). Absolute Gültigkeit haben alle diese zahlenmäßigen Angaben aber nicht. HITZENBERGER hat mit Recht betont, daß die Erfahrung des Untersuchers oft auf den ersten Blick aus der Zwerchfellform und der Herz- und Thoraxkonfiguration eine Abweichung vom Normalstand feststellen läßt, obschon die Abzählung der Rippen dann einen „normalen" Stand ergibt.

Der Zwerchfellstand ändert sich beim Übergang von der aufrechten Körperstellung in eine andere Körperlage ganz erheblich. Die Kenntnis dieser statischen Verschiebungen des Zwerchfellstandes, die durch HOLZKNECHT, HOFBAUER und HITZENBERGER sehr eingehend studiert worden sind, ist für das Verständnis des Kräftespiels notwendig, dem die Zwerchfellfunktion unterworfen ist. Im Sitzen tritt das Zwerchfell im allgemeinen um rund einen halben Intercostalraum tiefer, weil die vorderen Bauchdecken durch Annäherung ihrer Ansatzpunkte erschlaffen und der Druck der Baucheingeweide gegen die Zwerchfellunterfläche geringer wird (ASSMANN). Wenn die Streckstellung der Wirbelsäule beibehalten wird oder die Bauchdecken nicht nach vorn ausweichen, bleibt das Zwerchfell im Sitzen aber in gleicher Höhe oder wird nicht selten sogar etwas nach oben verschoben. Bei der Rumpfbeuge nach vorn wirkt sich der Eingeweidedruck vor allem an den ventralen Zwerchfellabschnitten aus, die dann in die Höhe getrieben und stark gegen den Thoraxraum vorgebuchtet werden; die dorsalen Abschnitte werden entlastet und strecken sich bzw. flachen sich ab. Dies bedingt eine Raumbeengung des Herzens, die auch in normalen Fällen zu passageren Störungen der Herztätigkeit führen kann (STRASSER, HITZENBERGER, REICH). Daß die gleiche Stellung bei den Quadrupeden auf die Herztätigkeit ohne schädlichen Einfluß bleibt, ist dem hier viel größeren Abstand der Herzunterfläche vom Zwerchfell zu danken. Die statischen Verschiebungen des Zwerchfellstandes beim Übergang zur Rückenlage sind praktisch am wichtigsten, weil der Röntgenbefund erst dann mit dem meist in Rückenlage erhobenen physikalisch-klinischen Befund vergleichbar wird. Zur Bestimmung des Zwerchfellstandes in Rückenlage hat BYLOFF, um die Fehlerquellen infolge Änderung der Wirbelsäulenkrümmung und Kranialverschiebung der Rippen auszuschalten, einen extrathorakalen Fixpunkt gewählt und die Distanz zwischen Scheitel und Zwerchfellkuppe benutzt. Damit läßt sich nachweisen, daß das Zwerchfell in Rückenlage zwar im allgemeinen um rund 3 cm höher steht (6 cm ist die obere Grenze), aber auch beim Gesunden in gleicher Höhe bleiben oder tiefer stehen kann (HITZENBERGER, BARCLAY). Der übliche Hochstand ist nur zum Teil auf eine Änderung des abdominalen Gegendruckes zurückzuführen und dürfte zum Teil durch die Kranialverlagerung der costalen Zwerchfellansatzpunkte bedingt sein; wesentlich ist aber, daß die obere Begrenzungslinie in Rückenlage von weiter dorsal gelegenen, mehr lumbalen Zwerchfellabschnitten gebildet wird, die relativ stärker nach kranial verschoben werden. Ein relativer Tiefstand andererseits resultiert dann, wenn der Atemtypus in horizontaler Rückenlage stärker abdominell wird, oder wenn straffe Bauchdecken entspannt werden und das Zwerchfell sich dadurch gegen einen verringerten Eingeweidedruck tiefer einstellen kann. Beim schlafenden Menschen soll nach Röntgenuntersuchungen von FELDNER der relative Hochstand der Rückenlage noch deutlicher werden, weil der Zwerchfelltonus vermindert ist.

Die größten statischen Verschiebungen erfährt aber das Zwerchfell beim Übergang zur Seitenlage. Die der Unterlage anliegende Zwerchfellhälfte tritt maximal hoch, die abliegende maximal tief. Diese „Dissoziation" der beiden Hemidiaphragmen, in der Rechtsseitenlage stärker als in der Linksseitenlage ausgeprägt, erklärt sich aus der Differenz des Eingeweidedruckes auf die Unterfläche der an- und abliegenden Zwerchfellhälften. Die Drucksteigerung auf der anliegenden Seite treibt das Zwerchfell hier hoch, die Druckminderung auf der abliegenden Seite läßt es dort tiefer treten. Dabei wird die Wölbung auf der anliegenden Seite mit dem abdominellen Druckmaximum stärker, der Zwerchfellrippenwinkel kleiner und die inspiratorische Verschieblichkeit größer als in aufrechter Stellung. Auf der abliegenden Seite mit dem abdominellen Druckminimum wird umgekehrt das Zwerchfell abgeflacht, der Zwerchfellrippenwinkel weit eröffnet und die inspiratorische Verschiebung stark reduziert. Auch diese Dissoziation in Form und Bewegung der beiden Zwerchfellhälften ist in rechter Seitenlage deutlicher, was durch die Lage der Leber bedingt ist (ELIAS und HITZENBERGER) und später bei der Darstellung der Bewegungsmodifikationen noch näher zu erörtern sein wird. Nach FISHER gleicht sich die Dissoziation des Zwerchfellstandes nach mehrstündiger Seitenlage zu einem beiderseits gleichmäßigen Hochstand aus. Es ist auffällig, daß nach BARCLAY der Zwerchfellstand bei der umgekehrt hängenden Versuchsperson (senkrechte Kopfhängelage) praktisch dem Zwerchfellstand in normaler, aufrechter Körperhaltung gleich ist; die Atemmechanik beim Menschen in Kopfstand hat WEBER röntgenologisch untersucht.

2. Form des Zwerchfells

Das Zwerchfell bildet bei aufrechter Stellung im sagittalen Strahlengang beiderseits mit mäßig nach kranial konvexer Wölbung seine Kuppen ab; sie entsprechen einem

Frontalschnitt durch die Grenze des vorderen Drittels des Thoraxtiefendurchmessers. Die obere Zwerchfellkontur endet beiderseits an der lateralen Thoraxwand; die hier begrenzende Linie des inneren Umschlagsrandes der Rippenschatten liegt jedoch weiter nach hinten und etwa in halber Thoraxtiefe. Daraus ergibt sich, daß die im Thoraxübersichtsbild sichtbaren Konturen das Abbild einer Tangentialprojektion der höchsten Punkte der Zwerchfelloberfläche darstellen, die bei der Aufsicht von oben nicht einem gradlinigen frontalen Querschnitt entsprechen, sondern eine nach hinten offene Bogenlinie bilden. Die räumliche Vorstellung wird aber nur wenig erleichtert, wenn man weiß, daß

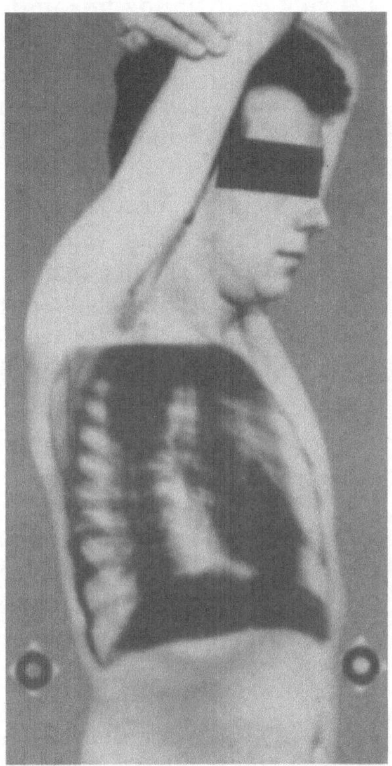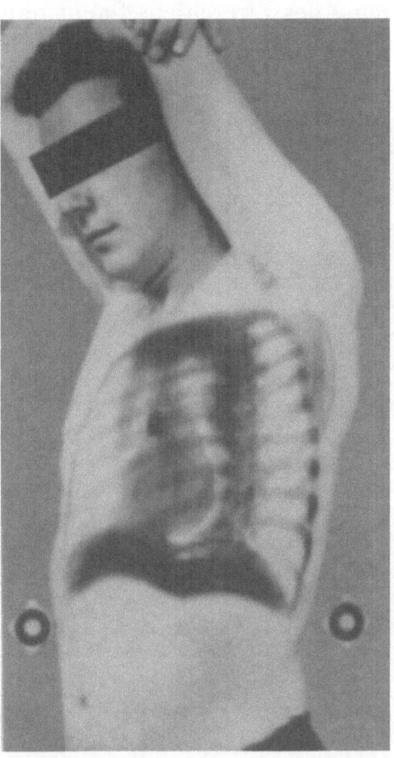

Abb. 11. Zwerchfellstand in den schrägen Durchmessern (Photoröntgenogramm von Prof. JANKER)

die Zwerchfell-Rippenwinkel im sagittalen Strahlengang „eigentlich" weiter dorsal liegen als die Herz-Zwerchfellwinkel. Anschaulicher werden Lage und Form des Zwerchfells schon im schrägen Strahlengang (Abb. 11), aber erst bei fließender Durchleuchtung läßt sich eine genauere räumliche Vorstellung gewinnen. Die Wölbungen der beiden Zwerchfellhälften werden dabei in allen Querschnitten sichtbar. Sie lassen zwischen sich — auch ohne daß die Zwerchfellunterfläche durch besondere Methoden sichtbar gemacht würde — das diaphragmale Herzbett als nach unten leicht konvexe, etwas durchhängende Partie erkennen, die man früher auch als „Zwerchfellsattel" bezeichnet hat; sie wird bei tiefer Inspiration abgeflacht oder auch nach oben konvex. Im rechten Herz-Zwerchfellwinkel wird bei sagittalem Strahlengang, leichter erster Schrägstellung oder im Seitenbild des öfteren die V. cava inf. als kleiner Dreieckschatten sichtbar, während der linke Herz-Zwerchfellwinkel von perikardialen Umschlagsfalten oder einem „Fettbürzel" ausgefüllt sein kann; beiderseits kann aber auch der Herz-Zwerchfellwinkel durch eine Überlagerung von vorderer und hinterer Lungengrenze mit dem Herzrand abgerundet werden (DE RUDDER und Mitarbeiter). Der ventral-mediale Abschnitt der Zwerchfelloberfläche ist am schlechtesten abgrenzbar und wird erst bei tiefer Inspiration als horizontaler oder nach hinten abwärts verlaufender Konturteil erkennbar. Die Größe der Herz-Zwerchfellwinkel wechselt dabei mit der Durchleuchtungsrichtung. Der rechte wird im Normalfall um so kleiner und der linke größer, je stärker in die rechte vordere Schrägstellung gedreht wird;

bei Drehung in die linke Schrägstellung kehrt sich dies Verhältnis um. Im rein seitlichen
Bild bleibt der vordere Zwerchfellrippenwinkel vielfach durch eine Summation der diver-
gierenden, parasternalen linken und rechten Zwerchfellabschnitte überdeckt oder wird
ganz vom Herzschatten ausgefüllt. Die Herzhinterfläche bildet mit dem Sagittalprofil des
Zwerchfells dabei in halber Thoraxtiefe einen rechten oder großen spitzen Winkel (s. Abb. 9,
rechte Bildhälfte). Der hintere Phrenicolumbalwinkel ist in dieser Sicht spitz und scheint
nur wenig tiefer zu liegen als die seitlichen Phrenicocostalwinkel bei sagittalem Strahlengang. Erst bei der Inspiration zeigt sich, daß der lumbocostale Zwerchfellansatz wesentlich
tiefer reicht als die laterocostalen Ansätze.

Die Wölbung des Zwerchfells flacht nämlich bei ruhiger Atmung nur in den lumbalen
Abschnitten ab, wobei sich inspiratorisch der Phrenicolumbalwinkel deutlich eröffnet.

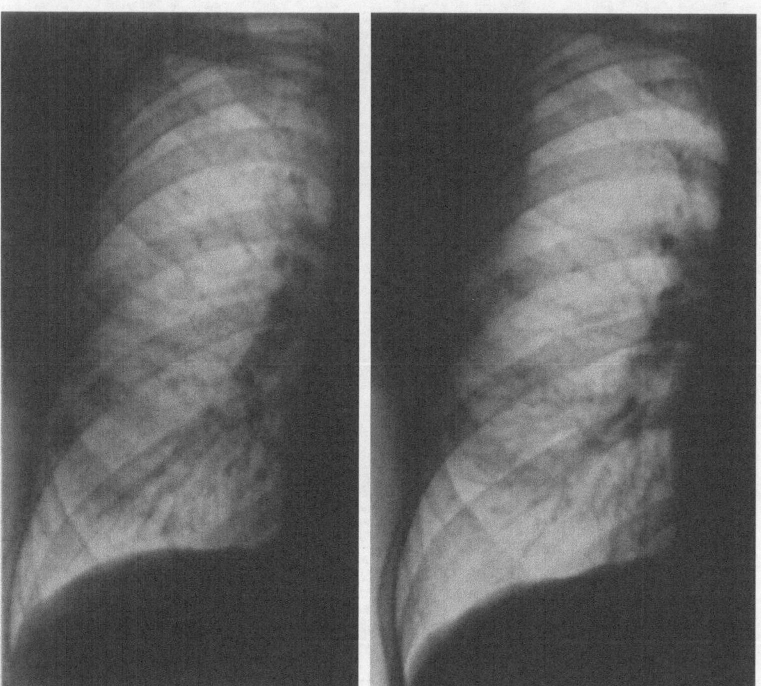

Abb. 12. Bogenteilung der rechten Zwerchfellhälfte in der Inspiration

Im sagittalen oder auch schrägen Strahlengang bleibt die Wölbung erhalten und die Zwerchfellform ist auch bei ruhiger Aus- und Einatmung die gleiche wie in der respiratorischen Mittelstellung; die Zwerchfell-Rippen-
winkel verschieben sich auf- und abwärts ohne merkliche Größenände-
rung. Erst bei forcierter Einatmung werden die komplementären Pleura-
sinus voll eröffnet und die Phrenicocostalwinkel groß. Aber auch dann tritt das Zwerchfell „wie ein Spritzenstempel" unter annähernd gleicher Form tiefer und wird nur wenig abgeflacht, weil die wesentliche Verkürzung und Abflachung in seinen lum-
balen Muskelabschnitten erfolgt, wie später noch auszuführen ist. Eine richtige Abflachung
der laterocostalen, für die Form der Zwerchfellwölbung bei sagittalem Strahlengang maß-
geblichen Muskelanteile ist überhaupt nur unter den regelwidrigen Bedingungen der elektrischen Phrenicusreizung zu erzielen (JAMIN). Der laterodorsal und lumbal tiefere Zwerchfellansatz bedingt in den schrägen Durchleuchtungsrichtungen mannigfache Kontur-
überschneidungen und Projektionstrugbilder, die BARSONY und KOPPENSTEIN in ausgedehnten röntgenanatomischen Untersuchungen beschrieben haben.

Beim Übergang in die horizontale Rückenlage bleiben die Wölbung des Zwerchfells
und die Größe der Zwerchfellwinkel bei frontaler Betrachtung unverändert, gleich ob eine
Höherstellung oder eine geringe Tieferstellung erfolgt; in seitlicher Betrachtung ist der
dorsale bzw. lumbale Zwerchfellabschnitt viel stärker gewölbt als in aufrechter Stellung.
In Seitenlage jedoch treten mit der Dissoziation des Zwerchfellstandes auch seiten-
verschiedene Formänderungen auf. Die anliegende Zwerchfellhälfte wölbt sich beim
Höhertreten stärker durch und setzt mit kleineren Winkeln an der lateralen Thoraxwand
an. Das Hemidiaphragma der abliegenden Seite, nur wenig nach caudal verschoben, wird
im lateralen Abschnitt flacher, so daß der abliegende Zwerchfell-Rippenwinkel größer und
schon bei ruhiger Einatmung maximal geöffnet wird (vgl. Abb. 21). Vielleicht spielt bei

dieser Seitendifferenz der Zwerchfellform auch eine Transversalverschiebung des Herzbettes zur anliegenden Seite hin eine gewisse Rolle. Bei der Rumpfbeuge oder in Bauchlage schließlich werden die ventralen, kranialwärts gedrängten Zwerchfellabschnitte
stärker gewölbt, so daß der Phrenicosternalwinkel spitz wird. Die dorsalen, entlasteten
Zwerchfellabschnitte flachen sich ab, der Phrenicolumbalwinkel wird groß, und der lumbale
Zwerchfellansatz wird in ganzer Tiefe wie bei forcierter Einatmung im aufrechten Stand
sichtbar. Eine „Aufsicht" auf die Zwerchfellkuppeln und die zirkulären Pleurasinus
kann mit dem Transversaltomogramm erzielt werden (GEBAUER und Mitarbeiter), dürfte
aber nur für spezielle diagnostische Fragen aufschlußreicher sein als die Abtastung der
Zwerchfelloberfläche und der Sinus mittels rotierender Durchleuchtung.

Von dieser normalen und unter den Kräfteverhältnissen der ruhigen Atmung in aufrechter Stellung und Rückenlage unverändert festgehaltenen Form des Zwerchfells gibt
es im Grunde nur zwei phy-
siologische Abweichungen: Die
Zwerchfellbuckel und die Insertionszacken. Beide Phäno-
mene entstehen durch um-
schriebene Differenzen des diaphragmalen Muskelzuges, und
beide treten vorzugsweise an
der rechten Zwerchfelloberfläche in Erscheinung. Die
Buckelbildung oder Bogen-
teilung ist häufiger zu beobachten als die Insertionszacken
und sei daher zunächst besprochen. Eine Bogenteilung oder
Doppelkonturierung an der
rechten Zwerchfellhälfte macht
den Eindruck, als lägen zwei
Diaphragmen übereinander,

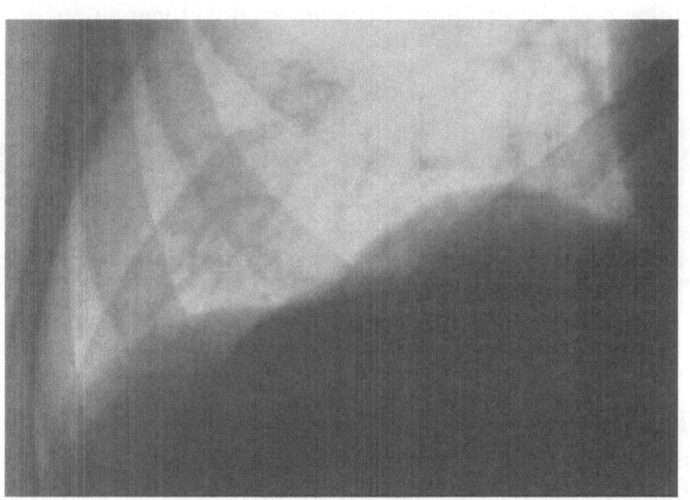

Abb. 13. Starke Zwerchfellbuckelung

wobei der Schatten zwischen den beiden Grenzlinien weniger dicht ist als der Leberschatten darunter. Vielfach kommt die Zwei- oder Mehrfachteilung des Zwerchfellrandes erst bei ruhiger oder forcierter Inspiration zur Ansicht, während das Zwerchfell
exspiratorisch unauffällig bleibt (Abb. 12). Diese Randbogen sind meist nach hinten
außen gestaffelt, so daß die im Übersichtsbild lateral gelegenen Buckel auch am weitesten dorsal und am tiefsten liegen; der medial neben dem Herz-Zwerchfellwinkel gelegene Buckel liegt auch am weitesten nach vorn. Er ist fast immer der größte und am
stärksten gewölbte. THOMAS und ASSMANN haben nachgewiesen, daß in diesem anteromedialen Zwerchfellabschnitt die Muskelzüge im allgemeinen am schwächsten sind, so
daß ihre contractorische Abflachung geringer bleibt als die der laterodorsalen Muskelanteile und durch vereinzelt stärkere Muskelzüge eher Incisuren gestatten; jedoch sind
Form, Anordnung und Größe der einzelnen Zwerchfellbuckel individuell recht verschieden
(Abb. 13). Neben JAMIN und FARHAD hat sich besonders WELTZ mit seinen Mitarbeitern
mit dieser Buckelung beschäftigt und sie als „thoraxkonvexe Zwerchfellfalten" den
„thoraxkonkaven Zwerchfellfalten" durch die Insertionszacken gegenübergestellt. Anatomische Vergleichsuntersuchungen an der Leiche haben ergeben, daß den verstärkten
Muskelzügen der Buckeleinschnitte meistens auch gleichlaufende Furchen an der konvexen Leberoberfläche entsprechen (WELTZ und GLAUNER). Wenn diese topographische
Kongruenz fehlt, sollen die Leberfurchen ein Verwerfungszeichen bei Mißverhältnis
zwischen Leber- und Thoraxgröße sein oder partielle Atrophien oder auch kongenitale
Mißbildungen anzeigen. Entscheidend dürften im ganzen aber umschriebene Differenzen in Tonus und Richtung der diaphragmalen Muskelzüge sein. Die respiratorische

Verschieblichkeit der einzelnen Buckel ist nach HITZENBERGER ebenso groß wie die der
Umgebung; doch zeigt sich bei der Durchleuchtung wie auch im Atmungskymogramm,
daß die inspiratorische Beweglichkeit der Zwerchfellbuckel um so geringer ist, je mehr sie
bereits bei der Exspiration oder in mittlerer Atemstellung ausgeprägt sind und je größer
sie überhaupt werden. Es gibt sicher fließende Übergänge von der physiologischen Doppelkonturierung und dem großen Zwerchfellbuckel zur partiellen Relaxation, die im gleichen
anteromedialen Zwerchfellabschnitt am häufigsten ist, und deren Bewegung nicht selten
pseudoparadoxen oder auch paradoxen Charakter annimmt (ROSSETTI, GRZAN), wie in
einem späteren Abschnitt noch näher ausgeführt wird.

Die Häufigkeit der Zwerchfellbuckelung kann auf rund 5% geschätzt werden. Sie
nimmt mit dem Alter zu und wird bei verstärktem thorakalem Sog wie im Emphysem,
bei segmentaler oder lobärer Lungenatelektase, bei der senilen Zwerchfellatrophie oder
bei verstärkter Bauchatmung (Sänger) häufiger. Gelegentlich werden die Buckel auch
links beobachtet, doch verhindert im allgemeinen die Herzauflage eine entsprechende

Abb. 14. Insertionszacken

Formänderung des linken anteromedialen Zwerchfellabschnitts. Auf die Variabilität
in Zahl und Form der Konturteilung ist bereits hingewiesen. Am häufigsten ist die Ausbildung nur eines prominenten, anteromedialen Zwerchfellbuckels, die zu einer Doppel-
kontur („image en brioche") führt. Mehrfache Ausbuckelungen sind seltener und die
vielfache Unterteilung zur Girlandenform des Zwerchfellbogens („image du feston")
kommt praktisch nur beim emphysematösen Zwerchfelltiefstand und im Pneumothorax
vor (vgl. Abb. 33 und 46). Nach NÈGRE ist die Zwerchfellbuckelung bei Negern etwa
dreimal so häufig wie bei Weißen, was vielleicht auf Unterschieden im durchschnittlichen
Atemtypus beruht. Die individuelle Variabilität der Zwerchfellbuckelung macht nicht
nur den Übergang zur partiellen Relaxation fließend, sondern erschwert mitunter auch die
differentialdiagnostische Abgrenzung von sekundären Formänderungen bei paraphrenischen Alterationen, wie es seit langem bekannt ist und immer wieder Gegenstand röntgenologischer Vergleichsuntersuchungen geworden ist (SINGER und Mitarbeiter; GOLONSKO;
CERQUIRA GOMEZ; CHRISTIE; PARONI; RICHMAN und Mitarbeiter; ROSSETTI u. a.). Je
größer ein einzelner Zwerchfellbuckel erscheint, desto eher kann an eine partielle Relaxation oder an einen entzündlichen bzw. tumorösen Leberprozeß gedacht werden.

Einen „thoraxkonkaven" Verlauf haben die Auszackungen und Fältelungen des
seitlichen Teils des Zwerchfellbogens, die den muskulären Insertionen an den unteren
Rippen entsprechen. Sie sind von HENSZELMANN zuerst beobachtet und von JAMIN bei
der elektrischen Phrenicusreizung, von HITZENBERGER und FLEISCHNER im Pneumoperitoneum und Pneumothorax gefunden worden; WELTZ hat sie unter den krankhaften Verhältnissen des Emphysems, Asthmas und der Bronchitis näher untersucht. Als Normal-
variation beim Gesunden wurden die Insertionszacken früher für selten gehalten, was aber
nach neueren Untersuchungen (HEIDELMANN) und unserer eigenen Erfahrung zumindest
für ältere Menschen nicht zutreffen dürfte. Ein Beispiel gibt Abb. 14 wieder. Die mehrfach breitzackige Ausziehung der lateralen Zwerchfellkontur ist in ihrer Lagebeziehung
zu den Rippenschatten recht typisch und wiederum oft erst bei tiefer Inspiration sichtbar.

Vom pathologischen Zwerchfelltiefstand abgesehen findet sich diese supradiaphragmale „Fingerung" durch costale Insertionen zwar im allgemeinen nur beim relativen Zwerchfelltiefstand des älteren Menschen, bei vorwiegend diaphragmaler Atmung und vielleicht auch Hypertrophie des Zwerchfells häufiger, ist aber auch ohne Vermehrung des Lungenvolumens und bei Jüngeren gelegentlich zu beobachten (HEIDELMANN). Kleine und wenige Insertionszacken stellen sich meist nur am rechten Zwerchfell, größere und zahlreichere auch beiderseits dar, wobei der Befund links aber stets geringer ausgeprägt ist als rechts (Abb. 14). Die Insertionen des rechten Hemidiaphragma sind bei der Durchleuchtung im ersten, die des linken im zweiten schrägen Durchmesser am besten erkennbar, wie es ihrer Lage zur vorderen seitlichen Rippenlinie entspricht. Liegt gleichzeitig eine basale Pleura-

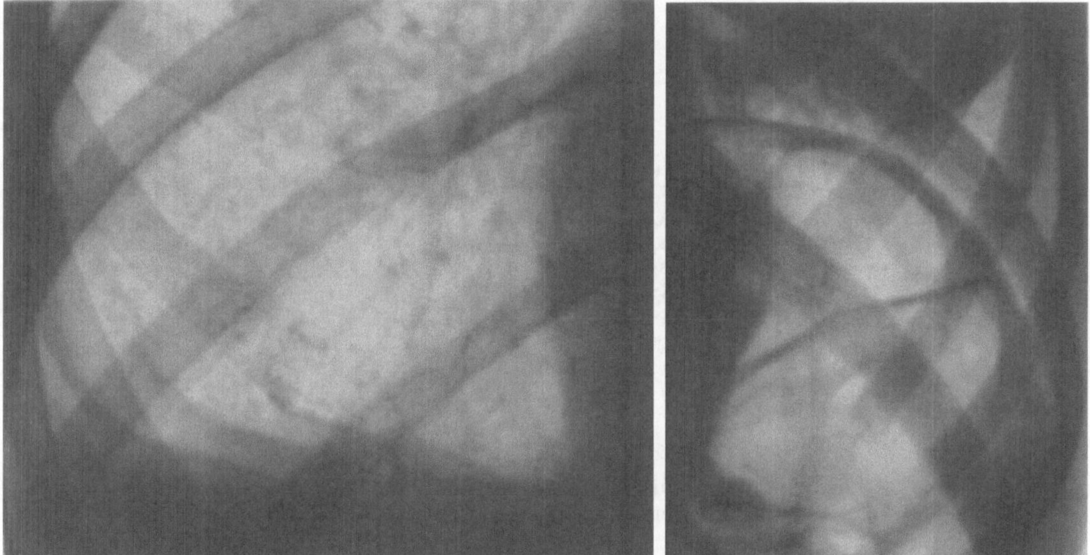

Abb. 15. Links: Diaphragmale Taschen durch Insertionen. Rechts: Muskelinsertionen an der Unterfläche des seitlichen Zwerchfellbogens

verschwielung vorn seitlich vor, dann können die sichtbaren Rippenansätze besonders lang und tief werden, nach lateral oben statt nach lateral unten verlaufen und regelrechte diaphragmale Taschen wie in Abb. 15 (links) bilden.

Die costalen Muskelansätze des Zwerchfells sind beim gesunden Jugendlichen in respiratorischer Mittellage, bei der Exspiration und beim relativen Hochstand nur dann sichtbar, wenn ihre scheinbar infradiaphragmale Lage im Pneumoperitoneum herauskommt (vgl. Abb. 49). Ganz selten stellen sie sich auch ohne Kunstgriffe dar, wenn intestinale Luftansammlungen solche Zwerchfellabschnitte isolieren, die normalerweise nicht in ihrer abdominellen Begrenzung sichtbar sind. So ist im Beispiel der Abb. 15 (rechts) der seitliche Teil der linken Zwerchfellhälfte durch die breitflächig angelegte und stark gasgeblähte linke Colonflexur völlig abgehoben; oberhalb und seitlich der streifenartigen Colonsepten werden die muskulären Insertionen an der 8. und 9. Rippe dort erkennbar, wo die anterolateralen Rippenschatten mit dem seitlichen Zwerchfellbogen nach medial unten offene Winkel bilden.

Der Nachweis, daß es sich bei den häufigeren Formänderungen des Zwerchfells durch supradiaphragmale Insertionszacken um physiologische Varianten handelt, ist im allgemeinen leicht, da postpleuritische Zwerchfellauszipfelungen und -ausziehungen eine adcostale Lage und Richtung vermissen lassen und weniger regelmäßig neben- und untereinander stehen. Fragliche Konturzacken nur an der linken Zwerchfellhälfte sind praktisch niemals Insertionen, sondern Adhäsionen (HEIDELMANN); der gleiche Befund nur rechts ist gelegentlich weniger leicht zu deuten.

3. Zwerchfellbewegung

Über die aktive Zwerchfellbewegung bei der Inspiration hat erst die Röntgenuntersuchung Klarheit gebracht. Daß die Muskelkontraktion des Zwerchfells zu Lageveränderungen führt, ist nie bezweifelt worden; jedoch bestanden unter namhaften Anatomen und Physiologen der früheren Zeit erhebliche Meinungsverschiedenheiten über die respiratorische Lageverschiebung des Centrum tendineum und des Herzens sowie über den Anteil des Zwerchfells an der normalen Atmung überhaupt. Die Vorstellung, daß die Lage des Zwerchfellspiegels und Herzens bei der Atmung sich nicht ändert (HYRTL, HENKE, ABDERHALDEN, PERNKOPF, KOPSCH, CORNING) und die muskuläre Kontraktion das Zwerchfell auf die Sehne seines Bogens einstellt (HENKE, CORNING), ist schon von HASSE, GERHARDT, BRAUS bestritten und von GRÖNROOS erstmals röntgenologisch als unzutreffend festgestellt worden. Aber erst die genauen Beobachtungen der Wiener Schule

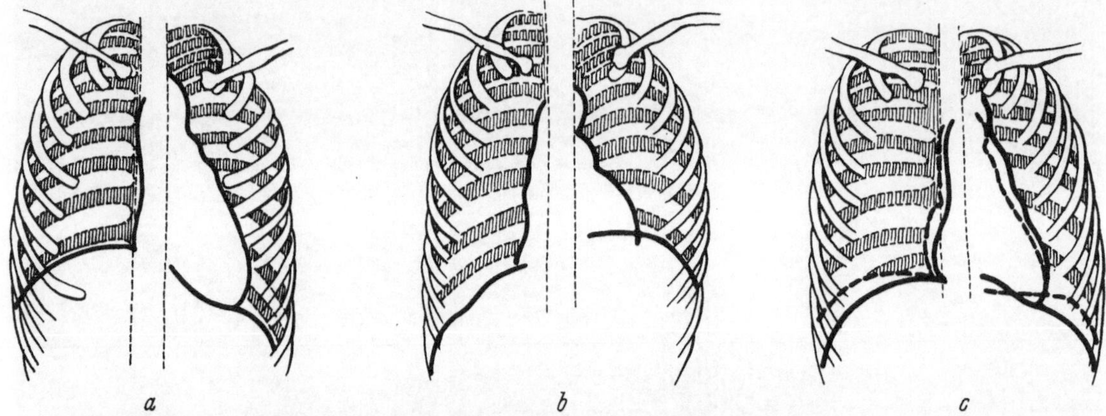

Abb. 16a—c. Zwerchfellstand bei faradischer Phrenicusreizung links (a), rechts (b) und beiderseits (c; hier zum Vergleich normale Inspirationsstellung gestrichelt eingezeichnet); nach JAMIN

haben die früheren Ansichten über die respiratorischen Änderungen von Zwerchfellstand und -form widerlegt. Die Arbeiten von PFUHL, WEBER, WELTZ, DAHM, HASSELWANDER erbrachten dann später genaueren Aufschluß über die Zwerchfellbewegung im Rahmen der Mechanik des ganzen Atmungsapparates. Dabei zeigte sich, daß die aktive Zwerchfelltätigkeit in teilweise recht komplizierter Art mit der Rippenbewegung zusammenhängt und die Atemmechanik sich in individuell wechselndem Umfang aus einem sternocostalen und costodiaphragmalen Bewegungsanteil zusammensetzt. Nach HERXHEIMER wird die Komplementärluft durch beide Bewegungsmechanismen, die Reserveluft allein durch die Zwerchfelltätigkeit bewegt.

Den historischen Vorstellungen entspricht eigentlich nur die Zwerchfellkontraktion bei der experimentellen faradischen Phrenicusreizung. Wie Abb. 16 zeigt, flachen sich die Zwerchfellbögen bei einseitiger Reizung jeweils maximal ab; die diaphragmalen Herz- und Rippenwinkel werden maximal eröffnet, und die Zwerchfellhälfte stellt sich so tief ein, wie es selbst unter pathologischen Verhältnissen nicht zu beobachten ist. Die kontralaterale Zwerchfellhälfte tritt dabei höher, weil die Baucheingeweide dorthin ausweichen (JAMIN). Bei doppelseitiger Phrenicusreizung bleiben aber Abflachung und Caudalverschiebung geringer, und Form und Stand des Zwerchfells entsprechen im großen ganzen den Verhältnissen bei tiefer Einatmung (Abb. 16c). Ein wesentlicher Unterschied besteht nur darin, daß eine Hebung der unteren Rippen mit Ausweitung der unteren Thoraxapertur fehlt oder weniger ausgesprochen ist als bei der tiefen Inspiration.

Die normale Zwerchfellbewegung ist stets von der Rippenbewegung beeinflußt. Wenn man üblicherweise den abdominellen, costalen und gemischten Typ der Atembewegung unterscheidet, darf man nicht außer acht lassen, daß es eine rein diaphragmale Atmung unter nichtpathologischen Bedingungen ebensowenig gibt wie eine rein costale Atmung.

Die röntgenkymographischen Vergleichsuntersuchungen von H. RICHTER haben gezeigt, daß zwar erhebliche individuelle Unterschiede im Atemtypus bestehen, das Verhältnis zwischen thorakalem und abdominalem Atmungsanteil bei ein- und derselben Versuchsperson aber konstant gehalten wird. Durch Kommando oder Übung läßt sich beliebig eine überwiegend costale oder überwiegend diaphragmale Atmung erzielen; die vollkommene Ausschaltung eines Organs des Atemapparates ist aber auch bei langer Übung meist nicht möglich. Eine Vergrößerung der costalen und diaphragmalen Atmungsamplitude läßt sich gleichzeitig einüben. Mangelhafte Übung führt zu kymographisch faßbarem, stufenförmigem Bewegungsablauf. Nur die funktionelle Ausschaltung der gesamten Rippenatmung kann ähnliche Voraussetzungen schaffen, wie sie dem Bewegungsschema der Abb. 17a zugrunde liegen. Beim gewöhnlich gemischten oder vorwiegend diaphragmalen Atemtyp wird die untere Thoraxapertur geweitet und angehoben: inspiratorischer Seiten-, Hoch- und Vorstoß der Thoraxwand, unterstützt durch seitliches Ausweichen der diaphragmal nach unten gedrückten Baucheingeweide. Durch die Rippenbewegung wird nicht nur ein Gegenlager für die muskuläre Kontraktion des Zwerchfells gebildet, sondern die costosternalen Zwerchfellansätze werden auch gedehnt und angehoben. Daher läuft respiratorisch für die Bewegung und Formänderung des Zwerchfells grundsätzlich ein komplexer Mechanismus ab, wie er in den Schemata der Abb. 17b und c dargestellt ist. Die Richtigkeit dieser von PFUHL entwickelten Bewegungstheorie ist von HASSELWANDER im Modellversuch und Röntgenraumbild und von WEBER, DAHM u. a. im Flächenkymogramm erwiesen worden.

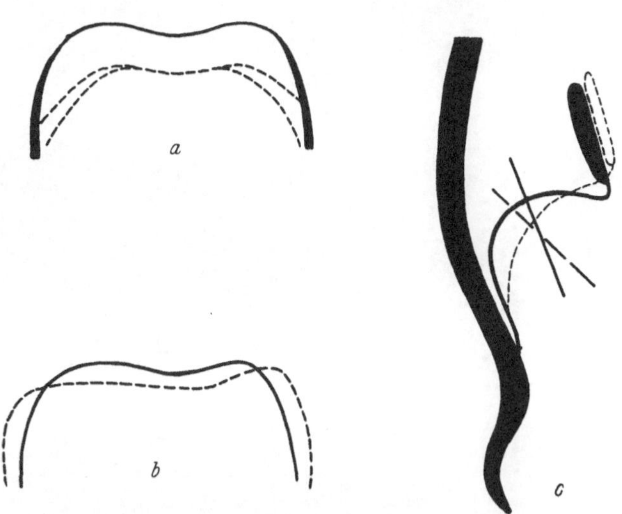

Abb. 17a—c. Falsche (a) und richtige (b) Vorstellung der normalen respiratorischen Zwerchfellverschiebung nach WEBER; (c) PFUHLsches Schema der Zwerchfellaktion bei seitlicher Betrachtung

Das Zusammenspiel von Zwerchfell- und Rippenbewegung läßt sich im Flächenkymogramm ablesen. Das normale „Atmungskymogramm" wird bei senkrechter Schlitzstellung und waagerechtem Rasterablauf gewonnen, indem während der Expositionszeit von der inspiratorischen Ausgangslage aus eine Exspiration und eine Inspiration nacheinander ausgeführt werden. Ausmaß und Ablauf der diaphragmalen (und costalen) Atembewegung werden in Richtung des Rasterablaufs gelesen, so daß wie im Pneumogramm der aufsteigende Schenkel der Bewegungslinie des Zwerchfells den exspiratorischen, der absteigende den inspiratorischen Teil der Atemkurve darstellt (Abb. 18). Die beiden Kurvenschenkel, d. h. die Atmungsphasen gehen in rascher, spitzwinkliger Umkehr ohne Atempause ineinander über. Dabei ist der exspiratorische Schenkel im ersten Teil steil, im zweiten etwas abgeflacht oder bogenförmig, und der inspiratorische ist gleichmäßig steil: Die Ausatmung ist etwas länger als die Einatmung und wird terminal abgebremst. Diese Erscheinung hat WEBER auf eine Erhöhung des Strömungswiderstandes bei abnehmender Dehnungslage der Lunge zurückgeführt. Die willkürlich nicht beeinflußte inspiratorische Kontraktion des Zwerchfells ist eine kurz dauernde tetanische Bewegung, die bis zu 10mal länger als eine einfache Muskelzuckung ist. Im Pneumogramm ergeben sich ganz gleichartige Kurven, doch bedeutet die Kurvenfolge hier ein zeitliches Nacheinander von mehreren Atemzügen, während beim Atmungskymogramm ein räumliches Nebeneinander einer einmaligen Atembewegung vorliegt. Dieser Unterschied bedeutet für die röntgenphysiologische und -pathologische Atmungsuntersuchung einen wesentlichen

Vorteil, weil dadurch im Flächenkymogramm die Bewegung aller röntgenographisch erfaßbaren Anteile des Atmungsaggregats an der Umwandlung ihrer Randlinien zu charakteristischen Randkurven erkennbar wird (WEBER). Es zeigt sich dabei ganz eindeutig,
daß Rippen- und Zwerchfellbewegung gleichzeitig beginnen und enden; ihre Bewegungsrichtung ist gegensätzlich. Inspiratorische Senkung des Zwerchfells und Hebung der
Rippen sind im üblichen Atmungskymogramm bei sagittalem Strahlengang am besten
zu erkennen. Hier kann die Bewegung der beiden Zwerchfellhälften miteinander und
in Beziehung zur Rippenbewegung verglichen und zeitlich genau festgelegt werden, wie

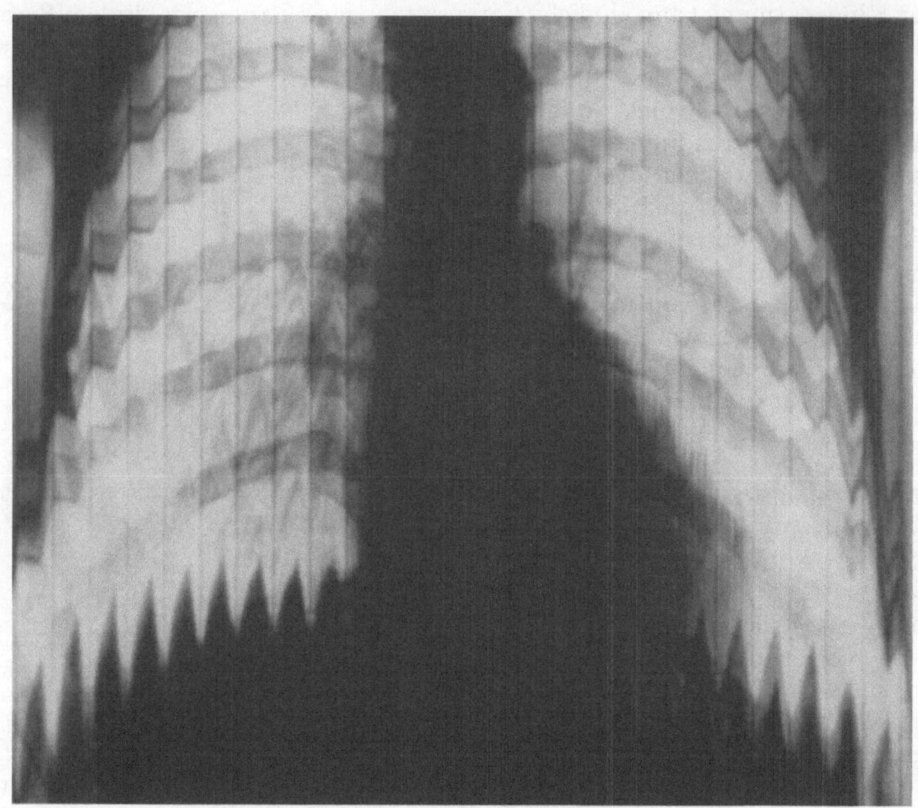

Abb. 18. Normales Atmungskymogramm

sich aus der Synchronisation entsprechender Einzelkurven ergibt. Die Bewegungsamplitude des Zwerchfells und der oberen Rippen nimmt nach lateral zu, die der unteren
Rippen nach lateral ab. Die inspiratorische Verschmälerung der Rippenschatten ist durch
die Kreiselung bedingt und wird durch die Zentralprojektion übertrieben. Der costale
Seitenstoß und der costosternale Vorstoß können auch im frontalen und sagittalen
Atmungskymogramm mit waagerechter Schlitzstellung dargestellt werden; dabei werden
die Hebung der lateralen und sternalen Zwerchfellansätze und die Erweiterung der entsprechenden Anteile der Pleurasinus besonders deutlich (WEBER).

    Beim gemischten Atemtypus (HITZENBERGER) und bei der seltenen überwiegend
costalen Atmung (DAHM) läßt sich unter der Durchleuchtung, besser noch im Atmungskymogramm eine Viertaktbewegung erkennen. Das Zwerchfell führt hier bei der Exspiration zuerst eine Caudal-, dann eine Kranialbewegung aus, der sich bei der folgenden
Inspiration zuerst eine Senkung und dann infolge der verstärkten Rippenhebung eine
Aufwärtsbewegung anschließen. Dieser Viertaktrhythmus läßt sich durch forcierte
Atmung auch bei solchen Versuchspersonen erzwingen, die bei ruhiger Respiration einen
vorwiegend diaphragmalen Atemtyp in der eingangs geschilderten Form aufweisen. Die

costalen Zwerchfellansätze werden im Anfang des Inspirium meist auf der rechten Seite stärker angehoben: „bilaterale Asymmetrie" der costalen Atembewegung infolge des rechts größeren Gesamtkalibers der Bronchialäste (WEBER). Sie kann bei vorwiegend costosternaler Atmung so stark sein, daß am seitlichen Zwerchfellrand erhebliche Bewegungsüberlagerungen mit den verschiedensten Pseudoparadoxien auftreten. Zweimaliges Heben und Senken des Zwerchfells bei nur einmaligem Senken und Heben der Rippen, wie es im Pneumothorax als einseitige Bewegungsparadoxie ausgesprochen ist, wird nach DAHM als Vierphasenbewegung bezeichnet.

Die Exkursionsbreite des Zwerchfells läßt sich im Kymogramm leicht festhalten und unter Berücksichtigung der Projektionsvergrößerung leicht für alle Bogenabschnitte berechnen; sie ist so einfacher zu bestimmen als mit der Orthodiagraphie. An den Kuppen beträgt sie bei p. a. Durchleuchtung oder im Atmungskymogramm bei ruhiger Atmung $^1/_2$—2 cm je nach Atemtypus, um bei forcierter Atmung eine Größe von 8 cm erreichen zu können. Das diaphragmale Herzbett verschiebt sich dabei um durchschnittlich 1 cm weniger, so daß eine mäßige Abflachung des ganzen Zwerchfellbogens resultiert (HITZENBERGER). Gewöhnlich besteht eine geringfügige Seitendifferenz, da die rechte Zwerchfellkuppe um einige Millimeter weniger verschieblich ist.

Viel größer ist die Exkursionsdifferenz zwischen den ventralen und dorsalen Zwerchfellabschnitten. Das seitliche Atmungskymogramm (Abb. 19) zeigt die inspiratorisch hochgradige Verschiebung der lumbalen Zwerchfelloberfläche nach unten vorn, die mit

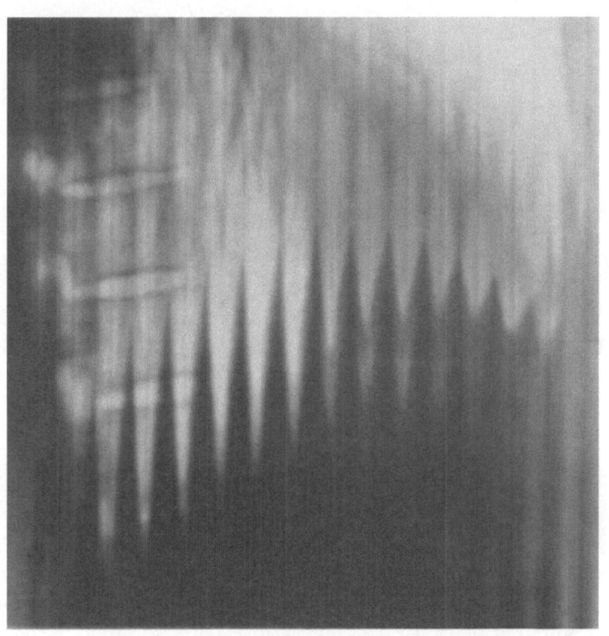

Abb. 19. Seitliches Atmungskymogramm

einer stärkeren Abflachung dieser Partien und einer Achsenschwenkung des sagittalen Bogenschnitts verbunden ist, wie früher schon dargelegt wurde und wie es dem PFUHLschen Schema entspricht. Die lumbodiaphragmale Amplitude läßt sich auch im Atmungskymogramm mit waagerechter Schlitzstellung und vertikalem Rasterablauf gut erkennen. Diese Bewegung gewährleistet eine optimale Belüftung des Unterlappens, deren mechanisch entscheidender Faktor das Zwerchfell darstellt (costodiaphragmaler Atemmechanismus von Zwerchfell und 7.—12. Rippe). Die Oberlappen werden demgegenüber praktisch ausschließlich costosternal, d. h. durch die Bewegung des Brustbeins und der 1.—6. Rippe belüftet (KEITH, WEBER). Nach dem PFUHLschen Schema findet im vordersten Teil des Zwerchfells eine Bewegungsumkehr statt, die im Seitenkymogramm jedoch nur selten und dann direkt nachweisbar wird, wenn bei überwiegend thorakaler Atmung die Vor- und Hochstoßbewegung des Brustbeins die inspiratorische Senkung der sternalen Zwerchfellanteile überwiegt. Dazu kommt, daß diese Muskelanteile sich beiderseits nicht ganz gleich verhalten (s. auch HITZENBERGER) und ihre respiratorischen Höhenverschiebungen sich in der Summation des Seitenkymogramms überlagern. Meistens zeigt sich daher hier nur ein Bewegungsminimum oder ein Bewegungsstillstand als Ausdruck der Kompensation der an dieser Sternalpartie konträr wirkenden Kräfte (WEBER). Die Modellversuche von HASSELWANDER haben für diese Frage weitere Gesichtspunkte erbracht. Sie basieren auf dem anatomischen Nachweis, daß keineswegs alle Muskelfasern des Zwerchfells in sagittaler Richtung verlaufen, wie FELIX angenommen hat, sondern daß die

Ursprünge vom 7. und 8. Rippenknorpel sich medialwärts in flachen Kreisbögen zum vordern Umfang des Centrum tendineum zusammenneigen und so fast frontal gestellt sind. Ihre Kontraktion zieht den vordersten Anteil des Zwerchfellbogens wie mit einer Schlinge nach vorn und unten. Dadurch resultiert ein S-förmiger Verlauf des sagittalen Zwerchfellbogens, wie er in der rechten Skizze der Abb. 20 aufgezeichnet ist. Diese elegante anatomische Demonstration ergänzt das PFUHLsche Schema in überzeugender Weise und vermag alle bisher nicht völlig geklärten Röntgenbefunde über die Bewegung der vorderen Zwerchfellabschnitte verständlich zu machen. Nur in Parenthese sei vermerkt, daß dieses neue Bewegungsschema auch zum Verständnis der Tatsache beiträgt, daß die inspiratorische Senkung des diaphragmalen Herzbettes wesentlich größer ist als

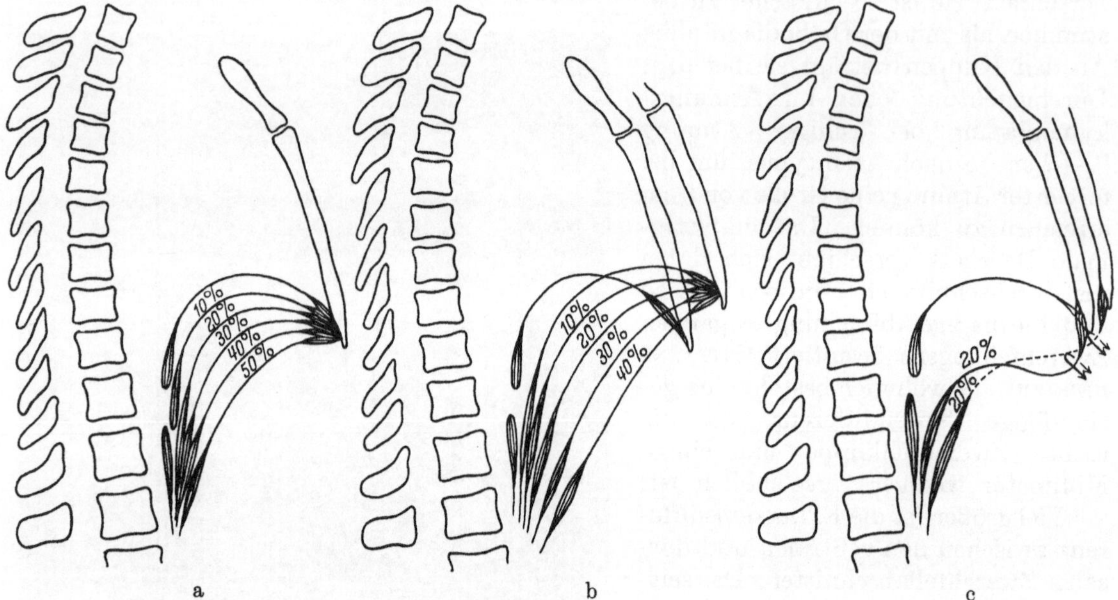

Abb. 20a—c. Modellversuch über Stand und Form des Zwerchfells bei prozentual zunehmender Kontraktionsverkürzung sagittaler Muskelfasern (HASSELWANDER). a ohne, b mit gleichzeitiger Thoraxerweiterung, c unter gleichzeitiger Kontraktion der vorderen, frontal-bogenförmigen Rippenursprünge (Pfeile)

früher angenommen wurde. Für die Schlußfolgerungen, die sich daraus hinsichtlich des Normalphänomens der epigastrischen Pulsation ergeben, muß auf HASSELWANDER selbst verwiesen werden.

Die passiv-statischen Zwerchfellverschiebungen beim Übergang von der aufrechten Stellung in die Rücken- und Seitenlage sind schon besprochen. Nachzutragen ist die Darstellung der aktiven respiratorischen Bewegungen des Zwerchfells in diesen Körperstellungen. In Rückenlage sind die Zwerchfellexkursionen schon bei ruhiger Atmung bis zu 5 cm größer als in aufrechter Stellung; gleiches gilt für die forcierte Atmung (HITZENBERGER). Der Grund dafür ist nicht nur darin zu sehen, daß in Rückenlage die thorakale Atmung gegenüber der diaphragmalen zurücktritt. Das Zwerchfell wird außerdem durch die Verlagerung des abdominalen Gegendrucks und die statische Thoraxhebung nach kranial verschoben und besonders im dorsalen Anteil stärker gedehnt (JAMIN). Die inspiratorische Senkung von der Ruhelage aus ist dadurch vergrößert, die Exspirationsbreite stark verringert oder aufgehoben. Nur durch sehr forcierte Ausatmung wie im Summversuch nach HOFBAUER kann noch eine Höherstellung erreicht werden. Wird die Rückenlage längere Zeit eingehalten, dann nimmt allerdings die respiratorische Verschieblichkeit des Zwerchfells wieder ab (HOFBAUER; FISHER; BARCLAY; WADE und Mitarbeiter), weil seine Muskulatur ermüdet und die Atmung vorwiegend costal wird.

In Seitenlage tritt außer den Seitendifferenzen von Stand und Form des Zwerchfells auch eine erhebliche Dissoziation der aktiven Bewegung zutage. Die anliegende Zwerchfellhälfte erreicht Bewegungsamplituden bis zu 12 cm (HITZENBERGER). Dafür gibt die inspiratorische Reserve den Ausschlag, weil die exspiratorische Kranialverschieblichkeit von der Atemruhelage aus stark reduziert oder ganz aufgehoben ist und das Zwerchfell wiederum nur im Summversuch noch etwas nach oben getrieben werden kann (Abb. 21). Die Rippenatmung ist auf der gleichen Seite scheinbar völlig aufgehoben (HOFBAUER). Die Zwerchfellhälfte der abliegenden Seite steht demgegenüber bei ruhiger Atmung fast völlig still, während die Rippenbewegung hier verstärkt erscheint. Bei forcierter Atmung kann das abliegende Hemidiaphragma aber, wie ELIAS und HITZENBERGER in Ergänzung zu den Untersuchungen von HOLZKNECHT, HOFBAUER, BYLOFF nachgewiesen haben, doch im Exspirium weit nach kranial rücken; die inspiratorische Reserve ist dafür erheblich verringert. Die linke und rechte Zwerchfellhälfte verhalten sich als jeweils abliegendes Hemidiaphragma insofern verschieden, als die kontralaterale Bewegungsdissoziation und

die Eröffnung des abliegenden Phrenicocostalwinkels in Rechtsseitenlage deutlicher sind als in Linksseitenlage; dieser Unterschied hat für die Frage der Übereinstimmung des perkutorischen und röntgenologischen Zwerchfellstandes früher eine wichtige Rolle gespielt. Diese Modifikationen der aktiven Zwerchfellbewegung bei der Seitenlage erklären sich aus der Differenz der Eingeweidedrucke auf die an- und abliegende Zwerchfellhälfte und aus der Differenz der thorakalen Atmungs

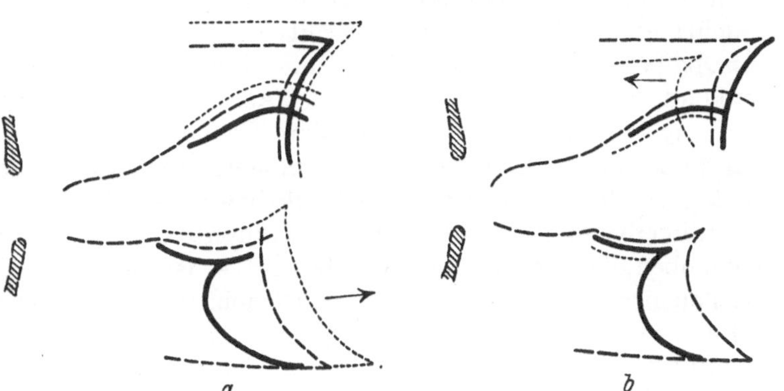

Abb. 21a u. b. Zwerchfellstand und -bewegung bei rechter Seitenlage nach HITZENBERGER. [— Ruhestellung in Rechtsseitenlage, - - - in aufrechter Körperhaltung; · · · tiefe Inspiration (a), maximale Exspiration (b) in Rechtsseitenlage]

komponente. Die anliegende Seite ist in ihrer Rippenatmung behindert, in ihrer Zwerchfellatmung gefördert. Auf der abliegenden Seite ist die thorakale Atmung frei, die diaphragmale nicht nötig (BYLOFF). Auch die abliegende Zwerchfellhälfte kann sogleich dadurch zu energischer Tätigkeit gebracht werden, daß die freie Thoraxhälfte durch Gegendruck an der Rippenatmung behindert wird. Auf die röntgenoptische Bedeutung einer Transversalverschiebung des Zwerchfells zur anliegenden Seite hin und auf die Bedeutung der Leber für das verschiedene Verhalten der beiden Zwerchfellhälften, wenn sie abliegend sind, ist früher schon hingewiesen.

Die passiv-pulsatorischen Zwerchfellbewegungen sind in ihrer Bedeutung und Entstehung umstritten. Sie stellen wahrscheinlich keine venösen Leberpulsationen (HITZENBERGER) dar, sondern entstehen rechts wie links durch die Ventrikelkontraktion des Herzens (DAHM). In einem späteren Abschnitt wird darauf zurückzukommen sein.

4. Funktionsprüfung

Bisher haben wir die aktiven Zwerchfellbewegungen bei ruhiger und tiefer Atmung und in verschiedenen Körperstellungen besprochen und Beispiele für das Normalkymogramm wiedergegeben. Sollen mehrere Atemzüge röntgenkymographisch festgehalten werden, so verlängert man die Belichtungszeit bis auf 5 sec. In diesem Zeitraum lassen sich nach kurzer Einübung mehrere Atemzüge erfassen.

Die röntgenologische Untersuchung der Zwerchfelltätigkeit ist damit aber nicht erschöpft, weil die normale Atmung zur Funktionsbeurteilung des Zwerchfells nicht ausreicht. Durch eine Reihe von Atemprüfungen kann das Zwerchfell besonderen Belastungsproben unterzogen werden, die erst vollen Aufschluß über seine Funktionstüchtigkeit geben. Schon die forcierte Inspiration ist eine gewisse Belastungsprobe, in der allerdings meist nur recht grobe Störungen erfaßbar sind. Eine forcierte Exspiration läßt sich beim Summen erreichen, was besonders für die Zwerchfellprüfung unter abweichenden Körperlagen wertvoll ist; darauf ist bereits hingewiesen. Der VALSALVA-Versuch oder die Hustenprobe ist als Funktionsprüfung nicht sonderlich geeignet, obschon zur Erzielung eines kräftigen Hustenstoßes die Zwerchfellarbeit nicht entbehrt werden kann (CORYLLOS).

Der MÜLLERsche Versuch stellt eine größere Zwerchfellbelastung dar und deckt bisweilen vor dem Leuchtschirm eine diaphragmale Funktionsschwäche auf (BITTORF, WELLMANN). Wenn nach vollkommener Ausatmung ein kräftiger Inspirationsversuch bei geschlossenem Mund und geschlossener Nase ausgeführt wird, erweitert sich der Thorax unter starker Drucksenkung; das gesunde Zwerchfell überwindet den verstärkten Thoraxsog und tritt tiefer. Wenn hierbei die costale Atmungskomponente sehr stark ist, wird der ventrale oder auch laterale Zwerchfellabschnitt aber angehoben, so daß bei der Durchleuchtung und im Kymogramm mit d. v. Strahlengang das Zwerchfell sich ganz oder vorübergehend zu heben scheint und eine pseudoparadoxe Bewegung ausführt (HOLZKNECHT, HOFBAUER, HITZENBERGER, ASSMANN). In Fällen mit geringerer sternocostaler Atmung tritt das Zwerchfell mit den Kuppen und den ganzen dorsalen Anteilen tiefer, kann aber auch stehenbleiben oder höhertreten, wobei alle diese Vorgänge nicht gleichmäßig, sondern ruckartig als Mehrtaktbewegung ablaufen können und zeitlich schwer zu koordinieren sind. Wenn die Zwerchfellhälfte der kranken Seite sich im MÜLLER-Versuch nach oben, die andere nach unten bewegt, so ist diese echte Bewegungsparadoxie eindeutig pathologisch. In den meisten Fällen jedoch sind die Bewegungen so mannigfaltig und so schwer zu beurteilen, daß ihre Analyse ein eindeutiges Resultat nicht ergibt, wie HITZENBERGER festgestellt und DAHM kymographisch bestätigt hat.

Der Schnupfversuch ist die beste Funktionsprüfung. Diese von HITZENBERGER angegebene Modifikation des MÜLLERschen Versuches hat den Vorteil, daß sie auch der Ungeschickte oder schwerer Kranke ohne Schwierigkeit ausführen kann. Man läßt eine kurze Inspirationsbewegung bei geschlossenem Mund durch die Nase machen bzw. diese Schnupfbewegung mehrmals gleichmäßig und ruckartig hintereinander ausführen. Dabei kommt es zu einer schlagartigen Drucksenkung im Thorax, weil es eine gewisse Zeit dauert, bis die Nasenluft durch den Bronchialbaum nachfließt. Das gesunde Zwerchfell setzt sich mit seiner Kontraktion gegen diese plötzliche Drucksenkung durch und tritt beiderseits tiefer. Das nervös oder muskulär geschädigte Zwerchfell aber wird dabei „überrumpelt" und nach oben angesogen, d. h. paradox bewegt, selbst in den Fällen, wo die langsamer einsetzende Druckminderung des MÜLLER-Versuchs noch überwunden werden konnte. Der Schnupfversuch ist also eine empfindlichere Belastungsprobe und nicht nur bei der Durchleuchtung gut zu beurteilen, sondern auch im Flächenkymogramm eindeutig zu fixieren. Jede Paradoxie im Schnupfkymogramm ist pathologisch, weil die Überlagerung durch die Tätigkeit des knöchernen Atemapparates hier wegfällt. Mehrphasige Atembewegungen können dementsprechend hier dann auch auf zwerchfelleigene oder zwerchfellnahe Alterationen bezogen werden und als diaphragmale Pseudoparadoxien gleichfalls semiologischen Wert beanspruchen. Wegen der Einfachheit seiner Ausführung und der Klarheit seiner Bewegungsbilder ist daher das Schnupfkymogramm allen anderen Belastungsproben des Zwerchfells überlegen.

Es ist zweckmäßig, mehrere Schnupfbewegungen von der Atemmittellage oder der ruhigen Exspiration aus hintereinander im Kymogramm festzuhalten, wie Abb. 22 zeigt. Das seitliche Schnupfkymogramm ergänzt den Befund der Durchleuchtung und des d. v. Kymogramms. Es ist besonders da wertvoll, wo nicht eine Bewegungsdifferenz der beiden Hemidiaphragmen zur Debatte steht, sondern wo es auf die Diagnose einer umschriebenen Funktionsschwäche eines bestimmten Abschnitts der kranken Zwerchfellseite ankommt, wie z. B. bei der partiellen Relaxation oder bei eng begrenzter diaphragmaler Pleuritis. Dafür werden in den speziellen Kapiteln noch Beispiele beigebracht.

Zum Abschluß muß kurz auf die Wirkung eingegangen werden, welche die aktive Zwerchfellbewegung auf die benachbarten Brust- und Bauchorgane ausübt. Anomalien dieses Bewegungseinflusses können eine Zwerchfellalteration anzeigen und dadurch zu diagnostisch brauchbaren, indirekten Zeichen der diaphragmalen Störung werden. Die röntgenologische Untersuchung der respiratorischen Mitbewegung zwerchfellabhängiger Organe hat aber im allgemeinen nur noch untergeordnete Bedeutung. Zum Einfluß der Zwerchfellbewegung auf die Lungen — als costodiaphragmale Atmung im wesentlichen für die Belüftung nur der Unterlappen verantwortlich — ist hier nachzutragen, daß die

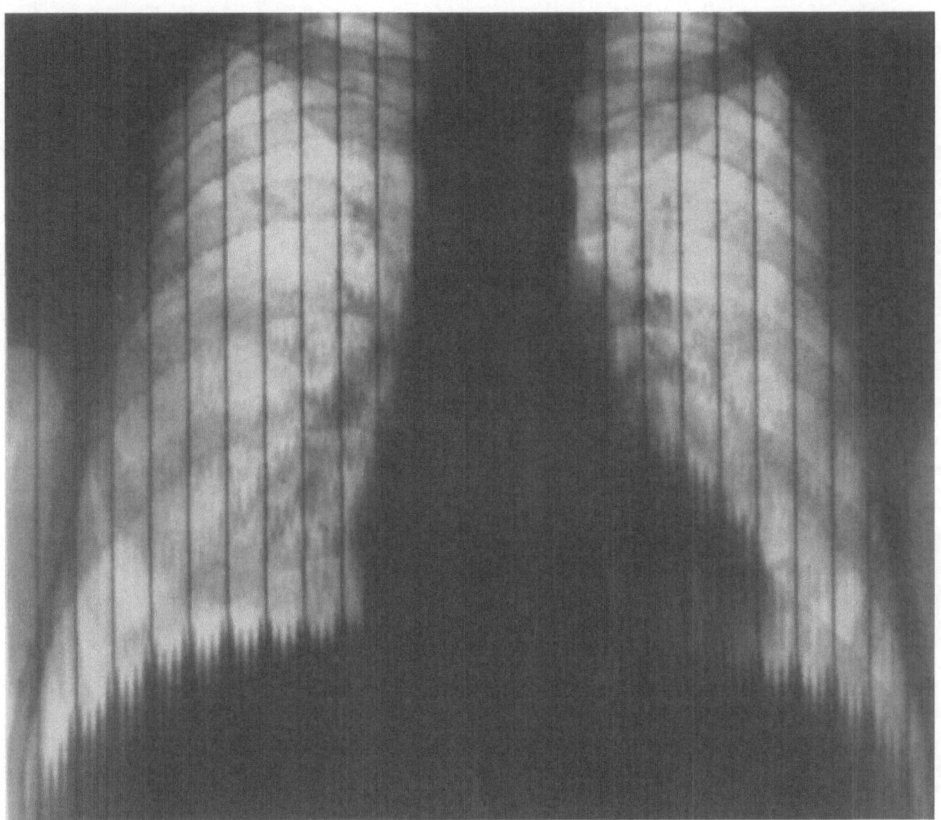

Abb. 22. Normales Schnupfkymogramm

Bronchialäste inspiratorisch gestreckt, gespreizt und etwas gedreht werden. Dabei besteht eine Divergenz dieses bronchialen Mitbewegungsmechanismus zwischen Ober- und Unterlappen, die nur bei einer Obliteration des großen Pleuraspaltes verwischt oder aufgehoben ist. Bronchokymogramme können diesen Mechanismus demonstrieren (WEBER), der ebenso auch im Veratmungsbronchogramm festzuhalten ist. LIEBSCHNER und VIETEN haben gezeigt, daß sich in solchen Doppelbildern, die in tiefer Inspiration und in tiefer Exspiration „aufeinandergeschossen" werden, außerdem auch die normale Lagekonstanz von Trachea und Hauptbronchien überprüfen läßt. Ist die diaphragmale Unterlappenbelüftung krankhaft vermindert, können als indirekte Zeichen der Zwerchfell- störung auch umschriebene Minderbelüftungen in den basalen Lungenpartien in Form plattenförmiger Atelektasen entstehen.

Die Lageverschiebung des Herzens bei der Atmung kann je nach dem Atemtypus recht erheblich variieren, wie bereits besprochen ist. Starke Einschränkung oder Verlust der respiratorischen Herzverlagerung ist aber pathologisch, ebenso wie umgekehrt eine merkliche Herz- bzw. Mittelfellwanderung von der Norm abweicht. Der Einfluß der Zwerchfelltätigkeit auf den Kreislauf ist im wesentlichen indirekter Art, wie sich aus der phylogenetischen Wandlung des Zwerchfells vom Kreislauf- zum Atmungsorgan (KEITH) ergibt. Die Erweiterung des Thorax und die Kompression des Abdomens im Inspirium fördern den venösen Herzzufluß (EPPINGER). Die Weite des ganz sehnig eingefaßten Foramen V. cavae wird von der normalen Respiration wahrscheinlich nicht beeinflußt. Diaphragmale Störungen können hier aber durch Hochstand oder Lähmung des ganzen Zwerchfells oder durch perikarditische Schwielen im Bereich des Foramen quadrilaterum eintreten. Die Durchtrittsstelle der Speiseröhre, gänzlich muskulär eingefaßt, wird demgegenüber bei jeder Zwerchfellkontraktion verengt oder abgeschlossen, wodurch sich im Zusammenhang mit der Oesophagusperistaltik der funktionelle Eigencharakter der untersten Speiseröhrenabschnitte erklärt. Hypertrophie der muskulären Zwerchfellzwinge kann ätiologisch für die ,,cardiospastische Oesophagusdilatation" eine Rolle spielen (STRAUSS); Erschlaffung oder angeborene Ausweitung der Muskelzwinge ist die Grundlage der häufigen Hiatusinsuffizienz und -hernien verschiedensten Grades.

Die diaphragmale Mitbewegung der Bauchorgane nimmt nach caudal ab, reicht aber bis ins kleine Becken hinein, wie jede abdominale Kontrastmitteluntersuchung zeigt. Der Einfluß der Zwerchfelltätigkeit auf die Magenfunktion kann mit einer Förderung der Peristaltik, der Mischbewegung und Entleerung umschrieben werden, um deren Analyse sich HITZENBERGER; REICH; WELTZ; JOANNIDES und Mitarbeiter; STENGER u. a. verdient gemacht haben. Nach HITZENBERGER wird die Darmtätigkeit sowohl mechanisch wie chemisch (über die respiratorischen Kohlensäureschwankungen) diaphragmal beeinflußt, und einen mechanischen Effekt übt die Zwerchfellatmung auch auf die Entleerung des Pankreas und des Nierenbeckens aus. Die respiratorische Verschiebung der Nieren ist von der Kontraktion der lumbalen Zwerchfellabschnitte abhängig und normaliter dementsprechend groß. Sie kann leicht im Veratmungspyelogramm festgehalten werden, das mit dem Nachweis einseitiger Atmungshemmung vor allem für paranephrische bzw. retroperitoneale Krankheitsprozesse wertvoll ist und in der urologischen Diagnostik seinen Platz behauptet (HILGENFELDT, MANGELSDORFF).

Literatur

ABDERHALDEN, CORNING, GERHARDT, HASSE, HENKE, HYRTL, KOPSCH u. PERNKOPF: Zit. nach HASSELWANDER.

BARCLAY, A. E.: The position and movements of the diaphragm. Brit. J. Radiol. 3, 295 (1930).

BARSONY, TH., u. E. KOPPENSTEIN: Die Pars lumbalis des Zwerchfells im Röntgenbild, Zwerchfellstudien. II. Röntgenprax. 5, 500 (1933).

— — Die 3 Zwerchfellbögen im Röntgenbilde. Die prae- und die paravertebralen Bögen, Zwerchfellstudien. III. Röntgenprax. 5, 679 (1933).

— — Epiphrenal oder subdiaphragmal? Zwerchfellstudien. IV. Röntgenprax. 6, 17 (1934).

BITTORF: Paradoxe Zwerchfellbewegung. Münch. med. Wschr. 1910, 1218.

BYLOFF: Zwerchfellhochstand als Ausdruck degenerativer Veränderungen. Wien. klin. Wschr. 1912, 503.

— Zur Frage der Bestimmung des Zwerchfellstandes und der Zwerchfellfunktion. Wien. klin. Wschr. 1913, 1265.

CERQUIRA GOMEZ, M.: Variations des contours diaphragmatiques: Genèse et maladie qui le simulent. Rev. expañ. Enferm. Apar. digest. 7, 1 (1948). Ref. Gastroenterologia (Basel) 74, 117 (1948).

CHRISTIE, G. S.: Diaphragmatic deformation of the liver. Austral. a. New Zealand J. Surg. 20, 289 (1951).

CORYLLOS, P. N.: Action of the diaphragm in cough. Experimental and clinical study of the human. Amer. J. Med. Sci. 194, 523 (1937).

DAHM, M.: Rippen- und Zwerchfellbewegung im Röntgenbild. Fortschr. Röntgenstr. 46, 484 (1932); 47, 276, 426 (1933).

DIETLEN, H.: Herz und Gefäße im Röntgenbild. 1923.

— Orthodiagraphische Beobachtungen. Münch. med. Wschr. 1908, 9, 1770, 2077.

ELIAS u. HITZENBERGER: Zit. nach HITZENBERGER.

FARHAD, A.: Über die Röntgenologie des Zwerchfells. Röntgenprax. 1, 580 (1929).

FELDNER, A.: Zwerchfelltonus und Schlafstörung. Wien. klin. Wschr. 1933, II 1076.

FELIX, W.: Anatomie der Atmungsorgane. In Handbuch der normalen und pathologischen Physiologie, Bd. II/1, S. 37—69. Berlin 1925.

FISHER, L.: Effects of posture on the diaphragm and mediastinum, with special reference to phrenicotomy. Amer. Rev. Tbc. **24**, 57 (1931).

FLEISCHNER, F.: Zit. nach DAHM.

GEBAUER, A., u. A. SCHANEN: Das transversale Schichtverfahren. Stuttgart 1954.

GOETZE, O.: Die radikale Phrenicotomie als selbständiger therapeutischer Eingriff bei einseitiger Lungen-Phthise. Klin. Wschr. **1922**, 1496, 1544.

GOLONSKO, R. A.: Zwerchfellfalten, ihre Diagnostik und klinische Bedeutung (Kymographische Untersuchung). Röntgenprax. **7**, 525 (1935).

GRÖNROOS, H.: Die Bewegungen des Centrum tendineum. Anat. Anz. **13** (1897). Zit nach JAMIN.

HASSELWANDER, A.: Über die Gestalt des Zwerchfells und die Lage des Herzens. Z. Anat. **114**, 375 (1949).

HAUDEK, M.: Zit. nach HITZENBERGER.

HEIDELMANN, G.: Untersuchungen über die Häufigkeit und Genese der Insertionszacken des Zwerchfelles. Fortschr. Röntgenstr. **73**, 488 (1950).

HENSZELMAN: Die Reizung des N. phrenicus durch den faradischen Strom und die röntgenologische Verwertbarkeit dieses Verfahrens. Wien. klin. Wschr. **1914**, Nr 30.

HERXHEIMER, H.: Some observations on the coordination of the diaphragm and rib movement in respiration. Thorax (Lond.) **4**, 65 (1949).

HESS, W. R.: Die Regulierung der Atmung. Leipzig 1931.

— u. O. A. M. WYSS: Die Analyse der physikalischen Atemregulierung an Hand des Aktionsstrombildes des Phrenicus. Pflügers Arch. **237**, 761 (1936).

HILGENFELDT, O.: Das Veratmungspyelogramm. Dtsch. Z. Chir. **247**, 411 (1936).

HITZENBERGER, K.: Die respiratorische Verschieblichkeit des Pancreas. Med. Klin. **1929**, 624.

HOFBAUER, L.: Mechanik der respiratorischen Störungen der paradoxen Zwerchfellaktionen. Zbl. inn. Med. **26**, 641 (1905).

— Atmungspathologie und -Therapie. Berlin 1921.

— Pathologische Physiologie der Atmung. In Handbuch der normalen und pathologischen Physiologie, Bd. II/1. Berlin 1925.

HOLZKNECHT, G.: Atlas, Brusteingeweide. Fortschr. Röntgenstr. Erg.-Bd. 6. Im übrigen zit. nach HITZENBERGER.

JAMIN, F.: Zwerchfell und Atmung. In F. GROEDEL, Röntgendiagnostik in der inneren Medizin, Bd. I, S. 185. München 1925.

JANKER, R.: Röntgenologische Funktionsdiagnostik, Bd. I/II. Wuppertal 1954.

— F. GROSSE-BROCKHOFF, R. HAUBRICH, A. SCHAEDE, H. LOTZKES u. H. HALLERBACH: Die Röntgendiagnostik des Herzens. Wuppertal 1955.

JOANNIDES, M., and J. J. LITSCHGI: The relation of the diaphragm to gastric peristalsis. Radiology **17**, 723 (1931).

KEITH, A.: Mans posture: Its evolution and disorders. Brit. med. J. **1923**, 588. Zit. nach HITZENBERGER.

LEMON, W. S.: Anatomical and physiological aspects of the diaphragm. Amer. Rev. Tbc. **22**, 685 (1930).

LIEBSCHNER, K., u. H. VIETEN: Das Veratmungsbronchogramm, eine Möglichkeit zur Erfassung pathologischer Bifurkationsbewegungen. Fortschr. Röntgenstr. **76**, 443 (1952).

MANGELSDORFF, B.: Die Veratmungspyelographie und ihre Verwertbarkeit. Fortschr. Röntgenstr. **77**, 434 (1952).

NÈGRE, A.: Étude radiologique du diaphragme normal chez les noirs. J. Radiol. et Électrol. **32**, 609 (1951).

NORRIS, G. W., and LANDIS: Diseases of the chest, 2. Aufl. London u. Philadelphia 1920. Zit. nach HITZENBERGER.

PARONI: Contributo allo studio radiologico del profilo diaframmatico destro. Ann. Radiol. diagnost. **23**, 3 (1951).

PFOTENHAUER, G.: Zur Frage des intraabdominellen Druckes. Dtsch. med. Wschr. **1955**, 181.

PFUHL, W.: Zur Mechanik der Zwerchfellbewegung. Z. Konstit.forsch. **12**, 158 (1926).

REICH, L.: Zit. nach HITZENBERGER.

RICHMAN, S., and W. F. BARRY jr.: Localized bulge of the right diaphragm simulating neoplasm. Amer. J. Roentgenol. **72**, 22 (1954).

RICHTER, H.: Atemmechanik und Zwerchfellbewegung im röntgenographischen Bewegungsbild. Fortsch. Röntgenstr. **51**, 357 (1935).

ROHRER, F.: Atmung. In Handbuch der normalen und pathologischen Physiologie, Bd. II/1. Berlin 1925.

ROSSETTI, M.: Über die partielle Relaxation des rechten Hemidiaphragma. Radiol. clin. (Basel) **23**, 210 (1954).

RUDDER, B. DE, u. O. HÖVELS: Lungengrenzen und Herzzwerchfellwinkel im Röntgenbild. Fortschr. Röntgenstr. **84**, 100 (1956).

Singer, H. A., and W. S. Boikan: Physiological variations in the contour of the diaphragm simulating organic disease. Amer. J. Roentgenol. **29**, 600 (1933).

Stenger, A.: Über den Einfluß der Zwerchfelltätigkeit auf die Magenfunktion. Z. inn. Med. **8**, 546 (1953).

Storm van Leeuwen, W., u. G. A. Weltz: Über die Zwerchfellfalten im Röntgenbild. Fortschr. Röntgenstr. **46**, 167 (1932).

Strasser, H.: Lehrbuch der Muskel- und Gelenksmechanik, Bd. II, S. 71. Berlin 1913. Zit. nach Hitzenberger.

Strauss, H.: Über hiatogene oder phrenogene Oesophagusdilatation. Gastroenterologia (Basel) **61**, 158 (1937).

Thomas, E.: Anatomisch-physiologische Grundlagen der Bogenteilungen des Zwerchfells im Röntgenbilde. Dtsch. med. Wschr. **1922**, 668.

Wachholder, K., u. McKinley: Über die Innervation und Tätigkeit der Atemmuskeln. Pflügers Arch. **222**, 575 (1929).

Wade, O. L., and J. C. Gilson: The effect of posture on diaphragmatic movement and vital capacity in normal subjects with a note on spirometrie. Thorax (Lond.) **6**, 103 (1951).

Weber, H.: Atmung. In Stumpf-Weber-Weltz, Röntgenkymographische Bewegungslehre innerer Organe. Leipzig 1936.

— Atemmechanische Röntgenstudien am Menschen im Kopfstand. Radiol. clin. (Basel) **20**, 6 (1951).

Wellmann, C.: Die paradoxe Zwerchfellbewegung bei künstlichem Pneumothorax und Zwerchfelllähmung. Dtsch. Arch. klin. Med. **103**, 387 (1911).

— Experimentelle Untersuchungen über die Aktionsströme bei geschlossenem Pneumothorax. Dtsch. Arch. klin. Med. **107**, 397 (1912).

Weltz, G. A.: Zwerchfellfalten, ein Röntgensymptom bei Emphysem, Asthma und chronischer Bronchitis. Münch. med. Wschr. **1932** I, 216.

— u. R. Glauner: Über Furchen in der Leber und ihre Beziehungen zu Zwerchfellfalten. Virchows Arch. **290**, 705 (1933).

Wenckebach, K. F.: Über pathologische Beziehungen zwischen Atmung und Kreislauf beim Menschen. Slg klin. Vortr. **1907**, 465. Zit. nach Hitzenberger.

Weth, G. v. d.: Krankhafte Veränderungen der Atmungsmechanismen bei Lungentuberkulose. In Stumpf-Weber-Weltz, S. 350.

III. Pathologische Physiologie

Krankhafte Abweichungen in Stand, Form und Bewegung des Zwerchfells können durch zwerchfelleigene Krankheiten oder durch krankhafte Prozesse der Nachbarorgane oder durch beide Faktoren zusammen bedingt sein. Zwerchfelleigene Alterationen pflegen nicht nur die Bewegung, sondern auch Stand und Form zu verändern und die Funktion im ganzen zu beeinträchtigen. Nichtdiaphragmale Prozesse können ähnliche Veränderungen am Zwerchfell hervorrufen oder aber trotz auffälliger Teilbefunde mit einer ungestörten Zwerchfellfunktion einhergehen. Die Beurteilung eines abweichenden Zwerchfellbefundes muß das Wechselspiel aktiver und passiver Kräfte berücksichtigen, dem das Zwerchfell in Stand, Form und Bewegung unterworfen ist.

1. Hochstand

Der *beidseitige Hochstand* des Zwerchfells kann verschiedene Ursachen haben und auf einer Erhöhung des abdominalen Druckes, einer Verringerung des Lungenvolumens oder einer beidseitigen Lähmung des Zwerchfells selbst beruhen. Da beidseitige Zwerchfelllähmungen wie z. B. bei der therapeutischen Ausschaltung beider Nn. phrenici oder bei der Alkoholneuritis selten sind und eine Volumverringerung beider Lungen, wie sie für die Chlorose, den M. Basedow und die chronische Malaria früher angenommen wurde (v. Noorden, Pollitzer), recht problematisch sein dürfte, spricht ein Hochstand des ganzen Zwerchfells praktisch immer für einen erhöhten Druck bzw. einen raumbeengenden Prozeß im Bauchraum. Hier kommen Fettleibigkeit, Schwangerschaft, große Geschwülste und Ascites in erster Linie als Ursachen in Betracht. In diesen Fällen ist die Zwerchfellkuppel bei der Durchleuchtung beiderseits hochgestellt und in der Höhe der achten oder sogar siebten hinteren Rippe erkennbar, wobei vielfach die geringe physiologische Seitendifferenz weniger deutlich oder aufgehoben ist. Die Zwerchfellform erscheint nur auf den ersten Blick normal oder horizontal abgeflacht; bei tiefer Inspiration zeigt sich, daß das Zwerchfell im ganzen stark gewölbt ist, seine Lateralpartien der Thoraxwand breit anliegen und die Zwerchfellrippenwinkel wesentlich spitzer sind. Die Herz-Zwerchfellwinkel sind abgestumpft, und der Herzschatten taucht tief in den Zwerchfellschatten ein, so daß die Herzgröße oft schwer zu beurteilen ist. Diese Befunde sind deutlich, sagen aber über die Ursache des Zwerchfellhóchstandes nichts aus. Das Röntgenbild ist weitgehend uniform, gleich ob es sich um eine Gravidität, einen malignen Tumor oder mehrere raumfordernde abdominale Organvergrößerungen als Ursache handelt (Abb. 23). Mitunter weist eine diaphragmale Konturunschärfe einer Seite auf eine Durchwanderungspleuritis oder Zwerchfellinfiltration hin, oder zwerchfellnahe atelektatische Streifenschatten in der Lungenbasis sind ein-oder doppelseitig als Zeichen der Bewegungsbehinderung erkennbar, wie später noch näher ausgeführt wird. Wenn das Zwerchfell durch eine meteoristische Darmblähung hochgetrieben ist, kann es sich mit ein- oder mehrmaliger Bogenteilung der Darmkontur anpassen und die Querlagerung des Herzens kann dann in ganzer Ausdehnung übersehen werden (Abb. 24).

Die respiratorischen Bewegungen des hochgestellten Zwerchfells können normal, vergrößert oder verringert sein. Bei

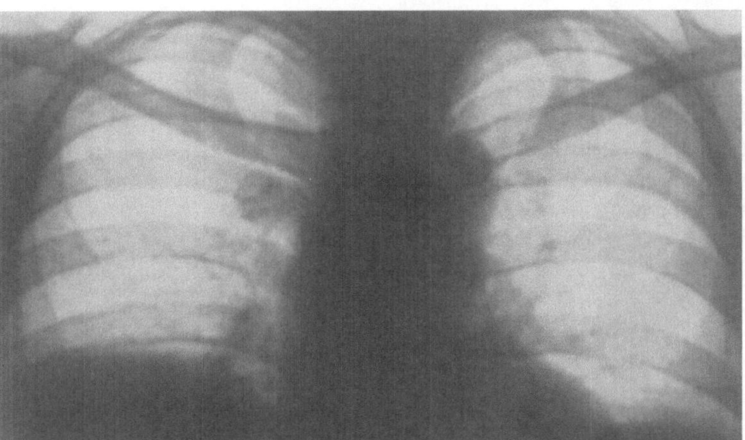

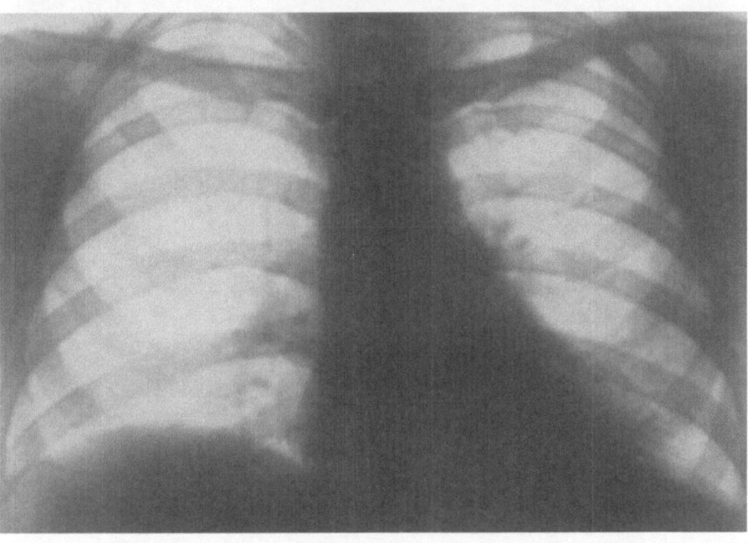

Abb. 23. Beidseitiger Zwerchfellhochstand bei Ovarialtumor (oben; mit pleuritischer Konturunschärfe) und bei Leukämie (unten; mit basaler Plattenatelektase rechts)

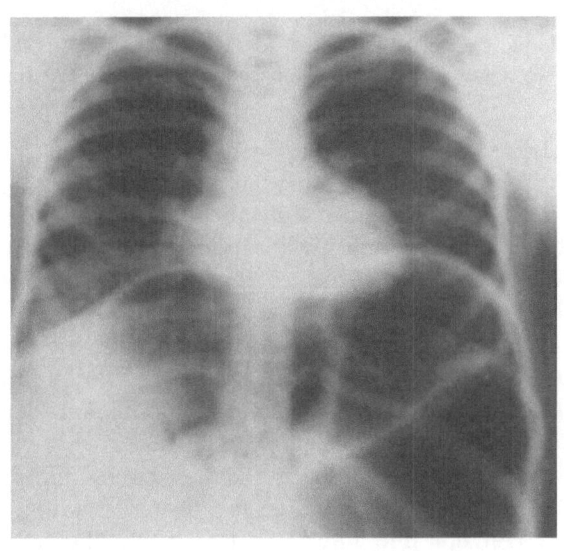

Abb. 24. Zwerchfellhochstand bei M. Hirschsprung, Aufn. Prof. Janker

der Fettleibigkeit pflegen beschwerdefreie Patienten eine gute Zwerchfellverschieblichkeit, dyspnoische Kranke eine reduzierte Zwerchfellatmung aufzuweisen (DIETLEN). Bei Graviden wird das Zwerchfell erst in den letzten Schwangerschaftsmonaten stark hochgestellt; die Exkursionsbreite bleibt dabei groß (Abb. 25), um erst nach der Entbindung vorübergehend abzusinken (DIETLEN, HITZENBERGER). Für den Zwerchfellhochstand der Schwangeren soll außer der abdominalen Raumbeengung auch eine erhöhte Zwerchfellnachgiebigkeit verantwortlich sein, die trotz nachweislicher Muskelhypertrophie des Zwerchfells durch eine

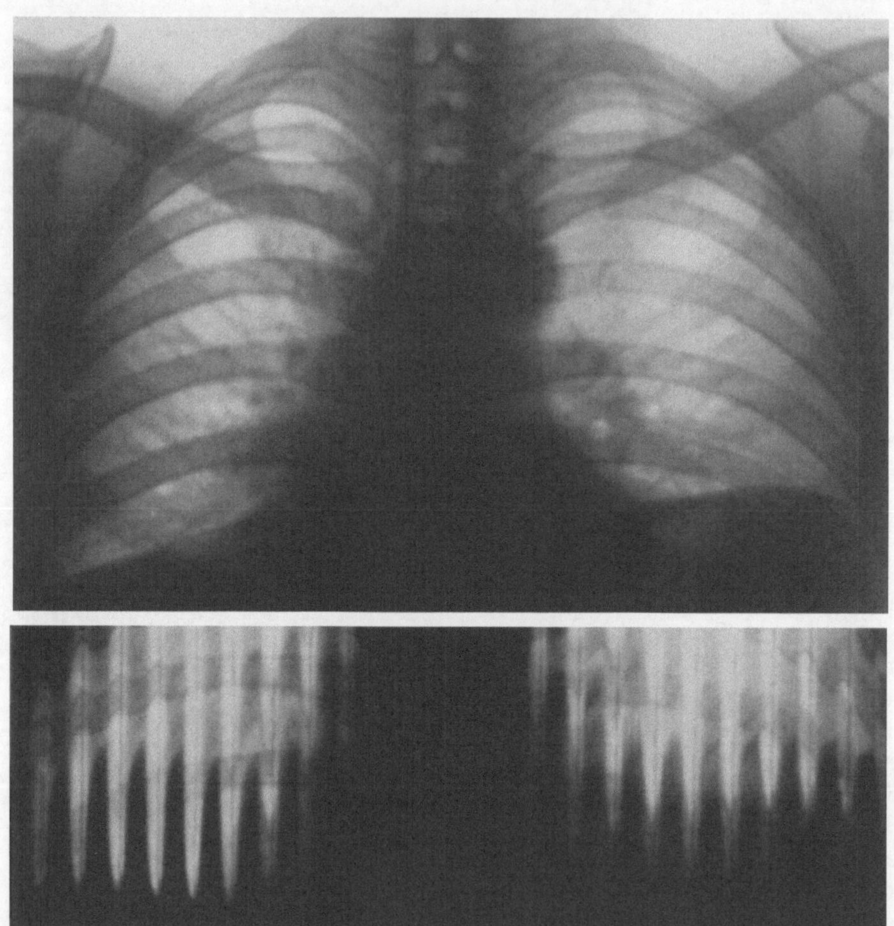

Abb. 25. Zwerchfellhochstand bei Gravidität (mens VIII) mit normaler Exkursionsgröße im Atmungskymogramm

stärkere Durchtränkung der mesenchymalen Gewebe der Bauchhöhle bedingt ist (STEWART). Besteht ein Zwerchfellhochstand erst kurze Zeit und fehlen entzündliche oder infiltrative Begleitprozesse, dann stellt die Dehnung des Zwerchfells durch die hohe Ruhelage eine günstige Vorbedingung für besonders große inspiratorische Senkungen dar. Solche Fälle zeigen dementsprechend eine größere inspiratorische und stark reduzierte exspiratorische Reserve. Die Verringerung der exspiratorischen Reserve wird im Laufe der Zeit durch eine Lendenlordose und durch eine Thoraxverbreiterung und -vertiefung mehr oder minder vollständig kompensiert (ZUPPINGER). Einer dauernden Mehrbelastung durch den erhöhten Abdominaldruck und die verringerte Nachgiebigkeit der gedehnten Bauchdecken ist das Zwerchfell jedoch nicht gewachsen (HOFBAUER, HOLZKNECHT). Bei länger andauerndem Hochstand läßt die Zwerchfelleistung daher nach und die Atmung wird vorwiegend sternocostal. Daraus resultieren Störungen des Kreislaufs, die je nach dem Grad der Querlagerung des Herzens und nach der Dauer des Zwerchfellhochstandes sehr verschieden groß sein

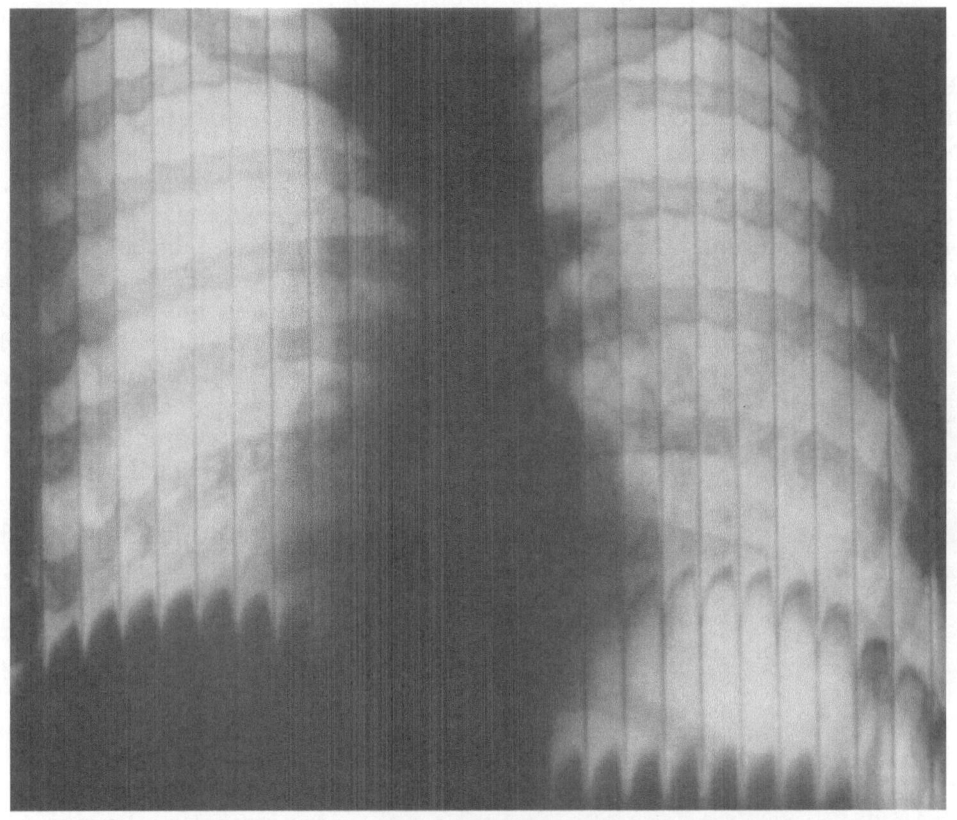

Abb. 26. Aerophagie mit links größerer Zwerchfellamplitude

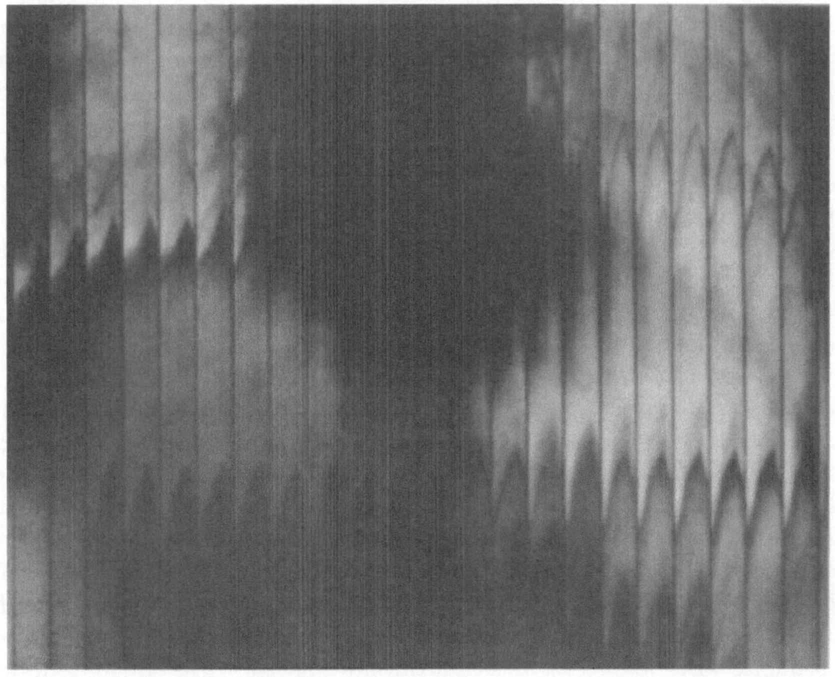

Abb. 27. „Aerophagie" bei Magenvolvulus. Hochstand und größere Exkursion links

können; in diesem Zusammenhang kann auf die Häufigkeit akzidenteller Herzgeräusche im Exspirium (DIETLEN) und die Oppressionsbeschwerden des gastrokardialen Symptomkomplexes (ROEMHELD; BÖHME und Mitarbeiter; SIEBERT u. a.) hingewiesen werden. Daß die Lageänderung auch des funktionell unauffälligen Herzens beim Zwerchfellhochstand oft genug Fehldiagnosen wie Linksdilatation und Aortenvitium zeitigt, sei nur nebenbei vermerkt.

Diagnostisch größere Bedeutung kommt dem *einseitigen Zwerchfellhochstand* zu. Er kann Ausdruck einer einseitigen Zwerchfellähmung sein und sich cervical oder peripher neurogen oder auch muskulär erklären oder im Gefolge einseitiger Lungen- und Pleuraprozesse auftreten, wie später im einzelnen noch zu erörtern ist; einseitiger Zwerchfellhochstand aus diesen Ursachen ist rechts und links etwa gleich häufig. Abdominale Krankheiten bedingen jedoch, wenn sie nicht das ganze Zwerchfell hochstellen, häufiger einen Hochstand der linken als der rechten Zwerchfellhälfte. Für diesen statistischen Unterschied ist weniger der Leberschutz auf der rechten Seite (HITZENBERGER) verantwortlich als die enge Lagebeziehung von Magen und Dickdarm zum linken Hemidiaphragma. Für den einseitigen Zwerchfellhochstand besonders der lumbalen Partien durch raumfordernde Tumoren im Retroperitoneum besteht jedoch eine Seitenprävalenz nicht.

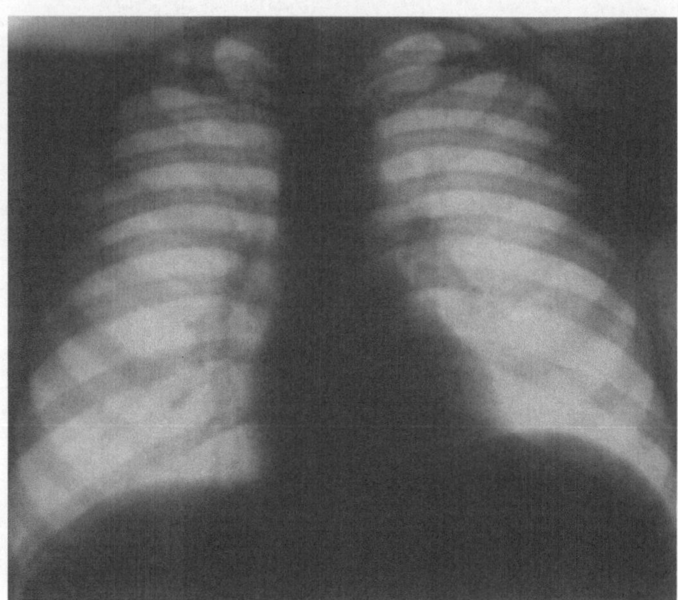

Abb. 28. Linksseitiger Zwerchfellhochstand bei großer Milzcyste

Die gewöhnlichste Ursache für den *linksseitigen Zwerchfellhochstand* ist eine Gasblähung des Magens oder auch des Dickdarms. Die Ansammlung ungewöhnlich großer Luftmengen im Magen (Aerophagie, Pneumatosis ventriculi) ist mitunter ein Zeichen nervöser Störungen oder der Hysterie, entsteht in den meisten Fällen aber weniger durch vermehrtes Luftschlucken als durch eine funktionelle Erschwerung der Luftentleerung (Ructus); sie soll nach HITZENBERGER, ROSENFELD auf einer Muskelschwäche bzw. Atrophie des Zwerchfells beruhen. In solchen Fällen zeigen jedoch nicht nur die ruhige und die tiefe Atmung größere Exkursionen an der hochgestellten linken Zwerchfellhälfte (Abb. 26 und 27), sondern auch im Schnupfversuch ist statt einer Paradoxie immer eine regelrechte und oft sogar größere Bewegung links festzustellen (DAHM). Wahrscheinlicher als eine muskuläre oder nervöse Störung des Zwerchfells wird für diese Fälle daher eine anatomische und funktionelle Anomalie im Kardia-Hiatusmechanismus anzunehmen sein, wie in anderem Zusammenhang später noch dargelegt wird. Fast immer ist die über der Magenblase in weitem Umfang abgrenzbare Zwerchfellhälfte gleichmäßig gewölbt, so daß der umschriebene Hochstand einzelner Partien verdächtig auf eine umschriebene Lähmung bzw. partielle Relaxation sein muß. Handelt es sich um eine Gasblähung des Dickdarms, dann pflegt das linke Zwerchfell bogig unterteilt zu sein, auch ohne daß eine partielle Muskelschwäche vorliegen müßte. Ähnliche Verhältnisse liegen auf der rechten Seite vor, wenn der Dickdarm hier zwischen Leber und Zwerchfell interponiert wird und den Zwerchfellbogen arkadenartig zu gliedern scheint. Bei exzessiver Dickdarmblähung ist diese Bogenteilung jedoch mitunter aufgehoben.

Linksseitiger Zwerchfellhochstand durch eine raumbeengende, erhebliche Vergrößerung eines Bauchorganes findet sich bei chronischem Milztumor und bei einseitigem Nierentumor oder Hydronephrose. Meist entwickeln sich diese Tumoren caudalwärts und beeinflussen den Zwerchfellstand nicht. Sehr große Tumoren können aber die linke Zwerch-

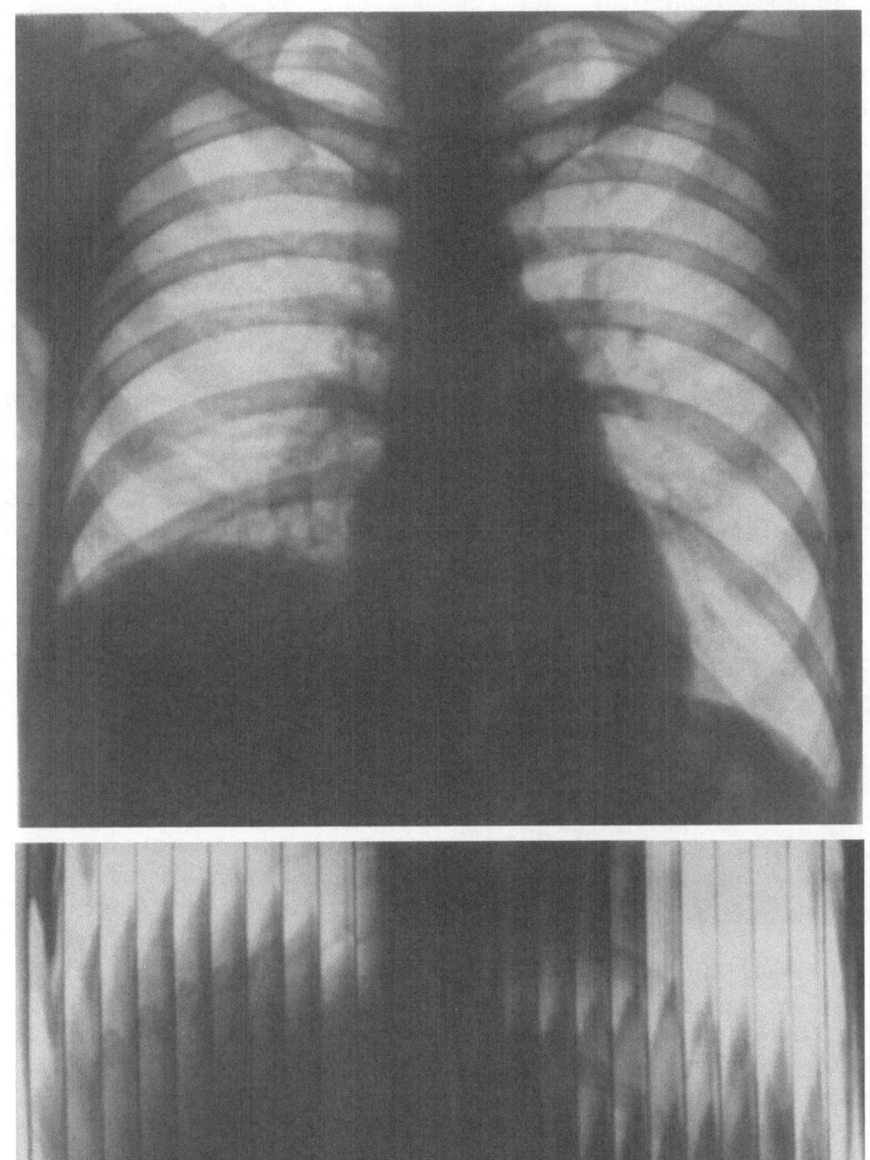

Abb. 29. Rechtsseitiger Zwerchfellhochstand bei Amöbenabsceß der Leber, mit epiphrenischer Pleuritis und kaum verringerter Beweglichkeit des Zwerchfells

fellhälfte merklich hochstellen, ohne daß immer zu entscheiden wäre, ob ihre addiaphragmale Entwicklung durch caudale Adhäsionen bedingt oder durch zwerchfellnahe Metastasen hervorgerufen ist. Ein Beispiel für den linksseitigen Zwerchfellhochstand durch einen großen Tumor gibt Abb. 28 wieder, wo es sich um eine operativ bestätigte, große traumatische Milzcyste handelt.

Ein *rechtsseitiger Zwerchfellhochstand* ist praktisch immer durch Leberkrankheiten bedingt, wenn die einseitige Zwerchfellähmung und der Hochstand infolge von rechtsseitigen Lungen- oder Pleuraprozessen wiederum unberücksichtigt bleiben. Andere

abdominale Ursachen für den Hochstand der rechten Zwerchfellhälfte sind sehr selten;
nur Nierentumoren mit retroperitoneal ausgedehnten Metastasen lassen gelegentlich das
Zwerchfell rechts höher treten. Am häufigsten wird der Hochstand rechts bei der Leberstauung beobachtet; dann folgen die Lebervergrößerungen bei Cirrhose, Cholangitis und
metastatischem Carcinom. Einen Fall von mäßigem Zwerchfellhochstand rechts bei einem
Leberabsceß infolge Amöbenruhr gibt Abb. 29 wieder. Das Atmungskymogramm in der
unteren Bildhälfte zeigt eine nur geringe Einschränkung der Bewegungsamplitude mit
leichter zeitlicher Versetzung und exspiratorischer Stufenbildung rechts, wahrscheinlich
durch epiphrenische Adhäsion bedingt, und eine herzsystolische passive Mitbewegung
links; die Wölbung des hochgestellten Zwerchfells ist dabei gleichmäßig. Partieller
rechtsseitiger Hochstand bzw. bogige Unterteilung wird außer bei der Coloninterposition
auch bei Carcinommetastasen und beim Leberechinococcus beobachtet, doch ist dieser
Befund im ganzen seltener als beim linksseitigen Zwerchfellhochstand; die Abgrenzung
gegen die sehr häufigen physiologischen Bogenteilungen und partiellen Relaxationen an
der rechten Zwerchfellhälfte ist allerdings nicht immer leicht.

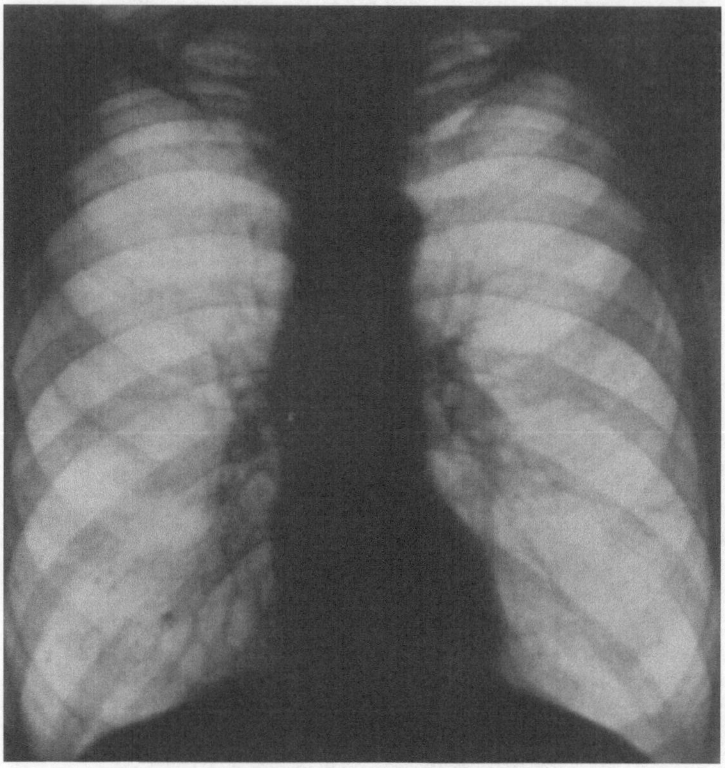

2. Tiefstand

Ein Tiefstand des ganzen Zwerchfells wird dann beobachtet, wenn der Zwerchfelltonus erhöht (inspiratorische Dyspnoe, Trachealstenose) oder der abdominale Druck

Abb. 30a. Zwerchfelltiefstand bei Emphysem (50jähriger Mann)

herabgesetzt (Enteroptose) oder der elastische Lungenzug verändert ist (HITZENBERGER).
Der letzte Faktor ist praktisch am wichtigsten, weil der doppelseitige Zwerchfelltiefstand
am häufigsten durch emphysematöse Zustände hervorgerufen wird; beim asthenischen
Körperhabitus und beim Asthmatiker spielen die ersten beiden Faktoren — verringerter
Abdominaldruck und tonische Dauerspannung des Zwerchfells — dann eine zusätzliche
Rolle. Dabei ist das Zwerchfell beiderseits stark abgeflacht, die costalen und kardialen
Zwerchfellwinkel sind weit eröffnet und vor allem der lumbale Muskelabschnitt hat seinen
steilen Verlauf verloren, wie sich im Seitenbild zeigt. Im rechten Herz-Zwerchfellwinkel
findet man nicht mehr das vertebrale Ende der 10., sondern der 11. oder 12. Rippe
(Abb. 30a und 31). Häufig fehlt die physiologische Seitendifferenz, weil die rechte
Zwerchfellhälfte sich unter relativ stärkerer Senkung in gleicher Höhe mit der linken
eingestellt hat oder sogar noch etwas tiefer getreten ist. Geringe Grade des Zwerchfelltiefstandes lassen sich, wenn die Rippenzählung kein eindeutiges Urteil erlaubt, daran
erkennen, daß die inspiratorische Reserve kleiner wird als die exspiratorische.

Entwickelt sich der doppelseitige Zwerchfelltiefstand beim jugendlichen Menschen,
dann sind nicht nur wie beim Altersemphysem die Intercostalräume verbreitert (Abb. 30a),

sondern die hinteren Rippenabschnitte verlaufen auch horizontal oder nach außen oben (Abb. 31). Dieser Umformung zum „Thorax piriformis" (WENCKEBACH) oder „Thorax asthenico-asthmaticus" (WELTZ und Mitarbeiter) entspricht eine Umstellung auf einen vorwiegend oder sogar rein costalen Atemmechanismus. Er ist durch die inspiratorisch größere Steigerungsfähigkeit der thorakalen Atmung bedingt und erhält durch die Dauerverengung oder auch inspiratorische Verkleinerung der unteren Thoraxapertur und die maximale Ausweitung der oberen Thoraxhälfte seine besondere Note. Beim Asthmatiker weist nicht nur das Zwerchfell, sondern auch die gesamte andere Atem-

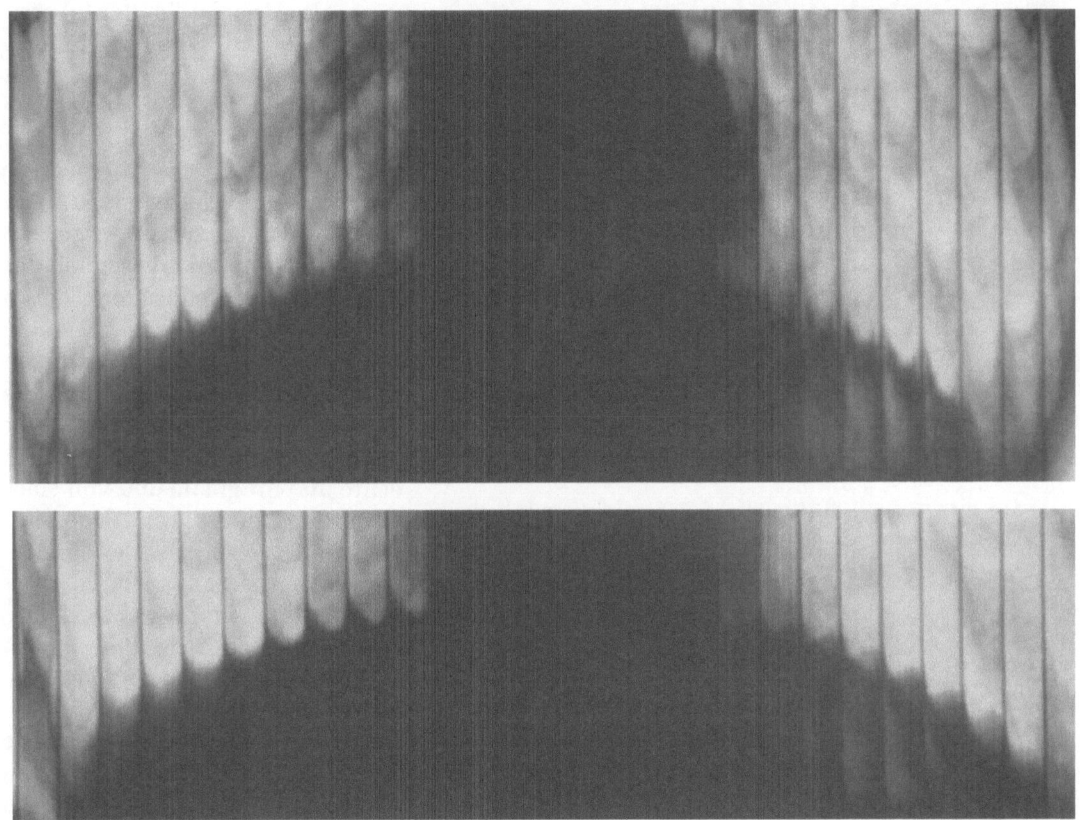

Abb. 30b. Gleicher Fall. Passiv-costale Mitbewegung des Zwerchfells im Atmungskymogramm (oben), Umkehr der Bewegungsrichtung — Paradoxie — rechts im Schnupfkymogramm (unten)

muskulatur einen erhöhten Spannungszustand auf, der als normale physiologische Reaktion auf die asthmatische Stenoseatmung aufgefaßt wird. Sie ist die Ursache für die Inspirationsstellung auch außerhalb des Anfalls ebenso wie für die Umbildung von Thorax und Wirbelsäule, die beim Thorax asthenico-asthmaticus, bei der Kyphose der Leptosomen, bei der Lordose der Pykniker und bei der Wirbelsäulenversteifung aller dieser Typen in Erscheinung treten (WELTZ). Beim Asthmatiker handelt es sich nach WYSS und ZUPPINGER aber nicht um eine reine Stenoseatmung. Es ist vielmehr wahrscheinlich, daß die exspiratorische Erschlaffung des Zwerchfells infolge des erhöhten diaphragmalen und costomuskulären Tonus unvollkommen bleibt und die Besonderheiten der Atembewegung des Asthmatikers dadurch bedingt sind; auf Einzelheiten dieses Atemmechanismus wird noch einzugehen sein.

Beim Zwerchfelltiefstand und -stillstand des Emphysematikers liegen nur zum Teil übersichtlichere Verhältnisse vor. Entscheidend ist hier die Verringerung der Retraktionskraft des Lungenparenchyms. Die inspiratorische Reserve ist stark reduziert und kann bis zu einem Fünftel der exspiratorischen Reserve absinken (HITZENBERGER). Oft fehlt

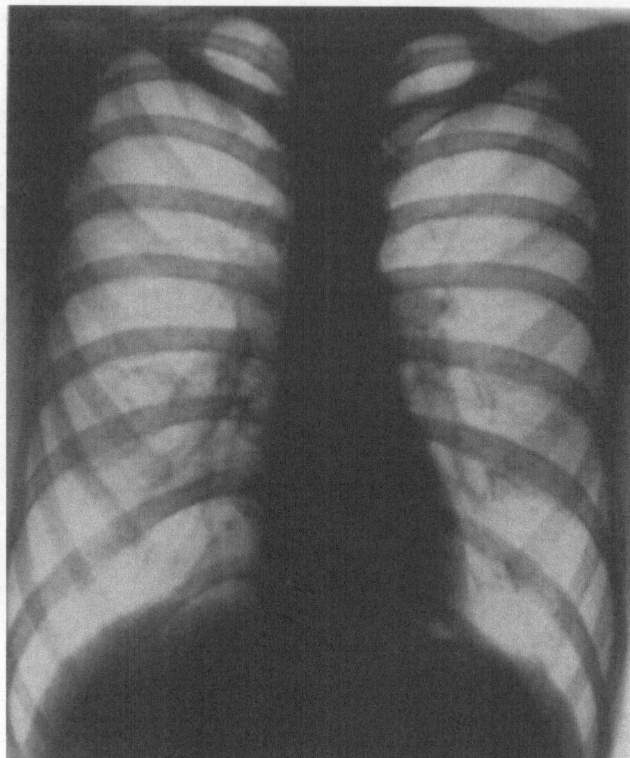

Abb. 31. Zwerchfelltiefstand und Thorax piriformis bei
Asthmaemphysem (18jährige Frau)

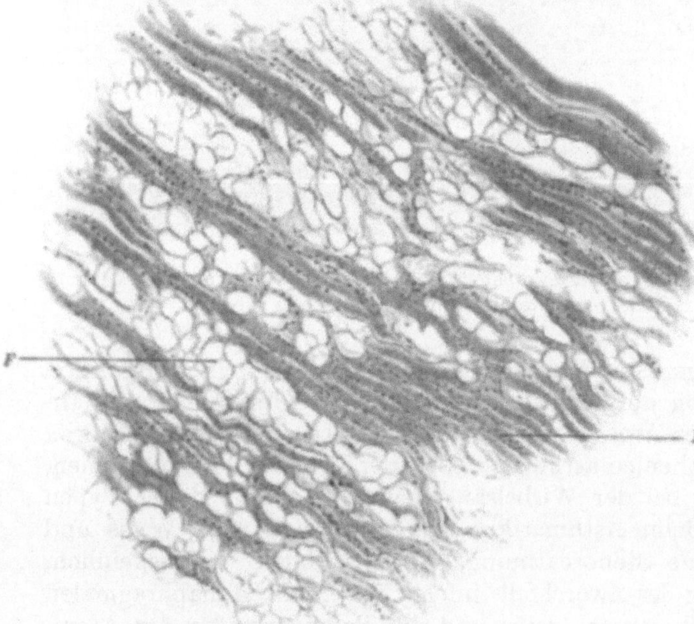

Abb. 32. Zwerchfellatrophie und -lipomatose bei chron. Emphysem
nach HITZENBERGER (*M* atrophische Muskelfasern mit
Kernvermehrung, *F* Fettzellen)

aber bei ruhiger Atmung jede diaphragmale Verschiebung oder es tritt sogar eine inspiratorische Hebung des Zwerchfells ein, die sich nicht nur an den sternalen Partien, sondern manchmal auch an den Lumbalschenkeln als paradoxe oder pseudoparadoxe Bewegung nachweisen läßt. Abb. 30b zeigt als Beispiel in der oberen Bildhälfte, daß die Zwerchfellamplitude bei tiefer Atmung im Vergleich zur Rippenhebung sehr stark verringert ist und die Bewegungsrichtung fast ausschließlich costal bestimmt wird. Im Schnupfkymogramm — untere Bildhälfte — ist die Bewegung der beiden Zwerchfellhälften dissoziiert und nur links gegensinnig zur Rippenbewegung, so daß man von einer echten Paradoxie rechts sprechen muß. Es gibt also sicher beim hochgradigen Emphysem echte diaphragmale und von einer Lähmung nur durch den Tiefstand unterscheidbare Bewegungsparadoxien, wenn auch HITZENBERGER zugestimmt werden kann, daß pseudoparadoxe Bewegungsabläufe hier ungleich häufiger sind. Dafür spielt die mangelhafte Erweiterung oder inspiratorische Einziehung der unteren Thoraxapertur mit der kompensatorisch gesteigerten Weite der oberen Thoraxabschnitte eine wesentliche Rolle. Eine Herabsetzung des abdominalen Druckes wie beim Leptosomen und Enteroptotiker fehlt beim chronischen Emphysem, wo die Bauchdecken meist stark kontrahiert sind. Die Prüfung der noch erhaltenen Retraktionskraft der Lungen geschieht am einfachsten durch den Summversuch: Tritt das Zwerchfell dabei nicht oder nur unwesentlich höher, so kann ein schweres substantielles Emphysem angenommen werden. Entsprechend fehlt

in Seitenlage die normale Hochstellung der „anliegenden" Zwerchfellhälfte (HECKMANN). Dazu kommt aber, als meist zu wenig gewürdigte Ursache, eine Strukturumwandlung im Zwerchfell selbst. HITZENBERGER hat gezeigt, daß im Gegensatz zu früheren Anschauungen (EPPINGER, STRUCKOW) das Zwerchfell beim chronischen Emphysem atrophiert und degeneriert und daß seine elastische Substanz erheblich vermehrt wird (Abb. 32). Hier ist also der respiratorische Stillstand des tiefgetretenen Zwerchfells nicht in einem erhöhten Dauertonus wie beim jugendlichen Asthmatiker oder beim subakuten Emphysem begründet, sondern stellt das anatomische Endstadium des im Laufe der Zeit strukturell schwer veränderten und wie eine verkürzte elastische Narbe ausgespannten Zwerchfells dar. Seine Bewegung ist nur zum geringsten Teil noch aktiv und wird praktisch ausschließlich von dem Kräftegleichgewicht der thorakalen Atemmuskulatur und dem Druckverhältnis zwischen Thorax und Abdomen passiv bestimmt. Von der Zwerchfellähmung unterscheidet sich dieser Verlust der aktiven Beweglichkeit röntgenologisch nur durch den Stand des Zwerchfells.

Häufiger sind mittelschwere Emphyseme mit erheblichem Tiefstand, aber besser erhaltener Kontraktilität des Zwerchfells. Das histologische Nebeneinander atrophischer und hypertrophischer Muskelabschnitte in solchen Fällen findet seine Analogie im Röntgenbild gelegentlich darin, daß die Abflachung des Zwerchfells mit einer besonders markanten, mehrfachen Bogenteilung verbunden ist. Dadurch entstehen Formvarianten wie im Beispiel der Abb. 33, die als Girlandenkontur (Phénomène du feston) charakterisiert werden und deren geringergradige Formen bereits besprochen sind.

Der beidseitige Zwerchfelltiefstand bleibt auf die Funktion der Nachbarorgane nicht ohne Einfluß. Am besten bekannt sind die Veränderungen am Her-

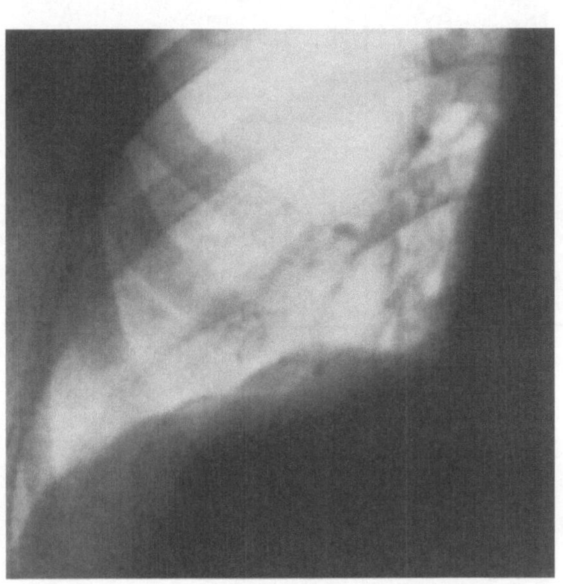

Abb. 33. Girlandenkontur des Zwerchfells bei Emphysem

zen und die Störungen des Kreislaufs (WENCKEBACH, HITZENBERGER). Bei tiefem Zwerchfellstand wird das Herz seiner diaphragmalen Stütze beraubt; es hängt mehr als es liegt, wird tropfenförmig steil gestellt und scheint schließlich als Cor pendulum mit einem breiten Spalt vom Zwerchfell abgesetzt. Diese Verhältnisse sind aber nur bei jugendlichem Emphysem oder der Enteroptose typisch ausgeprägt. Beim Emphysem des älteren Menschen geht die Pendelform des Herzens unter dem Einfluß der Arteriosklerose und Hypertension verloren. Als Zeichen der Kreislaufstörung treten die Symptome der arteriellen Anämie in Erscheinung. Außerdem ist auch die diaphragmale Förderung des venösen Kreislaufs reduziert, so daß ein paradoxer Venenpuls auftritt. An Funktionsstörungen der Bauchorgane sind als Folgen der verringerten Zwerchfellatmung Passageverzögerungen an Darm und Magen zu nennen; der Verlust der diaphragmalen Peristaltikförderung wird durch die oft gleichzeitig bestehende Ptose und Atonie dieser Intestinalorgane noch verstärkt.

Einseitiger Zwerchfelltiefstand kommt beim Pneumothorax, beim Pleuraerguß und bei solchen Lungenkrankheiten vor, die eine Lungenseite entspannen (HITZENBERGER). Die exspiratorische Ventilstenose — beim Kind durch aspirierte Fremdkörper, beim Erwachsenen vor allem durch initiale Bronchialcarcinome — führt allerdings meist nur zu einem geringen Tiefstand; hier können die Seitendifferenz der exspiratorischen Zwerchfellverschiebung und das Ausbleiben der exspiratorischen Minderung der Lungentransparenz auf der kranken Seite auffälliger werden (ZUPPINGER).

Standanomalien des Zwerchfells bei Deformierungen der Brustwirbelsäule sind verschiedentlich untersucht worden; die größte Zusammenstellung (276 Fälle) stammt von BACHMANN. Gesetzmäßige Änderungen in Stand, Form und Bewegung des Zwerchfells lassen sich jedoch nur innerhalb sehr weiter Grenzen feststellen. Es ist sicher, daß in den allermeisten Fällen von schwerer Kyphoskoliose das Zwerchfell tiefer steht als normal. Die Höhenorientierung nach den Rippen ist zwar nur bedingt möglich, aber der Tiefstand des Zwerchfells drückt sich in der Verkleinerung des Bauchraumes ebenso aus wie in der gleichzeitigen Blähung einer oder beider Lungen. Als Grundregel kann gelten, daß die Zwerchfellhälfte auf der konvexen Seite der Brustwirbelsäule zu tief und auf der konkaven Seite normal hoch oder zu hoch steht (BACHMANN; HITZENBERGER und REICH). Diese Regel wird allerdings von zahlreichen Ausnahmen durchbrochen, weil Grad und Richtung der kyphoskoliotischen Verkrümmung außerordentlich variieren und sich am Zwerchfell überdies sehr verschieden auswirken, je nachdem ob die Wirbelsäulenläsion frühkindlich, jugendlich oder in späterem Alter erworben wurde. Das Zwerchfell kann im Übersichtsbild in seinen Hälften wenig verändert scheinen, aber bei seitlicher Betrachtung doch stark ausgespannt und abgeflacht sein; oder es ist schon bei frontaler Ansicht auf der Konkavseite erheblich gedehnt (Abb. 34). Bei höchstgradigen Kyphoskoliosen kann es trotz sorgfältiger Durchleuchtung schwierig oder unmöglich sein, das Zwerchfell in seinen einzelnen Abschnitten zu differenzieren; es erscheint dann oft als flach ausgespannte Trennwand, deren rechter Anteil weit nach links hinüber reicht oder umgekehrt. Dabei werden die Randpartien manchmal stark gegeneinander verschoben. Nach NICOLADONI sollen in veralteten Fällen besonders die konvexseitigen Muskelanteile des Zwerchfells stärker gedehnt, verdünnt und blaß verfettet sein. Derartige degenerative Strukturveränderungen werden aber von der Entwicklung des partiellen Lungenemphysems und der recht verschieden abgewandelten Zwerchfellfunktion in schwer übersehbarer Weise mitbestimmt.

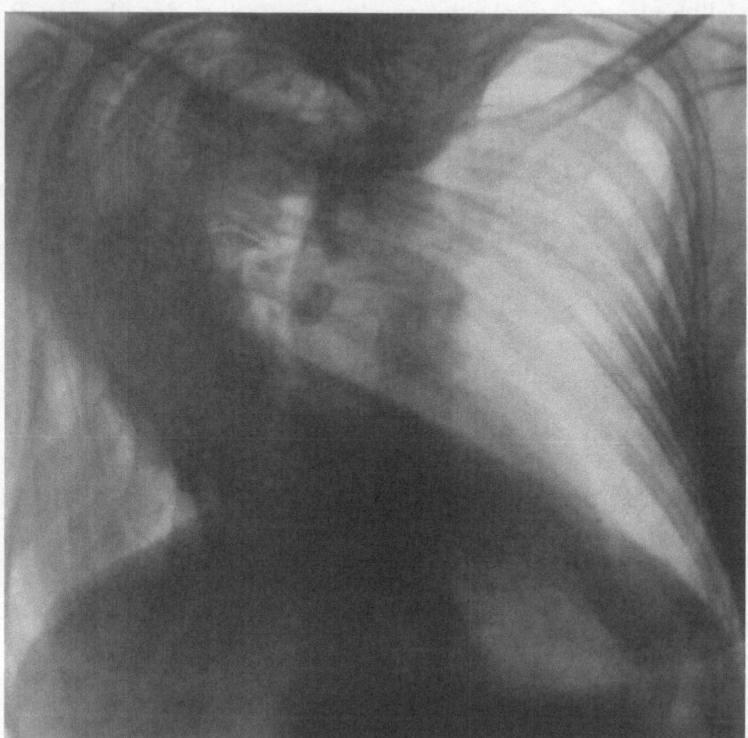

Abb. 34. „Tiefstand" des Zwerchfells mit Abflachung und Überdehnung auf der Konkavseite einer schweren Kyphoskoliose

Das diaphragmale Herzbett bleibt auffälligerweise in der Regel vorn mittelständig, so daß der Herzschatten nie wesentlich in seiner Lage verschoben wird. Damit stimmt überein, daß klinische Zeichen für eine mechanische Funktionsstörung des Herzens und der großen Gefäße fast immer fehlen. Das „Kyphoskolioseherz" der alten Autoren mit Rechtshypertrophie entsteht nicht auf Grund mechanischer Faktoren (Kompression, Abknickung, Verlagerung, Drehung von Gefäßen o. ä.), sondern ist ein chronisches Cor pulmonale und wird durch die respiratorische Insuffizienz und alveoläre Hypoventilation mit konsekutiver Hypertension im kleinen Kreislauf verursacht (SCHAUB und Mitarbeiter).

Das Thorax- und Lungenvolumen des Kyphoskoliotikers ist im ganzen verkleinert, auch wenn einzelne Lungenanteile deutlich emphysematös sind. Dieses Lungenemphysem ist meist einseitig stärker ausgeprägt und findet sich vorwiegend, aber nicht regelmäßig, auf der konvexen Seite der Skoliose; auf der Konkavseite kann die Lunge komprimiert, atelektatisch oder fibrotisch sein (SCHAUB und Mitarbeiter). Das trifft nach unseren Erfahrungen aber nicht auf die Fälle mit hochsitzender Kyphoskoliose der oberen Brustwirbelsäule zu; hier sind die konvexe Lungenseite oft verkleinert und die Lungen der Konkavseite gebläht oder nur in den basalen Abschnitten komprimiert. Dazu kommt, daß nicht nur das Zwerchfell, sondern auch die Lungen in ihren einzelnen Anteilen weit zur Gegenseite hinüberreichen können, so daß ein rechtsseitiges Emphysem durch eine Dehnung und Überblähung der linken Lunge oder einzelner Lappen vorgetäuscht wird und umgekehrt. Nach STEINMANN wird die respiratorische Lungenfunktion auf der konkaven Seite der Kyphoskoliose früher und stärker gestört, wobei die thorakale Atembewegung dieser Seite gering sein oder ganz aufgehoben werden soll. Auch darin aber besteht keine eindeutige Gesetzmäßigkeit, wie immer wieder festgestellt werden kann, wenn auch die

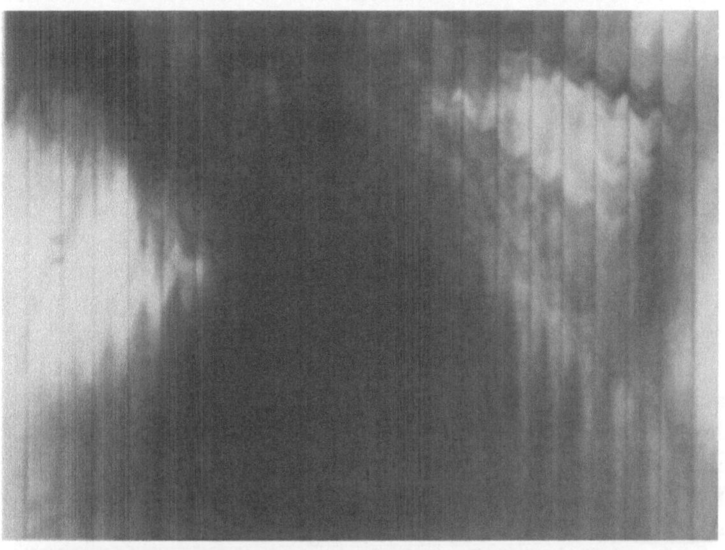
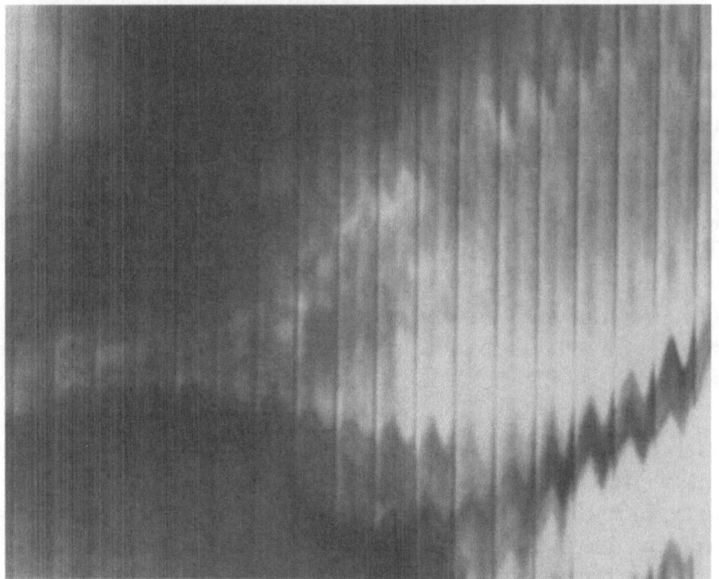

Abb. 35. Schwerste Kyphoskoliose mit seitendifferenter Atemamplitude im d. v. Atmungskymogramm (oben) und pseudoparadoxer Bewegungsrichtung der vorderen Zwerchfellabschnitte im seitlichen Kymogramm (unten)

diaphragmale Atmung im ganzen gegenüber der Thoraxatmung stark vorherrscht. Die dabei unter der Durchleuchtung oder im Atmungskymogramm erkennbaren Zwerchfellexkursionen können nicht nur seitendifferent sein, sondern auch verschiedene Amplitude und Richtung an den ventralen, laterocostalen und lumbalen Abschnitten aufweisen, wie Abb. 35 zeigt; ihre Analyse ist vielfach recht kompliziert. Nebenbei sei vermerkt, daß bei schweren Kyphoskoliosen mehrfach Hiatushernien gefunden wurden (ZAWADOWSKI; COMOLLI und Mitarbeiter). Eine statistisch sichere Häufung, die sich auf Dehiszenzen des Zwerchfells durch Lageverschiebung und Querspannung zurückführen ließe, ist jedoch bisher nicht nachgewiesen.

Die anderen Deformierungen der Brustwirbelsäule verändern den Stand und die Funktion des Zwerchfells sehr viel weniger. Reine Skoliosen können eine Zwerchfellhälfte anheben, reine Kyphosen flachen das Zwerchfell im ganzen ab. Knöcherne Deformierungen der vorderen Brustwand (Trichterbrust, Hühnerbrust u. a.) können die Atemmechanik an den vorderen Muskelabschnitten bis zur diaphragmalen Bewegungsparadoxie ändern und werden andererseits manchmal auch durch anlagebedingte Muskelschwächen der sternocostalen Zwerchfellabschnitte hervorgerufen (BRODKIN, MARQUARDT).

3. Pathologische Bewegung

Krankhafte Abweichungen von der normalen respiratorischen Zwerchfellbewegung müssen grundsätzlich im Zusammenhang mit der sternocostalen Atembewegung beurteilt werden (DAHM). Wir haben gesehen, daß die „normale" Zwerchfellbewegung je nach Atemtypus individuell recht verschieden ist, und daß der Atemtyp sich in verschiedenen Körperlagen physiologisch stark ändert. Thorakale und diaphragmale Atmung ergänzen sich in der Weise, daß die Bewegungssumme aus beiden annähernd gleich bleibt. Sie beschränken sich andererseits gegenseitig insofern, als unter physiologischen Bedingungen niemand gleichzeitig maximal thorakal und maximal diaphragmal atmen kann (WELTZ). Nur unter pathologischen Bedingungen, z. B. beim Bronchialasthma und bei der Stenose-atmung, können Rippen und Zwerchfell gleichzeitig die inspiratorische Endstellung erreichen. Wird eine der beiden Atmungskomponenten behindert, so wird die andere nach der Größe des geforderten Atemminutenvolumens stärker beansprucht. Diese Kompensation erfolgt bei akuten Störungen im allgemeinen durch Erhöhung der Atemfrequenz, bei chronischen mehr durch Vergrößerung der Atemamplitude, ganz ähnlich den Verhältnissen bei gesteigerter Herzleistung. Die gesetzmäßige Koppelung von diaphragmaler und costaler Atmung auch unter krankhaften Bedingungen ist im Flächenkymogramm oft besser als bei der Durchleuchtung zu erkennen. Damit ist die röntgenologische Analyse der Atembewegung in zunehmendem Maße auch diagnostisch verwertbar geworden (WELTZ). Von einer pathologischen Zwerchfellbewegung kann dann gesprochen werden, wenn außerhalb der Variationsbreite der normalen Atemtypen die Amplitude der Zwerchfellbewegung im Vergleich zur Rippenbewegung abnorm verkleinert oder vergrößert ist, wenn eine erhebliche Seitendifferenz der hemidiaphragmalen Amplituden besteht oder wenn der Bewegungsablauf beiderseits, einseitig oder umschrieben abgeändert ist.

Pathologische Verkleinerung der aktiven Bewegung des ganzen Zwerchfells kennzeichnet den bereits besprochenen Tiefstand bei schwerstem chronischem Lungenemphysem mit weitgehender diaphragmaler Muskelatrophie; völlige Ausschaltung der Zwerchfellbewegung durch beidseitige Lähmung ist selten und wird später im Zusammenhang besprochen. Eine pathologische Vergrößerung der Zwerchfellbewegung mit entsprechendem Verlust der thorakalen Atmung findet sich beim *M. Bechterew*, wenn durch eine Ankylose der Wirbelrippengelenke die thorakale Atmung stark reduziert oder aufgehoben ist. Die diaphragmale Kompensation ergibt in solchen seltenen Fällen ein Bewegungsbild wie Abb. 36 (oben), das durch enorm große Zwerchfellamplituden beider Seiten bei fehlender Rippenbewegung gekennzeichnet ist. Eine starke Kontraktion der antagonistischen Muskeln der vorderen Bauchwand treibt dabei das Zwerchfell in eine höhere Ruhestellung und unterstützt so seine vermehrte Arbeit durch eine größere Vordehnung. Noch seltener sind die Bechterew-Fälle mit vorwiegend einseitiger Versteifung der Wirbelrippengelenke und entsprechend großer Zwerchfellamplitude nur dieser Seite; Abb. 36 (unten) gibt dafür ein Beispiel. Bei klinisch schwerem Befund und röntgenologisch nachweisbarer Ankylose beider Sacroiliacalgelenke, aber nur der linken Rippengelenke, ist hier rechts die Atmung thorakal und diaphragmal unauffällig, während links die Rippen stillgestellt sind und die linke Zwerchfellhälfte eine stark vergrößerte Amplitude aufweist;

dadurch unterscheidet sich das Bild vom banalen Befund der verstärkten Bewegung des über einer Magenpneumatose hochgestellten Zwerchfells. Die abnorm große Zwerchfellbewegung beim M. Bechterew setzt ein muskulär intaktes, leistungsfähiges Zwerchfell voraus, so daß der Begriff der „pathologisch großen Zwerchfellbewegung" nur unter Bezugnahme auf die Wechselwirkung mit der Rippenbewegung am Platze ist. Nur in diesem Sinne ist auch von HITZENBERGER und WELTZ die Meinung von HOLZKNECHT

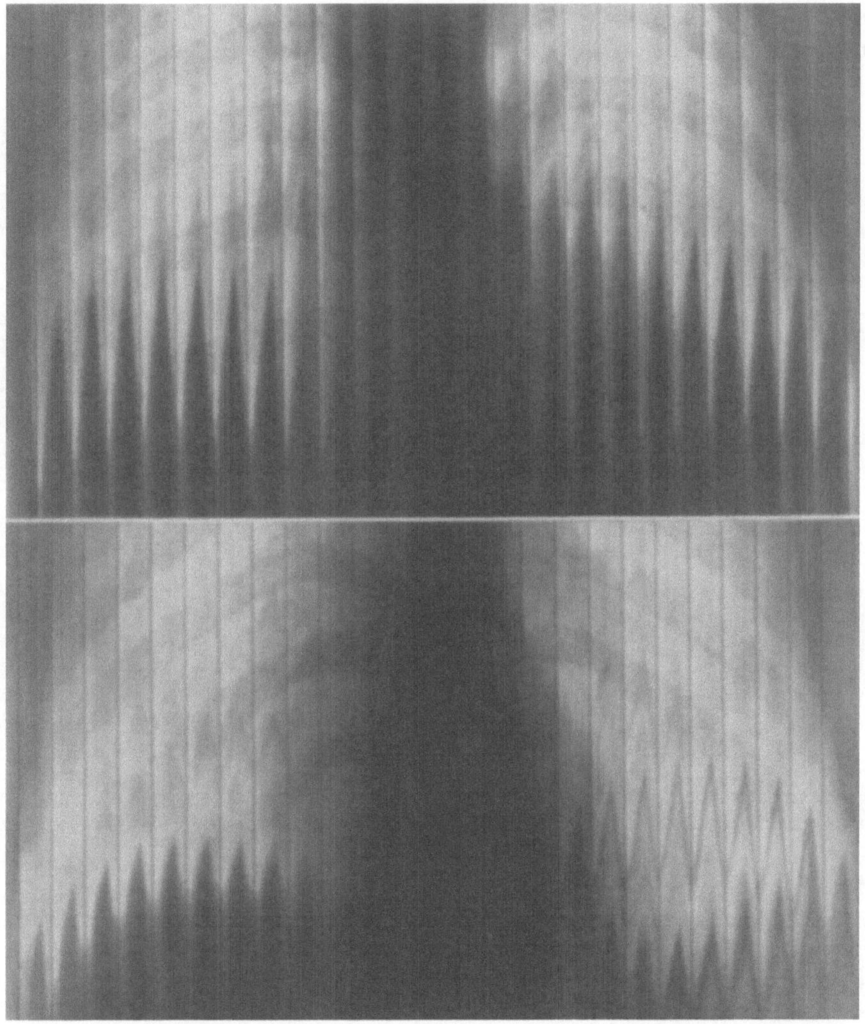

Abb. 36. M. Bechterew mit großer Zwerchfellamplitude und fast ganz aufgehobener Rippenatmung (oben). Ankylose der linken Wirbelrippengelenke mit großer Zwerchfellamplitude und aufgehobener Rippenatmung links (unten)

korrigiert worden, daß es pathologisch große Ausschläge oder eine Überfunktion des Zwerchfells nicht gäbe. Auch andere Wirbelsäule-Rippenkrankheiten wie Entzündungen, Lumbago oder destruierende Tumoren setzen die thorakale Atmung herab und zeigen beiderseits verstärkte Zwerchfellexkursionen bis zu rein diaphragmaler Atmung; gegen abdominelle Entzündungsprozesse kann sich daraus ein wertvolles differentialdiagnostisches Kriterium ergeben (WELTZ).

Einseitige Vergrößerungen der Zwerchfellamplitude werden als Kompensation einer verringerten Zwerchfellbewegung der Gegenseite häufig beobachtet. Sie sind dann besonders ausgesprochen, wenn die Zunahme der Rippenbewegung auf der diaphragmal erkrankten Seite nicht zum Ausgleich genügt. Am deutlichsten zeigt sich dies bei

einseitiger Zwerchfellähmung oder bei der Relaxation, wo die gesunde Zwerchfellhälfte
ebenso wie die Rippen der kranken Seite „über Kreuz" eine vergrößerte Bewegung aufweisen. Aber auch bei adhäsiver, entzündlicher oder reflektorischer Herabsetzung der
Bewegung einer Zwerchfellhälfte ist außer der Rippenbewegung der kranken Seite auch
die diaphragmale Bewegung der Gegenseite verstärkt. Ein typisches Beispiel für die
Wechselwirkung von Thorax- und Zwerchfellatmung gibt Abb. 37 wieder. Hier sind nach
einer traumatischen Pleuritis mit geringer basaler Adhäsion die Bewegungszacken an
der linken Zwerchfellhälfte verkleinert und leicht aufgesplittert; wahrscheinlich liegt
außer einer umschriebenen Fixation auch eine Atrophie vor, wie sie HITZENBERGER in

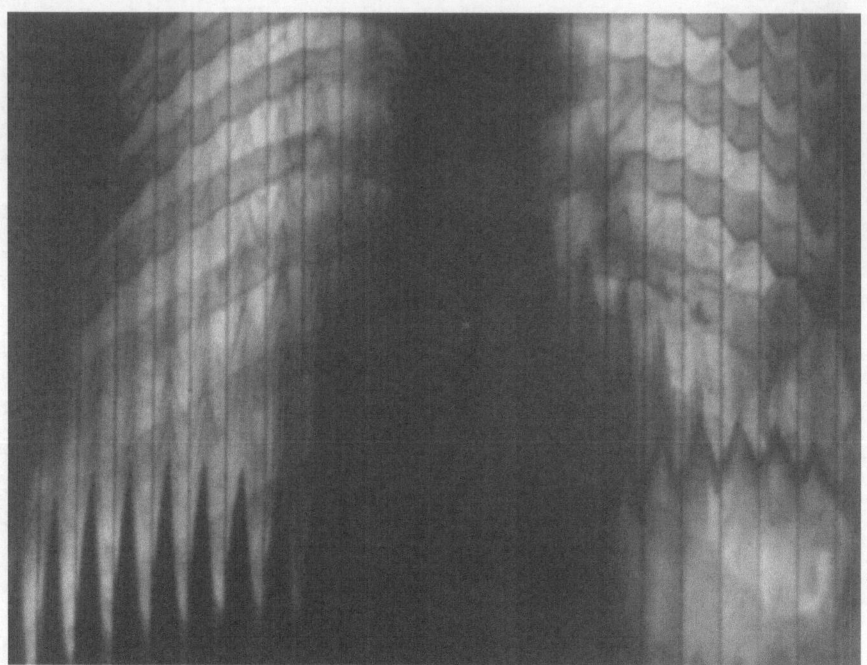

Abb. 37. Posttraumatisch verkleinerte Zwerchfellbewegung links mit Kompensation durch größere Zwerchfellatmung rechts und größere Rippenatmung links (kontralateral reziproke Wechselwirkung)

solchen Fällen histologisch oft am adhärenten Zwerchfell nachweisen konnte. Eine große
Plattenatelektase in der laterodorsalen Lungenbasis ist ein weiteres indirektes Zeichen
dieser Bewegungsstörung. Die Rippenzacken sind links wesentlich größer als rechts, wo
dafür die diaphragmale Amplitude erheblich vergrößert ist. Die kontralateral reziproke
Wechselwirkung von Zwerchfell- und Rippenatmung drückt sich außerdem in verschiedener Mitbewegung der Lungenzeichnung aus: Sie ist rechts bis weit in das Oberfeld
hinein diaphragmal bestimmt, während sie links bis fast zur Lungenbasis hin costalen
Charakter hat. Diese kymographische Analyse der krankhaften Umstellung in der
Lungenventilation ist von WEBER, WELTZ, V. D. WETH, DAHM, HECKMANN, HAUBRICH
näher erörtert worden.
    Die einseitige Verringerung der Zwerchfellamplitude bei normalsinnigem Bewegungs-
ablauf ist ein häufiges Vorkommnis bei den verschiedenartigsten Krankheiten von
Lungen, Pleura und Bauchorganen oder des Zwerchfells selbst. Sie hat vor der Röntgenära
als „WILLIAMSsches Zeichen" besonders für die Diagnostik der Spitzentuberkulose der
Lunge eine große Rolle gespielt; ihr differentialdiagnostischer Wert ist jedoch wegen der
Vielfalt der zugrunde liegenden Krankheiten mehr als gering (ASSMANN, HITZENBERGER,
DAHM). Auch an Erklärungsversuchen für die Entstehung dieser einseitigen Bewegungs-
einschränkung ist im alten Schrifttum kein Mangel. Eine Phrenicusläsion im Bereich
der apikalen Pleurakuppel (DE LA CAMP und MOHR), ein Elastizitätsverlust der Bronchien

durch bronchiale oder peribronchiale Infektionen (MATSON), eine Verringerung der „vitalen Retraktionskraft" der Lungen (HOLZKNECHT und HOFBAUER), eine Störung des Vagusreflexes (WALSHAM und OVEREND) oder ganz allgemein eine reflektorische Bewegungseinschränkung (HITZENBERGER) — alle diese Annahmen können im Einzelfall wohl

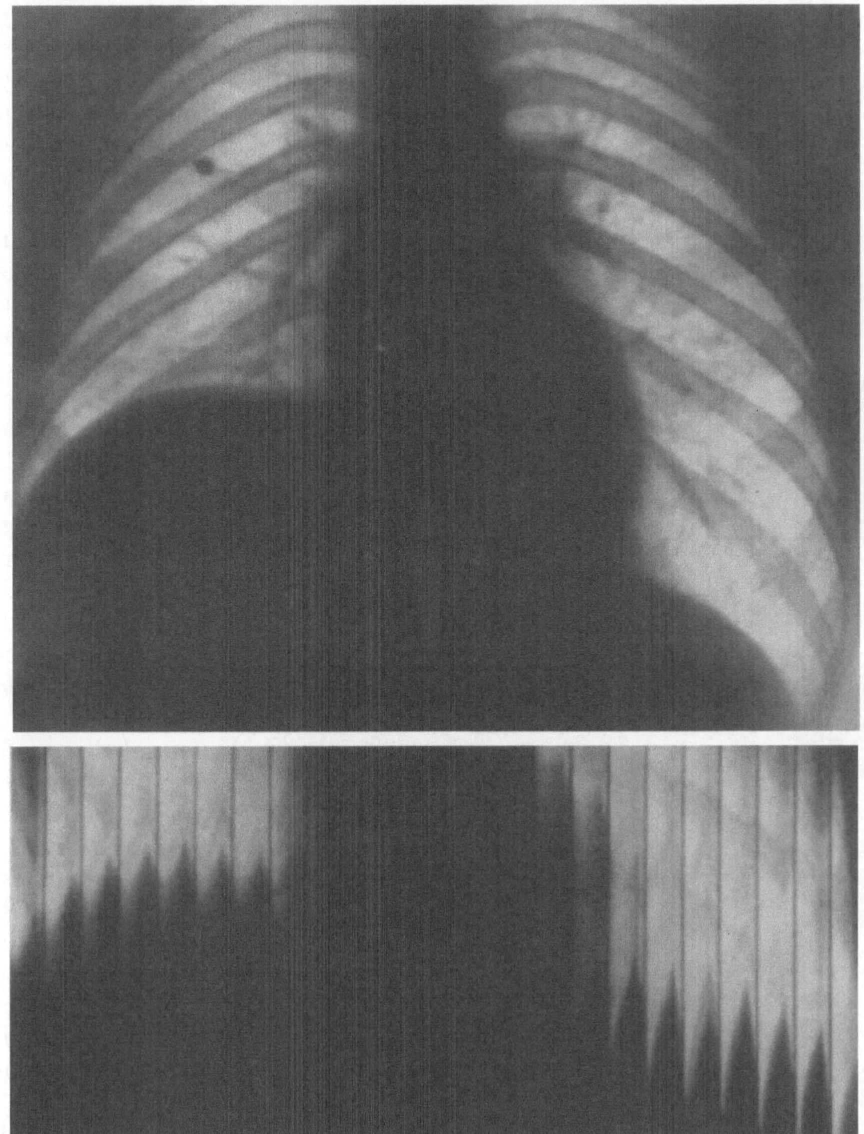

Abb. 38. Bewegungsumkehr rechts in tiefer Inspiration (Pseudoparadoxie) bei Zwerchfellparese nach Starkstromverletzung

gelegentlich zutreffen, besitzen aber keine generelle Gültigkeit. Wahrscheinlich kommen für die einseitige, nicht adhäsive Bewegungsminderung des Zwerchfells nur zwei Faktoren ätiologisch in Betracht. Der erste ist die reflektorische Schonung, die als visceromotorischer Reflex bei pleuritischen oder peritonitischen Prozessen von der Serosa ausgelöst wird, um die schmerzhafte Zwerchfellatmung zu reduzieren oder auszuschalten (POTTENGER, HITZENBERGER). Im besonderen hat neuerdings HECKMANN dazu ausgeführt, daß die Hemmung der Zwerchfellbewegung sekundär einen Verlust der normalen Ausdehnungsfähigkeit der betreffenden Lungenseite infolge reflektorisch-bronchoalveolärer Hypertension anzeigen kann; dafür spricht das inspiratorische Mediastinalwandern zur gleichen Seite. Die reflektorische Ventilationsdrosselung bzw. das Ausdehnungsdefizit der kranken Lunge würde danach durch das Zwerchfell „kompensiert". Der zweite ätiologische Faktor liegt in der Tatsache, daß das Zwerchfell im ganzen oder in einzelnen Anteilen sehr viel häufiger entzündlich infiltriert wird, als man früher angenommen hat. HITZENBERGER hat über die histologisch faßbaren Begleitprozesse, die sich bei den verschiedenartigsten Krankheiten des Brust- und Bauchraumes am Zwerchfell abspielen, ausgedehnte und sehr aufschlußreiche anatomische Untersuchungen durchgeführt, über deren Ergebnisse bei der Darstellung der Zwerchfellalterationen infolge Krankheiten der Nachbarorgane noch zu berichten sein wird.

Häufig ist nicht nur die Amplitude, sondern auch der Ablauf der Zwerchfellbewegung auf der kranken Seite verändert. Dabei ist festzuhalten, daß auch bei den pathologischen Bewegungsabläufen Beginn und Ende der diaphragmalen Atemphase zeitlich der Dauer der Rippenbewegung völlig korrespondieren, selbst dann, wenn innerhalb einer Atemphase eine erhebliche zeitliche Versetzung stattfindet (WEBER, DAHM). So zeigt in Abb. 38 die rechte Zwerchfellhälfte bei starkem Hochstand außer einer Amplitudenverkleinerung auch eine zeitliche Versetzung in der

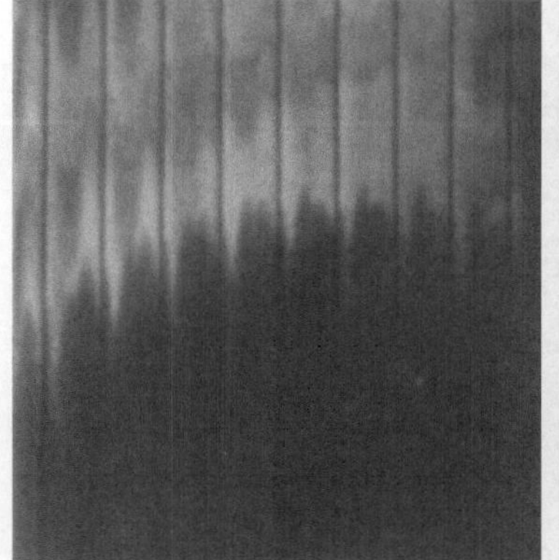

Abb. 39. Mehrphasige Pseudoparadoxie der rechten Zwerchfellhälfte bei doppelseitiger Lungentuberkulose mit Spitzen-Pneu links (s. Text)

Weise, daß bei tiefer Inspiration eine paradoxe Hebung erfolgt, während die exspiratorische Spitze der Bewegungszacken beiderseits an gleicher Rasterstelle zu liegen kommt und auch die erste Hälfte der inspiratorischen Abwärtsbewegung beiderseits noch gleichsinnig vor sich geht. Diese inspiratorische Pseudoparadoxie kann als Ausdruck einer Zwerchfellparese gedeutet werden, zumal in diesem Fall die Zwerchfellveränderungen nach einer Starkstromverletzung der rechten Rumpfseite auftraten; die Abgrenzung derartiger Läsionen von der Zwerchfellparalyse wird später noch zu erörtern sein. Ganz ähnliche Bewegungsstörungen kommen oft bei diaphragmalen Pleuraverwachsungen zur Ansicht und sind dann vielfach auf die lateralen Anteile der fixierten Zwerchfellhälfte beschränkt; Pseudoparadoxien am medialen Teil des Zwerchfellbogens sind viel seltener.

Größere Seitendifferenzen im Bewegungsablauf zeigt das nächste Beispiel. In Abb. 39 läßt sich bei einer doppelseitigen gemischten Lungentuberkulose mit kleinem linksseitigem Spitzenpneumothorax ein geringer Hochstand des rechten Hemidiaphragma erkennen. Die Zwerchfellbewegung ist links groß und zeigt beim Vergleich mit der Rippenbewegung einen regelrechten Ablauf (unterer Bildteil). Rechts ist die diaphragmale Bewegung mehrphasig, inspiratorisch aufgesplittert und auf der Höhe der Exspiration — nach lateral zunehmend — paradox. Diese Bewegungsstörung dürfte mangels nachweisbarer Adhäsionen durch eine entzündlich-degenerative Miterkrankung der rechten Zwerchfellhälfte hervorgerufen sein; auf der Pneumothoraxseite bewegt sich jedoch das Zwerchfell normal bzw. kompensatorisch stärker. Ohne Bezugnahme auf die Rippenbewegung wäre eine Fehldeutung hier kaum vermeidlich.

Eine paradoxe Halbseitenbewegung des Zwerchfells (KIENBÖCK), also die inspiratorische Hebung und exspiratorische Senkung, kommt bei zwerchfelleigenen Krankheiten wie Zwerchfellähmung, Relaxation, Hernie, diaphragmaler Begleitentzündung bei Pleuritis und Peritonitis, bei postpleuritischer Verschwielung und beim Pneumothorax vor. Sie wird bei der Darstellung aller dieser krankhaften Veränderungen noch im einzelnen besprochen werden. Hier sei nur darauf hingewiesen, daß die Zwerchfellparadoxie nur in einem Teil der Fälle schon bei ruhiger oder tiefer Atmung vor dem Leuchtschirm als „Wagebalkenphänomen" in Erscheinung tritt und daher auch im normalen Atmungskymogramm fehlen kann. Entscheidend für den Nachweis dieser auffälligsten und funktionell bedeutsamsten Anomalie der Zwerchfellbewegung ist jedoch der Ausfall der speziellen Atemprüfung, also des MÜLLERschen Versuches oder des Schnupfversuches. So erscheint in Abb. 40, wo es sich um einen rechtsseitigen Zwerchfellhochstand bei multiplen Bauchabscessen und großem perityphlitischem Tumor handelt, bei tiefer Atmung die Zwerchfellamplitude rechts verkleinert; kompensatorisch sind die Rippenbewegung der gleichen Seite und die Zwerchfellbewegung der Gegenseite vergrößert (obere Bildhälfte). Im lateralen Anteil des rechten Zwerchfellbogens wird die Bewegung immer kleiner und zeigt bei inspiratorischer Pseudoparadoxie einen mehrphasigen Ablauf. Erst im Schnupfkymogramm (untere Bildhälfte) bewegt sich das rechte Hemidiaphragma in ganzer Ausdehnung paradox, hebt sich also inspiratorisch wie die Rippen und senkt sich exspiratorisch; seine Bewegungszacken sind um genau eine halbe Atmungsphase gegenüber der normalen linken Seite versetzt. Wenn eine Phrenicusalteration fehlt, beruht dieser Befund auf einer direkten bzw. muskulären Lähmung, hier infolge übergreifender Peritonitis; bei einer reflektorischen Stillegung ist er nur angedeutet. In beiden Fällen ist die Paradoxie als Zeichen passiver Bewegung durch eine inspiratorische Ansaugung in den Thoraxraum anzusehen. Es ist methodisch wichtig, daß der Schnupfversuch mit ruckartigen Inspirationen ausgeführt wird, weil sonst die intrathorakale Ansaugung zu wenig schlagartig erfolgt und eine nicht komplett gelähmte Zwerchfellhälfte dann die normale Bewegungsrichtung behält.

Außer diesen organischen Störungen der Zwerchfellbewegung müssen die *funktionellen Abweichungen* besprochen werden. Kymographisch geringgradige Seitendifferenzen der diaphragmalen Atmung in Form der „bilateralen Asymmetrie" WEBERs sind als Normalvariationen bereits erwähnt. HITZENBERGER hat außerdem darauf hingewiesen, daß in manchen Fällen ohne nachweisbare organische Krankheit schon bei der Durchleuchtung merkliche Seitenunterschiede in der Exkursionsgröße oder dem zeitlichen Ablauf der Zwerchfellbewegung gefunden werden. Es ist wahrscheinlich, daß derartige Abweichungen auf fehlerhafter Atemtechnik beruhen und bei nervöser Erregung auftreten oder verstärkt werden; sie können durch entsprechendes Atemtraining meist zum Verschwinden gebracht werden. BALLANTYNE hat an Patienten mit Herzneurose bzw. Herzangst röntgenologisch mitunter eine stark herabgesetzte oder fehlende Zwerchfellbeweglichkeit gefunden, die durch überwiegende Rippenatmung infolge falscher Körperschulung bedingt war und sich beim Fehlen sonstiger organischer oder psychoneurotischer Symptome durch entsprechendes Training der Zwerchfellatmung korrigieren ließ. In diesen Rahmen gehört auch die Beobachtung, daß manche Menschen eine willkürlich-seitendifferente Zwerchfell-

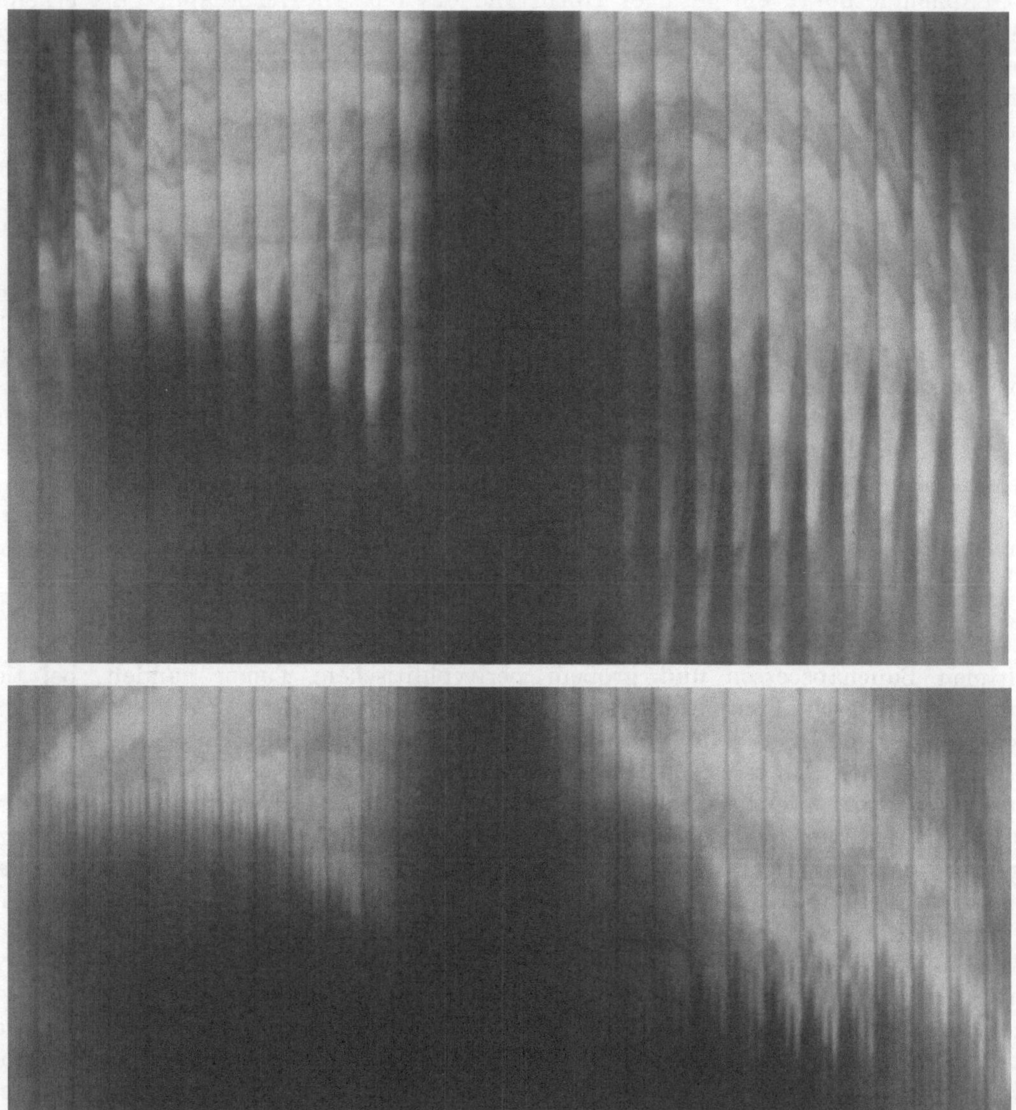

Abb. 40. Muskuläre Zwerchfellähmung rechts mit verkleinerter Amplitude und inspiratorischer „Pseudoparadoxie" im Atmungskymogramm (oben), mit echter Paradoxie im Schnupfkymogramm (unten)

atmung lernen können (SCHINZ-BAENSCH-FRIEDL-UEHLINGER). Darüber hinaus aber gibt es eine ganze Reihe von funktionellen Bewegungsstörungen, die ein zum Teil erhebliches Ausmaß erreichen können.

Als *Zwerchfell-Tic* werden Zustände bezeichnet, bei denen sich kurze ruckartige Zwerchfellkontraktionen von klonischem Charakter und verschiedener Frequenz vorfinden, die unabhängig von der normalen Atembewegung sind; Zwerchfellchorea und -myoklonus sind synonyme Bezeichnungen. Die Erstbeschreibung stammt von LEEUWENHOEK 1722, und seitdem sind eine ganze Reihe derartiger Fälle bekanntgeworden. Sie sind nicht selten mit anderen Muskel-Tics oder der Chorea minor verbunden. HITZENBERGER hat einen Fall beobachtet, wo bei einem Gesichts-Tic gleichzeitig mit den Zuckungen der Gesichtsmuskulatur auch ruckartige Zwerchfellkontraktionen auftraten, die wechselnd seitendifferent waren; DE LA CAMP fand bei einer Hemichorea dextra an der rechten Zwerchfellhälfte auch die stärkeren Zuckungen. Dieser Zwerchfell-Tic wechselt bei ein und demselben Patienten in Stärke und Frequenz und kann nach den Mahlzeiten und bei Ermüdung frequenter werden. Meist handelt es sich dabei um Psychopathen, doch sind auch Fälle beschrieben, wo der Zwerchfell-Tic sich auf eine überstandene Encephalitis

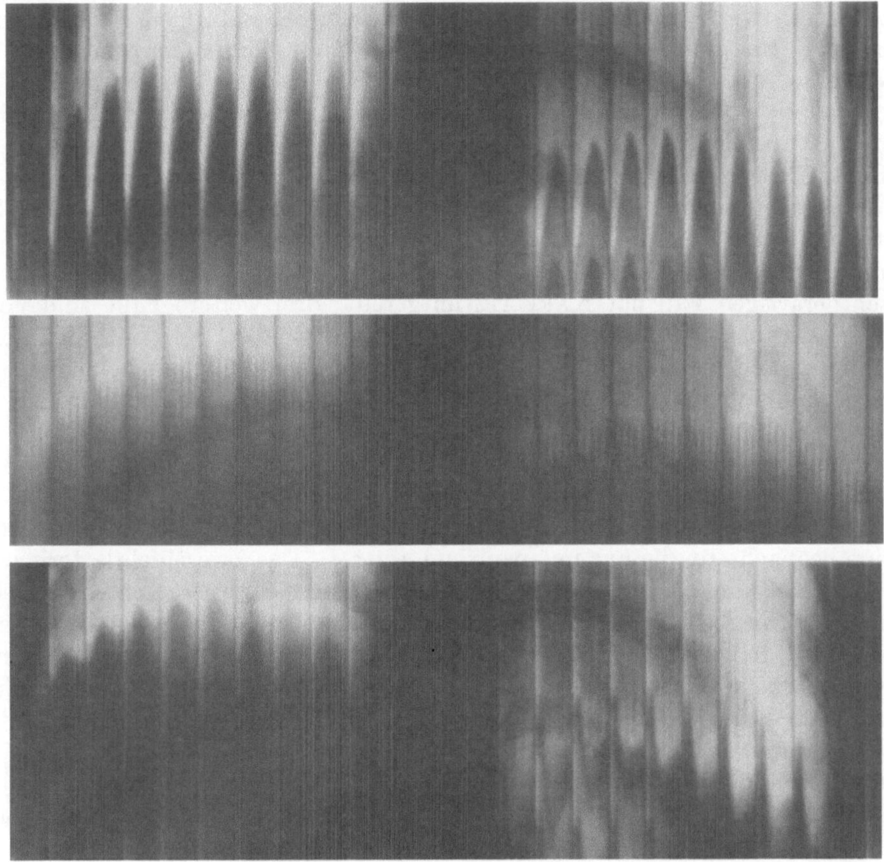

Abb. 41. Zwerchfell-Tic bei einer Hysterica von 32 Jahren. Oben: Normales Atmungskymogramm. Mitte: Normales Schnupfkymogramm. Unten: Tic-artige Kontraktion des Zwerchfells links mit passiver Anhebung rechts bei exspiratorischem Rippenstillstand

oder Phrenicuskontusion zurückführen ließ. BIDOGGIA und Mitarbeiter haben 1951 aus der Weltliteratur 16 Fälle zusammengestellt und deren Ätiologie und Therapie diskutiert; doppelseitige Phrenicusdurchtrennung oder Anaesthesie kann notwendig werden, wenn die Psychotherapie versagt (SMITH, HANDRON, THIBONNEAU, DI CARLO). Soweit sich übersehen läßt, sind röntgenkymographische Untersuchungen solcher Zustände nur von DAHM vorgenommen, aber nicht publiziert worden. Einen eigenen, kymographisch erfaßten Fall von einseitigem Zwerchfell-Tic, den JANKER auch kinematographisch aufgenommen hat, gibt Abb. 41 wieder. Hier handelte es sich um eine junge Frau mit uncharakteristischer Allgemeinanamnese. Seit einigen Jahren besteht anfallsweise ein Druckgefühl hinter dem Brustbein, und in unregelmäßigen Abständen werden „Lähmungen des Rückens, mehrtägige Blindheit oder Taubheit" und sexuelle Störungen empfunden. Bei der Durchleuchtung ist die Zwerchfellbewegung zunächst unauffällig. Nach einigen Minuten treten, besonders im exspiratorischen Atemstillstand ausgelöste, ruckartige Kontraktionen der linken Zwerchfellhälfte auf, wobei die rechte Zwerchfellhälfte paradox

4*

angehoben wird; die Rippen bleiben dabei unbewegt. Der Tic wechselt nach Stärke, Intervall und Frequenz, tritt bis zu 70mal in der Minute und unabhängig von der völlig normalen costodiaphragmalen Respiration auf und ist bei wiederholter Untersuchung stets reproduzierbar. Er ist zweifellos psychogen bedingt, zumal sich klinisch für eine organische Ursache (postencephalitische Störung, cerebrale Endangitis) kein Anhalt gewinnen ließ.

Als besondere Form des Zwerchfell-Tics kann das Zwerchfellflattern aufgefaßt werden, das gleichfalls paroxysmal auftritt und bis zu einer Frequenz von mehr als 300 Zuckungen je Minute gesteigert sein kann. Auch hier ist der ätiologisch wichtigste Faktor eine frühere Encephalitis (BAKER und SHAW); doch kommt das Zwerchfellflattern meist bei Psychopathen vor (CRADDOCK), die mitunter einen Anfall auch willkürlich hervorrufen können. GOODMAN und SENTER und Mitarbeiter haben je einen derartigen Fall beobachtet, der jahrelang die verschiedensten Therapeuten aufsuchte und von verschiedenen Autoren mehrfach publiziert wurde. Ätiologisch kommen außerdem Thoraxkontusionen oder stumpfe Phrenicusläsionen in Betracht; PORTER hat einen Fall mitgeteilt, wo das Zwerchfellflattern bei einem Caisson-Arbeiter auftrat. Sehr selten findet sich der Zwerchfellklonus nur an der linken Zwerchfellhälfte und zeitlich dem Herzrhythmus koordiniert. Den ersten derartigen Fall hat KARELITZ mitgeteilt; drei weitere Fälle sind von WIDSTRÖM; SÖDERSTRÖM; SJOERDSMA und GAYNOR beschrieben worden. Bei allen vier Beobachtungen handelte es sich um eine latente Tetanie, wo die klonischen Kontraktionen des linken Hemidiaphragma offenbar durch Überleitung des Herzaktionsstromes auf den linken N. phrenicus zustande kamen. In Analogie dazu haben HARRIS und SCHERF tierexperimentell ein herzsynchrones Zwerchfellflattern dadurch stillstellen können, daß der operativ gelöste linke N. phrenicus seinen Kontakt mit dem Herzen verlor; hierher mag auch die Beobachtung POLGARs einzuordnen sein, der eine „tetanische" Zwerchfellkontraktion beobachtete, die nur im Inspirium auftrat. Das Zwerchfellflattern zeigt sich durch entsprechend frequente epigastrische Pulsationen an, ist aber auch vor dem Leuchtschirm mehrfach beobachtet worden; kymographische Untersuchungen liegen offenbar nicht vor. Die klinischen Zeichen und subjektiven Symptome sind wenig eindeutig. Unbestimmte Brustschmerzen, Herzsensationen, Schulterschmerzen, anginöse Zustände können vorhanden sein, aber auch sämtlich fehlen. Für die Therapie gilt das gleiche wie bei den Tics geringerer Frequenz.

Der häufigste klonische Zwerchfellkrampf ist der *Singultus* (Schluchzen, Schluckauf). Hierbei kommt es postexspiratorisch brüsk zu einer starken Zwerchfellkontraktion mit plötzlicher Drucksteigerung im Abdomen und ruckartiger Ansaugung von Luft in den Thorax, die bei der Glottispassage an den plötzlich geschlossenen Stimmbändern einen kurzen, „abgehackten" Ton erzeugt (HOFBAUER). Die Inspektion ergibt eine starke Vortreibung des Epigastrium, eine blitzartige Einziehung der Intercostalräume an den Zwerchfellansatzstellen und eine geringe Thoraxhebung. Vor dem Durchleuchtungsschirm sieht man eine kurze ruckartige Inspirationsbewegung des Zwerchfells mit sofortiger Erschlaffung (ZUPPINGER) bzw. etwas verlängerter Exspiration (HITZENBERGER); das Herz verkleinert sich nach plötzlicher Vergrößerung rasch (WELTZ). In einzelnen Fällen beschränkt sich der Zwerchfellklonus auf ein Hemidiaphragma (HOFBAUER), wobei im Kymogramm dann auf der Gegenseite eine entsprechend kurze paradoxe Bewegung aufzutreten scheint (ZUPPINGER), die mit dem von PALTRINIERI beobachteten „paradoxen Singultus" jedoch nicht identisch sein dürfte. Nach KREMER wird der einseitige Singultus besonders bei Intoxikationen beobachtet; er ist theoretisch von besonderem Interesse, weil er für die Frage der cerebralen Lokalisation der Zwerchfelltätigkeit bedeutsam ist (SCHAPIRO, HITZENBERGER). Kymogramme beim Singultus gibt Abb. 42 wieder.

In der Mehrzahl der Fälle hat der Singultus nicht viel zu bedeuten und geht rasch vorüber. In anderen Fällen bleibt er längere Zeit bestehen und bedeutet eine merkliche subjektive Störung. Mitunter dauert er aber auch wochenlang an, um in Einzelfällen besonders von postoperativer Entstehung sogar monatelang und angeblich auch jahrelang in Anfällen mit wechselnd großem Intervall bestehenzubleiben. Da hier eine schwere Beeinträchtigung des ganzen Digestions- und Respirationstraktes resultiert, die sich oft mit erheblichen Kreislaufstörungen verbindet und durch Erstickungsanfälle oder Inanition schließlich auch tödlich ausgehen kann, ist die Frage der Ätiologie des Spontan- und Dauersingultus sehr eingehend bearbeitet worden. Es hat sich gezeigt, daß eine große Reihe sehr verschiedenartiger ätiologischer Faktoren einen Singultus herbeizuführen vermag, jedoch im Einzelfall auch alle Klärungsversuche ergebnislos bleiben können. Der Singultus kann als Reflex von afferenten Vagusfasern thorakal oder abdominal eingeleitet oder cerebral ausgelöst werden, durch Reizung des peripheren Phrenicus entstehen oder schließlich auch die Folge einer direkten Irritation des Zwerchfellmuskels selbst sein. Die Ursachenskala reicht somit von psychischen Alterationen, Hysterie, cerebralen Insulten (Apoplexie, Encephalitis, Meningitis, Oppression der Medulla obl.), toxischen

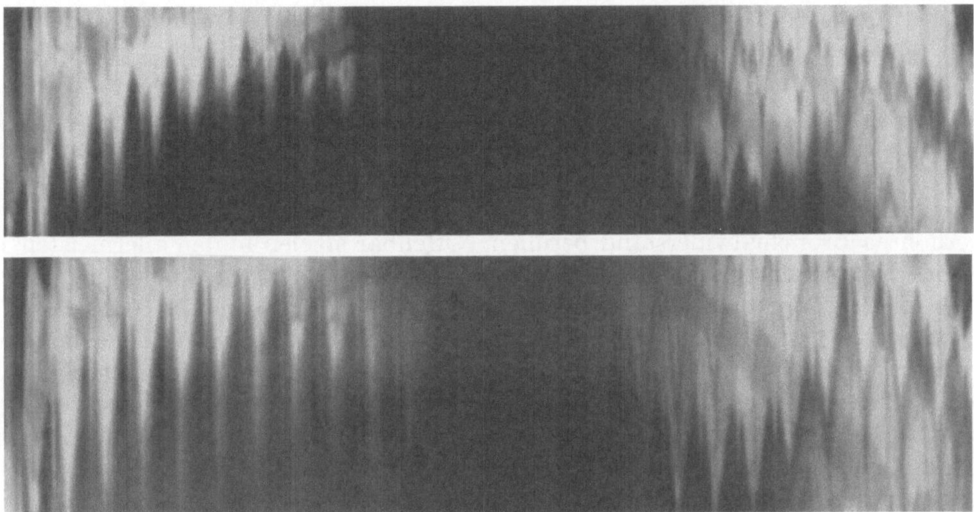

Abb. 42. Singultuskymogramme

Irritationen (Urämie, postoperative Acidose, Alkoholvergiftung, Infektionen), spinalen Affektionen (Syringomyelie, Tabes), radikulären Irritationen (cervicale Osteochondrose und Tumordestruktion) und mechanischen, entzündlichen oder tumorösen Phrenicusreizungen (operative Phrenicuszerrung, Mediastinal- und Bronchialtumoren, Aortenaneurysma, tumorartige Silikose, Mediastinitis, Pneumonie, Pleuritis) bis zu Zwerchfellalterationen infolge Entzündung, Verletzung oder Herniierung des Zwerchfells selbst. Sie umfaßt als weitere Ursachen addiaphragmal fortgeleitete Prozesse bei den verschiedenartigsten entzündlichen und tumorösen Bauchkrankheiten und bei Bauchoperationen mit und ohne Peritonitis (HOFBAUER, POTTENGER, HITZENBERGER, SAUERBRUCH, CATEL, HENNING, WAWERSIK, KÄMMERER, SOEDER). Dementsprechend unterschiedlich muß eine kausale Therapie des Singultus zielen. Manchmal bleibt nur die Ausschaltung eines oder beider Nn. phrenici als symptomatisch dringliche Maßnahme übrig, die jedoch mitunter versagt. Einen Fall, wo erst nach einer Phrenicotomie mit allerdings nur partieller Zwerchfellähmung ein Singultus zusammen mit einer Kardiainsuffizienz auftrat, hat KAUFMANN mitgeteilt.

Der *tonische Zwerchfellkrampf* ist sehr viel seltener; er ist von DUCHENNE zuerst tierexperimentell hervorgerufen und beschrieben, von EPPINGER erstmalig vor dem Leuchtschirm beobachtet worden. Als Ursachen werden Hysterie, Tetanus und Tetanie (HITZENBERGER) sowie die Strychninvergiftung und das hydrophobe Stadium der Tollwut angegeben (NORRIS und LANDIS). Dabei senkt sich das Zwerchfell in tiefste Inspirationsstellung und bleibt während des ganzen Anfalls bewegungslos stehen, um nachher unter raschen Respirationsbewegungen wieder hochzusteigen; die alte Stellung erreicht es aber erst nach längerer Zeit wieder (EPPINGER, FRANK).

Ein Spezialfall des tonischen Zwerchfellkrampfes liegt beim Bronchialasthma vor (WELTZ, WYSS). Mit dem experimentellen Zwerchfellkrampf durch elektrische Phrenicusreizung (DUCHENNE, JAMIN) besteht eine große Übereinstimmung. Im Anfall tritt das Zwerchfell unter starker Abflachung tief, bewegt sich weniger oder gar nicht oder wird sogar inspiratorisch paradox bzw. pseudoparadox angehoben. Die Koordination mit der Rippenbewegung ist gestört; diskontinuierliche Bewegungsabläufe mit und ohne Phasenverschiebung sind dabei nicht selten (WELTZ). Im schweren Anfall besteht eine Kontraktionsstarre des Zwerchfells in Inspirationsstellung und die exspiratorische Erschlaffung fehlt. Die Zwerchfellbewegung ist passiv, so daß das tonisch fixierte Zwerchfell nur noch den respiratorischen Bewegungen der untersten Rippen folgt und dadurch pseudoparadox mitbewegt wird. Diese Verhältnisse sind in Weiterführung der WELTZschen Untersuchungen von WYSS genauer analysiert und dahingehend erklärt worden, daß der asthmatische Zwerchfellkrampf reflektorisch bedingt ist. Die mittlere diaphragmale Tonuslage der normalen Atmung, durch den rhythmischen Wechsel von Dehnung und Erschlaffung der Lungen bedingt, scheint durch Reflexe gestört zu werden, die von den geschädigten Bronchien ausgehen, über den Vagus die physiologische Abbremsung des zentralen Inspirationstonus abschwächen oder verhindern und so über den Phrenicus zum Zwerchfellkrampf führen. In anderen Fällen allerdings kann die Exspirationsstörung allein auf dem erhöhten Bronchialwiderstand beruhen. Offenbar spielen in den allermeisten Fällen aber beide Komponenten eine Rolle, so daß der alte Streit über den Entstehungsmechanismus der exspiratorischen Dyspnoe des Asthmatikers — Ventilstenose (BIERMER, WELTZ) oder Inspirationskrampf der Atemmuskulatur (WINTRICH) — in einem Kompromiß beigelegt scheint. Der Inspirationskrampf des Zwerchfells läßt sich vorübergehend durch einseitige Phrenicusanaesthesie mit partieller Zwerchfellähmung oder besser gesagt mit Parese lösen. Dabei tritt zuerst eine Bewegungsparadoxie auf der paralytischen Zwerchfellseite mit kompensatorischer Bewegungssteigerung der nichtgelähmten Seite auf; dann besteht in der Erholungsphase des N. phrenicus (Parese) eine beiderseits normalsinnige, große Zwerchfellrespiration, und schließlich ist nach völligem Abklingen der Anaesthesie wieder das Bild des beidseitigen tonischen Zwerchfellkrampfes hergestellt (WYSS). — Außerhalb des Asthmaanfalls sind die inspiratorischen Bewegungen von Rippen und Zwerchfell normal. Im Exspirium bleibt die Rippenbewegung meist regelrecht oder ist nur terminal verkleinert; die Zwerchfellbewegung kann im Exspirium jedoch biphasisch sein: Zu Beginn der Exspiration hebt sich das Zwerchfell rasch, um mit mehr oder minder deutlichem Knick im zweiten Teil der Exspiration langsamer zu werden. Gleichzeitig ist die Bauchpresse in der zweiten Exspirationsphase erheblich verstärkt. Das Flächenkymogramm stimmt in der Wiedergabe dieser respiratorischen Anomalie mit dem Pneumotachogramm völlig überein. Als Ursache wird nicht mehr eine plötzliche Zunahme des Bronchialwiderstandes im Exspirium allein (WELTZ), sondern eine exspiratorische Abnahme des intrathorakalen Druckes angenommen (WYSS).

4. Indirekte Röntgenzeichen der gestörten Zwerchfellfunktion

Die von LAURELL, HULTEN beschriebenen und von FLEISCHNER zuerst richtig gedeuteten Plattenatelektasen in der Lungenbasis von horizontalem Verlauf werden außerordentlich häufig bei den verschiedensten Affektionen der Nachbarorgane des Zwerchfells beobachtet. In ihrer Entstehung lange umstritten, können sie heute als wertvolles röntgenologisches Zeichen für eine diaphragmale Funktionsstörung angesehen werden. HAUBRICH hat in Erweiterung der Untersuchungen von FLEISCHNER und STRNAD gezeigt, daß eine Störung der Zwerchfellbewegung bei allen zugrunde liegenden Krankheiten in Brust- und Bauchraum den pathogenetisch entscheidenden Faktor darstellt. Danach ist es berechtigt, den Befund einer plattenförmigen Lungenatelektase für den Nachweis einer akuten, subakuten oder abgeklungenen Störung der Zwerchfellbewegung diagnostisch zu verwerten. Es wird bei der Darstellung der Zwerchfellalterationen im Gefolge der verschiedenen Krankheitsprozesse an Pleura, Lungen und Herz einerseits und an den Oberbauchorganen andererseits später zu zeigen sein, wie häufig dieses indirekte Zeichen der diaphragmalen Funktionsstörung ist. Hier sollen nur seine pathologisch-anatomischen und klinischen Grundlagen im Zusammenhang dargestellt und einige typische Beispiele vorweggenommen werden.

Basale Plattenatelektasen der Lunge kommen bei intrathorakalen und abdominellen Krankheiten etwa gleich häufig vor, wenn berücksichtigt wird, daß eine große Zahl abdomineller Grundkrankheiten gleichzeitig eine Pleuritis, Bronchitis, Bronchopneumonie oder Herzinsuffizienz aufweist und umgekehrt ein Teil der Atelektasefälle bei thorakalen Krankheiten mit abdominellen Alterationen (z. B. Stauungsleber) verbunden ist. Außer postoperativen gerichteten Lungenkollapsen sind Basisatelektasen auf abdomineller Grundlage praktisch nur bei Krankheiten der Leber, Gallenblase und Milz zu beobachten (FLEISCHNER; STRNAD; RUDNIKOFF und Mitarbeiter; HAUBRICH), was dem topographisch engen Zusammenhang gerade dieser Bauchorgane zum Zwerchfell entspricht. In der Lokalisation von basaler Lungenatelektase und ursächlicher Baucherkrankung besteht eine ausgesprochene Seitenkongruenz, die nur dann verwischt wird, wenn konkurrierende Entstehungsfaktoren wie doppelseitige Bronchitiden und Herzkrankheiten hinzutreten. Die gleiche Seitenkongruenz ergibt sich bei den Atelektasen im Gefolge von Krankheiten der Thoraxorgane; bei der Bronchitis und besonders bei der Herzinsuffizienz mit und ohne Pleuratranssudat treten die Atelektasen entweder in beiden Lungen auf oder wegen der Zwerchfellalteration durch eine Stauungsleber vorwiegend rechtsseitig.

Alle diese zwerchfellnahen Krankheitsprozesse pflegen mit einer Einschränkung der Zwerchfellbewegung auf der kranken Seite einherzugehen. Die Funktionsstörung des Zwerchfells umfaßt von leichter Schonung bis zur völligen Ruhigstellung alle Grade der Bewegungsminderung, die reflektorisch bedingt oder durch histologisch nachweisbare Miterkrankung des Zwerchfells erklärlich ist (HITZENBERGER). Der Nachweis eines ein- oder beidseitigen Zwerchfellhochstandes ist dabei nicht obligatorisch, weil die einmal entstandene Plattenatelektase die diaphragmale Bewegungsstörung überdauern kann. Für die große Gruppe der ein- oder beidseitigen Lungenatelektasen bei Herzinsuffizienz ist pathogenetisch bedeutsam, daß hier das Zwerchfell nicht nur infolge Leberstauung, Ascites oder Meteorismus häufig höher tritt und in der Bewegung eingeschränkt wird, sondern daß hier die Zwerchfellatmung auch ohne auffälligen Hochstand oft zugunsten einer stärkeren Rippenatmung zurücktritt. Damit stimmt überein, daß das Prinzip der Seitenkongruenz von zwerchfellnaher Erkrankung und Atelektasesitz nur bei den Herzkrankheiten durch die größere Häufigkeit doppelseitiger Plattenatelektasen aufgehoben oder überdeckt ist. Die symmetrische beidseitige Basisatelektase ist daher fast pathognomonisch für eine manifeste oder auch klinisch noch latente Herzinsuffizienz (RICHTER), wie sich nach den histologisch faßbaren Zwerchfelldegenerationen bei mancher Herzdekompensation verstehen läßt (HITZENBERGER). Die Störung der Zwerchfellfunktion ist als tertium comparationis allen der Plattenatelektase zugrunde liegenden Krankheiten in Abdomen und Thorax gemeinsam. Als fakultative pathogenetische Zusatzbedingung kann die Bronchitis gelten (STRNAD, EISENREICH, POHLEN, LENTINI). Die pathogenetische Reduktion auf diaphragmale Faktoren ist unbestreitbar; sie darf allerdings nicht identisch mit dem Untersuchungsbefund von Zwerchfellstand und -bewegung im Zeitpunkt des Atelektasenachweises sein, weil die Zwerchfellfunktion wieder weitgehend restituiert sein kann, auch wenn noch zwerchfellnahe Atelektasen vorliegen. In allen Fällen aber ist die respiratorische Zwerchfellverschieblichkeit für mehr oder minder lange Zeit zugunsten der Rippenatmung reduziert. Der Zwerchfellhochstand ist dabei kein „disponierender Faktor" an sich, sondern eine nicht obligate Teilerscheinung der pathogenetisch notwendigen Bewegungsstörung.

Diese Tatsache ist für die Entstehung und Lokalisation der typischen Plattenatelektase oberhalb des Zwerchfells, für die in Abb. 43 Beispiele wiedergegeben sind, von entscheidender Bedeutung. Die Einschränkung der Zwerchfellatmung hat nämlich zur Folge, daß die kompensatorisch verstärkte Rippenatmung der gleichen Seite nicht nur wie im Normalfall den Oberlappen, sondern auch die dem Interlobium nächstgelegenen Anteile des Unterlappens mitbelüftet. Dies ist durch die früher besprochenen kymographischen Untersuchungen von WEBER und HECKMANN über die Mitbewegung der Lungenzeichnung erwiesen und am Beispiel der Abb. 37 bereits demonstriert. Die reduzierte Zwerchfellatmung belüftet nur noch die basalen Abschnitte des Unterlappens, so daß die Grenze zwischen der sternocostalen und diaphragmalen Belüftung nicht wie sonst mit dem Verlauf des großen Interlobärspaltes übereinstimmt, sondern nach caudal verschoben ist. Gerade in dieser Umschlagsebene entstehen die Plattenatelektasen durch eine Sekretstauung in den kleinen Bronchien, wie HAUBRICH in der Diskussion der STURMschen Gegentheorie

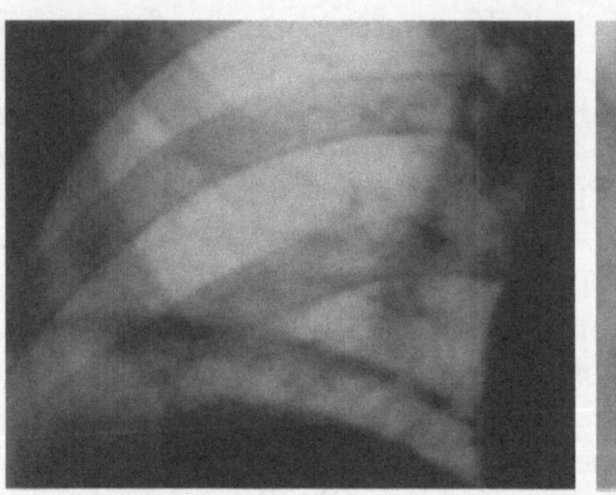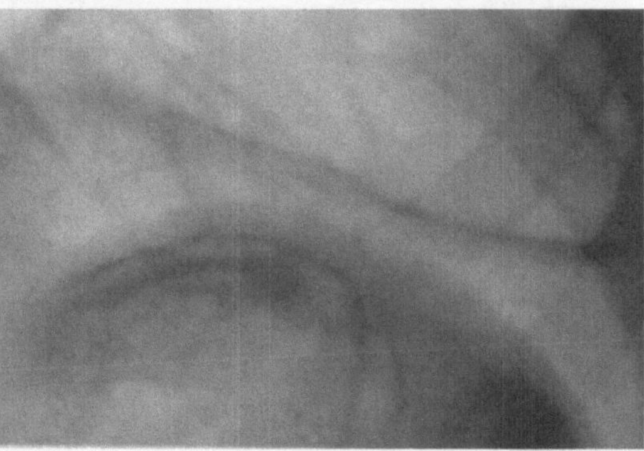

Abb. 43. Große Plattenatelektase in der Lungenbasis bei tumorösem Ascites (links) und bei Phrenicusläsion (rechts)

einer aktiven Kontraktionsatelektase wahrscheinlich gemacht hat, und wie es mit den Untersuchungsergebnissen anderer Autoren mit ähnlicher Fragestellung gut übereinstimmt (FLEISCHNER und Mitarbeiter; STRNAD; SIEMSEN; JAHN und OLINGER; EISENREICH). Ob und inwieweit pathogenetisch auch ein Krampf der terminalen Bronchien mit anschließender Luftresorption im Wechselspiel einer alternierenden Beatmung verschiedener Lungenpartien (STUTZ) oder eine Zirkulationsstörung in diesen Partien mit lokaler Anschoppung (HEUCK und FLACH) eine Rolle spielt, ist noch nicht geklärt.

Literatur

BACHMANN, M.: Die Veränderungen an den inneren Organen bei hochgradigen Skoliosen und Kyphoskoliosen. Bibl. med. Abt. D, 4, Stuttgart 1899. Zit. nach SCHAUB u. HITZENBERGER.
BAKER, C. G., and A. B. SHAW: Diaphragmatic flutter. Lancet 1951 II, 985.
BALLANTYNE, D. A.: Disturbed diaphragmatic movement. New Zealand Med. J. 51, 95 (1952). Ref. Zbl. Radiol. 40, 94 (1953).
BIDOGGIA, H., D. E. COPELLO y J. M. VAYO: Tic diaframmatico. Medicina (Buenos Aires) 11, 101 (1951). Ref. Zbl. inn. Med. 137, 83 (1952).
BIERMER, DUCHENNE u. WINTRICH: Zit. nach F. WYSS.
BÖHME, W., u. R. WAWERSIK: Über Herzbewegungen bei Zwerchfellhochstand in Beziehung zum gastrokardialen Symptomenkomplex und der Theorie des Herzspitzenstoßes. Fortschr. Röntgenstr. 54, 476 (1936).
BRODKIN, H. A.: Congenital anterior chest wall deformities of diaphragmatic origin. Dis. Chest 24, 259 (1953).
CAMP, DE LA: Beiträge zur Physiologie und Pathologie der Zwerchfellathmung. Z. klin. Med. 49, 411 (1903).
—, u. MOHR: Zwerchfellähmung. Z. exper. Path. 1 (1905). Zit. nach HITZENBERGER.
CARLO, C. DI: Aspetti chimografici del diaframma in neuropazienti. Ann. di Radiol. diagn. 23, 319 (1951).

CATEL, W.: Wie entsteht der Singultus? Dtsch. med. Wschr. 1953, 1684.

—, u. H. HAHN: Entstehungsmöglichkeiten und Einteilung der Apneumatosen (Atelektasen). Beitr. Klin. Tbk. 109, 501 (1953).

COMOLLI u. BAGGIO: Neue Gesichtspunkte in der pathogenetischen Beurteilung der Hiatushernien. Ref. in Boas Arch. 58, 76 (1936).

CRADDOCK, W. L.: Diaphragmatic flutter with symptoms resembling angina pectoris. J. Amer. Med. Assoc. 146, 1315 (1951).

DAHM, M.: Rippen- und Zwerchfellbewegung im Röntgenbild. Fortschr. Röntgenstr. 46, 484 (1932); 47, 276, 426 (1933).

— Atmungshemmungen bei pathologischen Zuständen. In STUMPF-WEBER-WELTZ, S. 301.

— Persönliche Mitteilung.

DIETLEN, H.: Herz und Gefäße im Röntgenbild. 1923. — Verh. 23. Kongr. inn. Med. Zit. nach HITZENBERGER.

EISENREICH, F. X.: Untersuchungen über die Entstehung von Lungenatelektasen bei Ausschaltung der Lungennerven und unter anderen Bedingungen. Thoraxchirurgie 1, 262 (1953).

FLEISCHNER, F.: Atelektase und gerichteter Kollaps der Lunge. Fortschr. Röntgenstr. 53, 607; 54, 315 (1936).

— A. O. HAMPTON and B. CASTLEMAN: Linear shadows in the lung. Amer. J. Roentgenol. 46, 610 (1941).

FRANK: Ein seltener Fall von Zwerchfellkrampf. Zit. nach Boas Arch. 47, 289 (1930).

GOODMAN, M. J.: Paroxysmal flutter of the diaphragm simulating coronary occlusion. J. Amer. Med. Assoc. 116, 1635 (1941).

HANDRON, C. J.: Diaphragmatic tic; a case report. Ann. Int. Med. 14, 1909 (1941).

HARRIS, R., and D. SCHERF: Amer. J. Med. Sci. 210, 598 (1945). Zit. nach BAKER u. SHAW.

HAUBRICH, R.: Zur Klinik und Theorie der plattenförmigen Lungenatelektase. Fortschr. Röntgenstr. 79, 32 (1953).

— Zur Frage der Bewegung der Lungengefäße im Herzkymogramm. Fortschr. Röntgenstr. 76, 1 (1952).

HECKMANN, K.: Das Krankheitsbild der Bronchial-Insuffizienz. Fortschr. Röntgenstr. 74, 23 (1951).

HENNING, N.: Über den Singultus. Dtsch. med. Wschr. 1954, 1925.

HEUCK, F., u. A. FLACH: Tierexperimentelle und klinische Studie zur Entstehung von plattenförmigen Lungenatelektasen. Z. exper. Med. 121, 76 (1953).

HITZENBERGER, K.: Bewegungsstörungen des Zwerchfells. Klin. Wschr. 1928, 315.

—, u. L. REICH: Wien. Arch. inn. Med. 8, 303 (1924).

HOFBAUER, L.: Atmungs-Pathologie und -Therapie. Berlin 1921.

— Pathologische Physiologie der Atmung. In Handbuch der normalen und pathologischen Physiologie, Bd. II/1, S. 337. Berlin 1925.

HOLZKNECHT, G.: Zit. nach HITZENBERGER.

JAHN, R. P., and J. K. OLINGER: Linear basal atelectasis following therapeutic phrenic nerve interruption. Amer. Rev. Tbc. 65 (I), 88 (1952).

JANKER, R.: Persönliche Mitteilung.

KÄMMERER, H.: Leitsymptom: Singultus. Münch. med. Wschr. 1955, 478.

KARELITZ, S.: Unusual manifestations of tetany, cardiospasm and unilateral diaphragm spasm. Libman Anni. Vol. 1932. Zit. nach SJOERDSMA.

KAUFMANN, W.: Linksseitige Zwerchfellähmung, Kardiainsuffizienz, Singultus. Röntgenprax. 6, 95 (1934).

KIENBÖCK: Auf dem Röntgenschirm beobachtete Bewegungen in einem Pyopneumothorax. Wien. klin. Wschr. 1898, 22; 1902, 22. Im übrigen zit. nach HITZENBERGER.

KREMER, H.: Über den Singultus. Erg. Chir. 15, 362 (1922).

LENTINI, D.: Sulle atelectasie lamellari oblique del polmone. Radiologia (Roma) 10, 245 (1954).

MARQUARDT, S.: Studie über röntgenologische Veränderungen bei Thoraxdeformitäten. Fortschr. Röntgenstr. 78, 698 (1953).

MATSON, R. C.: Diaphragmatic irregularities. J. Amer. Med. Assoc. 97, 6 (1922).

NICOLADONI: Zit. nach RÖHM: Über angeborene Zwerchfelldefekte. Diss. Berlin 1935.

NOORDEN, C. H. v.: Med. Klin. 1910. Zit. nach HITZENBERGER.

NORRIS, G. W., and LANDIS: Diseases of the chest, 2. Aufl. London u. Philadelphia 1920. Zit. nach HITZENBERGER.

PALTRINIERI, G.: Funktionelle Untersuchung des Zwerchfells beim Singultus mittels der Phrenographie. Riv. Radiol. e Fisica med. 4, 645 (1932). Ref. Zbl. inn. Med. 70, 766 (1932).

POHLEN, M.: Zum genetischen Problem der Plattenatelektase. Z. Tbk. 104, 47 (1954).

POLGAR, F.: Inspiratorische Zwerchfellkontraktion. Radiol. clin. 17, 42 (1948).

POLLITZER, H.: Chlorose. Münch. med. Wschr. 1909, 1103.

PORTER, W. B.: Diaphragmatic flutter with symptoms of angina pectoris. J. Amer. Med. Assoc. 106, 992 (1936).

POTTENGER: Symptoms of visceral disease, 2. Aufl. St. Louis 1922. Zit. nach HITZENBERGER.

RICHTER, K.: Segmentale und plattenförmige Lungenatelektasen. Diss. Bonn 1951.

ROSENFELD, F.: Über einseitigen Zwerchfellhochstand. Berl. klin. Wschr. 1914, 1140. Zit. nach HITZENBERGER.

RUDNIKOFF, J., and C. J. HEADLAND: Pulmonary changes following cholecystectomy. J. Amer. Med. Assoc. 146, 989 (1951).

SAUERBRUCH, F.: Zit. nach HITZENBERGER.

SCHAPIRO: Zit. nach HOFBAUER.

SCHAUB, F., A. BÜHLMANN, R. KÄLIN u. T. WEGMANN: Zur Klinik und Pathogenese des sog. Kyphoskolioseherzens. Schweiz. med. Wschr. 1954, 1147.

SENTER, W. J., L. F. TIMBERLAKE and R. NELSON: Diaphragmatic flutter. Follow-up report. J. Amer. Med. Assoc. 143, 174 (1950).

SIEBERT: Der Zwerchfellhochstand in Praxis und Begutachtung. Leipzig 1930.

SIEMSEN: Lungenatelektase bei Pleuritis exsudativa. Schweiz. med. Wschr. 1952, 702.

SJOERDSMA, A., and W. B. GAYNOR: Contraction of left leaf of diaphragm coincident with cardiac systole. J. Amer. Med. Assoc. 154, 987 (1954).

SMITH, H.: Diaphragmatic tic relieved by section of phrenic nerves. Report of two cases. Amer. J. Med. Sci. 183, 837 (1932).

SOEDER, M.: Zur Pathogenese und Therapie des Singultus. Medizinische 1952 I, 849.

SÖDERSTRÖM, N.: Clonic spasm of diaphragm. Acta med. scand. (Stockh.) 137, 27 (1950).

— Diaphragm contractions synchronizing with heart movements. Acta med. scand. (Stockh.) Suppl. 122, 95 (1950).

STEINMANN, E. P.: Z. Orthop. 80, 202 (1951). Zit. nach SCHAUB u. Mitarb.

STEWART, C. J.: The diaphragm in pregnancy. Tubercle 32, 40 (1951).

STRNAD, F.: Die gerichtete Atelektase als ein wertvolles Symptom in der röntgenologischen und klinischen Differentialdiagnostik. Dtsch. med. Wschr. 1942 I, 497.

STRUCKOW, A. J.: Histologische Veränderungen des Zwerchfells im Zusammenhang mit der Lehre von seiner Funktion. Virchows Arch. 282, 643 (1931).

STURM, A.: Die klinische Pathologie der Lunge in Beziehung zum vegetativen Nervensystem. Stuttgart 1948.

STUTZ, E.: Über die Funktion der Lungenmuskulatur. Beitr. Klin. Tbk. 105, 221 (1951).

THIBONNEAU, M.: Myoclonus du diaphragme. J. de Radiol. 25, 143 (1943).

WALSHAM, H., and OVEREND: Arch. of Radiol. Zit. nach HITZENBERGER.

WAWERSIK, F.: Singultusbehandlung. Dtsch. med. Wschr. 1954, 1911.

WEBER, H.: Die normale Atmung. In STUMPF-WEBER-WELTZ, Röntgenkymographische Bewegungslehre innerer Organe, S. 242. Leipzig 1936.

WELTZ, G. A.: Die pathologische Atmung. In STUMPF-WEBER-WELTZ, Röntgenkymographische Bewegungslehre innerer Organe, S. 278. Leipzig 1936.

WENCKEBACH, K. F.: Thoraxformen. Wien. klin. Wschr. 1916. Zit. nach HITZENBERGER.

WETH, G. v. D.: Krankhafte Veränderungen der Atmungsmechanismen. In STUMPF-WEBER-WELTZ, Röntgenkymographische Bewegungslehre innerer Organe, S. 350. Leipzig 1936.

WIDSTRÖM, G.: Ett egendomligt fenomenon vid tetani. Nord. Med. 23, 1366 (1944). Zit. nach SJOERDSMA u. BAKER.

WYSS, F.: Asthma bronchiale. Stuttgart 1955.

— E. LOPEZ u. F. SCHMID: Untersuchungen über die Ursache der asthmatischen Dyspnoe. Helvet. med. Acta 18, 537 (1951).

ZAWADOWSKI, W.: Hernie des Hiatus oesophageus. Medycyna 33, 25 (1934). Ref. Gastroenterologia (Basel) 56, 95 (1935).

ZUPPINGER, A.: Das Zwerchfell, in SCHINZ-BAENSCH-FRIEDL-UEHLINGER, S. 2580.

IV. Das Zwerchfell im Pneumothorax, Pneumoperitoneum und Pneumoretroperitoneum

Wenn durch Perforationen der Rumpfwand oder lufthaltiger Eingeweide Luft in die Pleura- oder Peritonealhöhle eindringt oder wenn artefiziell aus diagnostischen oder therapeutischen Gründen Luft in eine der beiden Höhlen eingelassen wird, erscheint das Zwerchfell in größerer Ausdehnung von seinen Nachbarorganen abgehoben. Dadurch können die Veränderungen gut erfaßt werden, die es bei dieser Störung des normalen Kräftegleichgewichtes in Stand, Form und Beweglichkeit erfährt. Im Pneumothorax wird die Zwerchfelloberfläche frei dargestellt, im Pneumoperitoneum werden die ventral medialen und lateralen Anteile der Zwerchfellunterfläche isoliert und im Pneumoretroperitoneum schließlich lassen sich vor allem die dorsal-medialen und lumbalen Anteile der serosafreien Unterfläche des Zwerchfells darstellen. Die Diagnostik der zwerchfell-eigenen und -nahen Krankheitsprozesse kann sich dieser Methoden daher mit Erfolg bedienen, wie später im speziellen noch zu zeigen ist. Abgesehen davon gewährt das Studium der Funktionsabweichungen, die das gesunde Zwerchfell unter den Bedingungen des Pneumothorax, Pneumoperitoneum und Pneumoretroperitoneum aufweist, weitere Einblicke in die Physiologie des Zwerchfells, die im folgenden zusammenhängend besprochen werden sollen.

1. Pneumothorax

Während der seltene doppelseitige Spontanpneumothorax nach Lufteintritt durch die visceralen Pleuren meist einen Überdruck aufweist und prognostisch sehr ungünstig ist, besteht beim artefiziellen *doppelseitigen Pneumothorax* stets noch ein Unterdruck im Pleuraraum, und die Funktionsstörung bleibt meist erstaunlich gering. Die Lungen sind nur mäßig kollabiert. Das Zwerchfell steht in Ruhelage beiderseits um einen Intercostalraum oder mehr tiefer, weil der thorakale Sog durch die Verringerung der pulmonalen Retraktionskraft und die relative Erhöhung des intrapleuralen Drucks herabgesetzt ist. Mit dem beidseitigen Zwerchfelltiefstand beim Lungenemphysem haben die hier gegebenen Verhältnisse manche Ähnlichkeit, unterscheiden sich davon aber insofern, als eine diaphragmale Strukturveränderung (Atrophie) fehlt und die Zwerchfellwölbung im allgemeinen besser erhalten bleibt; allerdings werden die Phrenicocostalwinkel stärker eröffnet, und die untere Thoraxapertur wird inspiratorisch nicht erweitert, mitunter sogar eingezogen (HITZEN-

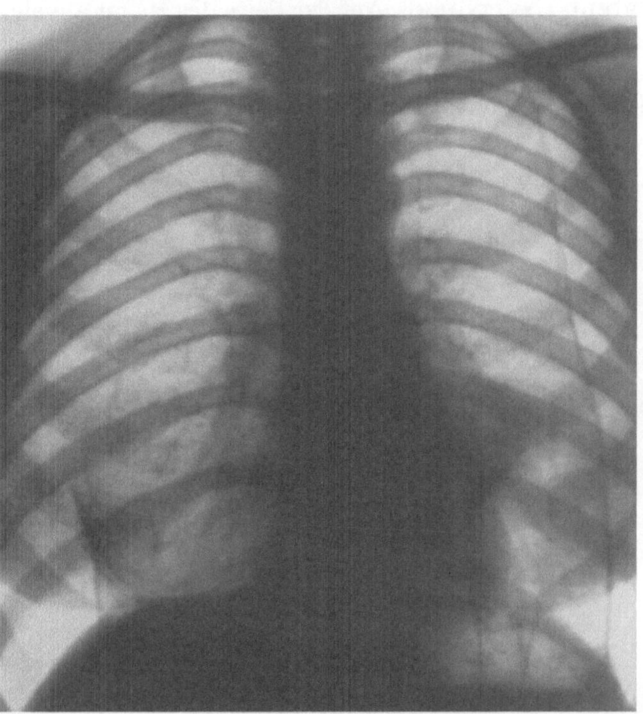

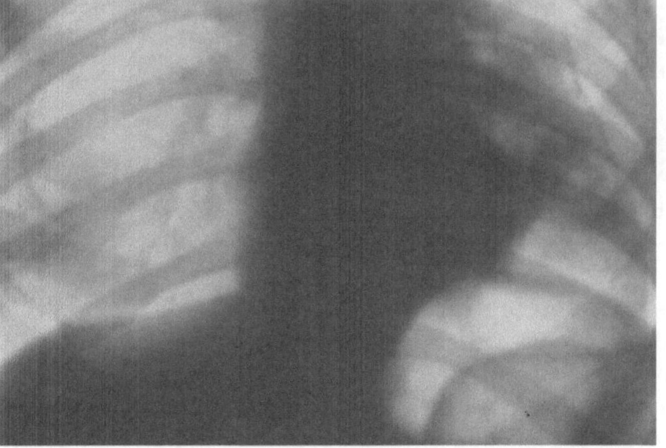

Abb. 44. Zwerchfelltiefstand mit erhaltener Wölbung bei Doppelpneumothorax (oben). Nach 1 Jahr Bogenteilung links durch Muskelschwäche ventral (unten)

BERGER). Ein Beispiel gibt Abb. 44 wieder. Erst wenn z. B. nach einer begleitenden exsudativen Pleuritis durch pleurodiaphragmale Schwartenbildung auch eine Muskelschwäche infolge entzündlicher oder narbiger Umwandlung resultiert, geht die glatte Zwerchfellwölbung in diesem Bereich verloren, wie hier am ventralen Anteil der linken Zwerchfellhälfte nach einem Jahr sichtbar wird (Abb. 44, unterer Bildteil). Passagere Formänderungen bzw. caudalkonvexe Durchbuchtungen, wie sie beim Seropneumothorax infolge des hydrostatischen Druckes oder beim einseitigen Überdruckpneumothorax auftreten können und noch zu erörtern sind, dürfen nicht mit dieser endgültigen Teilverformung gleichgesetzt werden. Da die Druckdifferenz zwischen den beiden Thoraxseiten beim therapeutischen Doppelpneumothorax sehr klein ist, fehlen nicht nur die Verlagerung und das respiratorische Wandern des Mediastinum, sondern die Bewegung des nur wenig tiefgestellten Zwerchfells bleibt dabei auch seitengleich (SCHINZ-BAENSCH-FRIEDL-UEHLINGER). Auf der Seite des zuerst angelegten Pneumothorax sind die Zwerchfellbewegungen stärker reduziert, wie BENVENUTI röntgenkymographisch feststellen konnte, um bei längerem Bestehen des Doppelpneumothorax später beiderseits wieder gleich groß zu werden. Die Exkursionsgröße kann dann normal sein oder aber mäßig verkleinert werden; der Bewegungsablauf bleibt auf beiden Seiten unauffällig.

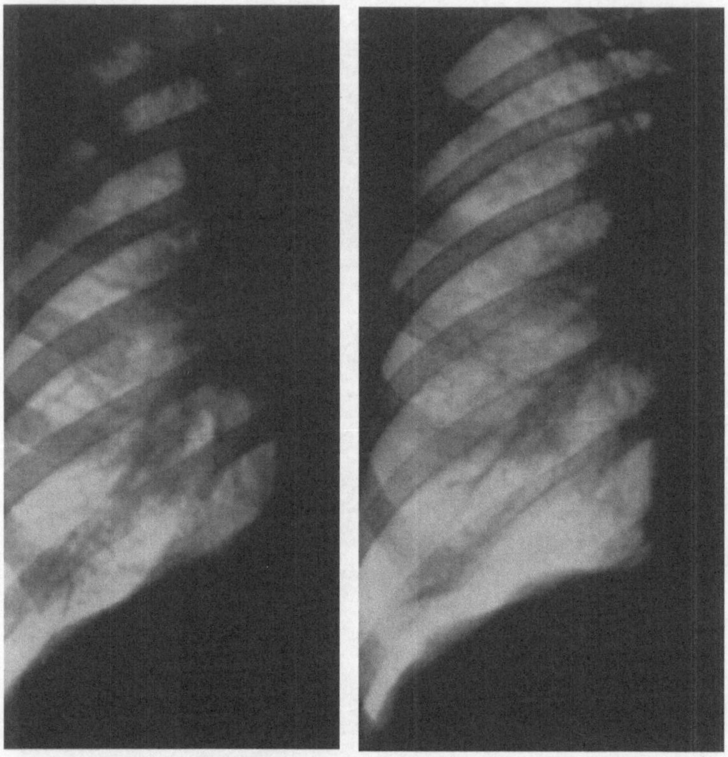

Komplizierter sind die Änderungen in Stand, Form und Bewegung, die das Zwerchfell beim *einseitigen Pneumothorax* erfährt. Einseitiger Zwerchfelltiefstand auf der Pneumothoraxseite ist obligat. Er ist jedoch beim weit nach innen offenen und beim geschlossenen Pneumothorax mit Unterdruck geringer als beim Ventilpneumothorax, beim weit nach außen offenen und beim geschlossenen Pneumothorax mit Überdruck (ZUPPINGER). Der Grad des Zwerchfelltiefstandes ist nicht allein von der eingeströmten Luftmenge und der Druckdifferenz zwischen kranker und gesunder Thoraxseite, sondern auch von der Ausgleichsfähigkeit des Mittelfells und dem Zustand

Abb. 45. Stärkere Buckelung eines muskelschwachen Zwerchfells im Pneumothorax (beide Aufnahmen in Inspiration)

der kollabierten Lunge abhängig. Je nachdem, ob die Lunge intakt oder verletzt, gering oder stark infiltriert, pleural frei oder verschwartet ist, erhält gerade dieser letzte Faktor entscheidendes Gewicht. Dazu kommt die Reaktionsfähigkeit des Zwerchfells selbst, die durch Adhäsionen, begleitende entzündliche Infiltrationen, hydrostatische Belastung durch einen zusätzlichen Pleuraerguß und durch Dauerbeanspruchung vielfältig geändert sein kann. Aus der Summe all dieser Einzelbedingungen resultiert das Ausmaß des Zwerchfelltiefstandes. Vergleichsuntersuchungen mit dem Ziel einer Beurteilung der diaphragmalen Funktiontüchtigkeit müssen diese Tatsache in Rechnung stellen. Dann wird auch verständlich, warum im Einzelfall z. B. trotz erheblichen Lungenkollapses das Zwerchfell auf dieser Seite in höherer Mittellage bleiben kann als bei dem kleinen Selektivpneu eines anderen Falls. Im großen ganzen ist jedoch der Zwerchfelltiefstand um so mehr ausgesprochen, je vollständiger der Lungenkollaps ist (ALEXANDER); er kann bis zu zwei Intercostalbreiten betragen. Kompensatorisch pflegt das Zwerchfell auf der Gegenseite höher zu treten, doch ist dieser kontralaterale Hochstand relativ gering und bleibt meist unter 1 cm (W. GÖTZE). Im Verlauf einer Pneumothoraxbehandlung nimmt der Zwerchfelltiefstand meist etwas zu, wahrscheinlich weil die Retraktionskraft der kollabierten Lunge auf die Dauer nachläßt.

Auch die Form der tiefgestellten Zwerchfellhälfte ist recht variabel. Im unkomplizierten Fall senkt sich die Zwerchfellkuppel auf der Pneumothoraxseite in toto, so daß ihre gleichmäßige Wölbung abgeflacht wird; Konturunregelmäßigkeiten können dabei durch angelagerte Teilatelektasen der Lungenbasis, Fibrinmäuse oder Perikardbürzel vorgetäuscht werden. In anderen Fällen wird die Zwerchfellbogenlinie durch Adhäsionsstränge nach oben ausgezogen. Oder es wird eine, vorher auch bei tiefer Inspiration unsichtbare oder nur angedeutete Bogenteilung oder Buckelbildung im Pneumothorax erkennbar (Abb. 45). Dieser im Rahmen der Formvarianten des normalen Zwerchfells bereits besprochene Befund erklärt sich wie dort aus umschriebenen Differenzen der Muskelkontraktilität und ist wie dort im anteromedialen Zwerchfellabschnitt am häufigsten.

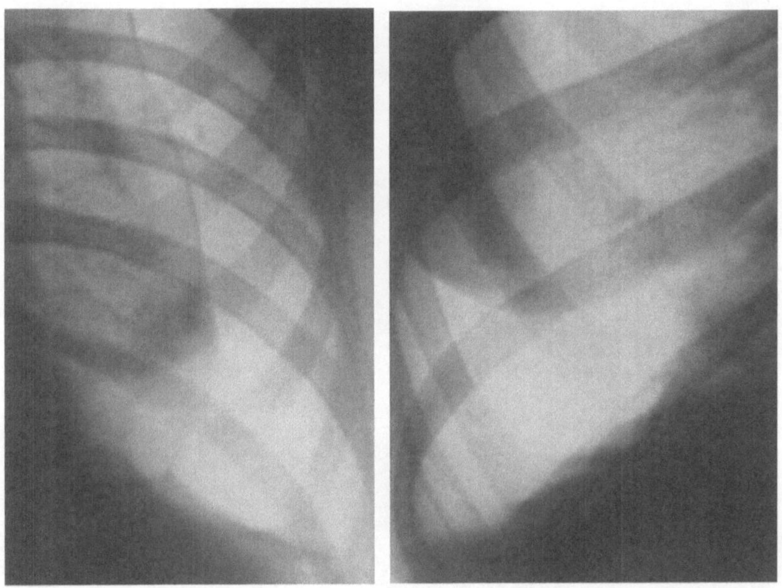

Abb. 46. Insertionszacken und Adhäsionszipfel (links), Insertionszacken und Buckelung (rechts) bei Fällen von Überdruckpneumothorax

Auf den ersten Blick ist schwer zu verstehen, weshalb im Pneumothorax eine Buckelung auftritt, wenn sie vorher fehlte; ohne Pneumothorax sollten die muskelschwachen Zwerchfellpartien sich unter der inspiratorisch gesteigerten Lungenretraktion eher als Buckel nach oben vorwölben. Offenbar erklärt sich dieser scheinbare Widerspruch aber dadurch, daß es sich bei diesen Fällen um ein Zwerchfell handelt, das im ganzen weniger muskelkräftig ist und umschriebene Kontraktilitätsdifferenzen nur dann mit einer Ausbuckelung anzeigt, wenn seine muskuläre „Vordehnung" infolge der tieferen Ruhelage im Pneumothorax ungenügend ist. Vor der Anlage des Pneumothorax — und nach seiner Resorption, wie mehrfach beobachtet werden konnte! — bedingt die höhere Ruhelage in diesen Fällen eine stärkere Vordehnung und damit auch größere Kontraktionsfähigkeit aller muskulären Anteile des gleichen Zwerchfells.

Insertionszacken werden im Pneumothorax besonders dann supradiaphragmal sichtbar, wenn ähnlich wie bei manchem Lungenemphysem das Zwerchfell nach unten durchhängt (Überdruckpneumothorax). Wenn sie sich zu den entsprechenden Rippen verfolgen lassen, ist eine Verwechslung mit pleuralen Adhäsionen nicht möglich. In Abb. 46 (linke Bildhälfte) sind zwei Insertionszacken und eine adhäsive Auszipfelung gleichzeitig sichtbar. In seltenen Fällen liegt auch eine Kombination von Insertionszacken und Zwerchfellbuckeln vor, aber nur dann, wenn das Zwerchfell wie im Beispiel der Abb. 46 (rechte Bildhälfte) besonders tief steht und außerdem caudalkonvex durchgebogen ist.

Über die Zwerchfellbewegung im einseitigen Pneumothorax ist viel diskutiert worden. Es sei vorweggenommen, daß die von Kienböck zuerst beobachtete Bewegungsparadoxie auf der Pneumothoraxseite (Waagebalkenphänomen) durchaus nicht die Regel darstellt. Das Zwerchfell kann unter dem Pneumothorax inspiratorisch normal tieftreten oder still stehen bleiben oder paradox bewegt, d. h. gehoben werden. Diese Tatsache ist unbestreitbar, findet aber die mannigfaltigsten Erklärungen. Bei dem weit nach innen und dem weit nach außen offenen Pneumothorax und meist auch beim geschlossenen Pneumothorax mit Unterdruck bleibt die Bewegung normalsinnig und normalgroß. Das ist leicht verständlich, weil beim offenen Pneumothorax keine respiratorische Druckdifferenz im Pleuraraum auftritt und beim geschlossenen Pneumothorax mit Unterdruck die teilkollabierte Lunge sich inspiratorisch ausdehnt, so daß die inspiratorische Zwerchfellsenkung nicht behindert ist. Die Angabe von TORELLI, unter 44 Pneumothoraxfällen

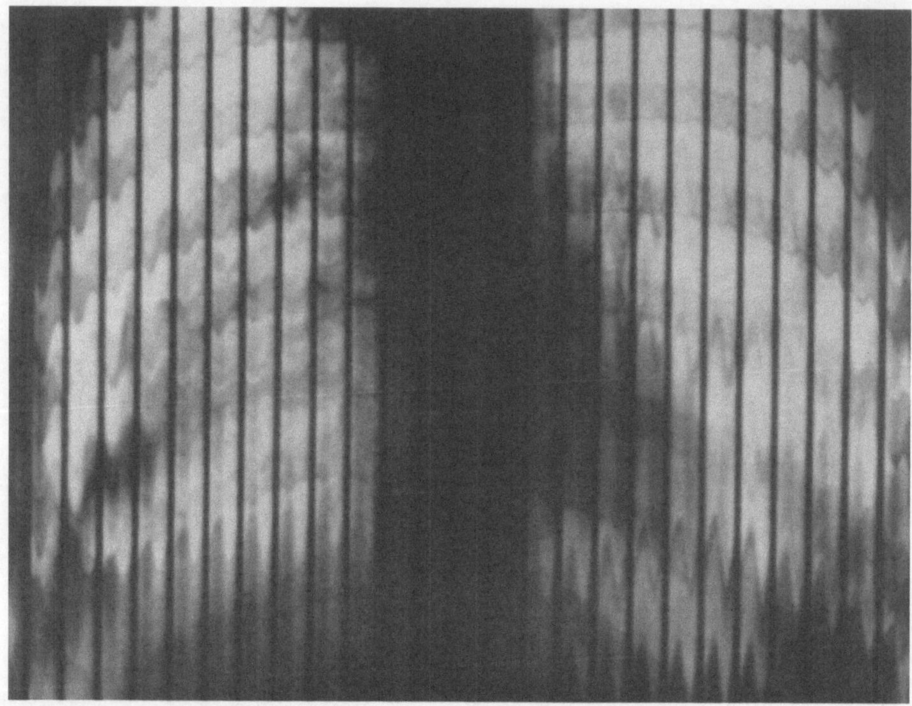

Abb. 47. Verkleinerte und lateral abgestufte, normalsinnige Zwerchfellbewegung mit kompensatorisch vergrößerter Rippenatmung bei Pneumothorax rechts

4mal unveränderte, 3mal vergrößerte und 37mal verkleinerte Exkursionen festgestellt zu haben, ist ohne Berücksichtigung der Druckwerte und des Grades des Zwerchfelltiefstandes nur recht bedingt verwertbar. Ist die Verkleinerung der Amplitude kymographisch nur im lateralen Zwerchfellabschnitt deutlich, dann war meist bereits vor der Anlage des Pneumothorax dieser Unterschied schon durch laterale Pleuraadhärenzen gegeben. Wenn die diaphragmale Bewegungsamplitude im Pneumothorax mit Unterdruck verkleinert ist, erklärt sich dies aus dem Zwerchfelltiefstand mit seiner Reduktion der respiratorischen Reserve oder auch aus einer kompensatorisch verstärkten Rippenatmung der kranken Seite, wie im Beispiel der Abb. 47. Die Bewegungsform ist dabei wie hier des öfteren abgestuft oder „abgehackt", weil das unter dem Pneumothorax tieferstehende Zwerchfell weniger angespannt bzw. gedehnt ist und sich mangels normaler Vordehnung bei der Kontraktion nicht sofort und gleichmäßig nach unten bewegen kann. Auf diesen sehr wichtigen und in der Diskussion meist vernachlässigten Faktor wird noch näher einzugehen sein. Von einer Tonussteigerung des tieferstehenden Zwerchfells zu sprechen (SCHINZ-BAENSCH-FRIEDL-UEHLINGER), besteht sicherlich kein Anlaß.

Die in der Literatur gängigen Erklärungsversuche für die häufig zu beobachtende paradoxe Zwerchfellbewegung auf der Pneumothoraxseite sind wenig befriedigend. Die

Änderung der intrathorakalen Druckverhältnisse allein (ASSMANN, BITTORF, WELLMANN, HITZENBERGER) reicht zur Erklärung ebensowenig aus wie die Annahme „irgendeiner muskulären Schädigung" des Zwerchfells (HITZENBERGER). Diese schon von KIENBÖCK postulierte Muskelschädigung gibt es nicht; man kann jede paradoxe Zwerchfellbewegung experimentell durch Änderung der physikalischen Bedingungen und klinisch durch Absaugung oder nach Resorption des Pneumothorax in die normale Bewegung des muskulär intakten Zwerchfells umschlagen lassen, was der Annahme einer Muskelschädigung prinzipiell widerspricht. Es ist nicht möglich, in der Bewegungsparadoxie beim Pneumothorax grundsätzlich das gleiche zu sehen wie in der Paradoxie des gelähmten

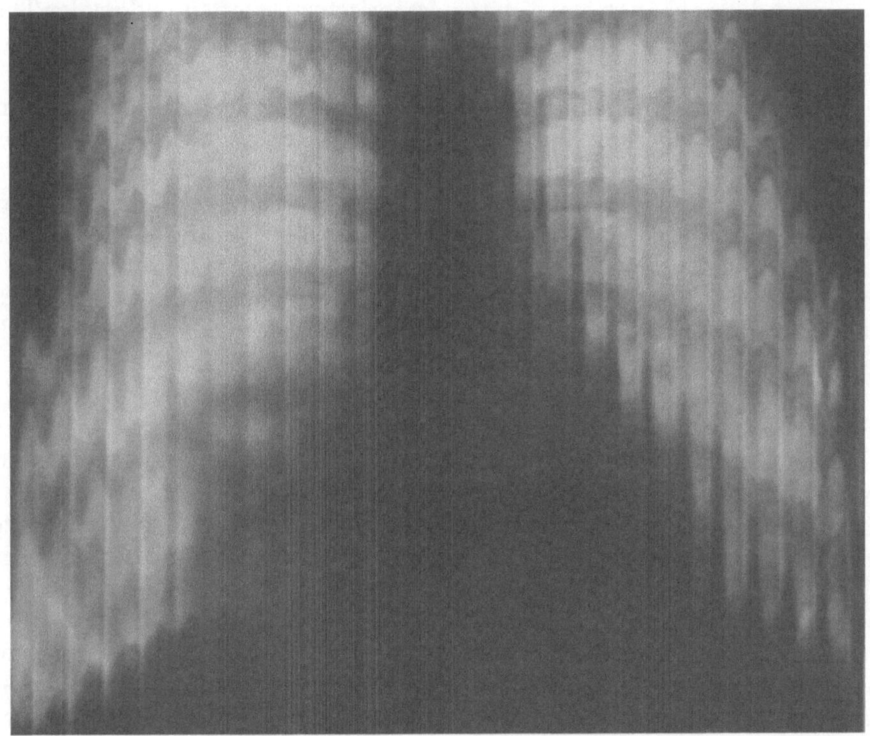

Abb. 48. Paradoxe Zwerchfellbewegung unter einem Pneumothorax rechts

Zwerchfells. Bei dem Versuch, das gleiche Bewegungsphänomen bei diesen so verschiedenen Zuständen auf gleiche Ursachen zurückzuführen, hat HITZENBERGER sich in unlösbare Widersprüche verwickelt und Zusatzhypothesen zu Hilfe nehmen müssen, die der Kritik nicht standhalten. Die Bewegungsparadoxie des gelähmten Zwerchfells kommt passiv durch die inspiratorische Ansaugung in den Thoraxraum zustande; beim Pneumothorax aber kann von einer inspiratorischen Ansaugung allein keine Rede sein, weil das Zwerchfell hier seine normale Muskelkraft nicht eingebüßt hat. Jeder Erklärungsversuch muß vielmehr einen Ursachenkomplex in Rechnung stellen, der durch die gleichzeitige Änderung der physikalischen und der physiologischen Verhältnisse im einseitigen Pneumothorax gegeben ist, und muß andererseits mit den klinischen und experimentellen Beobachtungen in Einklang stehen.

Als Ausgangspunkt für die pathophysiologische Betrachtung der Bewegungsparadoxie muß die Tatsache gelten, daß die Zwerchfellhälfte der Pneumothoraxseite immer tiefer steht, als der normalen Ruhelage entspricht (Abb. 48). Ihr Tonus ist dabei im physiologischen Sinne keineswegs erhöht, sondern bleibt bei Abflachung der Wölbung und Verkleinerung der Gesamtfläche wie auch der Muskelfaserlänge unverändert oder ist sogar verringert. Das Zwerchfell ist „entspannt" oder weniger ausgedehnt, so daß seine Kuppel röntgenologisch auf der Pneumothoraxseite gerade oder nach unten durchhängend erscheint, wobei die Leber nach medial verschoben sein kann (DAHM). Das entspannte Zwerchfell hängt bei der Sektion in das geöffnete Abdomen wie ein schlaffes Segel herab, solange der Brustkorb geschlossen bleibt; normalerweise wird das Zwerchfell ja durch den Pleurasog bzw. die Lungenretraktion in seiner kuppelförmigen Wölbung erhalten (ASSMANN). Damit stimmen die alltäglichen Beobachtungen vor dem Leuchtschirm überein, daß der zusätzliche hydrostatische Druck im Seropneumothorax das weniger gedehnte Zwerchfell im ganzen oder teilweise caudalkonvex durchzudrücken vermag (HOFBAUER, UNVERRICHT), und daß bei Seitenlagerung des Kranken auf die gesunde Seite das Zwerchfell der „abliegenden" Pneumothoraxseite exspiratorisch von der seitlichen Thoraxwand herabhängt, um sich inspiratorisch zu straffen und an der Thoraxwand hochzusteigen (HITZENBERGER). Diese letzte Beobachtung zeigt, daß bei einem Pneumothorax mit normaler Zwerchfellbewegung eine Paradoxie dadurch hervorgerufen werden kann, daß die durch den Tiefstand bedingte Entspannung bei Seitenlage — infolge der abdominalen Druckverlagerung zur „anliegenden" Gegenseite — noch größer wird. Umgekehrt kann diese Bewegungsparadoxie nicht nur bei Aufrichtung des Kranken oder Lagerung auf die Seite des Pneumothorax in eine normalsinnige Bewegung umgewandelt werden, sondern in anderen Fällen kann auch eine schon bei aufrechter Körperstellung vorhandene Paradoxie durch Lagerung auf die Pneumothoraxseite sofort zum Verschwinden gebracht werden (UDAONDO und VADONE). Offensichtlich deshalb, weil die vorher entspannte und tief durchhängende Zwerchfellhälfte jetzt infolge des erhöhten Abdominaldruckes auf der „anliegenden" Seite nach oben gedrückt, wieder gewölbt und normal vorgedehnt wird. Es ist nicht nur die normale inspiratorische Senkung des Zwerchfells an eine normale exspiratorisch-passive Dehnung gebunden. Auch das im Pneumothorax paradox bewegte, inspiratorisch gehobene Zwerchfell kontrahiert sich tatsächlich, wie WELLMANN experimentell bei eröffnetem Abdomen direkt beobachtet und auch am Aktionsstrom nachgewiesen hat; eine muskuläre Schädigung liegt also nicht vor. Diese inspiratorische Kontraktion zeigt sich aber nicht mehr als Senkung an, sondern läßt das Zwerchfell deshalb in gleicher Höhe oder verlagert es sogar nach oben, weil das unter der relativen Druckerhöhung im Pneumothorax tiefgestellte, abgeflachte und in mehr oder minder großem Umfang caudalkonvex durchgebogene Zwerchfell vorher bei der Exspiration weniger oder nicht nach kranial gedehnt, sondern entspannt und weiter nach caudal ausgebogen war. Die inspiratorische Muskelverkürzung ist mangels genügender exspiratorischer Vordehnung effektiv kleiner. Sie läßt also, um bei einem alten Bild zu bleiben, das Zwerchfell nicht zur Sehne eines stark kranialkonvexen Bogens werden, sondern zur Sehne eines leicht nach caudal konvexen Bogens; die Kuppel steigt inspiratorisch also hoch, d. h. bewegt sich paradox. Diese Bewegung kann vereinfachend als „aktive", exspiratorisch-inspiratorische Paradoxie bezeichnet werden, weil sie entstehungsmechanisch von einer pathologischen tiefen Exspirationsstellung ihren Ausgang nimmt. Mit der gleichen Vereinfachung wäre dann die Bewegung des gelähmten Zwerchfells als „passive", inspiratorisch-exspiratorische Paradoxie zu benennen.

Die Verhältnisse sind eindeutig, wenn diese pathophysiologischen Bedingungen gleichzeitig mit voll übersichtlichen physikalischen Veränderungen vorliegen. UDAONDO und VADONE haben nachgewiesen, daß bei ein- und demselben Patienten mit Pneumothorax die Zwerchfellbewegung regulär ist, wenn der intrathorakale Druck im Exspirium negativ ist, und dann paradox wird, wenn der Druck über Null ansteigt. Gleicherweise hat schon UNVERRICHT die Bewegungsparadoxie am Ergußspiegel und damit am tiefgedrückten Zwerchfell beim Überdruck durch einen großen Pleuraerguß als erster richtig gedeutet. Ähnlich ist der Hinweis von HITZENBERGER zu werten, daß eine normale Zwerchfellbewegung durch eine neuerliche Nachfüllung paradox werden kann. BITTORF und ASSMANN haben im Experiment gezeigt, daß die normale Zwerchfellbewegung im weit nach außen offenen Pneumothorax in eine Paradoxie umschlägt, wenn der Pneumothorax geschlossen wird; die Schlußfolgerung aber, daß die Verminderung des intrathorakalen

Druckes für die Bewegungsparadoxie entscheidend ist (ASSMANN, HITZENBERGER), kann nicht als zwingend angesehen werden, weil man ebenso gut von einem Überdruck sprechen kann, wenn der vorher offene Pneumothorax am Ende der Inspiration plötzlich geschlossen wird. Diese Beobachtungen zeigen vielmehr übereinstimmend, daß die Erhöhung des mittleren intrathorakalen Druckes im Pneumothorax und damit die Tieflage des Zwerchfells eine ausschlaggebende Rolle für die paradoxe Umkehr der Bewegung spielt.

Es ist daher nicht angängig, das allein entscheidende Moment für die Entstehung der Paradoxie etwa darin zu sehen, daß bei der inspiratorischen Drucksenkung die Entfaltung der kollabierten Lunge „schwerer und langsamer erfolge als die Luftfüllung der gesunden Lunge und daß der dadurch bedingte relative Unterdruck das muskelintakte Zwerchfell ansaugen" sollte. Ein exspiratorisch nach oben gewölbtes und normal vorgedehntes Zwerchfell setzt sich inspiratorisch auch gegen einen erheblichen Unterdruck (Dehnungswiderstand, ALTMANN) durch und tritt tiefer. Je größer der Pneumothorax ist, desto weniger Kraft verlangt aus physikalischen Gründen die inspiratorische Thoraxerweiterung. Dies ergibt sich auch aus den Untersuchungen von ALTMANN über die Pleuradruckverhältnisse, deren gedanklich und methodisch exakte Anlage zu physikalisch und physiologisch klärenden Ergebnissen geführt haben; in Analogie dazu wird die Herzaktion im Pneumothorax merklich erleichtert, wie sich an der bekannten Randschleuderung im Kymogramm und aus den Untersuchungen von W. BÖHME ablesen läßt. Wenn trotzdem gerade beim großen Seropneumothorax, beim trockenen Pneumothorax mit Überdruck und beim Ventilpneumothorax, wo die intrapleurale Luftmenge ceteris paribus am größten ist, das Zwerchfell immer paradox bewegt wird, so ist diese Tatsache nur verständlich, wenn man sie statt von den Bedingungen der Inspiration allein (ASSMANN, HITZENBERGER) vor allem von den Bedingungen der Exspiration aus betrachtet: Bei der Exspiration wird der intrathorakale Druck hier stark erhöht und das tiefgestellte, entspannte Zwerchfell noch tiefer nach unten gedrückt und caudalkonvex durchgebogen (ZUPPINGER); die exspiratorische Abnahme des Abdominaldruckes, der kleiner als der Druck im Pneumothorax wird, unterstützt diese Caudalbewegung ebenso wie der Umstand, daß die Lunge bei den genannten Arten des Überdruckpneumothorax exspiratorisch nicht weiter komprimiert werden kann. Beim Unterdruckpneumothorax dagegen kann trotz relativ gleicher, exspiratorischer Druckerhöhung nicht nur das verlagerte Mittelfell wieder zur gesunden Seite hinübergedrückt, sondern auch die nur mäßig kollabierte Lunge noch weiter komprimiert werden. Dadurch wirkt sich hier die exspiratorische Druckerhöhung diaphragmal weniger aus und das nur wenig tiefgestellte und noch leicht nach oben gewölbte Zwerchfell bleibt exspiratorisch in gleicher Höhe oder steigt sogar normalsinnig nach oben. In jedem Pneumothorax mit Überdruck und in Ausnahmefällen von geschlossenem Unterdruckpneumothorax mit caudalkonvexem Zwerchfelltiefstand findet sich zu Beginn der Inspiration also das Zwerchfell in einer für den Kontraktionseffekt so ungünstigen Lage, daß es sich inspiratorisch ohne Höhenverschiebung oder mit paradoxer Hebung kontrahiert. Es *scheint* dadurch der inspiratorischen Drucksenkung im Thorax zu erliegen und „angesaugt" zu werden oder eine Hochdrängung durch die inspiratorische Drucksteigerung im Abdomen von der gesunden Zwerchfellseite her zu erfahren, so wie es bei einseitiger Phrenicusreizung der Gegenseite (JAMIN) oder bei der Zwerchfellähmung bzw. Relaxation (HITZENBERGER) der Fall ist. Aus dieser Analogie mit der passiven Paradoxie des nicht gereizten oder des gelähmten Zwerchfells darf jedoch keineswegs geschlossen werden, daß auch im Pneumothorax eine muskuläre Schädigung etwa im Sinne einer Parese vorläge. Diese Annahme läßt die Tatsache außer acht, daß die Bewegungsparadoxie sich im Pneumothorax stets am tiefgestellten, entspannten, ganz oder teilweise durchhängenden und muskelintakten Zwerchfell mit reduziertem oder umgekehrtem Kontraktionseffekt abspielt, während sie bei der Zwerchfellähmung ein hochgestelltes, maximal gedehntes und muskulär ausgeschaltetes Zwerchfell betrifft.

Als Vorbedingung für das Auftreten einer Bewegungsparadoxie im Pneumothorax müssen daher in erster Linie der Zwerchfelltiefstand und die Zwerchfellabflachung gelten, die in gleicher Weise durch die Erhöhung des mittleren Thoraxdruckes verursacht werden. Als Zusatzfaktoren aber kommen außer dem Verlust der exspiratorischen Lungenverkleinerung nicht nur die erörterten Veränderungen der respiratorischen Druckrelationen auf der kranken und gesunden Thoraxseite und zwischen Thorax und Abdomen hinzu; entsprechende Bedeutung haben auch die Verlagerung und die respiratorische Verschieblichkeit des Mittelfells (unter Umständen verbunden mit einer Transversalverschiebung einzelner Zwerchfellanteile), die Behinderung des respiratorischen Volumwechsels durch atelektatische, infiltrative oder pleuroadhärente Lungenprozesse, der Einfluß gleichzeitig bestehender Pleuraexsudate und eine eventuelle Behinderung der costalen Atmung (Thoraxstarre, VAJDA). Alle diese Faktoren können in ihrer Summation eine paradoxe Zwerchfellbewegung trotz merklichen Tiefstandes einmal im Überdruckpneumothorax verhindern oder umgekehrt auch einmal im Unterdruckpneumothorax „regelwidrig“ bedingen. Und als letztes sei schließlich daran erinnert, daß oft die vorderen und mittleren Zwerchfellabschnitte im Pneumothorax am stärksten tiefgestellt werden (HOFBAUER); dadurch kann sich eine nach unten konvexe Form mit paradoxer Bewegung nicht nur an den sternalen Partien (HASSELWANDER), sondern auch gerade an den kuppelbildenden Muskelanteilen ergeben, während der lumbale Zwerchfellabschnitt seine Normalbewegung behält (HITZENBERGER). Durchleuchtung und Kymogramm nur bei sagittalem Strahlengang lassen eine derartige partielle Paradoxie dann fälschlich als Bewegungsstörung der ganzen Zwerchfellhälfte erscheinen oder führen zu dem Phänomen einer „schlingernden“ Zwerchfellbewegung (SCHWARZ).

Änderungen in Stand und Bewegung des Zwerchfells beim Pneumothorax mit gleichzeitiger Phrenicusausschaltung, wie sie von RAIMONDI und Mitarbeitern untersucht wurden, sind weniger bedeutsam. Ein therapeutischer Effekt dieser kombinierten Kollapsmethoden ist nur dann zu erwarten, wenn flächenhafte Verwachsungen an der basalen Pleura vorliegen (ALEXANDER, ALESTRA und Mitarbeiter, ELSHOUT) und der Oberlappenkollaps durch einen Partialkollaps des diaphragmal adhärenten Unterlappens ergänzt werden soll. Das gelähmte Zwerchfell erfährt dabei je nach dem Grad der gleichzeitigen Mittelfellverlagerung individuell verschiedene Abweichungen in Bewegung und Höhe, so daß die Wiedergabe eines „typischen Beispiels“ nicht möglich ist.

Nach Abschluß einer Pneumothoraxtherapie kommt es am Zwerchfell nur dann zu einer restitutio ad integrum, wenn der Behandlungsverlauf komplikationslos war (ALEXANDER, D'ANGELO). Die Folgen eines Pleuraergusses — der bei rund 80 % aller Fälle auftritt — bilden von geringfügigen Zwerchfelladhäsionen ohne Funktionsstörung bis zu schwersten Totalverschwartungen mit aufgehobener Funktion und erheblichen anatomischen Strukturumwandlungen am Zwerchfell eine reiche Skala (HITZENBERGER, H. SCHMID u. a.), wie später noch des näheren zu zeigen ist.

2. Pneumoperitoneum

Je nach der Ursache einer intraperitonealen Gasansammlung kann man von einem postoperativen, spontanen oder artefiziellen Pneumoperitoneum sprechen. Das *postoperative* Pneumoperitoneum nach Laparotomien läßt am stehenden oder sitzenden Kranken schmale Gassicheln unter den Zwerchfellbögen erkennen, die klinisch bedeutungslos sind und im allgemeinen nach wenigen Tagen völlig resorbiert werden; intraperitoneale Gasdepots infolge einer Nahtinsuffizienz bleiben länger bestehen, zeigen peritonitische Begleiterscheinungen und im Röntgenbild auch Flüssigkeitsspiegel oder Abscesse (COCCHI). Beim *spontanen* Pneumoperitoneum, das durch Perforation eines lufthaltigen Abdominalorgans entsteht, ist die intraperitoneale Luftmenge meist sehr viel größer, und die Oberbauchorgane sind stärker vom Zwerchfell abgesunken, so daß auch die Leberdämpfung aufgehoben ist. Für die Pathogenese und Differentialdiagnostik kann auf die zusammen-

fassenden Darstellungen von Cocchi, Prévôt, Teschendorf und auf Skarby, Dingley
verwiesen werden. Eine Sonderform ist das Spannungspneumoperitoneum, wo infolge
eines Ventilverschlusses am perforierten Intestinalorgan größere Luftmengen respiratorisch in die Peritonealhöhle eingepreßt werden und unter excessivem Zwerchfellhochstand
ein bedrohliches Bild verursachen können. Es ist auch als seltene Folge eines Zweihöhlenschusses mit Zwerchfellperforation bei Hämopneumothorax beobachtet, wie später noch
dargelegt wird (vgl. Kap. VIII, 2).

Das *diagnostische* Pneumoperitoneum, das durch Lorey, Weber, Rautenberg,
Goetze, Partsch vor 40 Jahren eingeführt wurde, dient vorzugsweise der Darstellung

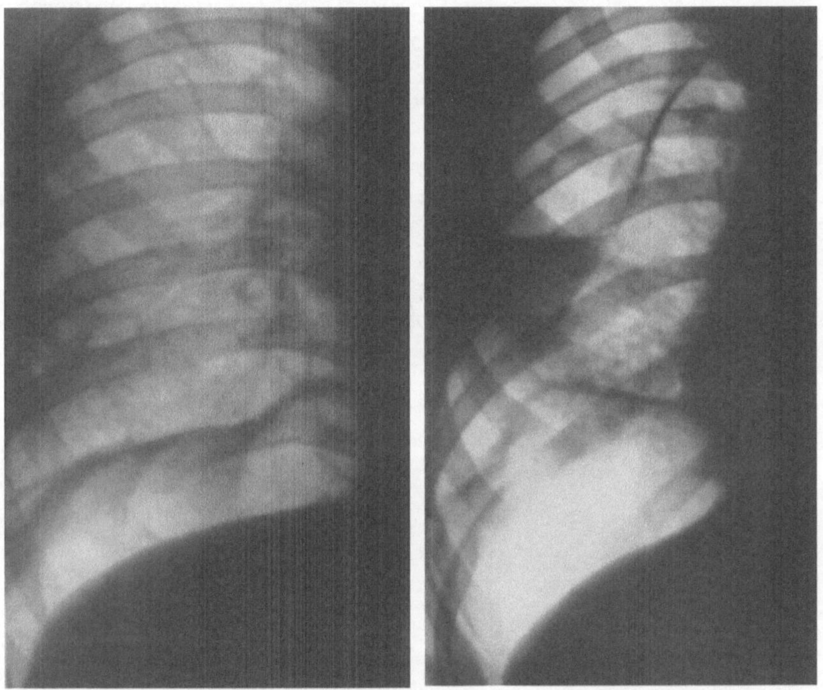

Abb. 49. Links: Insertionszacken und mediale Buckelung des Zwerchfells im Pneumoperitoneum. Rechts:
Isolierter lateraler Zwerchfellbuckel durch Pleuraadhäsion (mit umschriebener Muskelschwäche)
im Pneumoperitoneum

von Leber, Milz und Pankreas und dem Nachweis von Tumoren und Adhäsionen (Lit. bei
Cocchi, Teschendorf); sollen seine Möglichkeiten voll erschöpft werden, so ist eine recht
subtile röntgenologische Untersuchungstechnik erforderlich. Für die Diagnostik der
Zwerchfellalterationen spielt es eine vergleichsweise geringe Rolle bei der Differenzierung
von Tumoren, Prolapsen, Hernien und Relaxationen, noch weniger für die Darstellung
addiaphragmaler Adhäsionen. Das *therapeutische* Pneumoperitoneum, 1912 von Jacobaeus empfohlen, 1929 von Banyai in die Therapie der Lungentuberkulose eingeführt
und später auch beim Lungenemphysem angewandt, soll im folgenden insoweit näher
besprochen werden, als es für die allgemeine Pathophysiologie des Zwerchfells weitere
Aufschlüsse vermittelt. Dabei wird die Zwerchfellfunktion unter den veränderten Bedingungen nach Stand, Form und Bewegung zu betrachten sein, wofür außer dem Über-
sichtsröntgenbild besonders das Atmungskymogramm herangezogen ist.

Im Pneumoperitoneum wird das Zwerchfell beiderseits von den anliegenden Oberbauchorganen getrennt, solange der Rumpf in aufrechter Stellung ist. In Seitenlage
erscheinen die Lateralpartien der „abliegenden" Zwerchfellhälfte, in Rückenlage die
ventralen Zwerchfellanteile abgehoben. In Bauchlage sammelt sich das Gas unter der
Leber und vor den Nieren an, während die Zwerchfellunterfläche ihre freie Projektion

verliert. Das Übersichtsbild im Stehen zeigt das normale Zwerchfell als schmale Bogenlinie von wenigen Millimetern Dicke nach der rechten und linken Thoraxwand über dem
Pneumoperitoneum ausgespannt. Dabei wird die Herzunterfläche bis auf den medianen
Abschnitt vor der Wirbelsäule in einer meist leicht nach unten konvexen Durchbuchtung
des diaphragmalen Herzbettes sichtbar. Das höhergestellte Zwerchfell ist oft stärker
gewölbt, die Phrenicocostalwinkel werden spitzer. Abb. 49 (links) zeigt als typisches
Beispiel außerdem, wie sich beiderseits mehrfache fächerartige Ausläufer, d. h. Insertionszacken zu den vorderen Rippen hin abbilden; sie lassen sich jeweils in die Einsenkungen der Zwerchfellkontur zwischen den Zwerchfellbögen bzw. -buckeln verfolgen. Diese Doppelbogenbildung ist recht häufig und wiederum im anteromedialen Zwerchfellabschnitt rechts am deutlichsten ausgeprägt. Isolierte laterale Buckel sprechen eher für eine adhäsive Fixation der pleuralen Zwerchfellfläche (Abb. 49, rechts). Adhäsionen an der peritonealen Unterfläche des Zwerchfells können sich im Verlauf eines länger bestehenden Pneumoperitoneum auch dann ausbilden, wenn klinische Zeichen einer lokalisierten oder diffusen Peritonitis gefehlt haben. Sie sind im Beispiel der Abb. 50 an der umschriebenen Annäherung der Leberoberfläche abzulesen (untere Bildhälfte) und unabhän-

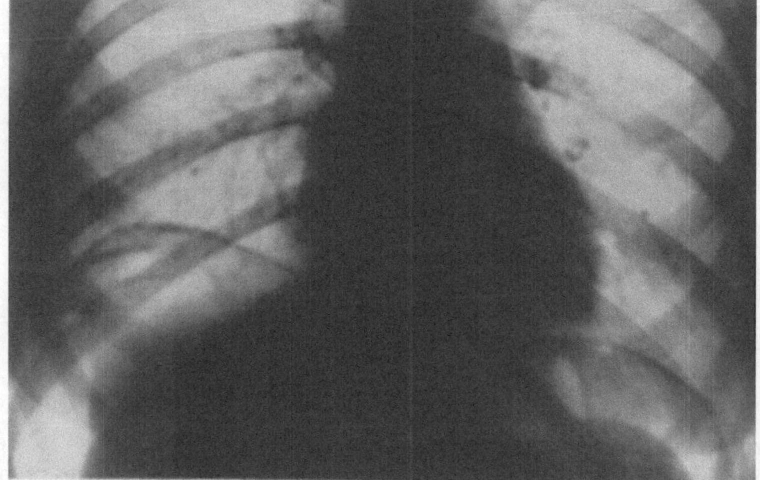

Abb. 50. Pneumoperitoneum mit Transversalfurchen am Zwerchfell rechts
(oben). Nach 4 Monaten adhäsive Fixation der Leberoberfläche (unten)

gig von den bereits vorher darstellbaren Transversalfurchen entstanden, die durch einzelne
stärkere Muskelzüge bedingt werden und nach hinten gestaffelt erscheinen (obere Bildhälfte). Die vom Zwerchfell durch das Pneumoperitoneum abgesetzte Oberfläche der Leber
bleibt meist glattrandig, zeigt aber nicht selten auch interlobäre Incisuren. Links ist
die obere Grenze der abgesunkenen Bauchorgane meist stärker unterteilt, so daß man oft
den linken Leberlappen, den Magenfornix, die Milz und die linke Colonflexur nebeneinander differenzieren kann. Auch perisplenitische Adhäsionen sind gelegentlich im
Pneumoperitoneum gut erkennbar wie in Abb. 51, wo die bei einer beiderseitigen
gemischt-cirrhotischen Lungentuberkulose verschwielte linke Zwerchfellhälfte adhäsiv
hochgezogen und weniger beweglich ist, und wo die Milz dem adhäsiven Zwerchfellzug
folgt.

Die Breite der „Luftsicheln" unter dem Zwerchfell hängt von der Menge des eingelassenen Gases nicht allein ab; der Atemtyp, die verschiedene Spannung der Bauchwand, der Füllungszustand der Baucheingeweide und ihre Plastizität und Fixation sind dafür mitbestimmend. Für das Ausmaß des Zwerchfellhochstandes spielt jedoch die Größe des Pneumoperitoneum eine meist überschätzte Rolle, weil sich gezeigt hat, daß die Kranialverschiebung des Zwerchfells viel kleiner ist als die Caudalverschiebung der Baucheingeweide: Der angeblich meist so hochgradige Zwerchfellhochstand im Pneumoperitoneum ist oft Resultat einer optischen Täuschung durch die über den tiefgesunkenen Eingeweiden breit sichtbare subdiaphragmale Gasansammlung; an einigen Beispielen wird dies später noch demonstriert. Ein echter Zwerchfellhochstand wie in Abb. 52 ist fast

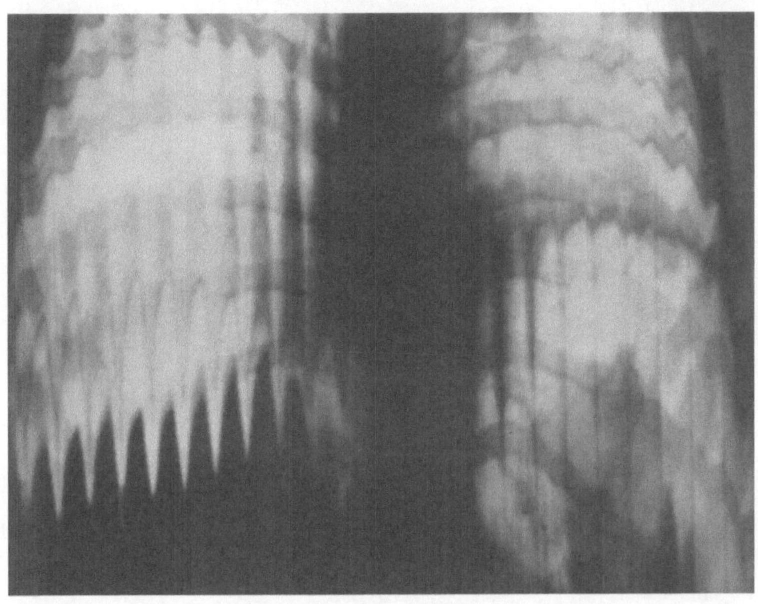

Abb. 51. Perisplenitische Adhäsionen im Pneumoperitoneum bei schwieliger Fixation des Zwerchfells links

als Ausnahme zu betrachten, wenn auch gelegentlich eine Hochstellung des Zwerchfells bis zur 8. oder sogar 7. Rippe erfolgt. In den meisten Fällen ist jedenfalls — bei einer üblichen Gasmenge von 500—1000 cm³ — der Zwerchfellhochstand geringer. Er beträgt im Mittel 2—3 cm (AMINEV; LENGGENHAGER; RENOVANZ und Mitarbeiter); die Breite der Gassicheln wird im Minimum mit 0,5 cm, im Maximum mit 6 cm angegeben (BANYAI). Erst bei Einblasung größerer Gasmengen wird der Zwerchfellhochstand deutlicher; ebenso kann ein höherer Zwerchfellstand dadurch erzielt werden, daß durch eine Leibbinde das Ausweichen der Bauchdecken verhindert wird (HECKNER, WEIGER). Von einer im Einzelfall verschieden großen Luftmenge an geht der intraperitoneale Sog an der Zwerchfellunterfläche völlig verloren, weil der Zug der Bauchorgane sich nicht mehr durch das subdiaphragmale Luftkissen auf das Zwerchfell überträgt und so der Thoraxsog relativ größer wird (LENGGENHAGER); das Zwerchfell tritt dadurch hoch. Bei einer kleineren Luftmenge wird der abdomino-diaphragmale Gegenzug zwar reduziert, hält aber unter Dehnung der Peritonealluft das Zwerchfell in nur wenig höherer Mittellage. Diese Einstellung auf eine Gleichgewichtslage ist naturgemäß nicht allein von der absoluten Luftmenge, sondern auch von der Retraktionskraft der Lungen, der Spannung der Bauchwand u. ä. abhängig.

Bei einem Lungenkollaps, der im therapeutischen Pneumothorax ungenügend bleibt, ist mitunter zur Komplettierung noch die Anlage eines Pneumoperitoneum erforderlich. In solchen Fällen bleibt dann das Zwerchfell auf der Pneumothoraxseite in normaler Lage oder tritt sogar tiefer, je nach dem Druckverhältnis zwischen dieser Thoraxseite und dem

Abdomen; nur auf der gesunden Seite kann dann das Zwerchfell höhertreten. So steht im Beispiel der Abb. 53 (obere Bildhälfte) das Zwerchfell rechts tiefer als normal und ist stark abgeflacht bzw. leicht nach unten durchgebogen, wie es für den Überdruckpneumothorax charakteristisch ist; der Spiegel des Pleuraergusses scheint daher teils supra-,

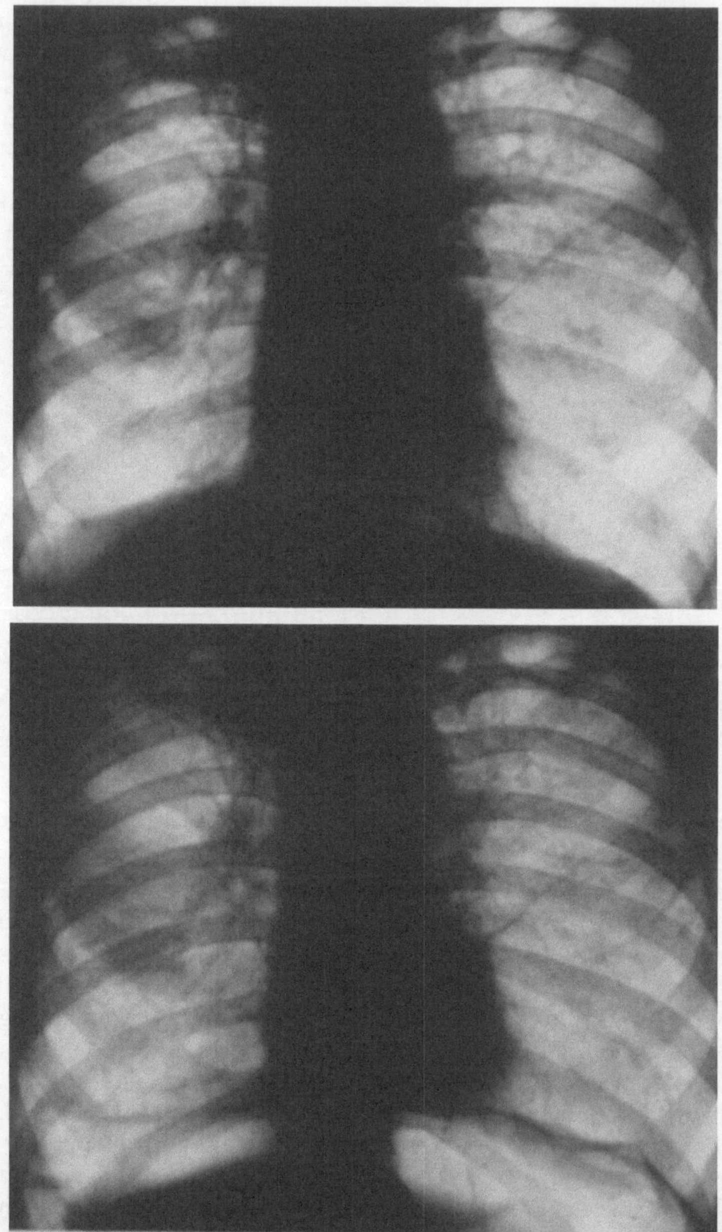

Abb. 52. Beidseitige cirrhotisch-kavernöse Lungentuberkulose mit Emphysem (oben). Nach Anlage eines Pneumoperitoneum echter Zwerchfellhochstand mit multiplen Adhäsionen (unten)

teils infradiaphragmal zu liegen. Nach Teilresorption der Pleuraluft kehrt sich das Druckverhältnis um, das Zwerchfell steigt höher und erhält wieder seine normale Wölbung (Abb. 53, untere Bildhälfte); jetzt scheint der Erguß sogar völlig unterhalb des Zwerchfells zu liegen. Auf eine ähnliche Täuschungsmöglichkeit haben MORGENSTERN und PINE bei solchen Fällen hingewiesen, wo eine nichterfaßte Restkaverne des Lungenunterlappens scheinbar unter dem hochgestellten Zwerchfell liegt, weil sie sich bei atypisch peripherer

Lokalisation hypophrenisch projiziert. Ebenso wie beim gleichzeitigen Pneumothorax kann die Kranialverschiebung des Zwerchfells durch das Pneumoperitoneum auch dann auf eine Seite beschränkt bleiben, wenn die Lunge der Gegenseite einen Retraktionsverlust durch Infiltrationen oder Strukturanomalien aufweist; als Beispiel hierfür kann Abb. 54

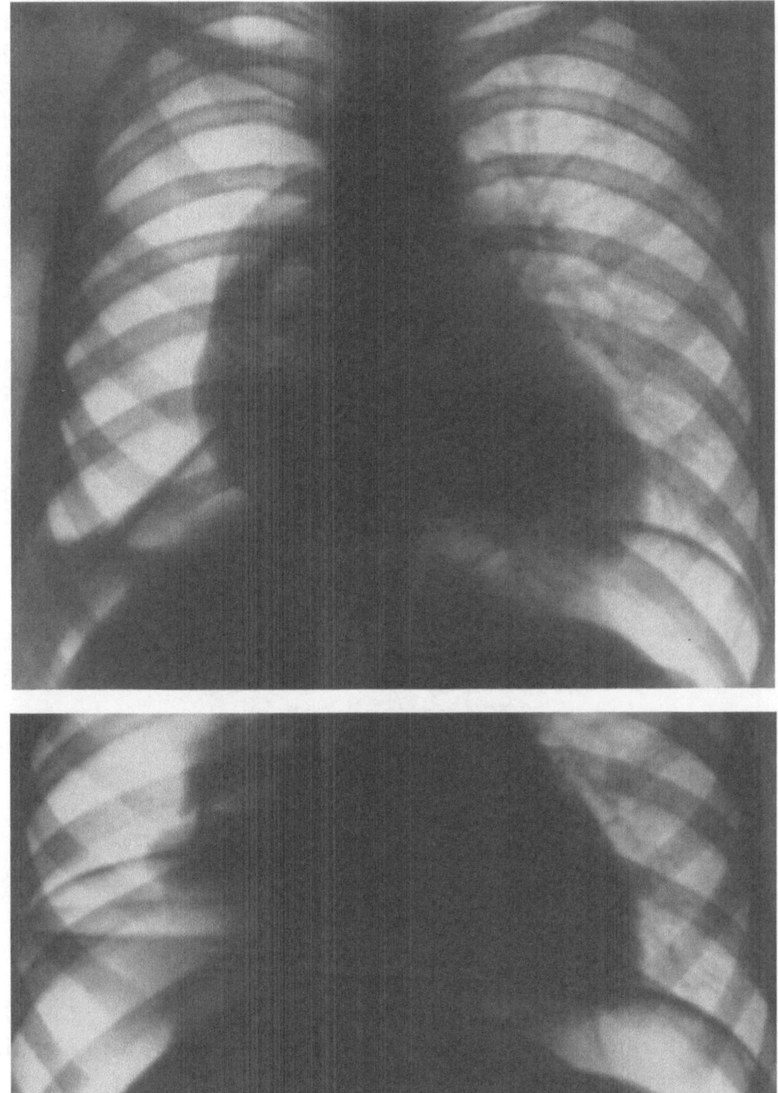

Abb. 53. Rechte Zwerchfellhälfte bei gleichzeitigem Pneumoperitoneum und Überdruckpneumothorax rechts nach unten durchgebogen (oben); nach Teilresorption des Pneumothorax wieder gewölbt, Erguß scheinbar unter dem Zwerchfell (unten)

mit einer rechtsseitigen Riesencyste des Unterlappens gelten. Dem entspricht die Erfahrung, daß ein Pneumoperitoneum beim Lungenemphysem nur dann einen therapeutisch wesentlichen Hochstand des ganzen Zwerchfells herbeiführt, wenn es sich um geringgradige Emphyseme bei jüngeren Patienten (ZAK und SOUTHWELL) oder um das sog. hypertrophische Emphysem bzw. Asthma handelt (BANYAI, MANN).

Für die Atmungsfunktion wichtig ist die Feststellung, daß die Vitalkapazität durch das Pneumoperitoneum nicht oder nur um höchstens 100 cm³ verringert wird, da die Verkleinerung der Lungenkapazität auf Kosten der Residualluft erfolgt. Der Funktionsausfall ist bei Männern und älteren Personen mit ihrer überwiegenden Zwerchfellatmung größer als bei Frauen und jungen Personen; beim Pneumothorax ist demgegenüber die Reduktion der Vitalkapazität größer und der eingelassenen Luftmenge nahezu proportional (FECHNER, LEITNER, RENOVANZ). Unmittelbar nach der Anlage eines Pneumoperitoneum tritt das Zwerchfell nur wenig höher; erst im Laufe der Zeit wird der Hochstand deutlicher. Dementsprechend ist die respiratorische Verschieblichkeit anfangs noch kaum eingeschränkt und wird erst dann stärker reduziert, wenn der endgültige Hochstand einige Zeit festgehalten wird. Diese Verringerung der respiratorischen Zwerchfellbewegung ist einmal die Folge des um den Verlust des Eingeweidezuges vermehrten inspiratorischen Widerstands im Abdomen, der noch dadurch gesteigert wird, daß die gedehnten Bauch-

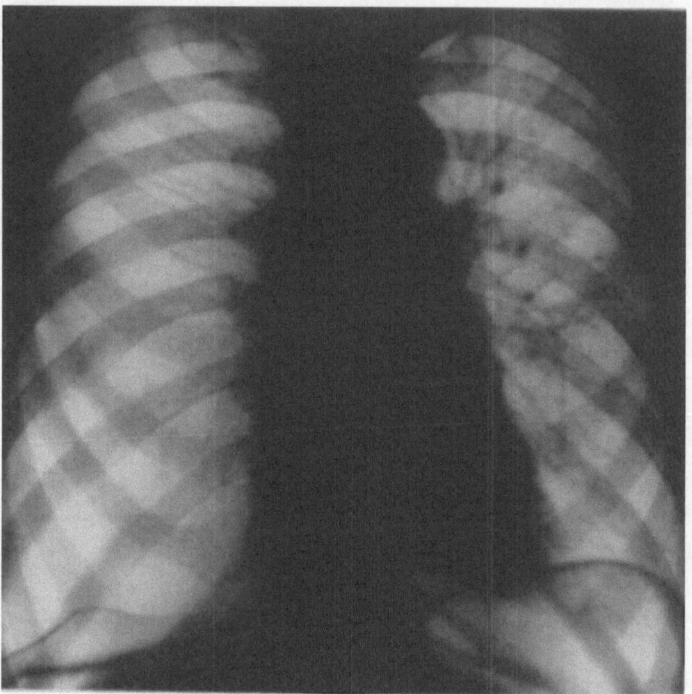

Abb. 54. Abflachung der rechten Zwerchfellhälfte im Pneumoperitoneum infolge Riesencyste
im Lungenunterlappen

decken im Inspirium nicht wie unter normalen Verhältnissen nachgeben. Zum andern bedingt der Zwerchfellhochstand auch eine Verringerung der exspiratorischen Verschiebung. Daher ist im Pneumoperitoneum sowohl die inspiratorische als auch die exspiratorische Reserve (HITZENBERGER) verkleinert, was sich im Kymogramm in einer kleineren Bewegungsamplitude und in einer sehr viel stumpferen Form der diaphragmalen Bewegungszacken ausdrückt (H. BÖHME). Vergleichsbilder zeigen dabei, daß die nach der Nachfüllung breitere Luftsichel das Zwerchfell nach oben und die abgesunkenen Bauchorgane nach unten um den gleichen Höhenbetrag von der Ausgangsstellung vor der Nachfüllung verschiebt. Im Beispiel der Abb. 55 läßt die Vergrößerung des Pneumoperitoneum das zum Teil adhärente und infolge gleichzeitigen Lungenemphysems relativ tiefer stehende Zwerchfell nur wenig höhertreten, um dafür aber die Baucheingeweide sehr viel mehr nach unten zu drücken. In allen Fällen ist die diaphragmale Amplitude nach der Nachfüllung etwas größer als vorher, jedoch im ganzen noch deutlich reduziert; kompensatorisch wird die Rippenatmung stärker.

Der Zwerchfellhochstand und die Reduktion der Zwerchfellatmung werden im Lauf der Behandlung bzw. mit der Dauer des Pneumoperitoneum stärker ausgeprägt, ohne jedoch hochgradig zu werden (SIMONIN, PLAVNIK). Erst die Kombination mit einer Phrenicusausschaltung macht die diaphragmale Ruhigstellung des Lungenunterlappens vollständig, wie später noch gezeigt wird, weil dann die betroffene Zwerchfellhälfte sehr viel höher tritt, jede aktive Bewegung verliert und so den Unterlappen gleichzeitig komprimiert und ruhigstellt. Dabei pflegt der Effekt der Zwerchfellähmung zuerst augenfälliger zu sein als die Wirkung des Pneumoperitoneum (Abb. 56), weil erst die spätere Muskelatrophie eine stärkere Nachdehnung durch die einseitig angesammelte Luft im Peritonealraum erlaubt. Was den Bewegungsablauf an der gelähmten Zwerchfellhälfte unter dem Einfluß des Pneumoperitoneum anbelangt, so haben MITCHELL und ROZENBLAT eine paralytische

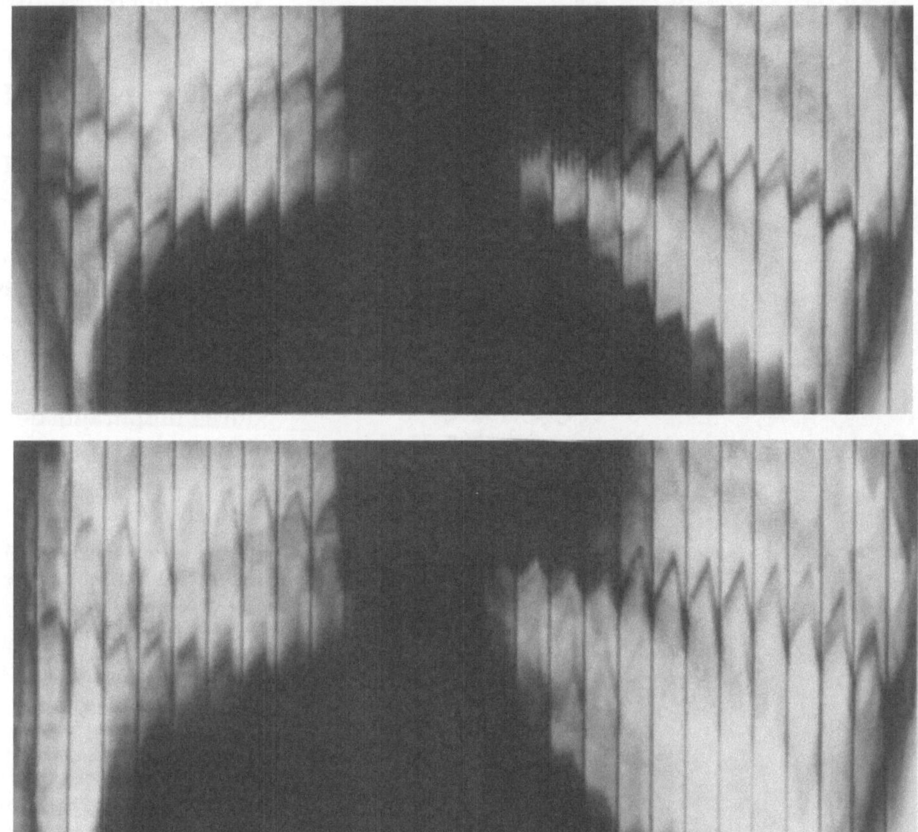

Abb. 55. Pneumoperitoneum bei paraphrenischen Adhäsionen rechts (oben). Nach der Nachfüllung nur geringe Höherstellung des Zwerchfells, stärkeres Absinken der Bauchorgane links, Amplitude vergrößert (unten)

Bewegungsparadoxie stets vermißt, während RENOVANZ sie bei der Kombinationstherapie sehr häufig beobachtet hat. Es steht außer Zweifel, daß die regelhafte Bewegungsumkehr am gelähmten Zwerchfell auch im Pneumoperitoneum erhalten bleibt. Der Fall der Abb. 57 zeigt darüber hinaus, daß eine inkomplette Zwerchfellähmung mit der Größe des Pneumoperitoneum modifiziert werden kann. In der oberen Bildhälfte ist die subdiaphragmale Luftsichel vor der Nachfüllung relativ klein, die Zwerchfellverschiebung links noch relativ groß, jedoch rechts paradox oder zumindest zeitlich stark versetzt, wie es als typisch für die Zwerchfellparese gelten kann. Nach der Nachfüllung (untere Bildhälfte) wird die Zwerchfellbewegung der muskulär intakten linken Seite etwas kleiner, die Rippenbewegung beiderseits größer und der Bewegungsablauf an der paretischen rechten Zwerchfellhälfte fast normalisiert, dabei aber stärker abgestuft — vielleicht als Zeichen dafür, daß infolge der jetzt stärkeren „Vordehnung" eine bessere Ausnutzung der noch erhaltenen Kontraktionskraft möglich ist. Dabei ist nicht ausgeschlossen, daß hier statt einer Parese des ganzen Hemidiaphragma auch eine partielle Paralyse vorliegt, wie sie durch Nichterfassung eines Nebenphrenicus möglich ist und im einzelnen später noch erörtert wird.

Daß der mechanische Dämpfungseffekt des subdiaphragmalen Luftkissens sich in einer Verringerung der Bewegungsparadoxie ausdrücken kann, haben auch die kymographischen Untersuchungen von H. Böhme wahrscheinlich gemacht.

Als Komplikationen des Pneumoperitoneum werden unter anderem Luftembolie, Ascites, Peritonitis, Coloninterposition, scrotale Pneumocelen, partielle Lungenatelektasen, Mediastinalemphysem, Pneumothorax und Zwerchfellruptur angegeben (Banyai, Kalk, Bobrowitz, Lange). Hier interessieren in erster Linie die Komplikationen, die zu entzündlichen und adhäsiven Zwerchfellalterationen führen oder durch diaphragmale Anomalien und Traumata bedingt sind. Hinsichtlich der ersten Gruppe sei darauf hingewiesen, daß im allgemeinen keine oder nur umschriebene Verwachsungen aus dem Pneumoperitoneum resultieren; ganz selten treten breitflächige Adhäsionen an der Zwerchfellunterseite auf, wie sie als „progressive Peritonealverödung mit Spontanliquidation des subphrenischen Raumes" von Nagel; Alemquer; Dingley und Mitarbeitern beobachtet wurden.

Bei der zweiten Gruppe handelt es sich um die im ganzen seltenen Fälle, wo bei der Anlage oder im Verlauf eines diagnostischen oder therapeutischen Pneumoperitoneum die Luft außerhalb des Peritonealraumes gelangt. Da die Serosa als gasundurchlässig angesehen werden kann (Wenderoth), muß es dabei zu einer Verletzung des Zwerchfells gekommen sein, wenn von den Fällen abgesehen wird, wo versehentlich Luft in die Bauchwand insuffliert wurde (Rumpfwand- oder Mediastinalemphysem). Den ersten Fall einer echten Zwerchfellruptur haben Yannitelli und Mitarbeiter mitgeteilt,

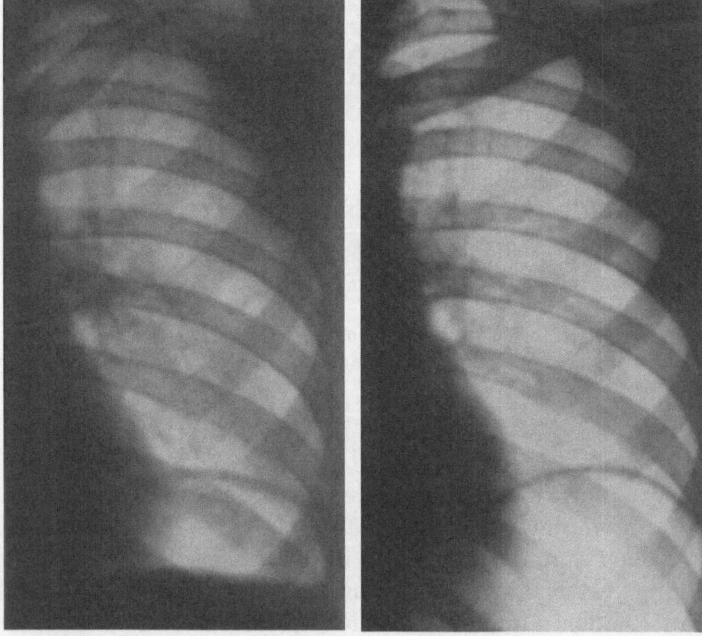

Abb. 56. Geringer Zwerchfelltiefstand im Pneumothorax rechts, normaler Stand links bei großkavernöser Lungentuberkulose (oben), mit Phrenicusausschaltung und Pneumoperitoneum nach 4 Monaten und nach 20 Monaten (unten)

und seitdem sind über 30 Beobachtungen von Spontan- oder Spannungspneumothorax infolge einer Ruptur oder eines Loches im Zwerchfell beim Pneumoperitoneum bekannt-

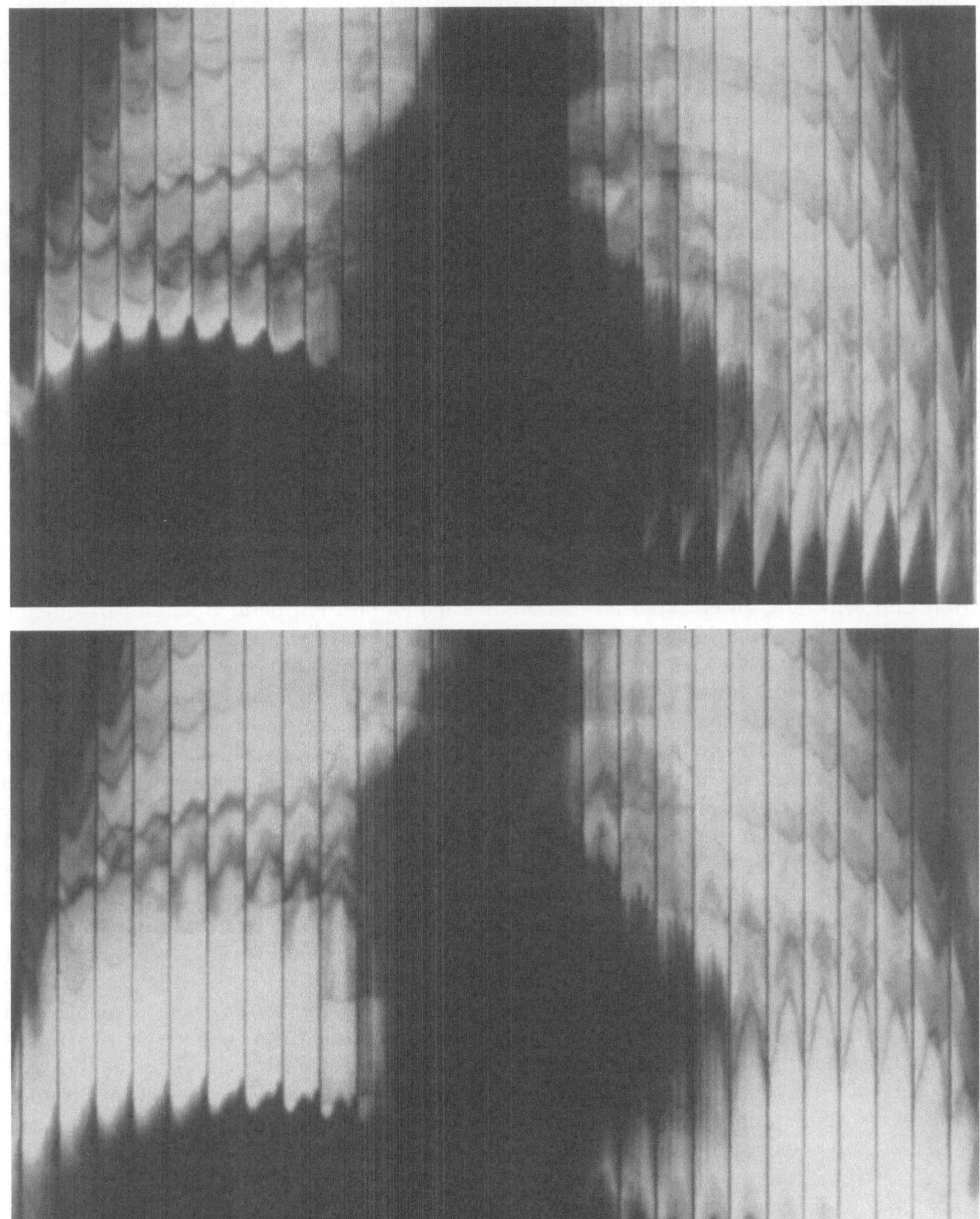

Abb. 57. Zwerchfellparese rechts im Pneumoperitoneum (oben). Nach der Nachfüllung ist der Bewegungsablauf rechts abgestuft und weniger paradox (unten; s. Text)

geworden (Repa und Mitarbeiter; Street; Koelsch; Crofts; Johnson; Marolla und Mitarbeiter; Motschmann u. a.). Bei einer ganzen Reihe dieser Fälle erfolgte die Ruptur im

Bereich eines brüchigen Schwartengewebes, wo die Zwerchfellmuskulatur stark atrophisch geworden war. In anderen Fällen erfolgte der Luftübertritt in einem makroskopisch intakten Zwerchfellabschnitt. Pathogenetisch sind diejenigen Fälle besonders aufschlußreich, wo sich eine kongenitale Muskellücke nachweisen ließ, durch die sich im Pneumoperitoneum eine hernienartige Ausstülpung der peritonealen und pleuralen Serosa in Form einer sog. Pneumocele entwickelte. Derartige Gashernien haben vor kurzem ORITT und HYDE, GUILLAUDEN, DAVID beobachtet. Sie stellen sich als runde, zart gesäumte Luftblasen dar und können sich bei peripherem Sitz auch unter die Bogenlinie des im Pneumoperitoneum abgehobenen Zwerchfells projizieren; FRIEDMAN hat eine ähnliche Pneumocele beschrieben, die durch den Hiatus oesophageus ins Mediastinum entwickelt war. Wird der Druck im Pneumoperitoneum größer, so kann die Wandung dieser Pneumocelen platzen und eine freie Kommunikation zwischen Brust- und Bauchhöhle entstehen, die zu einem Überdruckpneumothorax führt. Aber offenbar auch ohne das Zwischenstadium einer Pneumocele kann ein Pneumothorax dann entstehen, wenn ein persistentes kongenitales Zwerchfelloch vorliegt, also außer der Muskelschicht auch die Serosablätter an umschriebener Stelle fehlen. Ist das Zwerchfelloch genügend klein, so bleibt ein Eingeweideprolaps aus und die offene Verbindung wird erst anläßlich eines Pneumoperitoneum am Pneumothorax erkennbar. SITA LUMSDEN, BERGER u. a. haben auf diese Entstehungsmöglichkeit besonders hingewiesen, die aus entwicklungsgeschichtlichen Gründen vor allem die lumbalen Zwerchfellabschnitte betrifft (Pleuroperitoneal passages von KEITH).

Als weitere Komplikation kann ein Mediastinalemphysem auftreten (BANYAI; SIMMONDS; LEMANISSIER und Mitarbeiter; STEIN). So regelmäßig und leicht verständlich diese Luftansammlung im Verlauf eines Pneumoretroperitoneum aufzutreten pflegt, so selten und schwierig zu erklären ist das Mediastinalemphysem beim Pneumoperitoneum. Obwohl diese Komplikation von JEHN und NISSEN schon 1927 erwähnt ist, hat WENDEROTH bis jetzt nur wenig über 40 Fälle aus der Literatur zusammenzählen können. Wahrscheinlich gibt es auch hier verschiedene Entstehungsmöglichkeiten. Einmal kann schon bei der Anlage des Pneumoperitoneum Luft in die Rumpfwand bzw. Rectusscheide injiziert werden, wodurch ein Brustwand- oder Mediastinalemphysem entsteht (PEABODY und Mitarbeiter). Außerdem kann durch Einriß flächenhafter Verwachsungen zwischen Leberoberfläche und Zwerchfell die Luft zwischen die diaphragmalen Gewebsschichten gedrückt werden und durch den Hiatus oesophageus dann ins Mediastinum gelangen (WENDEROTH, HÖRMANN). Vielleicht trifft auch die Annahme von BANYAI, SIMMONDS u. a. zu, daß Einrisse des dorsalen Peritoneum an „praeformiert weichen Stellen" die Luft in den Retroperitonealraum gelangen lassen, von wo sie dann wie beim artefiziellen Pneumoretroperitoneum durch den Hiatus aufsteigt. Ob der erhöhte Abdominaldruck im Pneumoperitoneum auch das diaphragmale Bauchfell im Bereich des Hiatus oesophageus und an anderen Abschnitten der Zwerchfellunterfläche mit makroskopisch unsichtbaren Spalten durchlässig macht, wie RÖSNER in Anlehnung an LINGEMANN; SCHWADERER vermutet, ist noch recht fraglich. Des weiteren kann bei einer Zwerchfellruptur die Luft nicht nur in den Pleuraraum übertreten, sondern auch nach Art eines interstitiellen Emphysems unter und in der Zwerchfellmuskulatur sich flächenhaft ausbreiten, in die Brustwand oder das Mediastinum gedrückt werden und so neben dem Pneumothorax auch ein Mediastinalemphysem entstehen lassen (SMITH, BERGER). Ein ähnlicher Mechanismus ist nach SITA LUMSDEN auch durch bestimmte kongenitale Zwerchfellöcher gegeben, die als Folge des Pneumoperitoneum nicht nur einen Pneumothorax, sondern gleichzeitig oder allein auch ein Mediastinalemphysem bedingen sollen. Ein ganz anderer Entstehungsweg wird von BREATHNACH für die sehr seltenen Fälle angenommen, wo nach der Anlage eines Pneumoperitoneum das zuerst entstandende Mediastinalemphysem durch einen Spontanpneumothorax infolge endobronchialen Verschlusses mit Alveolarerweiterung und periviscerealer Pleuraruptur kompliziert wird.

3. Pneumoretroperitoneum

Eine spontane Luftansammlung im retroperitonealen Raum, etwa im Verlauf eines therapeutischen Pneumoperitoneum (BANYAI), ist so selten, daß im folgenden ausschließlich vom artefiziellen, diagnostischen Pneumoretroperitoneum zu sprechen ist. Diese Methode ist 1947 von RUIZ RIVAS eingeführt worden, hat die gefährlichere einseitige Insufflation des Perinephrium völlig verdrängt und erlangt für die Diagnostik der Nebennierentumoren, bestimmter Nierenvergrößerungen und retroperitonealer Drüsentumoren zunehmende Bedeutung (DE GENNES und Mitarbeiter; GIRAUD; DELL'ADAMI und MENEGHINI; SOMMER und REINHARDT; HAUBRICH u. a.). Ihre diagnostischen Vorteile

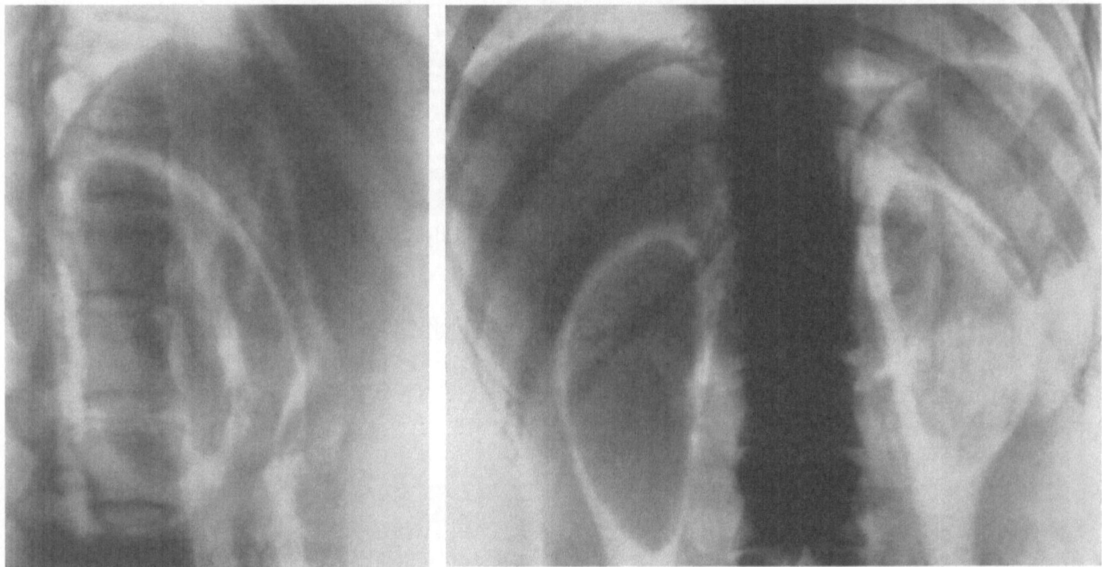

Abb. 58. Darstellung der serosafreien lumbalen bzw. mediodorsalen Zwerchfellabschnitte im Pneumoretroperitoneum

liegen in der Ungefährlichkeit, der gleichzeitigen Erfassung beider Seiten des Retroperitonealraumes und — was hier vornehmlich interessiert — der Darstellung der serosafreien dorsolumbalen Zwerchfellabschnitte, die sich im Pneumoperitoneum nicht abheben. Durch die präsacrale Insufflation wird das lockere Bindegewebe der subserösen Räume auseinandergedrängt, so daß die retroperitoneal gelegenen Organe vom kleinen Becken bis zum dorsalen Zwerchfell mit Gas umhüllt werden. Läßt man durch entsprechende Lagerung des Kranken das eingelassene Gas (O_2) nach oben steigen, so stellen sich in Verbindung mit der Tomographie Milz, Nieren und Nebennieren optimal dar, während das Pankreas nur teilweise zu erfassen ist. Die medio-dorsalen, lumbalen Zwerchfellanteile werden dabei schon im sagittalen und frontalen Übersichtsbild frei projiziert (Abb. 58). In aufrechter Stellung ist bereits nach kurzer Zeit der Hauptanteil des insufflierten Gases unter dem Zwerchfell vorzufinden, um dann durch den retroperitoneal gelegenen Hiatus oesophageus hindurchzutreten und in das hintere Mediastinum aufzusteigen. Dadurch können mit der präsacralen Insufflation, ähnlich wie im direkten Pneumomediastinum nach CONDORELLI, die Organe des hinteren Mittelfells isoliert werden (BACCAGLINI; BÉTOULIÈRES und Mitarbeiter; GIRAUD und Mitarbeiter), während eine diagnostisch genügende Gasfüllung des vorderen Mediastinum meist ausbleibt. Auch die Diagnostik hiatusnaher Tumoren von Kardia und Oesophagus kann diese Gasverlagerung methodisch nutzen (ZIERHUT u. a.). Nach RUIZ RIVAS und DE GENNES soll ein Teil des retroperitoneal injizierten Gases auch entlang der Aorta und der V. cava inf. und durch die Muskellücken zwischen den costalen Insertionen und zwischen den lumbalen

Pfeilern des Zwerchfells (TAPIOVAARA) in das Mediastinum übertreten. Der Beweis dafür steht hinsichtlich des intakten Zwerchfells ohne persistente Löcher meines Erachtens aber noch aus. Die Annahme weiterer Austrittsmöglichkeiten durch die Nierenfascie und die verschiedenen Ligamente und Mesenterialanteile wird aus anatomischen Gründen allgemein abgelehnt.

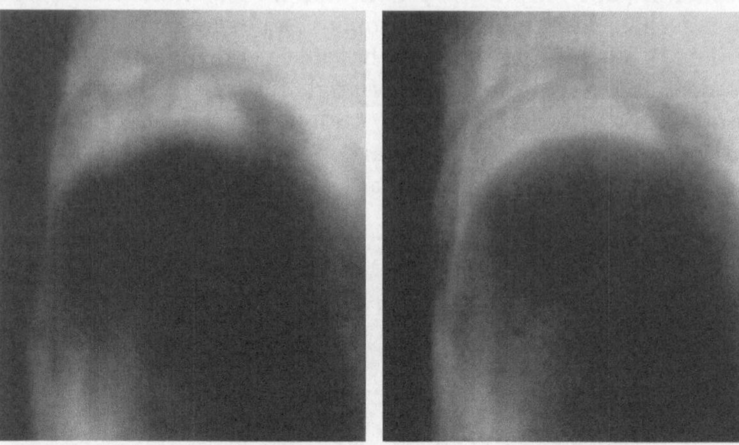

Abb. 59. Doppelkonturierung und umschriebene Zwerchfellausstülpung im Pneumoretroperitoneum (Tomogramm 8 und 9 cm)

Bei rotierender Durchleuchtung und auf entsprechenden Zielaufnahmen werden gerade diejenigen Zwerchfellabschnitte auch auf der Unterseite frei darstellbar, die sich sonst nur an ihrer Oberfläche gegen die basalen Lungenanteile abgrenzen lassen. Der diagnostische Wert des Pneumoretroperitoneum für die vom hinteren Bauchraum aus das Zwerchfell einbeziehenden Krankheitsprozesse kann daher nicht hoch genug eingeschätzt werden. Vor allem lassen sich diaphragmale Infiltrationen durch retroperitoneale Malignome auf diese Weise sehr deutlich nachweisen, wie mit einigen Beispielen später noch näher gezeigt wird (vgl. Kap. XII).

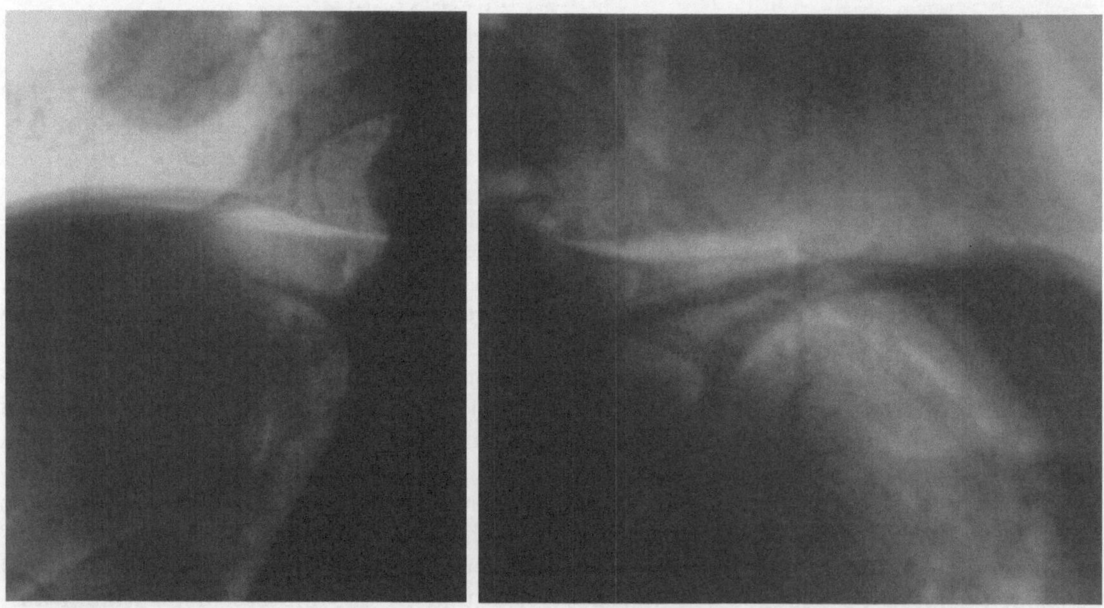

Abb. 60. Flächenhafte Gasansammlung im epiphrenischen Herzbett, nach Pneumoretroperitoneum

Nicht selten lassen sich im Pneumoretroperitoneum an den freien Dorsalabschnitten des Zwerchfells mehrere Bogen erkennen. Sie entsprechen durchaus der Bogenteilung oder Buckelbildung an den ventralen Zwerchfellabschnitten, wie sie im normalen Übersichtsbild und im Pneumoperitoneum vorzufinden sind. Die auffällige Tatsache, daß sie hier aber häufiger links zutage treten, erklärt sich wohl damit, daß sie hinter der caudalkonvexen Ausbuchtung des diaphragmalen Herzbettes stärker ausgeprägt scheinen.

Mitunter verlaufen sie fast parallel, so daß eine Trennung einzelner Gewebsschichten des Zwerchfells vorgetäuscht wird. Wie in den Tomogrammausschnitten der Abb. 59 lassen sich dadurch gelegentlich kleinste adhäsive Auszipfelungen oder umschriebene, hernienartige Ausstülpungen erkennen. Im Bereich des Herzbettes wird die Herzunterfläche oft innerhalb einer dreieckigen Gasaufhellung im vorderen phrenicocostalen Sinus sichtbar (BACCAGLINI) oder setzt sich mit einem deutlichen Aufhellungsband gegen ihre Zwerchfellauflage ab, wie Abb. 60 zeigt. Hier handelt es sich um ein transversales, flächenhaftes Gasdepot, das nur zentral durch die Schattenbildungen der Speiseröhre und großen Gefäße unterbrochen ist. Dabei ist nicht immer zu entscheiden, ob diese durch den Hiatus

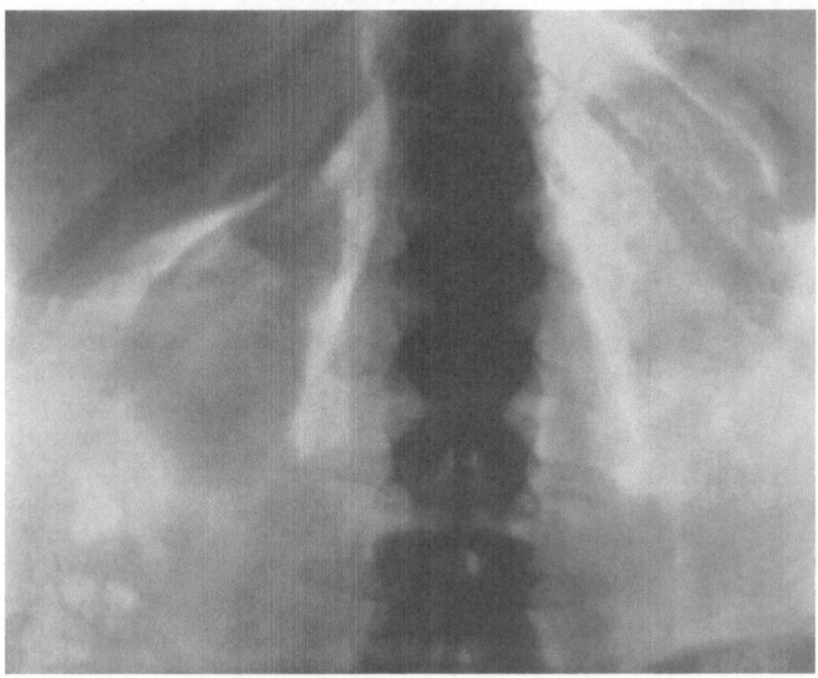

Abb. 61a. Gutsitzendes Pneumoretroperitoneum bei 24jähriger Frau mit Hirsutismus (Aufnahme in Rückenlage)

oesophageus hindurchgetretene Gasmenge an das Perikard angrenzt und in den vorderen Gewebsschichten der Mediastinalbasis liegt, oder ob nicht vielmehr hier nur die diaphragmale Pleura abgehoben ist, also ein umschriebenes „Zwerchfellemphysem" vorliegt. Daß es sich dabei nicht etwa um ein Pneumoperitoneum oder um ein Gasdepot zwischen Zwerchfellmuskel und Peritoneum handeln kann, geht aus der Abbildung deutlich hervor.

Die Möglichkeit, daß bei der retroperitonealen Insufflation das Gas nicht nur in das hintere Mediastinum aufsteigt, sondern sich tatsächlich auch emphysemartig zwischen den einzelnen Gewebsschichten des Zwerchfells ansammelt, ist nach der Beobachtung wahrscheinlich, die in Abb. 61 demonstriert wird. Hier wurden zur Darstellung der Nebennieren bei einer 24jährigen Frau mit Hirsutismus 1100 cm³ Sauerstoff präsacral insuffliert, wobei ein erheblicher Druck angewandt werden mußte. Noch während des Eingriffs in Knie-Ellenbogenlage gab die Patientin leichte Schmerzen im Oberbauch, im mittleren Rücken und am Herzen an, was bei dieser Technik sonst erst einige Zeit nach der Aufrichtung vermerkt wird. Obwohl die Übersichtsaufnahme des Abdomen im Liegen ein gutsitzendes Pneumoretroperitoneum erkennen ließ (Abb. 61a), zeigte sich sogleich bei der Durchleuchtung im Stehen und Liegen beiderseits am Zwerchfell eine „Luftsichel" ähnlich wie beim Pneumoperitoneum. Die genauere Untersuchung ließ jedoch an einer intraperitonealen Gasansammlung zweifeln und eher daran denken, daß hier die diaphragmale Pleura in ganzer Ausdehnung vom muskulären Zwerchfell abgehoben war. Abb. 61b zeigt in der seitlichen Aufnahme außer einer geringen Gasaufhellung im vorderen Mediastinalraum, daß nicht nur beide Zwerchfellkuppeln, sondern auch die ganzen dorsolumbalen Zwerchfellabschnitte von einem parallel darüberliegenden, sehr zarten Streifenschatten begleitet werden. Nach der geringen Dicke dieser Schattenlinien und ihrer Ausdehnung weit nach lumbal kann es sich dabei nicht um ein spontanes Pneumoperitoneum, sondern nur um ein „oberes Zwerchfellemphysem" handeln; auch ein derart flächenhafter, basaler Pneumothorax ist ohne weiteres auszuschließen. Dieser Befund blieb beiderseits zwei Tage lang auch im Liegen unverändert; dann wurde die linke Zwerchfellhälfte unauffällig, während das flächenhafte subpleurale Gasdepot rechts noch fünf Tage lang nachweisbar war. Auch diese Tatsache spricht gegen die Annahme eines Pneumoperitoneum oder Pneumothorax, da dort solch geringe Gasmengen sehr viel rascher resorbiert zu werden pflegen.

Diese bisher nicht beschriebene Komplikation des Pneumoretroperitoneum erscheint aus mehreren Gründen wichtig. Zwischenfälle bei der präsacralen Technik sind überhaupt bisher nicht bekanntgeworden, wenn von dem Einzelfall einer Luftembolie von Russ und Mitarbeitern und von den sehr seltenen, wahrscheinlich durch Peritonealeinrisse bedingten Fällen von spontanem Pneumoperitoneum (Bonomini) abgesehen wird. Wenn es im vorliegenden Fall zu der außergewöhnlichen Komplikation eines

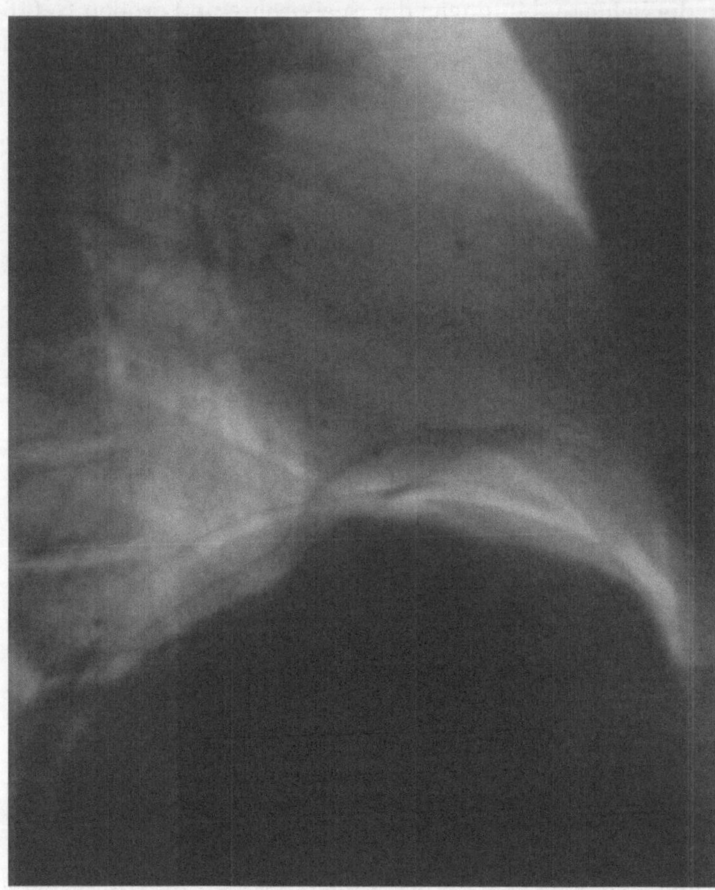

Abb. 61b. Gleicher Fall. Auf der Seitenaufnahme im Stehen ist nach 10 min die diaphragmale Pleura in ganzer Ausdehnung abgehoben („Oberes Zwerchfell-Emphysem")

Zwerchfellemphysems gekommen ist, so kann dies nur auf dem starken Überdruck beruhen, der zur Insufflation bei dieser adipösen Patientin ausnahmsweise erforderlich schien. Dabei ist das Gas durch den muskulären Hiatus nur zum kleineren Teil in das Mediastinum, zum größeren Teil aber unter die diaphragmale Pleura gedrückt worden, solange bei dieser Lagerung das Mediastinum noch tiefer gelegen war als das Zwerchfell. Zum andern ist es bemerkenswert, daß hier jegliche Behinderung der respiratorischen Zwerchfellbewegung fehlte. Abb. 61c zeigt an den Atmungskymogrammen der gleichen Patientin, eine Stunde nach dem Eingriff aufgenommen, daß Ablauf und Amplitude der Atembewegung an allen Abschnitten des Zwerchfells völlig normal geblieben sind. Vielfache Kontrolluntersuchungen in den folgenden Tagen haben gezeigt, daß trotz fortbestehender und recht gut an das Zwerchfell lokalisierter Atmungsschmerzen die Zwerchfellfunktion unter dem Emphysem ganz ungestört blieb. Eine merkliche, durch den Reiz der gedehnten parietalen Pleura ausgelöste, reflektorische Schonung der Zwerchfellatmung — wie man sie hätte erwarten können — war nicht festzustellen.

Daß auch sonst, im komplikationslosen Pneumoretroperitoneum, die Zwerchfell-funktion nicht beeinträchtigt wird, bedarf danach keiner besonderen Betonung. In einzelnen Fällen wird die diaphragmale Atmung reflektorisch zugunsten einer stärkeren Rippenatmung etwas verringert, vor allem dann, wenn stärkere lumbale Oppressions-

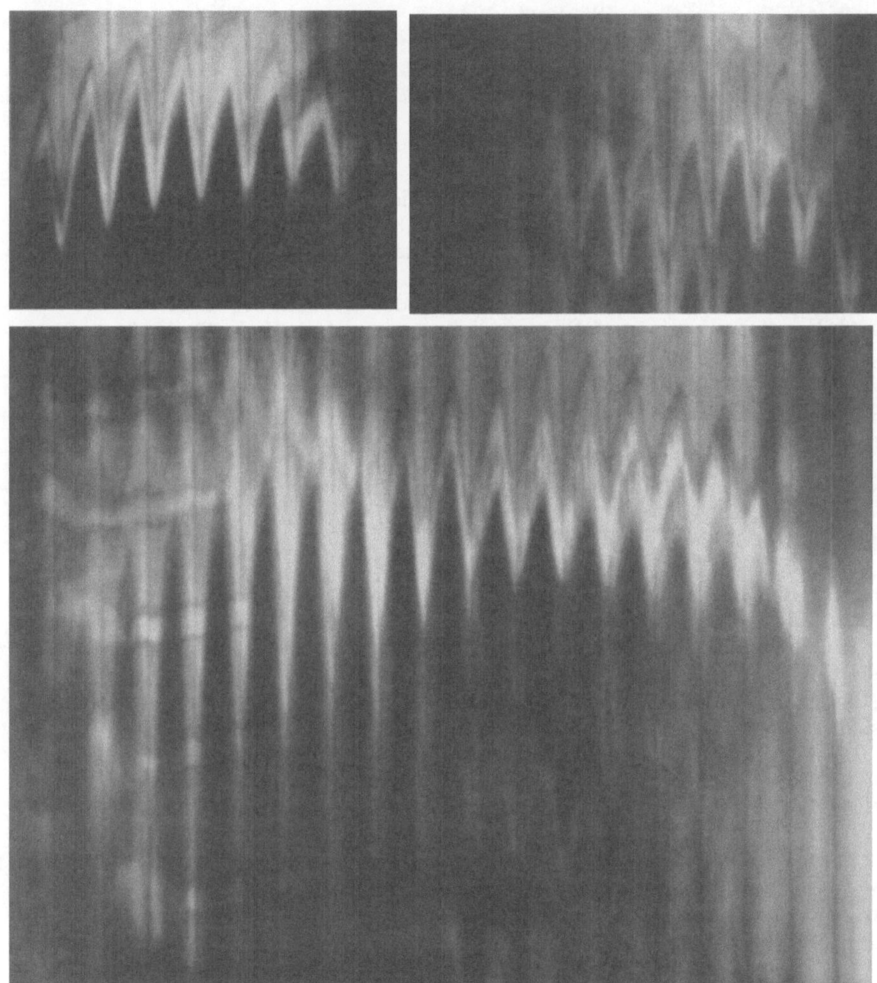

Abb. 61c. Gleicher Fall. Ungestörte Atembewegung bei Zwerchfellemphysem, 1 Std nach Anlage des Pneumoretroperitoneum.

gefühle vorhanden sind. Im allgemeinen jedoch sind wesentliche Anomalien der Zwerch-fellbewegung durch das Pneumoretroperitoneum ebensowenig gegeben wie Änderungen in Stand und Form.

Literatur

ADAMI, G. DELL', u. C. MENEGHINI: Die Insufflation des extraperitonealen Bindegewebes in der Röntgendiagnostik der oberen Harnwege mit besonderer Berücksichtigung der Möglichkeiten der Stratigraphie. Fortschr. Röntgenstr. **76**, 78, 181 (1952).

ALEMQUER, M. DE: Über progressive Peritonealverödung mit „Spontanliquidation des subphrenischen Pneu-Raumes" beim therapeutischen Pneumoperitoneum. Beitr. Klin. Tbk. **109**, 467 (1953).

ALESTRA, V., e F. CAHR: Phrenicusexhärese und Pneumothorax. Riv. Pat. e Clin. Tbc. **14**, 607 (1940). Zit. nach GÖTZE.

ALEXANDER, H.: Der künstliche Pneumothorax. Berlin 1931.

ALTMANN, K.: Experimente und Überlegungen zur Frage des Pleuradruckes. Z. exper. Med. **125**, 198 (1955).

— Persönliche Mitteilung.

AMINEW, A. M.: Peritoneoskopie, Pneumoperitoneum und Probleme des intraperitonealen Druckes. Vestn. Clin. **69**, 44 (1949). Zit. nach Götze.

ANGELO, F. D': Ann. Ist. Forlanini **3**, 117 (1939); **5**, 396 (1941). Zit. nach GÖTZE.

BACCAGLINI, M.: Pneumo-médiastin par voie rétropéritoneale. J. Radiol. et Électrol. **32**, 753 (1951).

BANYAI, A. L.: Therapeutic pneumoperitoneum — a review of 100 cases. Amer. Rev. Tbc. **29**, 603 (1934).

— Pneumoperitoneum treatment. St. Louis 1946.

— Clinical experience with pneumoperitoneum in treatment of so-called hypertrophic emphysema. Dis. Chest **27**, 121 (1955).

—, and G. H. JURGENS: Mediastinal emphysema as a complication of artificial pneumoperitoneum. J. Thorac. Surg. **8**, 329 (1939).

BENVENUTI, M.: La roentgenchimografia nel pneumotorace bilaterale. Ann. Ist. Forlanini **3**, 151 (1939).

BERGER, M.: Mediastinal emphysema as a complication of pneumoperitoneum therapy. Dis. Chest **26**, 354 (1954).

BÉTOULIÈRES, P., R. PALEIRAC et A. THÉVENET: Le pneumomédiastin par voie exo-péritoneale. Presse méd. **60**, 1796 (1952).

BITTORF: Paradoxe Zwerchfellbewegung. Münch. med. Wschr. **1910**, 1218.

BOBROWITZ, J. D.: Complications of Pneumoperitoneum. Mod. Med. **77** (1953).

BÖHME, H.: Untersuchungen über die Wirkungsweise des Pneumoperitoneum unter besonderer Berücksichtigung der Röntgenkymographie. Tuberkulosearzt **4**, 310 (1950).

— W.: Über den aktiven Anteil des Herzens an der Förderung des Venenblutes. Erg. Physiol. **38**, 251 (1936).

BONOMINI, B.: Pneumoperitoneo da pneumoretroperitoneo. Padua 1953.

BREATHNACH, C. S.: Mediastinal emphysema and its occurrence in artificial pneumoperitoneum. Thorax (Lond.) **10**, 79 (1955).

COCCHI, U.: Pneumoperitoneum und Retropneumoperitoneum. In SCHINZ-BAENSCH-FRIEDL-UEHLINGER, S. 3474.

CONDORELLI, L.: Il pneumomediastino artificiale. Minerva med. (Torino) **1936**, 81.

— A. TURCHETTI e G. PIDONE: Il pneumomediastino posteriore. Ann. Radiol. diagnost. **23**, 33 (1951).

CROFTS, N. F.: Pneumothorax complicating therapeutic pneumoperitoneum. Thorax (Lond.) **9**, 226 (1954).

DAHM, M.: Aufgaben, Ergebnisse und Fragen der Röntgenuntersuchung des Mediastinums (unter Berücksichtigung der kymographischen Methode). Fortschr. Röntgenstr. **72**, 521 (1950).

DAVID, J. D.: Diaphragmatic pneumocele terminating artificial pneumoperitoneum treatment. Brit. J. Tbc. **48**, 4 (1954).

DINGLEY, H. B.: Spontaneous pneumo-peritoneum. Indian Med. Gaz. **85**, 492 (1950). Ref. Zbl. Tbk. **59**, 99 (1951).

—, and K. SINGH: Obliteration of the pneumoperitoneum space during pneumoperitoneum treatment. J. Indian Med. Assoc. **25**, 355 (1955).

ELSHOUT, C.: Zit. nach GÖTZE.

FECHNER, H.: Das Pneumoperitoneum in der Behandlung der Lungentuberkulose. Z. Tbk. **96**, 223 (1951).

FRIEDMAN, R. L.: Hiatus pneumocele complicating therapeutic pneumoperitoneum. J. Amer. Med. Assoc. **150**, 211 (1952).

GENNES, L. DE, J. P. MAY et J. HÉLIE: Le pneumo-péritoine. Paris 1952.

GIRAUD, G.: Bilan de cent examens après pneumorétropéritoine. J. Radiol. et Électrol **35**, 839 (1954).

— P. BÉTOULIÈRES, H. LATOUR, G. CARLI, J. P. TEMPLE et M. PÉLISSIER: L'exploration du cœur et des gros vaisseaux thoraciques par la pneumostratigraphie médiastinale. Soc. Sci. méd. Montpellier **1952**, 48.

GOETZE, O.: Die Röntgendiagnostik bei gasgefüllter Bauchhöhle. Münch. med. Wschr. **1918**, 1275.

— Pneumoperitoneale Röntgendiagnostik. Dtsch. med. Wschr. **1919**, 18.

GÖTZE, W.: Das Zwerchfell im Pneumothorax, Pneumoperitoneum und bei Phrenicusausschaltung. Diss. Bonn 1956.

GUILLAUDEN: Diaphragmatic pneumocele complicating therapeutic pneumoperitoneum. Amer. Rev. Tbc. **69**, 5 (1954).

HASSELWANDER, A.: Über die Verschieblichkeit der Brust- und Bauchorgane nach Untersuchungen am Röntgenbild. Anat. H. **46**, 255 (1912).

— Über die Gestalt des Zwerchfells und die Lage des Herzens. Z. Anat. **114**, 375 (1949).

HAUBRICH, R.: Nierentumoren im Pneumoretroperitoneum. Fortschr. Röntgenstr. **80**, 242 (1954).

—, u. P. THURN: Nebennierentumoren im Pneumoretroperitoneum. Fortschr. Röntgenstr. **78**, 719 (1953).

HECKNER, F.: Zur Behandlung der Lungentuberkulose mit Pneumoperitoneum. Dtsch. med. Wschr. **1950 I**, 105.

HÖRMANN, J.: Zum Thema: Mediastinalemphysem bei Laparoskopie. Münch. med. Wschr. **1955**, 541.

HOFBAUER, L.: Atmungs-Pathologie und -Therapie. Berlin 1921.

— Pathologische Physiologie der Atmung. In Handbuch der normalen und pathologischen Physiologie, Bd. II/1. Berlin 1925.

JACOBAEUS, H. C.: Der Lungenkollaps bei Lungenkrankheiten. Med. Klin. **1932**, 673.

JAMIN, F.: Zwerchfell und Atmung. In F. M. GROEDEL, Lehrbuch und Atlas der Röntgendiagnostik in der inneren Medizin, Bd. I, Kap. 11. München 1925.

JEHN, W., u. R. NISSEN: Pathologie und Klinik des Mediastinalemphysems. Dtsch. Z. Chir. **206**, 221 (1927).

JOHNSON, J. H.: Spontaneous pneumothorax complicating pneumoperitoneum therapy. Brit. J. Tbc. **48**, 56 (1954).

KALK, H.: In KALK-BRÜHL, Leitfaden der Laparoskopie und Gastroskopie. Stuttgart 1951. Zit. nach MOTSCHMANN.

KIENBÖCK: Auf dem Röntgenschirm beobachtete Bewegungen in einem Pneumothorax. Wien. klin. Wschr. **1898**, 22; **1902**, 22.

KOELSCH, K. A.: Zwerchfellruptur während Behandlung mit künstlichem Pneumoperitoneum. Tuberkulosearzt **7**, 468 (1953).

LANGE, R.: Die Entstehung einer Interpositio hepato-diaphragmatica (Chilaiditi) nach kombinierter Pneumoperitoneumbehandlung. Tuberkulosearzt **8**, 616 (1954).

LEITNER, S. J.: Das Pneumoperitoneum in der Behandlung der Lungentuberkulose. Schweiz. Z. Tbk. **8**, 175 (1951).

LEMANISSIER, BREANT et FOURCHON: L'emphysem médiastinal, complication du pneumopéritoine. Poumon **6**, 543 (1950).

LENGGENHAGER, K.: Die Wirkungsweise des Pneumoperitoneum. Schweiz. med. Wschr. **1947**, 283.

LINGEMANN, O.: Kasuistischer Beitrag zum Pneumoperitoneum. Med. Klin. **1949**, 20.

LOREY, A.: Über eine Methode, die Organe der Bauchhöhle im Röntgenbild darzustellen. Münch. med. Wschr. **1914**, 274.

MANN, B.: The treatment of hypertrophic emphysema by pneumoperitoneum. Thorax (Lond.) **9**, 1 (1954).

MAROLLA, M. M., F. H. COLE and A. H. ST. RAYMOND jr.:: Spontaneous pneumothorax on the right side following pneumoperitoneum. Amer. Rev. Tbc. **71**, 295 (1955).

MITCHELL, R. S., J. S. HIATT, P. P. McCAIN, H. F. EASOM and C. D. THOMAS: Pneumoperitoneum in the treatment of pulmonary tuberculosis. Results in 710 cases from 1937—1946. Amer. Rev. Tbc. **55**, 306 (1947).

MORGENSTERN, P., and J. PINE: Pulmonary cavities „below the diaphragm". Amer. J. Roentgenol. **59**, 677 (1948).

MOTSCHMANN, H.: Pneumothorax als Zwischenfall bei der Laparoskopie. Med. Klin. **1954**, 401.

NAGEL: Das Pneumoperitoneum zur Behandlung der Lungentuberkulose. Erg. Tbk.forsch. **11**, 373, 430 (1953).

ORRITT, J. E., and L. HYDE: Transdiaphragmatic eventration of peritoneum secondary to pneumoperitoneum. Amer. Rev. Tbc. **69**, 1045 (1954).

PARTSCH, F.: Das diagnostische Pneumoperitoneum in der Chirurgie. Fortschr. Röntgenstr. Erg.-Bd. **25** (1924).

PEABODY, J. W., and H. A. BUECHNER: Mechanism of mediastinal emphysema complicating therapeutic pneumoperitoneum. Amer. Rev. Tbc. **68**, 775 (1953).

PLAVNIK, M. S.: Änderung der Beweglichkeit des Diaphragma unter dem Einfluß des Pneumoperitoneum. Probl. Tbk. (Moskau) **5**, 24 (1954).

PRÉVÔT, R.: Grundriß der Röntgenologie des Magendarmkanals. Hamburg 1948.

RAIMONDI, A. A., u. R. SCARTASINI: Die Veränderungen der Zwerchfellstellung bei gleichzeitigem Pneumothorax und Phrenektomie. Zbl. inn. Med. **89**, 150 (1937).

RAUTENBERG, E.: Röntgenphotographie der Leber, der Milz und des Zwerchfells. Dtsch. med. Wschr. **1914**, 1205.

RENOVANZ, H. D.: Ergebnisse der Pneumoperitoneumbehandlung Lungentuberkulöser. Ärztl. Wschr. **1954**, 31.

—, u. A. MAIER: Ein Beitrag zur Physiologie des Pneumoperitoneums. Beitr. Klin. Tbk. **103**, 397 (1950).

REPA, J. J., and H. R. JACOBSON: Spontaneous pneumothorax, the result of a ruptured diaphragm complicating pneumoperitoneum. Amer. Rev. Tbc. **63**, 587 (1951).

RÖSNER, K.: Mediastinalemphysem bei Laparoskopie. Münch. med. Wschr. **1955** II, 1367.

ROZENBLAT, B.: Cavities of the lower lobe in pulmonary tuberculosis. Pathology and treatment, with special reference to pneumoperitoneum. Brit. J. Tbc. **43**, 47 (1949).

RUIZ RIVAS, M.: Diagnóstico radiológic. El neumorriñon. Arch. españ. Urol. **4**, 228 (1948).

— Generalized subserous emphysema through a single puncture. Amer. J. Roentgenol. **64**, 723 (1950).

6*

RUSS, F. H., D. L. GLENN and C. GIANTURCO: Gas embolism during extraperitoneal insufflation. Radiology 61, 637 (1953).

SCHMID, H.: Zur Pneumothoraxtherapie und deren irreversible Schäden. Beitr. Klin. Tbk. 101, 567 (1949).

SCHWADERER, A.: Zur Frage des Mediastinalemphysems als Komplikation beim künstlichen Pneumoperitoneum. Tuberkulosearzt 5, 599 (1951).

SCHWARZ, G.: Zit. nach HITZENBERGER.

SIMMONDS, F. A.: Air embolism and pneumomediastinum in artificial pneumoperitoneum. Lancet 1946 I, 530.

SIMONIN: Semaine Hôp. 1954, 391.

SITA LUMSDEN, E. G.: Spontaneous pneumothorax complicating artificial pneumoperitoneum. Thorax (Lond.) 4, 147 (1949).

SKARBY, H. G.: Freies Gas in der Bauchhöhle als Zeichen von Perforation. Röntgenprax. 21, 263 (1940).

SMITH, N. C.: Induced pneumoperitoneum: a fatal case. Brit. Med. J. 1943, 404.

SOMMER, F., u. K. REINHARDT: Das diagnostische subseröse Emphysem. Fortschr. Röntgenstr. 77, 54 (1952).

STEIN, H. F.: Complications of artificial pneumoperitoneum. Amer. Rev. Tbc. 64, 645 (1951).

STREET: Leakage of air from pneumoperitoneum into pleural cavity. Lancet 1950 I, 669.

TAPIOVAARA, J.: The pneumomediastinum. Acta radiol. (Stockh.) 43, 104 (1955).

TORELLI, G.: La meccanica respiratoria depo pneumotorace artificiale studiata con la roentgenchimografia. Lotta Tbc. 7, 1035 (1936).

UDAONDO, C. B., and A. VADONE: The pathogenic mechanism of the KIENBÖCK phenomenon. Amer. Rev. Tbc. 20, 741 (1929).

UNVERRICHT, W.: Über paradoxe Zwerchfellbewegung. Berl. klin. Wschr. 1921.

— Das Pneumoperitoneum, seine Wirkungsweise und Ergebnisse bei der Lungentuberkulose. Ärztl. Wschr. 1950, 337.

VAJDA, L.: Die Zwerchfellbewegung auf der Seite des Pneumothorax. Tuberkulose 14, 371 (1934).

WEBER, H.: Die normale Atmung. In STUMPF-WEBER-WELTZ, S. 242.

WEIGER, H.: Zwerchfellstand und -Beweglichkeit im Stehen und Liegen bei Pneumoperitoneum ohne und mit Bauchbinde. Tuberkulosearzt 5, 525 (1951).

WELLMANN, C.: Die paradoxe Zwerchfellbewegung bei künstlichem Pneumothorax und Zwerchfelllähmung. Dtsch. Arch. klin. Med. 103, 387 (1911).

— Experimentelle Untersuchungen über die Aktionsströme bei geschlossenem Pneumothorax. Dtsch. Arch. klin. Med., 107, 397 (1912).

WENDEROTH, H.: Mediastinalemphysem bei Laparoskopie. Münch. med. Wschr. 1954, 1369.

YANNITELLI, S. A., C. E. WOODRUFF, E. E. MUELLER and W. L. HOWARD: Fatal tension-pneumothorax resulting from diaphragmatic rupture in a patient receiving pneumoperitoneum. Amer. Rev. Tbc. 60, 794 (1949).

ZAK, G. A., and N. SOUTHWELL: An investigation into the treatment of pulmonary emphysema with artificial pneumoperitoneum. Acta med. scand. (Stockh.) 147, 79 (1954).

ZIERHUT, E.: Zur röntgenologischen Darstellung von Organen und Tumoren des hinteren Mediastinum. Fortschr. Röntgenstr. 80, 591 (1954).

ZUPPINGER: Krankheiten der Pleura. In SCHINZ-BAENSCH-FRIEDL-UEHLINGER, S. 2465.

Spezieller Teil

V. Zwerchfell und Pleuritis

Während früher der diaphragmale Pleuraerguß für außerordentlich selten gehalten und der Begriff der „Pleuritis diaphragmatica" (Fr. KRAUS) noch von HITZENBERGER ganz abgelehnt wurde, ist es seit den Untersuchungen von LENK, RIGLER, LAURELL, DANIELLO u. a. erwiesen, daß Pleuritiden mit und ohne Erguß sehr häufig allein oder vorzugsweise an der diaphragmalen Pleura lokalisiert sind. Sie entstehen als Begleit- oder Folgeprozesse von traumatischen, entzündlichen oder tumorösen Krankheiten der thorakalen und abdominalen Nachbarorgane des Zwerchfells und können dann als primär diaphragmale Pleuritiden bezeichnet werden. Andererseits kann auch beim Transsudat und bei der „allgemeinen Pleuritis" der Flüssigkeitserguß ausschließlich oder vornehmlich über dem Zwerchfell gelegen sein, um erst bei Seiten- oder Rückenlagerung in die nicht-diaphragmalen Anteile des freien Pleuraspaltes abzufließen. Mit und ohne Bewegungsstörung erweist sich ein doppel- oder einseitiger Zwerchfellhochstand dadurch oft als basal angeordneter Erguß im freien Pleuraraum, über dessen pulmonale, kardiale oder auch mediastinale Ätiologie eine Aussage zunächst nicht möglich ist. Die Untersuchungstechnik, Röntgensymptomatologie und Klassifizierung der Pleurakrankheiten ist unlängst von ZUPPINGER in einer vorzüglichen Zusammenfassung dargestellt worden, auf die besonders hingewiesen sei. Im folgenden sollen die Pleuritiden nur im Hinblick auf die Zwerchfellbeteiligung abgehandelt werden, wobei naturgemäß die diaphragmalen Ergüsse und Schwarten ganz im Vordergrund stehen. Fibrinauflagerungen auf der diaphragmalen Pleura, wie sie bei Parenchymprozessen der Lungenbasis und bei durchgewanderten Entzündungen des Hypophrenium als Äquivalent einer trockenen Pleuritis nicht selten röntgenologisch nachweisbar sind, werden noch zu erwähnen sein; Gasansammlungen im Pleuraraum sind bereits im Zusammenhang besprochen.

1. Diaphragmale Pleuritis

Unter der Sammelbezeichnung „Pleuraerguß" sind im folgenden das seröse, hämorrhagische und purulente Exsudat, das Transsudat und der neoplasmatische Erguß zusammen verstanden, weil sie röntgenologisch nur selten und indirekt zu unterscheiden sind. Die Verteilung des Ergusses im freien Pleuraspalt ist von seiner Größe, Viscosität und Oberflächenspannung, der Retraktionskraft der Lungen und der Schwerkraft abhängig (ZUPPINGER). Früher galt als Regel, daß ein Pleuraerguß zuerst im hinteren oder seitlichen Phrenicocostalwinkel und erst bei einer Größe von 300—400 cm³ röntgenologisch nachweisbar wird; kleinere Ergüsse lassen sich, obschon perkussorisch gelegentlich feststellbar, mit der einfachen Thoraxaufnahme nicht erfassen.

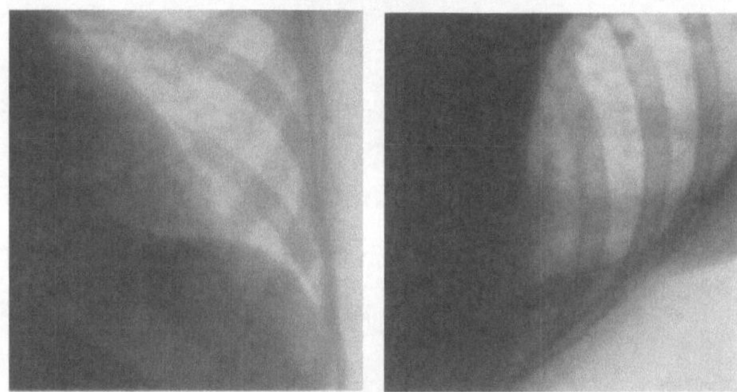

Abb. 62. Kleiner diaphragmaler Pleuraerguß, erst in seitlicher Kippstellung sichtbar

Wie vor allem LENK und RIGLER nachgewiesen haben, werden jedoch auch kleine freie Ergüsse dadurch erkennbar, daß sie bei Rücken- oder Seitenlagerung aus dem diaphragmalen Anteil des Pleuraspaltes in die hinteren oder seitlichen Pleurasinus abfließen, die bei der Durchleuchtung in aufrechter Stellung frei erschienen. Wahrscheinlich sammelt sich der Erguß überhaupt immer zuerst lamellär im diaphragmalen Pleuraspalt an, sofern er nicht durch lokale Verklebungen am Ort festgehalten wird. Lagerung auf die kranke Seite, am besten in eine Kippstellung von 60°, läßt ihn in den lateralen Pleuraspalt abfließen; Lagerung zur gesunden Seite bringt ihn teilweise in den mediastinalen Pleuraspalt, was an einer Verbreiterung des Mittelfellschattens zu erkennen ist (ZUPPINGER). Mitunter tritt ein Basiserguß auch schon bei forcierter Exspiration aus und rundet so die Zwerchfellrippenwinkel ab (CINCOTTI und Mitarbeiter). In den meisten Fällen fehlt jedoch eine respiratorische Formänderung, wie auch die Atemverschieblichkeit selbst bei einem großen diaphragmalen Erguß erhalten sein kann (FRIEDMAN). Ein Beispiel für den Nachweis derart kleiner, zuerst und bei aufrechter Stellung ausschließlich diaphragmal gelegener Ergüsse gibt Abb. 62 wieder.

Je größer der Erguß ist, desto mehr wird außer dem diaphragmalen auch der laterale Anteil des Pleuraspaltes ausgefüllt; die Hauptflüssigkeitsmenge liegt aber dabei stets über dem Zwerchfell, falls nicht umschriebene Verklebungen der Pleura oder lokale Elastizitätsänderungen der Lunge eine andere Verteilung bedingen. Auch große Ergüsse bleiben oft bei aufrechter Körperstellung ausschließlich basal angeordnet und täuschen dadurch einen Zwerchfellhochstand vor (JONES; CINCOTTI und Mitarbeiter; DEMIRAL und Mitarbeiter; BOMPIANI; FRIEDMAN); ein beidseitiger Pseudohochstand des Zwerchfells scheint beim Transsudat sogar recht häufig zu sein. Diese Basisergüsse werden oft nur langsam resorbiert und behalten dann wie „abgesackte", peripher verklebte Ergüsse über

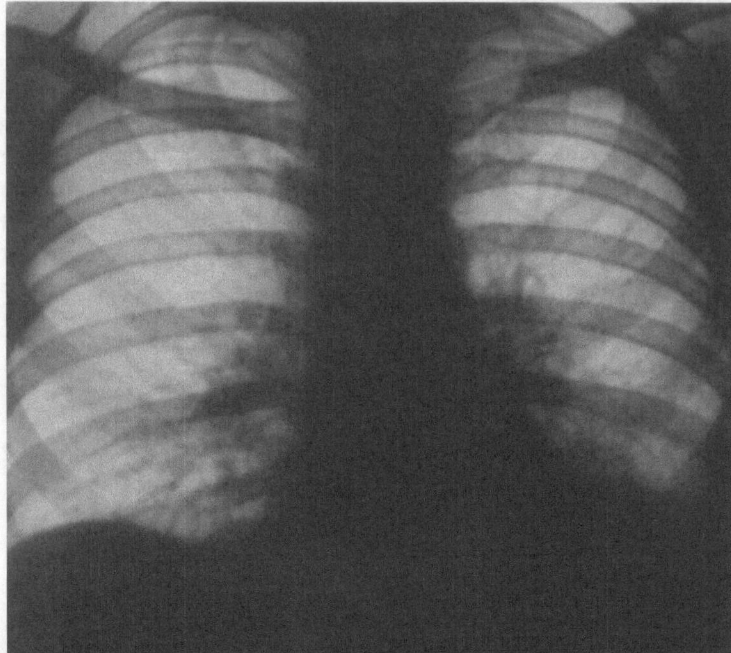

Monate hinweg gleiche Größe, ohne daß die Verbindung zum costalen Pleuraspalt unterbrochen wäre (WACHTLER). In Abb. 63 ist das Zwerchfell rechts scheinbar hochgestellt, glattrandig und gegenüber der basalen Lungenverschattung auf der Gegenseite wenig auffällig (oberes Bild). In Rückenlage wird plötzlich das rechte Lungenfeld durch einen großen Erguß verschattet, unterhalb dessen der wahre Zwerchfellstand erkennbar wird; die basale Verschattung der linken Lunge ändert sich kaum, weil hier bereits Verklebungen und Teilverschwartungen vorliegen (unteres Bild). Der diaphragmal angeordnete Pleuraerguß der rechten Seite nimmt hier eine Höhe von zwei Intercostalräumen ein, wie ein Vergleich mit der Aufnahme vor der Erkrankung ergibt. WILSON hat unlängst betont, daß solche „Pseudohochstände" des Zwerchfells durch infrapulmonale Ergüsse nicht nur recht häufig sind, sondern oft auch bei geringerem Ausmaß schon eine chirurgische Indikation abgeben, weil eine erhebliche und auffällige Respirationsinsuffizienz vorliegt.

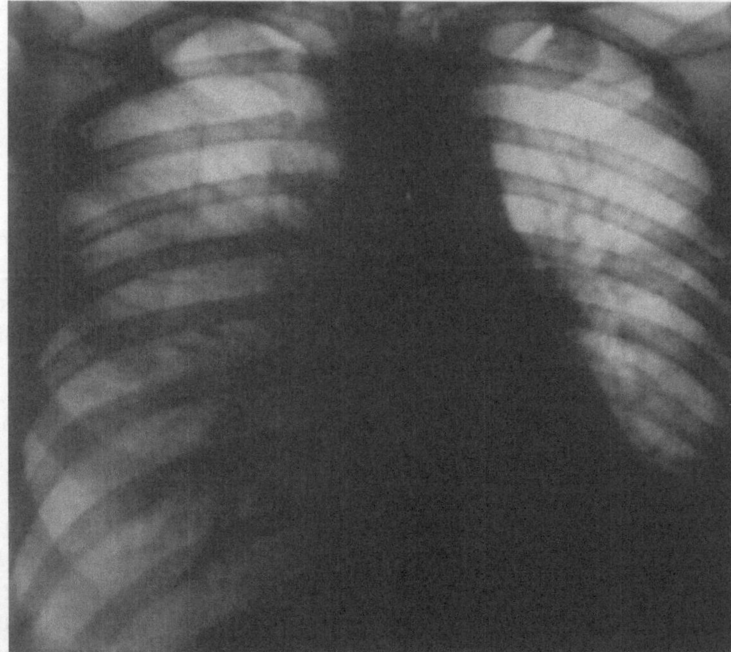

Abb. 63. Oben: Pseudohochstand der rechten Zwerchfellhälfte durch basal angeordneten Erguß (Aufn. im Stehen). Unten: In Rückenlage fließt der Erguß in den freien Pleuraspalt aus; links pleuritische Verklebungen

Derartige Befunde sind gar nicht selten (RIGLER, FRIEDMAN), werden aber nur in Ausnahmefällen so ausgeprägt wie im nächsten

Beispiel. Hier wurde zwei Monate nach einer trockenen Pleuritis rechts eine spezifische Herdbildung im Oberlappen nachgewiesen; sieben Wochen später bildete sich unter Temperaturerhöhung, Atmungsschmerzen und Singultus ein Pleuraexsudat aus, das nach einem weiteren Monat zu dem Befund der Abb. 64 führte und bei gleichzeitigem Tiefstand

der Leber an einen raumfordernden Prozeß im rechten Oberbauch denken ließ. Daß es sich
hier nicht um einen Zwerchfellhochstand, sondern um ein riesiges und schon teilweise ab-
gekapseltes Basisexsudat mit Zwerchfelltiefstand handelte, zeigte die Kontrollaufnahme
nach Pleurapunktion. In solchen Fällen liegt fast immer ein Empyem vor, das durch
pleurale Verklebungen der Zwerchfellperipherie basal festgehalten wird; nichteitrige
Ergüsse dieser Größe füllen dagegen stets auch laterale und mediastinale Anteile des Pleuraraumes aus, sofern nicht Adhäsionen nach einer früheren Basispleuritis dies verhindern.

Während der bisher besprochene „basal angeordnete" Erguß im freien Pleuraspalt von
den verschiedensten Anteilen der Pleura produziert werden kann und sich nur sekundär
über dem Zwerchfell ansammelt, wird unter der umschriebenen diaphragmalen Pleuritis

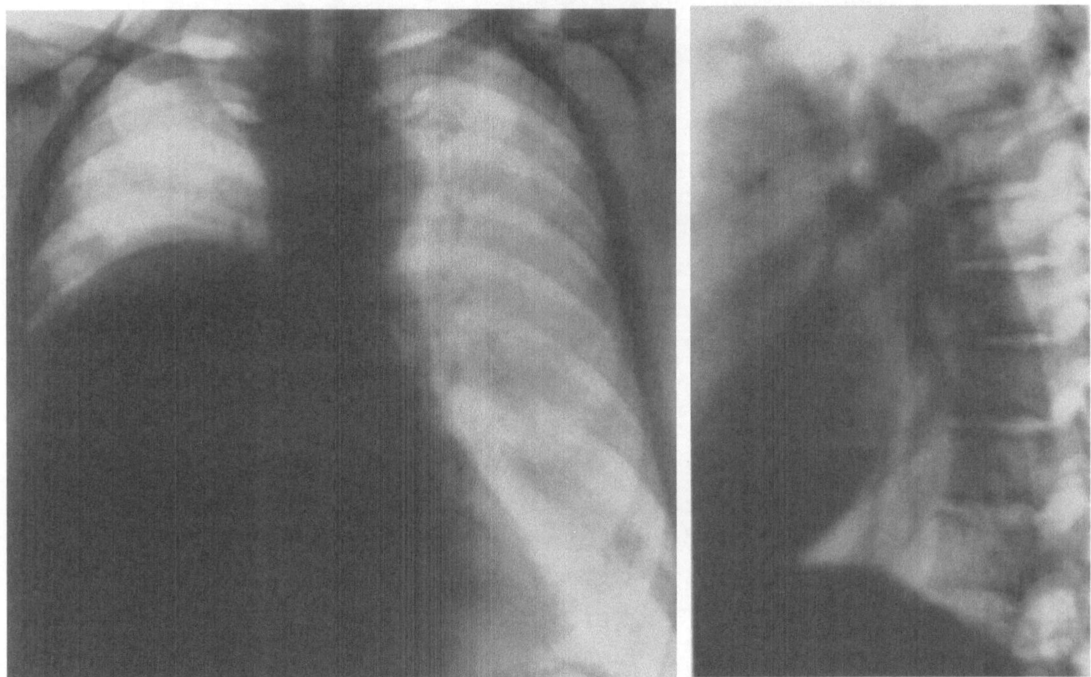

Abb. 64. Pseudohochstand des Zwerchfells rechts durch riesiges Basisempyem

ein Prozeß verstanden, der sich bei zwerchfellnahen Krankheiten der Lungenbasis oder der
hypophrenischen Oberbauchorgane primär an der diaphragmalen Pleura abspielt. Er
beginnt mit Fibrinauflagerungen, kollateral entzündlichen Veränderungen und lokalisierten Atelektasen, um erst im weiteren Verlauf zu einem Exsudat über dem Zwerchfell
zu führen (ZUPPINGER). Diese Entwicklung macht verständlich, daß meist an der Zwerchfellperipherie eine Verklebung vorliegt, die den Erguß supradiaphragmal festhält. Handelt
es sich um ein Transsudat kardialer oder tumoröser Genese, so fehlt meist eine Verlötung,
und der diaphragmal gelegene Erguß wird bei Lagewechsel nachweisbar, weil er in den
lateralen oder mediastinalen Pleuraspalt abfließt. Zweifellos gibt es aber insofern Abweichungen von dieser Regel, als mitunter auch Ergüsse, die von der diaphragmalen
Pleura ausgehen, in den freien Pleuraspalt abfließen und andererseits Ergüsse aus nicht-
diaphragmalen Anteilen der Pleura sich über dem Zwerchfell ansammeln können, später
hier abgekapselt werden und so eine Entstehung aus einer „Pleuritis diaphragmatica"
vortäuschen. Da die trockene diaphragmale Pleuritis klinisch wenig auffallend ist oder
auch stumm sein kann (KRAUS, HITZENBERGER, ZUPPINGER), werden die Anfangsstadien
ohne Erguß nur selten beobachtet. Konturunschärfe des Zwerchfellbogens auf der erkrankten Seite, gelegentlich mit verringerter Atemverschieblichkeit, stellt als Äquivalent
der Fibrinauflagerung das erste Zeichen dar (Abb. 65); es wird jedoch infolge entzündlicher

oder atelektatischer Begleitprozesse der Lungenbasis oft genug überdeckt bzw. tritt
gegenüber der auslösenden Oberbauchaffektion klinisch wie röntgenologisch in den Hinter-
grund. Die trockene Pleuritis des linken Hemidiaphragma ist im allgemeinen leichter
erkennbar als die der Gegenseite, weil ein geringer Zwerchfellhochstand und eine geringe
Bewegungseinschränkung hier über der Magenblase auffälliger werden. Eine gezielte
Untersuchung vermag aber auch die rechtsseitige diaphragmale Pleuritis noch vor einer
Exsudation zu erfassen. In solchen Fällen zeigt sich außer der Unschärfe der rechten
Zwerchfellkontur und der Bewegungsminderung bei mäßig tiefer Atmung oft auch eine
pseudoparadoxe Umkehr der Respirationsbewegung im Schnupfkymogramm, wie sie

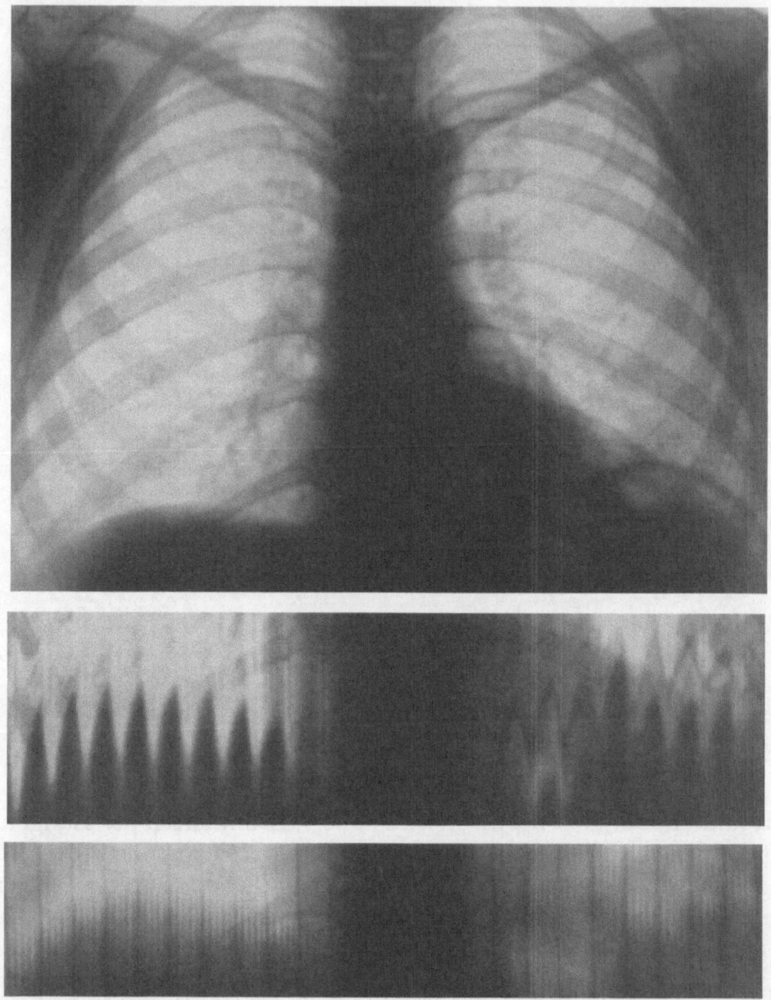

Abb. 65. Pleuritis diaphragmatica sicca links mit verringerter Zwerchfellamplitude, ohne Lähmungszeichen

für eine muskuläre Parese als typisch gelten kann. Seit den histologischen Untersuchungen
von HITZENBERGER und STRUCKOW ist bekannt, daß diesem Befund entzündliche Strukturveränderungen im Zwerchfell selbst entsprechen, die als fortgeleitete Diaphragmatitis
(Phrenitis) bezeichnet werden können, und von denen Abb. 66 einen Eindruck vermittelt.
Derartige entzündliche Zwerchfellinfiltrationen, die klinisch meist als Oberbauchperitonitis
fehlgedeutet werden, entstehen häufiger nach supradiaphragmalen Prozessen (Pleuraempyem, Pneumonie) als nach hypophrenischen bzw. peritonealen Entzündungen
(WICKER; HITZENBERGER; SCHNITZLER; MEYLER und Mitarbeiter); auch Degenerationen
der Endverzweigungen des N. phrenicus sind histologisch bei Lungen- und Pleuraent-
zündungen nachgewiesen worden (POLJANZEW). Wo in den Atmungsprüfungen eine

Richtungsumkehr fehlt, läßt sich die Verkleinerung der diaphragmalen Amplitude oder der Zwerchfelltiefstand („temporäre Paralyse", POLESIZKI) auf eine reflektorische Schonung zurückführen.

Wenn sich im weiteren Krankheitsverlauf ein Exsudat im diaphragmalen Pleuraraum ausbildet, wird der röntgenologische Nachweis nur dann leichter, wenn es gelingt, den Erguß vom Zwerchfell abfließen zu lassen. In diesen Fällen ist zwar die Grenzlinie Erguß-Lungenbasis scharf, und das Röntgenbild erscheint wieder unauffällig oder imponiert als mehr oder minder ausgeprägter Zwerchfellhochstand; er demaskiert sich aber bei Lagewechsel an der Auffüllung der Phrenico-Costalwinkel als Erguß. Bei nichtentzündlichen Ergüssen kardialer oder tumoröser Genese, die sich anfänglich oft isoliert auf der Pleura diaphragmatica anordnen (ZUPPINGER, WACHTLER), ist dies Verhalten die Regel. In der Mehrzahl der Fälle von diaphragmalem Pleuraerguß, wo eine fibrinöse Entzündung der basalen Lungenpleura und der Zwerchfellpleura vorausgegangen ist, fehlt jedoch die freie Kommunikation mit den anderen Anteilen des Pleuraraumes, und das randständig abgeklebte Exsudat bleibt auch bei Lagewechsel über dem Zwerchfell liegen. Sein Nachweis kann dann vor allem auf der rechten Seite außerordentlich schwierig sein, zumal bei gleichzeitiger Verdichtung der Lungenbasis durch eine Infiltration oder Atelektase; gelegentlich deutet hier eine Konturstufe an, daß zweierlei supradiaphragmale Alterationen vorliegen (POLGAR). Die linksseitige, exsudative Pleuritis diaphragmatica ist leichter zu erkennen, weil sie den Zwerchfellschatten zwischen Magenblase und Lunge verbreitert und sichelartig umformt (DANIELLO). Das normale Zwerchfellband aus den Serosablättern,

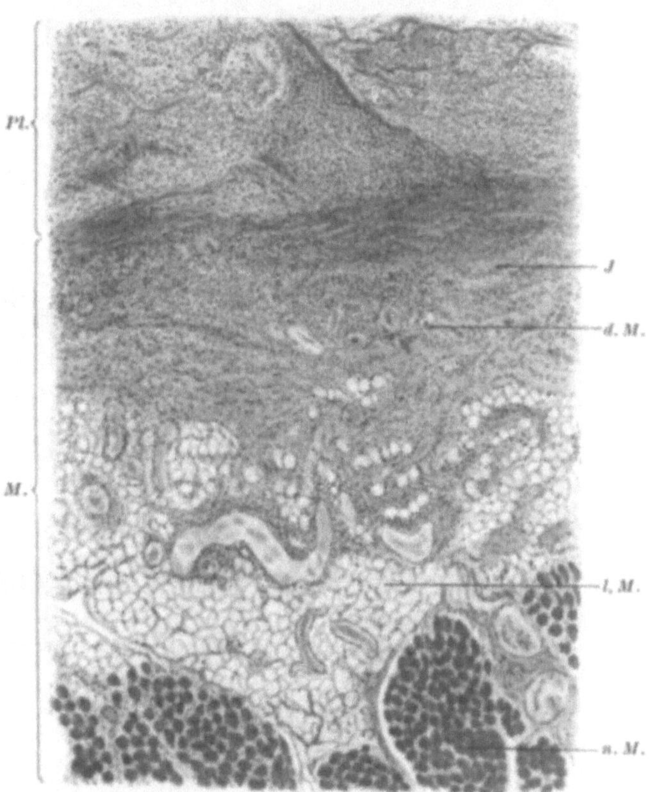

Abb. 66. Fortgeleitete entzündliche Zwerchfellinfiltration bei Pleuritis und Pneumonie nach HITZENBERGER (*J* Infiltration, *d. M.* degenerierte Muskelfasern, *l.M.* lipomatös umgewandelte Muskulatur, *n.M.* normale Muskelfasern)

dem Zwerchfellmuskel und der Wand des Magenfornix wird bis etwa 1 cm dick, weist aber je nach dem Grad der Magenblähung und dem Kontraktionszustand des Zwerchfells eine recht große Variationsbreite auf. Dickenzunahme dieses „Zwerchfellschattens" auf mehrere Zentimeter spricht dann für einen aufgelagerten Erguß, wenn sich gleichzeitig seine Bandform zu einer Sichelform umgewandelt hat, die in der Mitte der Zwerchfellkuppe am dicksten ist und nach medial und lateral schmäler wird. Wie DANIELLO in der Diskussion mit MORR nachgewiesen hat, unterscheidet sich dieser Befund dadurch von der Normalform des Zwerchfellschattens, der an der Peripherie breiter ist als über dem höchsten Punkt der Magenblase. Die röntgenologische Diagnose des linksseitig „abgesackten" diaphragmalen Pleuraexsudates ist dann gesichert, wenn die Sichelform im Inspirium stärker ausgeprägt wird; diese Dickenzunahme des „Zwerchfellschattens" ist durch die Flüssigkeitsverteilung über der inspiratorisch kleineren Zwerchfelloberfläche bedingt. Differentialdiagnostisch ist wichtig, daß sich umgekehrt beim Ascites der Zwerchfellschatten in der Inspiration verschmälert, wie ZUPPINGER gezeigt hat. Häufig bleibt auch die obere Begrenzung des diaphragmalen Exsudatschattens infolge der

pulmonalen Basisentzündung unscharf wie im Beispiel der Abb. 67, womit ein weiteres Indiz
für die pleurodiaphragmale Entstehung des Exsudates gegeben ist. Im gleichen Fall
bestand außerdem auch auf der rechten Seite ein diaphragmaler Erguß, der jedoch an der
Konturunschärfe des rechten Zwerchfellbogens und der Auffüllung des rechten Herz-Zwerchfell-winkels weniger eindeutig ablesbar ist als das Exsudat links über der großen Magenblase.

Das rechtsseitig abgesackte diaphragmale Pleuraexsudat ist bei geringem Pseudohochstand des Zwerchfells mitunter nur an der fibrinös oder infiltrativ unscharfen Begrenzung der Lungenbasis erkennbar. Die Zwerchfellbeweglichkeit ist oft ganz normal oder nur so wenig eingeschränkt, daß sie im Rahmen der normalen bilateralen Bewegungsdifferenz zu bleiben scheint. In der Mehrzahl der Fälle aber ist die Bewegung doch in der kymographischen Analyse verringert, abgestuft oder ruckartig, pseudoparadox oder paradox.

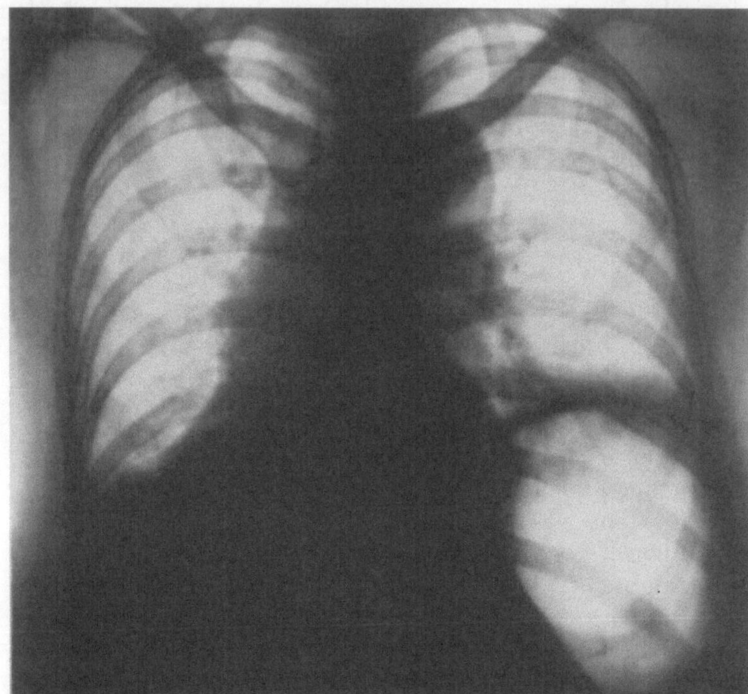

Abb. 67. Diaphragmales Pleuraexsudat beiderseits bei inop. Gallenblasen-carcinom mit begleitender Infiltration der Lungenbasis links

graphischen Analyse verringert, abgestuft oder ruckartig, pseudoparadox oder paradox.
Dadurch unterscheidet sich die entzündliche Miterkrankung des Zwerchfells beim Exsudat
von der nur mechanischen oder reflektorischen Alteration beim Stauungserguß. Trotzdem
sind diese Bewegungsstörungen vieldeutig und für das diaphragmale Exsudat nicht pathognomonisch, weil sie auch bei banalen Affektionen des Mittelfells oder der Lungen vorkommen. Darin liegt der Grund für die Tatsache, daß der gegen den Leberschatten nicht eindeutig abgehobene Pleuraerguß über der rechten Zwerchfellhälfte so lange als unerkennbar galt (HITZENBERGER, MORR

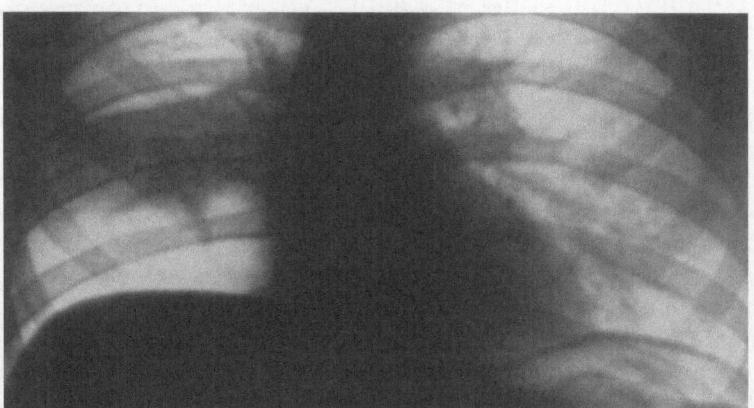

Abb. 68. Diaphragmales Pleuraexsudat rechts im Pneumoperitoneum

u. a.) und auch heute noch so selten diagnostiziert wird. Dabei ist der Nachweis leicht,
wenn klinische Gründe die Anwendung röntgenologischer Zusatzuntersuchungen fordern:
Im diagnostischen Pneumoperitoneum werden für das rechte Hemidiaphragma die gleichen
röntgenoptischen Bedingungen hergestellt, wie sie für das linke Zwerchfell durch die Aufhellung der Magenblase ohnedies vorliegen. Abb. 68 gibt ein Beispiel dafür, wo sich mit

dem paretischen, hochgedrückten Zwerchfell ein basales Exsudat rechts zu einem breiten bandartigen „Zwerchfellschatten" summiert. Nach Anlage eines therapeutischen Pneumoperitoneum erscheint in manchen Fällen daher ein vorher nicht erkanntes tuberkulöses Basisexsudat überraschend unter diesem Bild (BELBENOIT, W. GÖTZE). Ein diagnostisches Pneumoperitoneum ist auch angezeigt, wenn ein linksseitiges diaphragmales Exsudat nachgewiesen werden soll, das sich ohne peritoneale Luftfüllung nicht darstellt, weil ein gleichzeitig bestehender Ascites die Zwerchfellunterfläche hier nicht abgrenzen läßt. Die Forderung ZUPPINGERs, bei klinischem Verdacht auf eine diaphragmale Pleuritis viel häufiger einen diagnostischen Pneumothorax oder ein Pneumoperitoneum anzulegen als bisher, ist daher voll berechtigt. Sie kann dahingehend ergänzt werden, daß ein Pneumoperitoneum

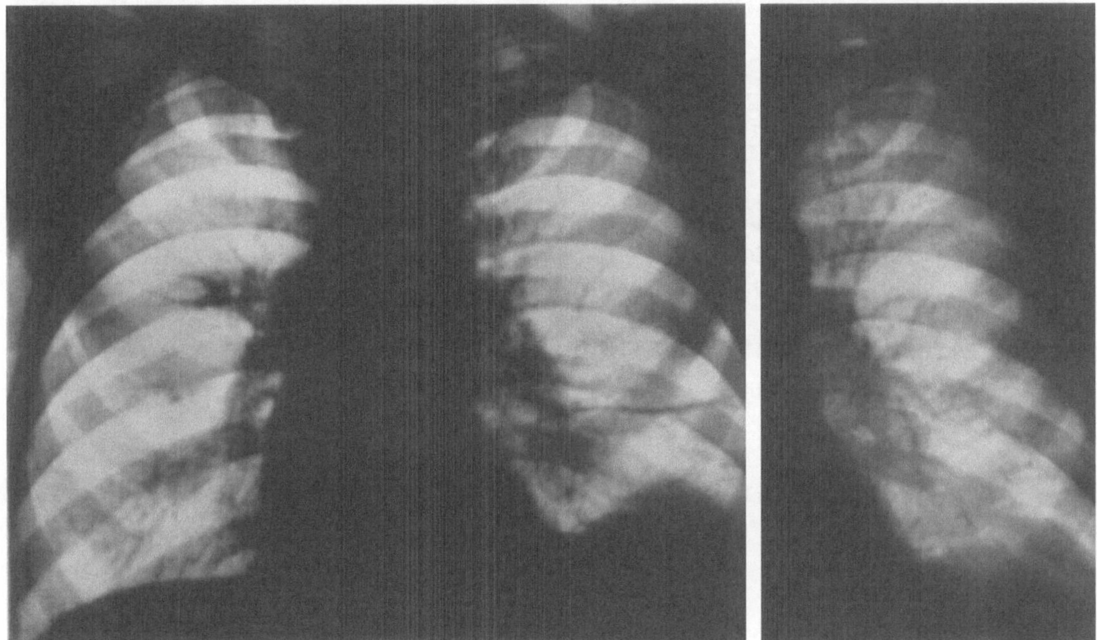

Abb. 69a. Umschriebener diaphragmaler Erguß links; Teilresorption nach 2 Monaten

in erster Linie zum Nachweis eines abgesackten rechtsseitigen Ergusses (Exsudat) indiziert ist, während ein Pneumothorax vorzugsweise der Darstellung eines diaphragmal angeordneten Ergusses bei wenigstens teilweise freier Verbindung zwischen dem diaphragmalen und costalen Anteil des Pleuraspaltes dient. Der Versuch, etwa durch tiefe supradiaphragmale Punktion einen allseitig durch Verklebung oder Adhäsion abgetrennten diaphragmalen Erguß zu erreichen und durch Lufteinfüllung auch röntgenologisch zu verifizieren, bleibt auf Ausnahmefälle beschränkt.

Wird der diaphragmale Erguß größer, ohne sich in die mediastinalen und laterocostalen Pleuraräume ausdehnen zu können, dann spricht man von einem umschriebenen Erguß. Er hat ähnlich wie etwa der abgekapselte Interlobärerguß das Bestreben, Kugelform anzunehmen. Dadurch resultieren Konturbuckelungen, die bei entsprechender Größe mit atypischen Zwerchfellbuckeln und Partiallähmungen, breitflächigen Ausziehungen, Atelektasen, Pleura- und Lungentumoren oder transdiaphragmalen Dystopien abdominaler Eingeweideteile verwechselt werden können; echte Lähmungen einer Zwerchfellhälfte infolge Phrenicusschädigung durch eine mediastinale Pleuritis (REISER) sind vergleichsweise selten. Das klinische Gesamtbild, der Krankheitsverlauf und indirekte Röntgenzeichen ermöglichen dann zwar vielfach die Klärung, jedoch ist mitunter die Anlage eines diagnostischen Pneumoperitoneum oder auch Pneumothorax unumgänglich (ROTHSTEIN und Mitarbeiter). Trotzdem werden immer wieder Fälle beobachtet, die erst autoptisch

als abgesackte, umschriebene Exsudate über dem Zwerchfell erkannt werden. So ließ
der Fall der Abb. 69 (linke Teilbilder der Abb. 69a und b) an eine partielle Zwerchfell-

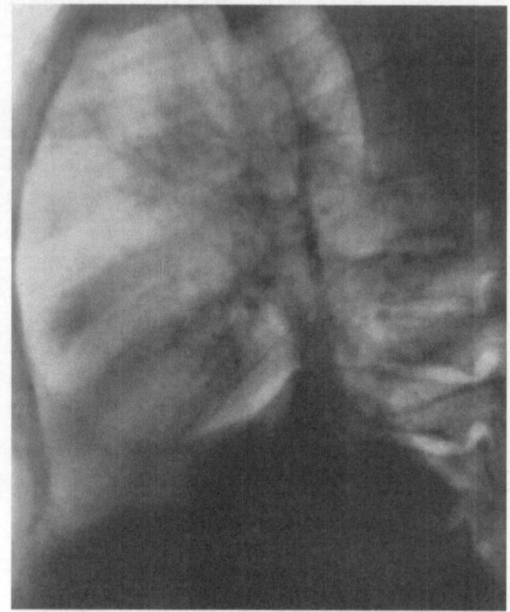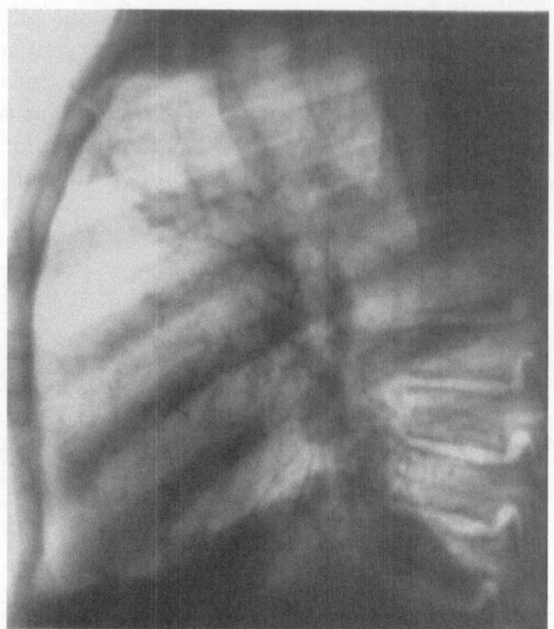

Abb. 69b. Gleicher Fall. Seitenbilder dazu

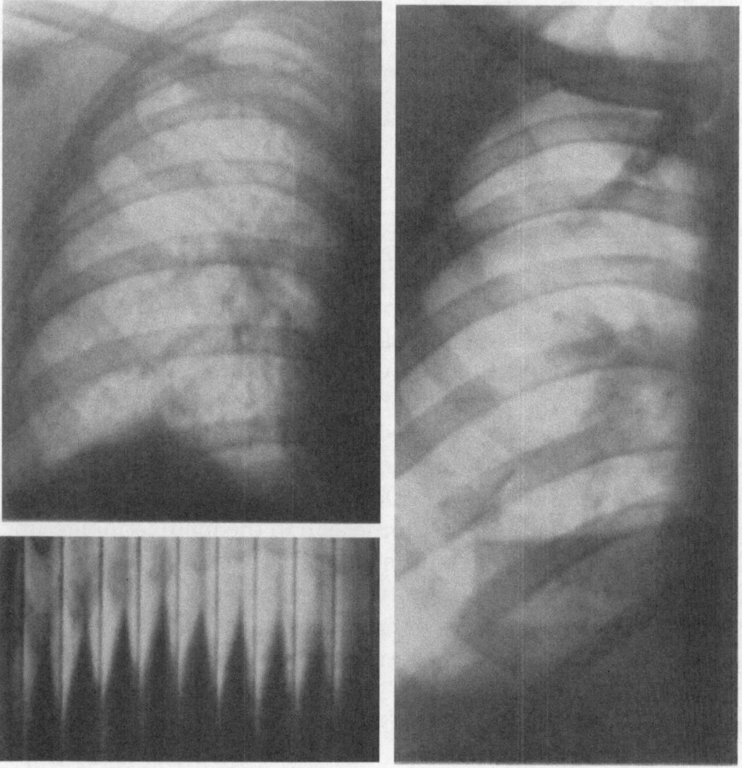

Abb. 70. Links: Atypisch „ausgezipfelter" Basiserguß rechts mit erhaltener Beweglichkeit. Rechts: Zwerchfelladhäsion bei extrapleuralem Oberfeldpneumothorax (kein abgekammerter basaler Seropneu!)

relaxation bzw. Partialparese bei einem malignen Hilustumor denken. Die unscharfe
Grenze der Ausbuckelung gegen die linke Lungenbasis und die plattenförmige Atelektase

oberhalb davon im dorsalen Unterlappen sprachen aber bereits für eine exsudative Zwerchfellalteration mit gestörter Beweglichkeit. Der Rückgang des Befundes nach zwei Monaten (rechte Teilbilder der Abb. 69a und b) war nur aus einer Teilresorption des Ergusses zu erklären, der sich dann bei der Obduktion auch bestätigen ließ. Ohne weiteres ist der umschriebene diaphragmale Erguß in den Fällen erkennbar, wo er sich mit einem Flüssigkeitsspiegel unter einer supradiaphragmalen Luftblase darstellt, also ein abgekammerter basaler Sero- oder Pyopneumothorax vorliegt. Ein derartiger Befund kann Restzustand eines großen Hämato- oder Seropneumothorax im freien Pleuraspalt sein und durch sekundäre entzündliche Basisverklebung zustande kommen. Andererseits wird er als primär diaphragmal lokalisierter Pyopneumothorax gar nicht selten auch im Gefolge hypophrenischer Prozesse beobachtet (vgl. Kap. VII); nur in Ausnahmefällen kommt er durch eine Fistelung nach oben aus einer Gasansammlung unterhalb des Zwerchfells zustande (vgl. Abb. 110), doch ist dann die pathogenetische Klärung immer besonders schwierig. Das gleiche gilt für die seltenen Fälle von diaphrenischer Fistel beim basalen Pleuraempyem (MEHLHOP); meist ist nachträglich nicht auszuschließen, daß der eitrige Durchbruch von einem übersehenen subphrenischen Absceß her seinen Ausgang genommen hat.

Daß die Differentialdiagnose des abgesackten diaphragmalen Pleuraergusses noch andere Irrwege offen hält, sei zum Abschluß mit Abb. 70 demonstriert. Der Fall des linken Teilbildes wurde zuerst als schwielige Zwerchfellauszipfelung, der des rechten Teilbildes als abgekammerter Seropneumothorax über dem medialen Anteil des rechten Zwerchfells angesprochen. In Wirklichkeit ist es umgekehrt: Im ersten Fall bestand ein umschriebener diaphragmaler Erguß, dessen obere Begrenzung durch eine pulmonale Induration nach Art einer Adhäsion ausgezipfelt war, sich aber respiratorisch normal bewegte und später völlig zurückbildete; im zweiten Fall bestand nach mehrfachen Basisexsudaten und bei extrapleuralem Oberfeldpneumothorax eine große adhäsive Zwerchfellauszipfelung, deren medialer waagerechter Schenkel einen Flüssigkeitsspiegel vortäuschte.

2. Diaphragmale Pleuraschwarte

Wenn auch in der Ätiologie der Pleuraschwarten die tuberkulöse Pleuritis weit überwiegt, kann doch für einen erheblichen Teil der diaphragmalen Pleuraverschwielungen eine nichtspezifische Genese angenommen werden. Im Einzelfall ist es allerdings oft unmöglich, ohne Vergleich mit früheren Röntgenaufnahmen zu entscheiden, ob eine basale Pleuraschwarte etwa im Gefolge einer banalen, subjektiv unauffällig gebliebenen Ersttuberkulose aufgetreten oder auf eine anamnestisch auffällige Oberbaucherkrankung oder nichtspezifische Lungenalteration zurückzuführen ist. Gleichwie der Charakter eines Pleuraergusses röntgenologisch nur selten und indirekt erkennbar ist, kann auch einer Pleuraschwarte nur ausnahmsweise angesehen werden, wodurch sie entstanden ist.

Der Nachweis der diaphragmalen Pleuraschwarte ohne Mitbeteiligung der costalen Pleura ist klinisch unmöglich und röntgenologisch schwierig; vom Spezialfall der perikarditischen Verschwielung des diaphragmalen Herzbettes mit umschriebener pulsatorischer Mitbewegung wird in einem späteren Abschnitt noch die Rede sein. Die Fälle sind Legion, wo erst als autoptischer Zufallsbefund eine Verlötung des ganzen diaphragmalen Pleuraspaltes zutage tritt. Funktionsstörungen des Zwerchfells können auch bei ausgedehnten Schwarten ganz fehlen; nur die breitflächige Anheftung der Lungenbasis im Pneumothorax deckt in solchen Fällen eine umschriebene diaphragmale Verschwielung auf. Offenbar erfolgt an dem pleuritisch infiltrierten Zwerchfell immer eine restitutio ad integrum, wenn der epiphrenische Pleuraerguß ohne laterale Zwerchfellfixation abheilt und so mechanische Bewegungsbehinderungen mit konsekutiver Muskelatrophie ausbleiben. In den meisten Fällen greift jedoch das diaphragmale Pleuraexsudat auf die dorsalen oder lateralen Abschnitte des costalen Pleuraspaltes über, so daß auch die Verschwartung sich über die Oberfläche des Zwerchfells hinaus erstreckt. Demzufolge werden auch die meisten diaphragmalen Pleuraschwielen an ihrer peripheren Bewegungseinschränkung erkennbar. Für die Röntgendiagnostik der pleuritischen Zwerchfellschwarte gelten ceteris paribus die gleichen Grundsätze wie für die übrigen parietalen, die interlobären und mediastinalen Schwielen; in der Übersicht von ZUPPINGER sind sie zusammenfassend dargestellt. Begleitende Anomalien der Zwerchfellbewegung erleichtern den indirekten Nachweis einer diaphragmalen Pleuraschwarte, so daß der klinisch-diagnostische Nachteil ihrer perkussorischen und instrumentellen Unzugänglichkeit dadurch ausgeglichen ist. Bevor auf die verschiedenen Bewegungsstörungen näher eingegangen wird, sei der direkte Nachweis im Röntgenbild an einer Reihe typischer Beispiele erläutert.

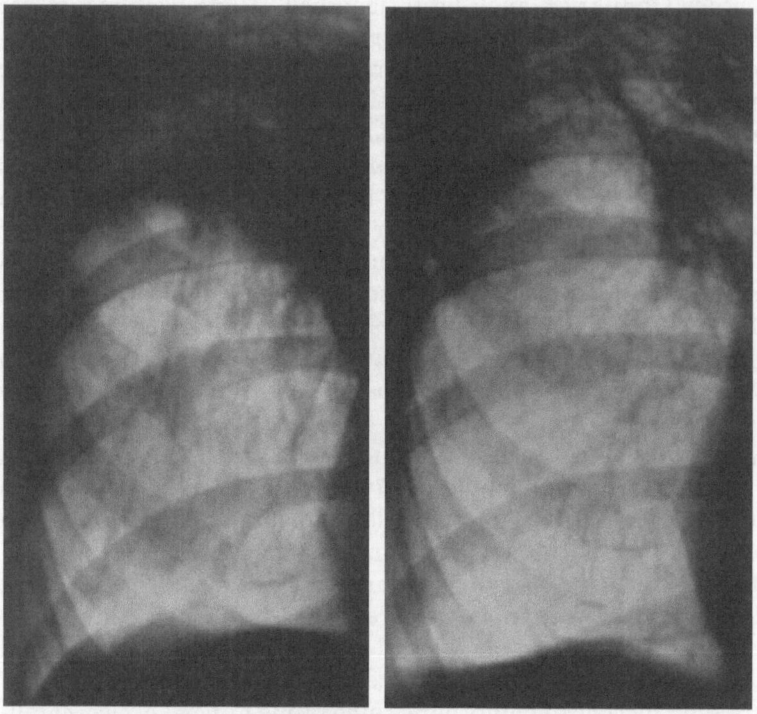

Umschriebene diaphragmale Adhäsionen sind auch ohne Pneumothorax erkennbar, wenn sie sich als Auszipfelungen des Zwerchfellbogens und als zeltdachförmige Ausziehungen darstellen; vielfach werden sie erst bei tiefer Inspiration deutlich. Allerdings können sie in gleicher Form auch durch schrumpfende Parenchymprozesse der Lungenbasis hervorgerufen werden (SAUPE) oder durch Indurationen und Atelektasen in höher gelegenen Lungenanteilen bedingt sein; die multiplen Auszipfelungen bei der Silikose sind dafür ein geläufiges Beispiel. Wenn gleichzeitig eine Verschwielung im seitlichen oder hinteren Zwerchfell-Rippenwinkel vorliegt, gewinnt die Diagnose der zentralen Basisadhäsion an Wahrscheinlichkeit; sie ist aber nur dann sicher, wenn im Pneumothorax gerade hier die Ablösung der Lungenbasis vom Zwerchfell unterbrochen ist (ZUPPINGER). Reicht die Zwerchfellauszipfelung in den Fußpunkt des Interlobärspaltes hinein, kann sowohl eine echte als auch eine scheinbare Adhäsion vorliegen (LAURELL). Nur selten und kurz nach dem akuten Exsudationsstadium liegt einer solchen Ausziehung eine noch nicht bindegewebig organisierte Verklebung zugrunde, die sich im Lauf einer Pneumothoraxbehandlung gelegentlich wieder trennt. Noch anders ist die weitgehende Rückbildung der umschriebenen Zwerchfellausziehung im Fall der Abb. 71 zu

Abb. 71. Adhäsive Zwerchfellauszipfelung und Girlandenkontur bei cirrhotischer Oberfeld-Tbc. mit Basisemphysem (links). Nach 5 Jahren ist die Adhäsion infolge Zwerchfellatrophie und Zunahme des Emphysems kaum noch erkennbar (rechts)

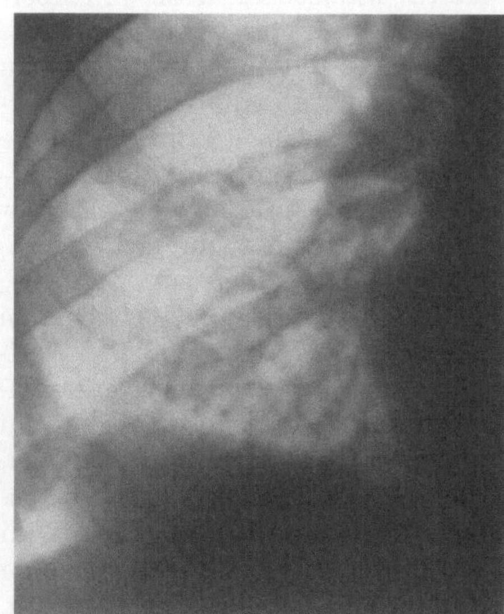

Abb. 72. Dicke Basisschwarte mit kleinem Restexsudat

erklären, die sich der girlandenförmigen Bogenteilung der rechten Zwerchfellhälfte bei einer cirrhotischen Oberfeldtuberkulose mit basalem Emphysem zu überlagern scheint (linkes Teilbild). Fünf Jahre später ist hier unter weitgehender apikaler Schrumpfung das Emphysem wesentlich stärker geworden, und die gleiche Ausziehung ist an dem jetzt tiefgetretenen und kaum mehr gebuckelten Zwerchfell nur noch angedeutet; die außerdem

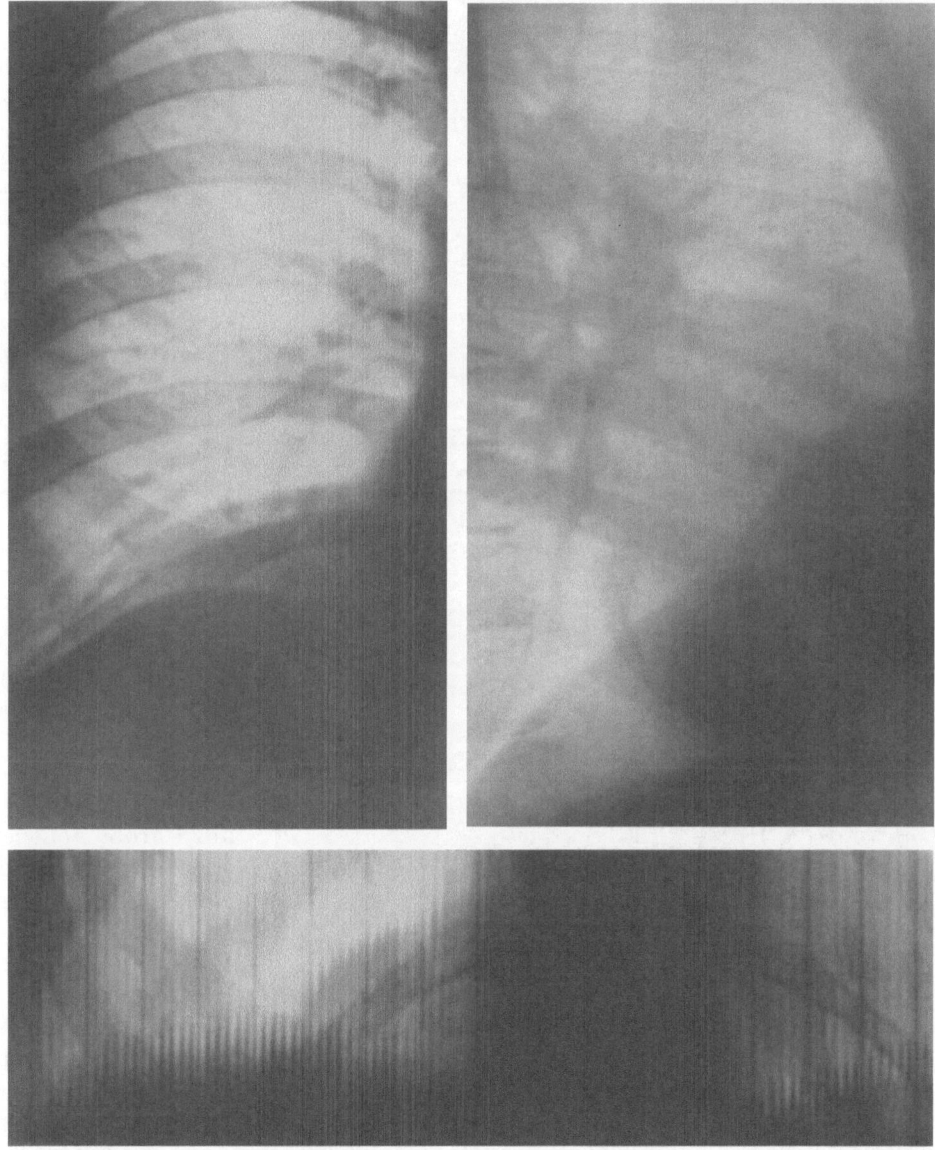

Abb. 73.   Oben: Frontal- und Sagittalansicht einer rundlichen Schwarte im vorderen Herzzwerchfellwinkel. Unten: Tumorartige, gut bewegliche Schwarte rechts vorn medial

bestehende perikardiale Auszipfelung ist im Gegensatz dazu eher deutlicher geworden (rechtes Teilbild). Für diesen Effekt sind Lungenemphysem und Zwerchfellatrophie zusammen verantwortlich zu machen, wie es überhaupt wahrscheinlich ist, daß umschriebene Zwerchfelladhäsionen um so eher zutage treten, je größer die Retraktilität der Lunge und die Kontraktilität des Zwerchfells sind.

Eine Zwischenstellung zwischen der umschriebenen Adhäsion und der flächenhaften Schwarte nehmen solche randnahe Schwielen wie in der Abb. 72 ein. Sie erinnern an die Form parietal abgesackter Ergüsse und können bei lungenwärts konvexer Begrenzung gelegentlich auch ein Restexsudat enthalten, selbst wenn sie jahrelang unverändert erscheinen. Auch hier gilt also die Erfahrung, daß mit zunehmender Schwartendicke der Verdacht auf ein Restexsudat oder Restempyem größer werden muß (BRUNNER); nur in Ausnahmefällen ist es möglich, diesen Verdacht durch eine Punktion zu bestätigen. Eine deutliche respiratorische Formänderung solcher Gebilde spricht nach SCHRÖDER für eine elastische Schwarte und gegen einen Resterguß oder Tumor.

Differentialdiagnostisch noch schwieriger zu klären sind die Schwarten, die aus einem perikardial abgesackten Erguß der diaphragmalen Pleura entstehen und besonders häufig auch den Endzustand einer mediastinalen Pleuritis darstellen. Das gilt vornehmlich für die tumorartigen, rundlich scharf begrenzten Schwarten im vorderen Herz-Zwerchfellwinkel. Wenn sie sich wie im oberen Beispiel der Abb. 73 weiter nach lateral über den vorderen Teil des Zwerchfellbogens erstrecken und der anamnestische Zusammenhang mit einer Pleuritis sicher ist, bereitet ihre Diagnose nicht allzu große Schwierigkeiten. Je umschriebener, glattrandig-kugeliger und besser beweglich sie aber sind wie im anderen Beispiel (unterer Bildteil der Abb. 73), desto unsicherer wird die Abgrenzung gegen andere Prozesse. Hier stehen vor allem Perikard-

Abb. 74. Hintere phrenico-mediastinale Schwarte mit lateral guter
Beweglichkeit

cysten und parasternale Netzbrüche oder auch partielle Relaxationen des anteromedialen Zwerchfellabschnitts zur Diskussion, wie später noch im Zusammenhang erörtert wird. Der dreieckig dachartige Schwartenschatten im vorderen Herz-Zwerchfellwinkel nach costo-mediastinalem Exsudat hingegen muß differentialdiagnostisch gegen eine Segmentatelektase und gegen die Infiltration eines akzessorischen Lappens abgegrenzt werden (GRÅBERGER, ZUPPINGER). Die flächenhaft dreieckige, dachartige Ausfüllung des rechten Herz-Zwerchfellwinkels durch eine hintere phrenico-mediastinale bzw. costo-mediastinale Pleuraschwarte ist meist leichter zu erkennen (Abb. 74). Sie unterscheidet sich vom abgesackten Erguß gleicher Lokalisation nach HECKMANN dadurch, daß ihr oberer Rand weniger konvex oder gerade ist, daß eine stumpfwinkelige Incisur am seitlichen Zwerchfellfußpunkt fehlt, daß die Speiseröhre zur kranken Seite verzogen ist und daß bei seitlicher

Durchleuchtung das flächenhaft nach hinten-oben-innen verzogene Zwerchfell unsichtbar wird. Die respiratorische Verschieblichkeit dieser Schwarten pflegt nur in ihrem medialen Abschnitt deutlich verringert zu sein. Gegen die oft ganz ähnlich aussehenden kompletten oder segmentalen Atelektasen und indurativen Schrumpfungen des Unterlappens werden sie ebenso wie die vorderen medialen Winkelschwarten mitunter erst bronchographisch abgrenzbar.

Weitaus am häufigsten sind die Verwachsungen der Zwerchfellperipherie mit der seitlichen Brustwand, die sich auf die Komplementärräume beschränken und pathogenetisch eine entsprechende Retraktion der Lunge wegen Erguß oder Pneumothorax voraussetzen (ZUPPINGER). Sind größere Anteile des lateralen Pleurasinus verschwartet, und ist die Zwerchfellhälfte im größten Teil ihres seitlichen Umfanges adhäsiv hochgezogen, dann

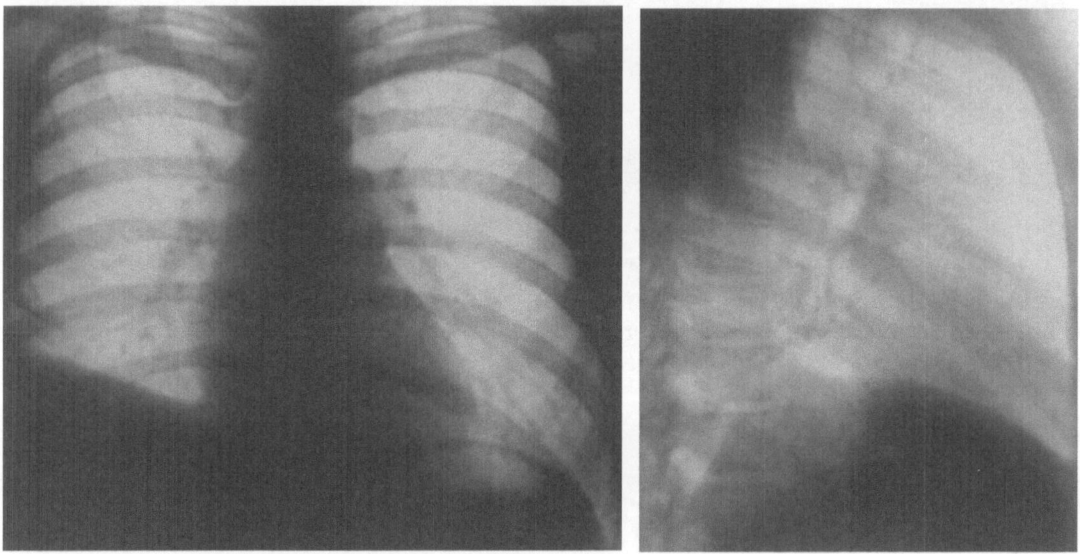

Abb. 75. Scheinbar breit-costal adhärentes Zwerchfell (links), im Seitenbild nur zeltdachartig ausgezogen (rechts)

stellt sie sich bei seitlicher Betrachtung schlechter oder gar nicht mehr dar. Vielfach zeigt sich aber ein scheinbar lateral breit adhärentes Zwerchfell im Seitenbild nur zum geringeren Teil und zeltdachähnlich hochgezogen wie in Abb. 75. In solchen Fällen bleibt eine merkliche Schrumpfung mit Einziehung der Thoraxwand aus. Wenn sich im Frontalbild eine dreieckige, nach außen ansteigende Verschattung der Lungenbasis zusätzlich über dem hochgezogenen Zwerchfell vorfindet, deckt das Seitenbild mitunter mehrfache Zwerchfelladhärenzen auf; hier kann die untere Ausziehung durch eine vordere und die obere Ausziehung durch eine laterale Hochziehung bedingt sein. Umgekehrt kann eine Doppelung des linken Zwerchfellbogens im Übersichtsbild dadurch auftreten, daß eine seitliche Adhärenz in halber Thoraxtiefe besteht und gasgeblähte Intestinalorgane der Unterfläche des „ausgebuckelten" Zwerchfells so eng anliegen wie in Abb. 76. Die Unterscheidung solcher Doppelkonturen von plattenförmigen Atelektasen der Lungenbasis ist bei fließender Durchleuchtung leicht, weil sie bei nichttangentialem Strahlengang verschwinden. Interlobäre Streifenschatten oberhalb eines adhärenten Zwerchfells können im allgemeinen dadurch gleichfalls abgegrenzt werden. Zielaufnahmen im günstigen Strahlengang halten mitunter die verschiedenartigsten pleuritischen Restzustände gleichzeitig fest.

Steigt die Verklebung der parietalen Pleurablätter — wie es im Lauf einer Pneumothoraxbehandlung häufig ist — zunehmend weiter nach oben, dann kann eine erhebliche Zwerchfellhochziehung resultieren. Sie erreicht die höchsten Grade bei den peripheren Verschwartungen nach Ausheilung eines mittels Rippenresektion angegangenen Pleuraempyems. Spätere Schrumpfung der erkrankten Lunge und der lateralen Schwarte zieht das angeheftete Zwerchfell noch höher, hebt seine Beweglichkeit ganz auf und führt schließlich zu mehr oder minder ausgedehnter Muskelatrophie des Zwerchfells. Zu-

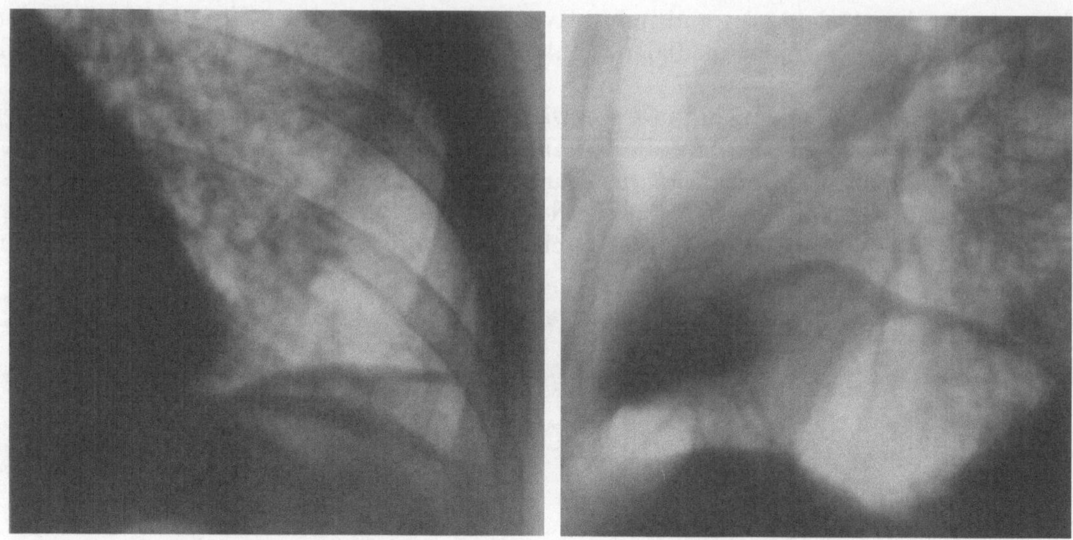

Abb. 76. Atelektase-ähnliche Konturdoppelung des Zwerchfells durch Adhärenz in halber Thoraxtiefe

nehmende Gasansammlungen in Magen und Dickdarm machen diese Entwicklung dann auf der linken Seite besonders augenfällig (Abb. 77). Anfangs erscheint in der Regel

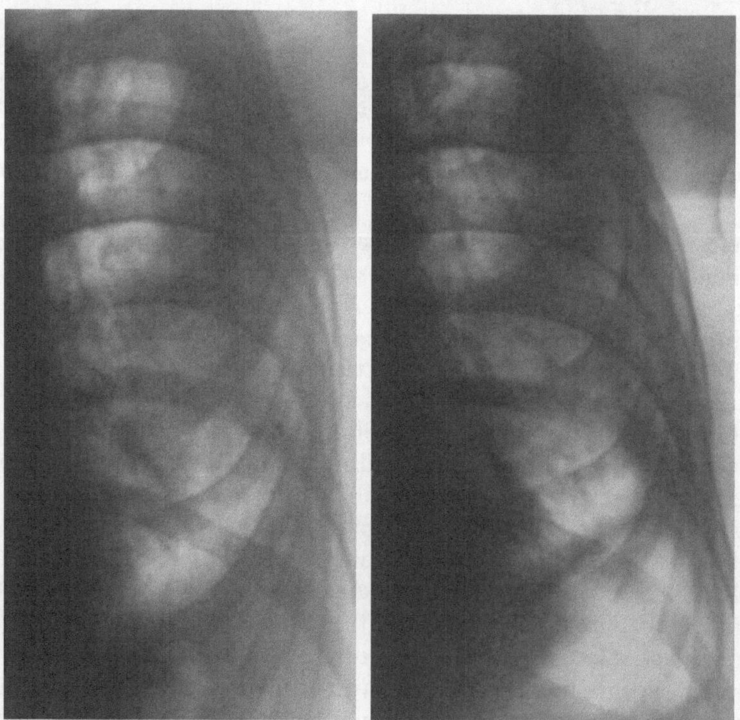

Abb. 77. Flächenhafte laterale Adhäsion (links), nach 1 Jahr durch zunehmende Lungenschrumpfung und Zwerchfellatrophie deutlicher (rechts)

nur die Magenblase ausgeweitet, neben der sich dann später die linke Colonflexur hochstellt. Perigastritische und perikolitische Alterationen (Kaskaden, Volvulus, Pseudodivertikel des

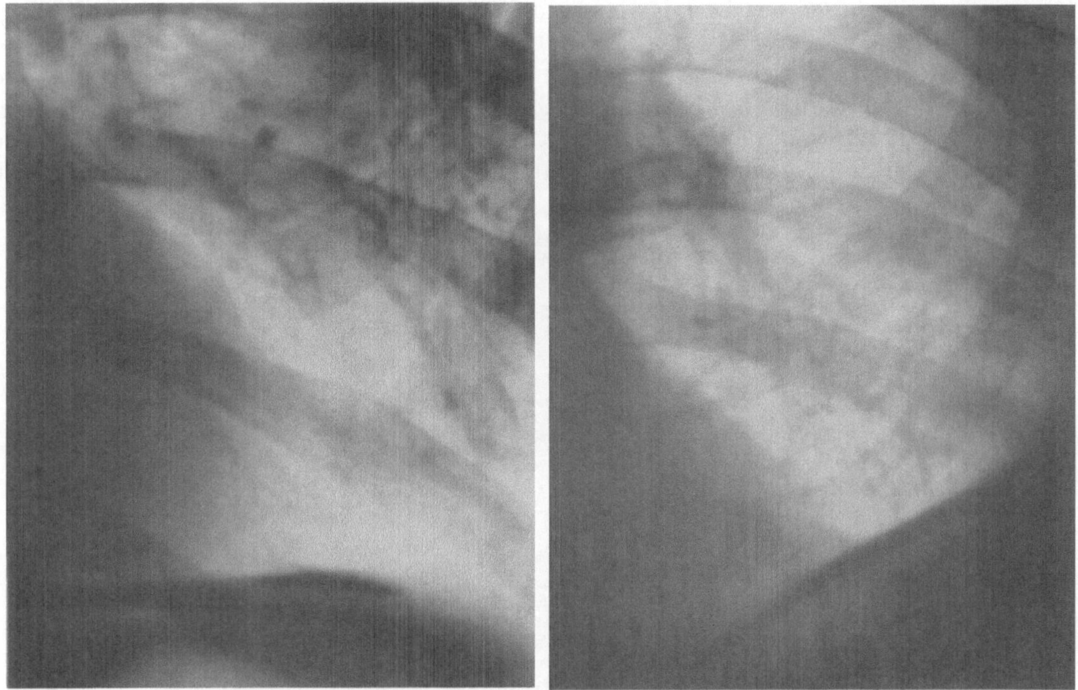

Abb. 78. Links: Verkalkte diaphragmale und parietale Pleuraschwarte. Rechts: Dicke isolierte Basisschwiele (Kalk?)

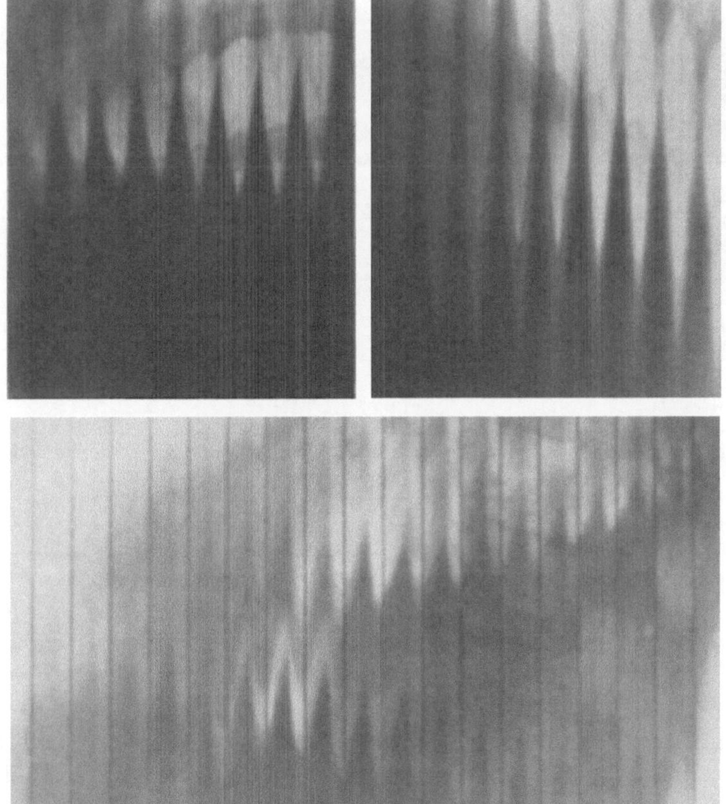

Abb. 79. Oben: Laterale Zwerchfellschwiele mit lateral verkleinerter Amplitude. — Unten: Dorsale Zwerchfellschwiele mit dorsal verkleinerter Amplitude (Seitenbild)

Magens, Partialstenosen des Dickdarms) sind Folgeerscheinungen von klinisch allerdings
unterschiedlicher Prägnanz (MINDER u. a.). Die Milz macht diese Kranialverlagerung vor
allem in denjenigen Fällen mit, wo ausgedehnte perisplenitische Verklebungen nach hypophrenischen Entzündungen bestehen; deren Darstellung gelingt mitunter im Tomogramm.

Eine Verkalkung von Pleuraschwarten tritt nach ULRICH in etwa 3,5 % aller Fälle
ein. Auch an der diaphragmalen Pleura kommen Kalkablagerungen im Schwartengewebe

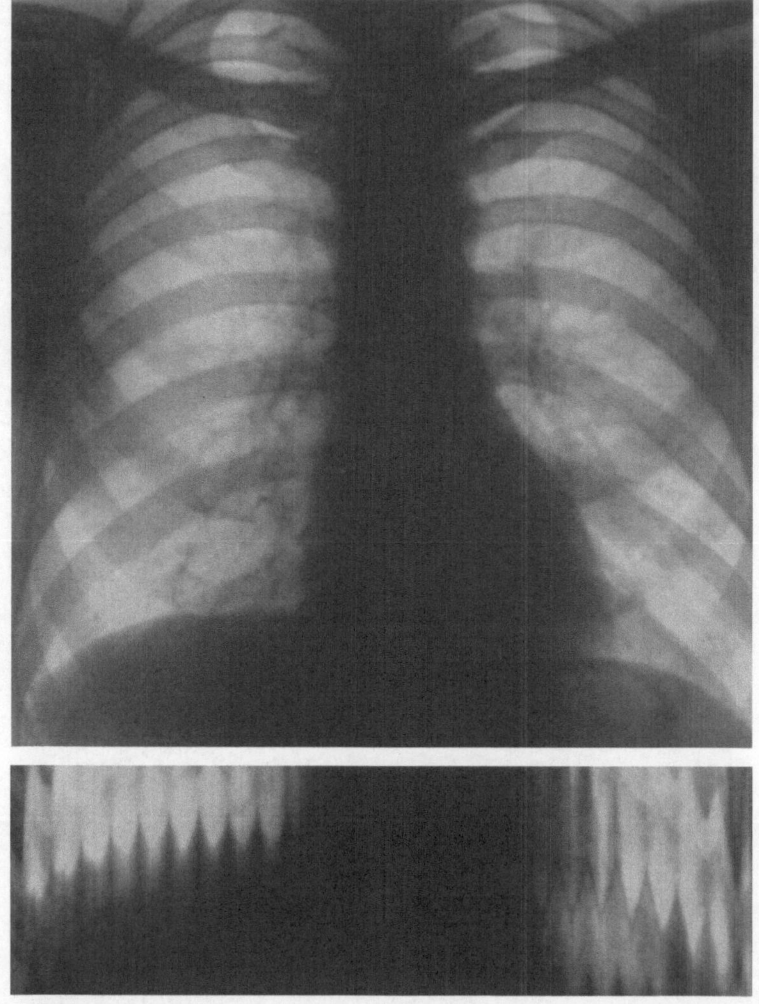

Abb. 80. Pseudoparadoxie mit Amplitudenabnahme lateral bei lateraler Zwerchfelladhäsion und vorwiegend
costaler Atmung

vor, sind aber relativ selten und dürften eine Frequenz von 1 % nicht erreichen. Bei
zehn eigenen Beobachtungen verschieden ausgedehnter, schollenartiger Verkalkung einer
diaphragmalen Pleuraschwarte bestand immer gleichzeitig eine ausgedehnte, meist
gitterartige Verkalkung anderer Schwarten der parietalen Pleura wie im Beispiel der
Abb. 78 (linker Bildteil). Ob daher die isolierte kalkdichte Begrenzung der diaphragmalen
Schwarte im Fall des rechten Teilbildes eine echte Verkalkung darstellt oder durch die
röntgenoptisch günstige Abbildung einer besonders dicken, von vorn nach hinten flächenhaft ausgespannten Zwerchfellschwarte ohne Kalk bedingt ist, muß deshalb dahingestellt
bleiben.

Können die bisher wiedergegebenen Beispiele als charakteristisch für den direkten
Nachweis der diaphragmalen Schwarte angesehen werden, so kann die Analyse der

Zwerchfellbewegung einen indirekten Beweis der Verschwartung liefern. Im banalen Fall der Verlötung des lateralen Pleurasinus nimmt die respiratorische Zwerchfellamplitude nach lateral ab, um an der Thoraxwand ganz zu erliegen (Pendelbewegung, HITZENBERGER). Bei der Abrundung des Phrenico-Costalwinkels durch einen kleinen Erguß ist dagegen die Verschieblichkeit des lateralen Zwerchfellbogens erhalten bzw. der Beweglichkeit des medialen Bogenabschnitts gleich (Parallelbewegung). Grundsätzlich ist derselbe Bewegungsunterschied zwischen peripherer Verschwartung und freiem Erguß auch für die

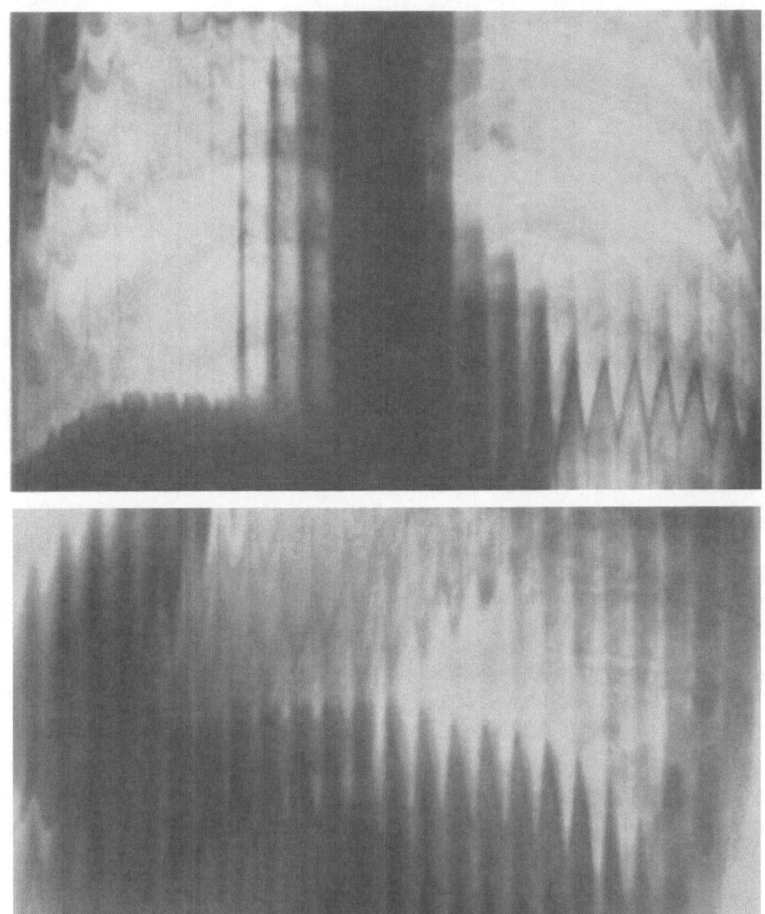

Abb. 81. Pseudoparadoxie der ganzen Zwerchfellkuppe rechts bei ventraler Schwiele

dorsalen Partien der Pleurasinus gegeben. Abb. 79 zeigt kymographisch im oberen Teilbild die periphere Verkleinerung der diaphragmalen Atemamplitude bei einer lateralen, im unteren Teilbild bei einer dorsalen Adhäsion. Da bei gemischter oder vorwiegend sternocostaler Atmung die seitliche und vordere Thoraxwand inspiratorisch angehoben wird, verschiebt sich auch die Stelle der lateralen Zwerchfellanheftung inspiratorisch nach oben, so daß hier außer der Amplitudenabnahme auch eine Pseudoparadoxie auftritt; Abb. 80 ist dafür ein Beispiel. Sehr viel stärker wird diese Bewegungsumkehr, wenn das Zwerchfell im vorderen Anteil des Pleurasinus verschwartet ist. Dann kann wie in Abb. 81 nicht nur die Zwerchfellperipherie pseudoparadox bewegt, sondern auch die ganze Zwerchfellkuppe in der Mitte der Exspiration gesenkt werden, während die lumbalen, nichtfixierten Abschnitte ihre Normalbewegung behalten. Gleichzeitig ist meist die Rippenbewegung auf der kranken Seite kompensatorisch verstärkt.

Wenn die periphere Verschwartung das Zwerchfell seitlich stark hochgezogen hat, stellt sich oft die Frage, ob eine Zwerchfellähmung vorliegt; im Schnupfkymogramm läßt

sich dann aber eine Lähmung leicht ausschließen. Dieser Nachweis ist bei einer hohen
schwartigen Anheftung der rechten Zwerchfellhälfte manchmal schwieriger zu erbringen
als auf der linken Seite, weil hier über dem kompakten Leberschatten die Abbildungs-
verhältnisse ungünstiger sind. Bei härterer Technik führt die kymographische Untersuchung aber auch da noch oft zum Ziel, und gelegentlich wird man dadurch überrascht,

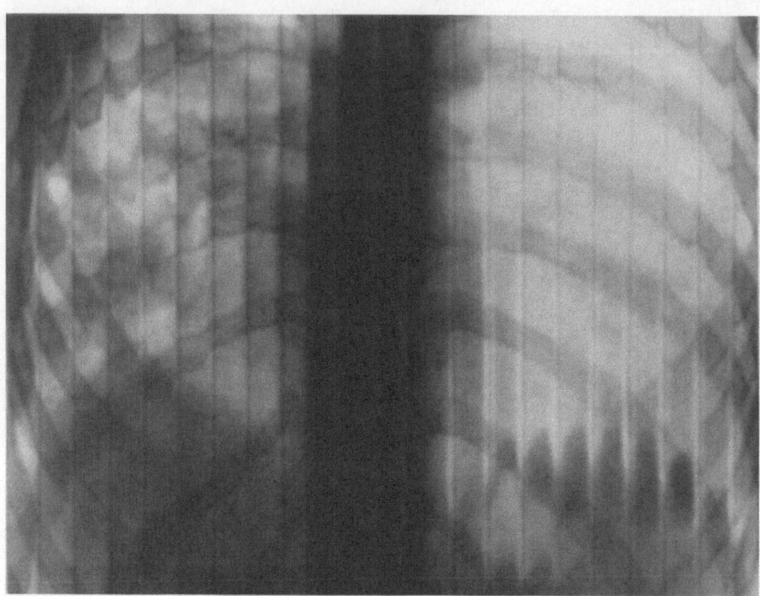

daß die bei der Durch-
leuchtung scheinbar un-
beweglich hochgezogene
Zwerchfellhälfte im Ky-
mogramm noch in einzel-
nen Abschnitten respira-
torische Ausschläge er-
kennen läßt. In solchen
Fällen kann der Ausgleich
der praktisch aufgehobe-
nen Zwerchfellbewegung
durch eine verstärkte Rippenatmung der gleichen
Seite so vollständig sein,
daß wie im Beispiel der
Abb. 82 die Atmung auf
der Seite der Pleura-
schwarte rein costal, auf
der gesunden Seite rein
diaphragmal erfolgt. In-
wieweit dadurch eine spi-
rographisch und blutgas-
analytisch faßbare Ein-

Abb. 82. Bei adhäsiver Zwerchfellfixation fast rein costale Atmung rechts,
diaphragmale Atmung links

schränkung des Atemvolumens resultiert, hängt von dem Ausmaß einer gleichzeitig auch
extradiaphragmalen Pleuraverschwartung entscheidend ab (KÖSTER und LENT, HERTZ).
Der gleiche Zusatzfaktor kann die Verschieblichkeit des Mittelfells und die diaphragmale
Mitbewegung der Lungenzeichnung im Atmungskymogramm erheblich modifizieren
(V. D. WETH, ZUPPINGER), während die auf das Zwerchfell beschränkte Schwarte hierin
symptomlos zu bleiben pflegt. Die Bedeutung der kymographischen Analyse postpleuritischer Atemstörungen z. B. für die Indikation zur operativen Kollapstherapie ist bekannt
und wird im folgenden Kapitel noch näher skizziert werden.

Literatur

BELBENOIT, S.: Les pleurésies chez les tuberculeux pulmonaires en cours de pneumopéritoine. L'image
      radiologique de début. Presse méd. **1953**, 460.
BOMPIANI, C.: Abnorme Darstellung von Pleuraergüssen. Nuntius radiol. (Firenze) **19**, 301 (1953).
      Ref. Zbl. Radiol. **41**, 260 (1953).
BRUNNER, A.: Die Diagnose der Pleuraschwarte und ihre Bedeutung für die Chirurgie. Acta med.
      Helvet. **1**, 306 (1934).
CINCOTTI, J. J., S. T. ALLISON and J. M. NILSSON: Pleural effusion simulating elevated diaphragm.
      Amer. Rev. Tbc. **58**, 554 (1948).
DANIELLO, L.: Das Röntgenbild der abgesackten linksseitigen Pleuritis diaphragmatica. Fortschr.
      Röntgenstr. **56**, 541 (1937).
— Ein neuer, durch Sektion bestätigter Fall von abgesackter Pleuritis diaphragmatica. Fortschr.
      Röntgenstr. **58**, 76 (1938).
—, u. N. COMAN: Neue Beiträge zur röntgenologischen Diagnostik der Diaphragma-Pleuritiden.
      Ftiziologia (Bukarest) **4**, 23 (1955). Ref. Zbl. Radiol. **48**, 340 (1955).
DEMIRAL, B., u. P. JUCKER: Scheinbarer Zwerchfellhochstand infolge von Flüssigkeitsansammlung
      zwischen Zwerchfell und Lunge. Beitrag zur Röntgen-Pathologie des Zwerchfells. Acta davosiana
      11, 6 (1952).

Friedman, R. L.: Infrapulmonary pleural effusions. Amer. J. Roentgenol. **71**, 613 (1954).

Götze, W.: Das Zwerchfell im Pneumothorax und Pneumoperitoneum und bei Phrenicusausschaltung. Diss. Bonn 1956.

Gråberger, G.: Beitrag zur Kenntnis der basalen paramediastinalen Dreieckschatten. Acta radiol. (Stockh.) **12**, 240 (1931).

Heckmann, K.: Das Röntgenbild der mediastinalen Zwerchfelladhäsionen. Fortschr. Röntgenstr. **59**, 551 (1939).

Hertz, C. W.: Pleuraschwarte und Lungenfunktion. I. Folgezustände nach Pleuritis exsudativa. Beitr. Klin. Tbk. **112**, 446 (1954).

— Pleuraschwarte und Lungenfunktion. II. Folgezustände nach Pneumothorax mit röntgenologisch nachweisbarer Pleuraschwarte. Beitr. Klin. Tbk. **112**, 503 (1954).

Hitzenberger, K.: Das Röntgenbild des Zwerchfells bei Pleuritis. Klin. Wschr. **1930 II**, 1732.

Jones, D. B.: Basal pleural fluid accumulations resembling elevated diaphragm. Radiology **50**, 227 (1948).

Köster, K., u. W. Lent: Spirographie und Röntgenbefund bei Pleuraveränderungen. Vergleichende Untersuchungen zur Beurteilung der Atemfunktion. Beitr. Klin. Tbk. **110**, 213 (1953).

Kraus, F.: Die Röntgenuntersuchung von Pleura und Zwerchfell. In Rieder-Rosenthal 1913. Zit. nach Hitzenberger.

Laurell, H.: Der Nachweis minimaler, bei gewöhnlicher Lungenuntersuchung oft unsichtbarer Pleuraexsudate. Zugleich ein Beitrag zur Differentialdiagnose bei „lamellärer Pleuritis“ und bei basaler Verschleierung. Acta radiol. (Stockh.) **16**, 691 (1935).

Lenk, R.: Röntgendiagnostik der intrathorakalen Tumoren und ihre Differentialdiagnose. Wien 1929.

Mehlhop, C.: Zum Problem der Brustraum-Bauch-Fisteln. Zbl. Chir. **80**, 1038 (1955).

Meyler, L., and E. Huizinga: Temporary high position of the diaphragm. J. Thorac. Surg. **19**, 283 (1950).

Minder, E.: Perigastritis deformans nach linksseitigen Lungen- und Pleuraerkrankungen. Schweiz. med. Wschr. **1954**, 189.

Morr, H.: Zur Frage des Röntgenbildes der „abgesackten linksseitigen Pleuritis diaphragmatica“. Fortschr. Röntgenstr. **58**, 66 (1938).

Polesizki, N. S.: Paralytische Zustände des Zwerchfells. Vest. rentg. radiol. **6**, 27 (1954). Ref. Fortschr. Röntgenstr. **82**, 837 (1955).

Polgár, F.: The „cut-off“ of the diaphragm line: a new diagnostic symptom in chest radiography. Acta radiol. (Stockh.) **20**, 219 (1939).

Poljanzew, A. A.: Zit. nach Polesizki.

Reiser, E.: Abnormitäten des rechten Zwerchfells. Med. Klin. **1926**, 1607.

Rigler, L. G.: Roentgendiagnosis of small pleural effusions, new roentgenologic position. J. Amer. Med. Assoc. **96**, 104 (1931).

— Atypical distribution of pleural diffusions. Radiology **26**, 543 (1936).

Rothstein, E., and F. B. Landis: Infrapulmonary pleural effusions. Brit. J. Radiol. **33**, 490 (1950).

Saupe, E.: Beitrag zur Deutung der Zwerchfellzacken. Röntgenprax. **4**, 440 (1932).

Schnitzler, J.: Eitrige Prozesse oberhalb und unterhalb des Zwerchfells. Wien. klin. Wschr. **1936 I**, 623, 656.

Schröder, W.: Die respiratorische Formänderung umschriebener Pleuraschwielen als differential-diagnostisches Merkmal. Fortschr. Röntgenstr. **71**, 577 (1949).

Struckow, A. J.: Histologische Veränderungen des Zwerchfells im Zusammenhang mit der Lehre von seiner Funktion. Virchows Arch. **282**, 643 (1931).

Ulrich, K.: Über Verkalkungen von Pleuraschwarten. Röntgenprax. **2**, 212 (1930).

Wachtler, F.: Atypische freie Pleuraergüsse. Radiol. Austr. **7**, 125 (1954).

Weth, G. v. d.: In Stumpf-Weber-Weltz, Röntgenkymographische Bewegungslehre innerer Organe, S. 350. Leipzig 1936.

Wicker, M.: Über entzündliche Erkrankungen des Zwerchfells. Arch. klin. Chir. **146**, 809 (1927).

Wilson, J. W.: Diagnosis of infrapulmonary pleural effusion. J. Amer. Med. Assoc. **158**, 1423 (1955).

Zuppinger, A.: Pleuraerkrankungen. In Schinz-Baensch-Friedl-Uehlinger, S. 2465.

VI. Das Zwerchfell bei Lungen- und Herzkrankheiten

Wie die klinisch-röntgenologische Erfahrung täglich lehrt, ist das Zwerchfell vielfach an Krankheiten der Thoraxorgane beteiligt. Diese Miterkrankung kann sich in Anomalien des Zwerchfellstandes, in Formänderungen und Bewegungsabweichungen ausdrücken, wobei die diaphragmale Funktionsstörung von geringfügigen und flüchtigen Alterationen bis zur kompletten Lähmung eine recht große Skala an Röntgenzeichen aufweist. Trotzdem läßt sich nur im Ausnahmefall aus dem Zwerchfellbefund auf die Art der zugrunde liegenden Krankheit an Herz, Mittelfell oder Lungen schließen. In der überwiegenden Mehrzahl der Fälle stellt die diaphragmale Funktionsstörung nur ein wenig charakteristisches Begleitsymptom der Grundkrankheit dar, von deren Ausdehnung und Dauer sie im allgemeinen sehr viel mehr abhängig ist. Außerdem pflegt, wenn gleichzeitig auch die Pleura erkrankt ist, das Bild der Zwerchfellmiterkrankung stärker von diesem Pleuraprozeß als von der auslösenden Lungen- oder Herzaffektion bestimmt zu werden.

Da in den bisherigen Abschnitten bereits unter anderen Gesichtspunkten die Zwerchfellveränderungen bei einer Reihe von Lungenkrankheiten und bei der Pleuritis besprochen wurden, sollen im folgenden vorzugsweise diejenigen Lungen- und Herzkrankheiten in ihrer Beziehung zum Zwerchfell abgehandelt werden, bei denen die Pleuraalteration nicht im Vordergrund steht; die Mittelfellkrankheiten werden zur Hauptsache später im Abschnitt über die Zwerchfellähmung zu besprechen sein.

1. Lungenkrankheiten

Über Zwerchfellveränderungen während und nach der *Pneumonie* liegen im Schrifttum nur vereinzelte Mitteilungen vor. Dies erklärt sich zum Teil daraus, daß nach wie vor die Diagnose der kruppösen Lungenentzündung ein klinisches Reservat ist und die Röntgenuntersuchung nur in besonderen Fällen zum Zuge kommt. Ein anderer Grund liegt darin,

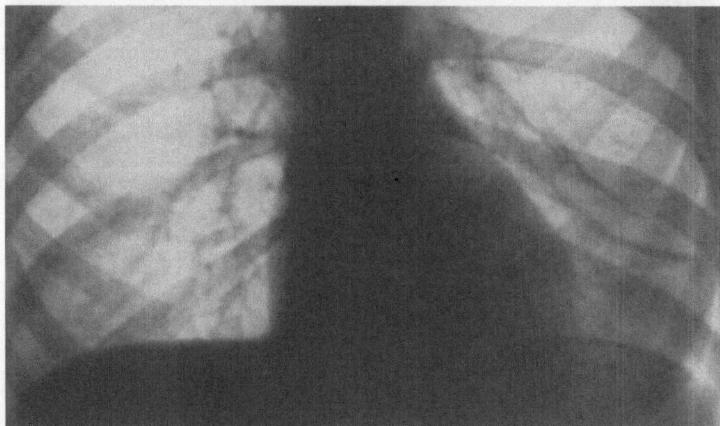

Abb. 83. Unterlappenpneumonie links mit nur rechts erkennbarer Basispleuritis (oben). Nach 12 Tagen normaler Befund rechts; geringer Hochstand und verringerte Bewegung des Zwerchfells links mit basaler Lungenatelektase (unten)

daß die im Einzelfall klinisch oder röntgenologisch nachweisbare Störung der Zwerchfellatmung mehr oder minder selbstverständlich als reflektorische Schonung aufgefaßt oder als Folge einer gleichzeitigen Basispleuritis angesehen wird. Seit HITZENBERGER über histologische Strukturveränderungen im Zwerchfell von Pneumoniekranken berichtet und WISCHHOFF pneumonische Zwerchfellparesen nachgewiesen hat, ist es jedoch sicher, daß eine nichtreflektorische Zwerchfellbeteiligung mit und ohne das pathogenetische Bindeglied einer diaphragmalen Pleuritis recht häufig ist. Ein geringer Zwerchfellhochstand mit eingeschränkter Bewegung auf der Pneumonieseite ist die Regel und meist bei zwerchfellnaher Lappen- oder Segmentinfiltration stärker ausgesprochen als bei Entzündungen des Oberlappens; einen Zwerchfelltiefstand, noch von EPPINGER als typisch für den verminderten Lungenzug bei der Pneumonie angesehen, kann man nur selten beobachten. In vielen Fällen kann eine gleichzeitige fibrinöse oder seröse Pleuritis nicht ausgeschlossen werden, so daß es offen bleiben muß, ob die festgestellte Zwerchfellalteration reflektorischen Charakters ist oder einer diaphragmalen Mitentzündung entspricht. Im Beispiel der Abb. 83 (oberer Bildteil) deuten die streifige Verschleierung der Lungenbasis und die Konturunschärfe des Zwerchfells auf der rechten Seite darauf hin, daß neben

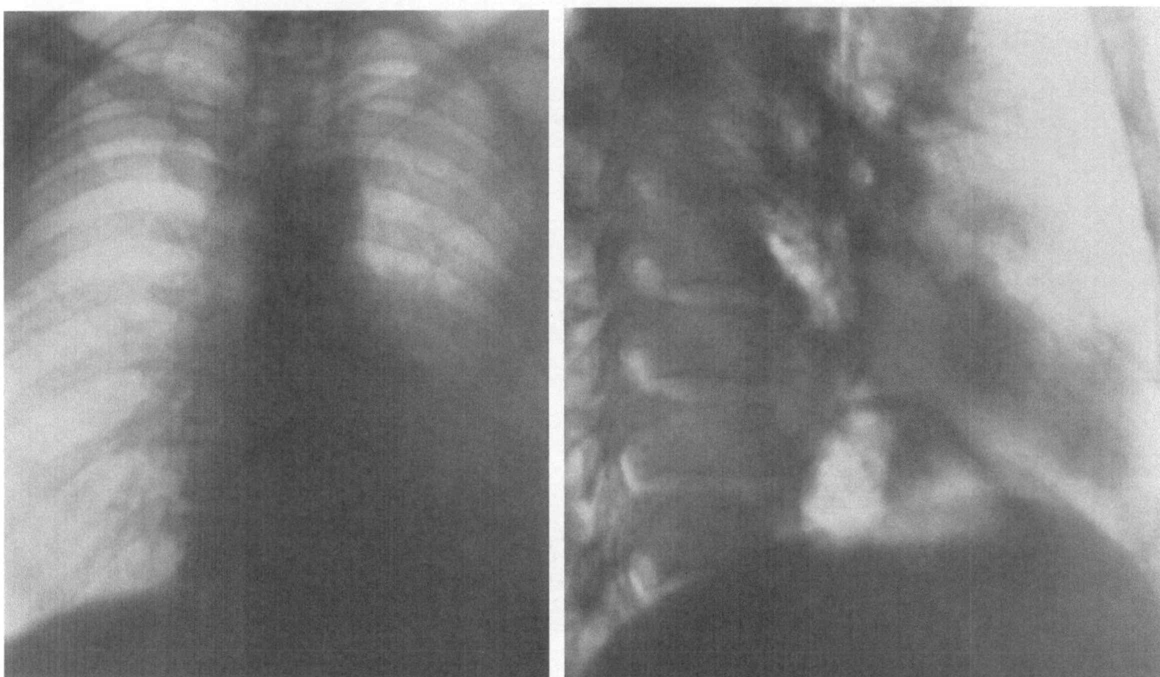

Abb. 84. Partielle Zwerchfellähmung bei chronischer Unterlappenpneumonie links

der linksseitigen Unterlappenpneumonie eine Basisinfiltration rechts und eine vielleicht beidseitige Basispleuritis vorliegen. Nach 12 Tagen (unterer Bildteil) ist das Zwerchfell beiderseits glattrandig, das rechte Unterfeld frei und die Unterlappenentzündung links auf ein Restinfiltrat zurückgegangen. Hier findet sich außer dem geringen Zwerchfellhochstand eine große Plattenatelektase als indirektes Zeichen für die bei der Durchleuchtung deutliche Bewegungsstörung, und es ist wahrscheinlich, daß links die diaphragmale Infiltration trotz freier Pleurasinus weniger flüchtig war als rechts.

Der Hochstand des Zwerchfells ist mitunter stärker ausgesprochen, ohne daß damit immer auch eine entsprechend deutlichere Bewegungseinschränkung verbunden wäre. Manchmal kommt es aber im akuten oder subakuten Stadium der Pneumonie zur Parese der ganzen Zwerchfellhälfte oder zur Paralyse eines umschriebenen Zwerchfellabschnitts; dieser Befund ist bei chronischen Infiltrationen häufiger. So zeigt sich im Seitenbild bei der älteren Unterlappenpneumonie von Abb. 84, daß die mittleren und hinteren Anteile der linken Zwerchfellhälfte paretisch hochstehen; ihre Beweglichkeit ist ganz aufgehoben. Diese partiellen und hemidiaphragmalen Zwerchfellähmungen können sich in zeitlich engem Zusammenhang mit dem akuten Stadium der Lappenpneumonie ausbilden; ein kymographisches Beispiel dafür wird später mit Abb. 197 wiedergegeben. In den meisten Fällen entstehen sie nach FREEDMAN jedoch erst nach mehr als einem Monat, um mehrere Wochen lang anzuhalten; bleibende Lähmungen sind sehr selten. In der

Mehrzahl der Fälle handelt es sich zweifellos um eine direkte muskuläre Zwerchfellparese als Ausdruck einer fortgeleiteten entzündlichen Infiltration (HITZENBERGER; MEYLER und Mitarbeiter). Den erst später entstandenen, länger andauernden oder bleibenden Lähmungen liegt wahrscheinlich des öfteren eine toxische oder auch entzündliche Alteration des N. phrenicus zugrunde (WENSE; WISCHHOFF). Der „mechanische" Zwerchfellhochstand bei der schrumpfenden chronischen Pneumonie ist von diesen temporären

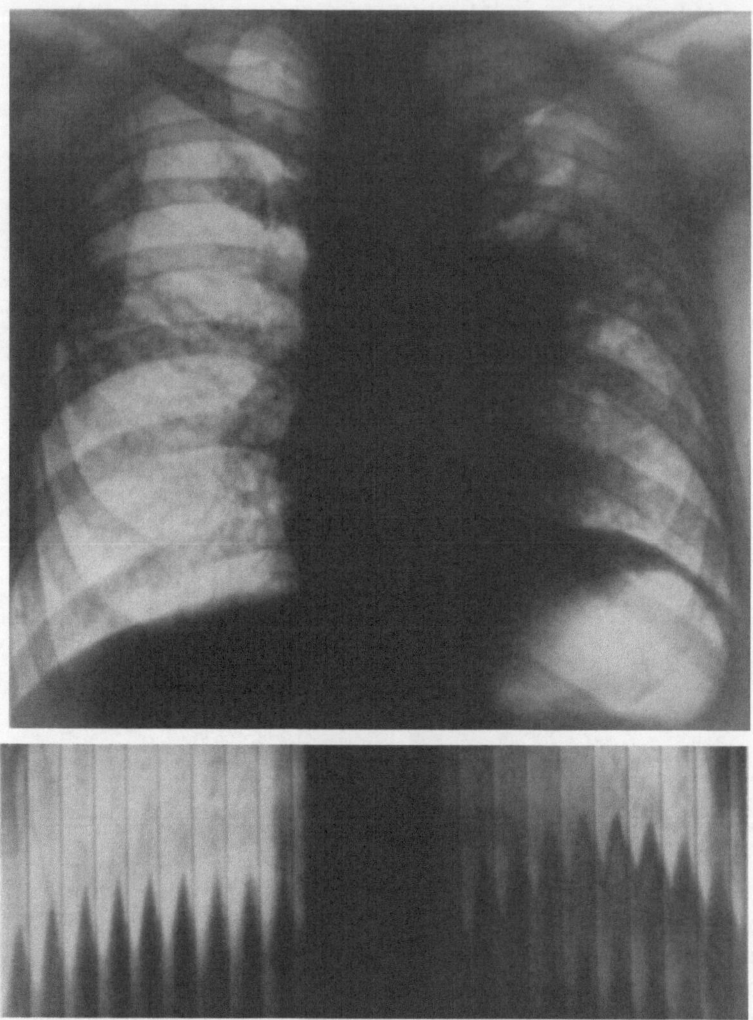

Abb. 85. Chronische Lungentuberkulose mit abgesacktem diaphragmalem Erguß und erhaltener Zwerchfellbeweglichkeit

Lähmungen im allgemeinen gut abzutrennen und pflegt die gleichen Erscheinungen aufzuweisen wie der Zwerchfellhochstand durch eine umfangreiche Lungenatelektase.

Die nichtlobären Pneumonien beeinflussen das Zwerchfell sehr viel weniger. Die Bewegungsstörung ist hier meist reflektorisch. Erst bei Miterkrankung der Pleura ändern sich Stand und Bewegung des Zwerchfells ähnlich wie bei einer Unterlappenpneumonie. Das gilt vor allem für die hypostatischen Entzündungen, die oft basal lokalisierte Grippepneumonie und die chronische Bronchopneumonie bei Bronchiektasen.

Ganz ähnliche pathogenetische Alternativen sind bei den Zwerchfellveränderungen im Gefolge einer *Lungentuberkulose* gegeben. Das Zwerchfell kann schon im Frühstadium durch eine Pleuritis oder einen basal angeordneten bzw. epiphrenisch-umschrieben abgesackten Erguß in den Krankheitsprozeß einbezogen werden, um mit der Abheilung des

Lungeninfiltrats auch die Zeichen seiner pleurogenen Mitbeteiligung wieder zu verlieren oder mit pleuritischer Verschwielung abzuheilen. Außer diesen bereits im Zusammenhang dargestellten Veränderungen können sich aber auch im Verlauf einer chronischen Lungentuberkulose die Anzeichen einer stärkeren und bleibenden Zwerchfellbeteiligung entwikkeln. So dürfte der Hochstand der linken Zwerchfellhälfte in Abb. 85 weniger durch die Schrumpfungstendenz der ausgedehnten Lungentuberkulose bedingt sein als durch eine fortgeleitete Entzündung. Die Sichelform des Zwerchfellschattens über der Magenblase ist typisch für einen abgesackten Erguß, auch wenn die Atemamplitude hier nur wenig verringert scheint. Werden Zwerchfellhochstand und Bewegungsstörung im Laufe der Zeit stärker ausgeprägt, dann kann aber auch eine toxische Phrenicusschädigung mit den Zeichen einer Zwerchfellparese oder -paralyse vorliegen. Das darf vor allem dann angenommen werden, wenn eine diaphragmale Pleuritis gefehlt und der Hochstand des Zwerchfells über Jahre hinweg ständig zugenommen hat wie im Beispiel der Abb. 86. In diesem Fall kann ebenso wie bei der postpneumonischen Phrenicuslähmung ein wesentlicher Schrumpfungszug auf das Zwerchfell leicht ausgeschlossen werden. In der überwiegenden Mehrzahl der chronisch-cirrhotischen Lungentuberkulosen aber ist der Zwerchfellhochstand ebenso nur eine Schrumpfungsfolge wie die Verziehung des Mittelfells und die Einengung der be-

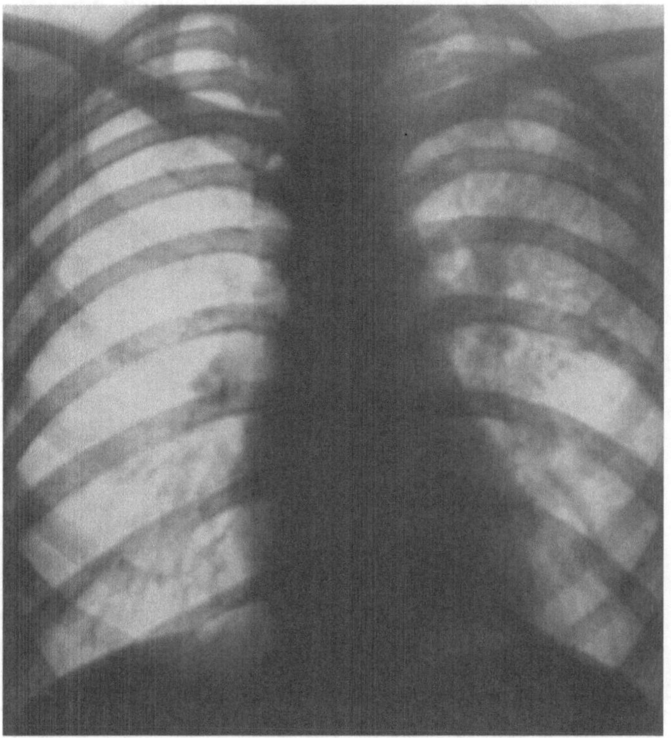

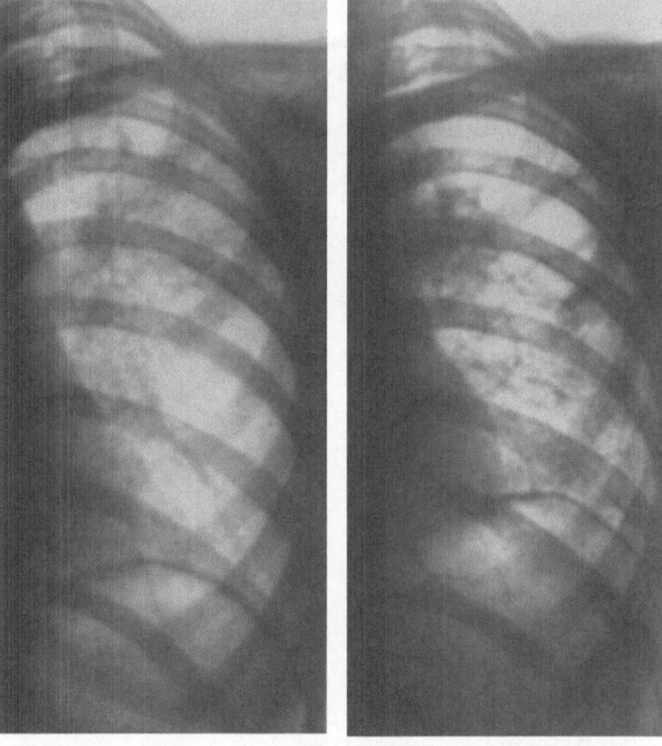

Abb. 86. Entwicklung einer tuberkulös-toxischen Zwerchfellähmung innerhalb von 4 Jahren (keine Phrenicusoperation, keine schrumpfende Pleuraschwarte!)

troffenen Thoraxhälfte. Die früher besprochene Muskelatrophie des hochgezogenen und schwielig fixierten Zwerchfells bedeutet demgegenüber einen viel stärkeren Funktionsausfall und ist im anatomischen Substrat schließlich der primär neuritischen Lähmung gleich. Hochstand und Unbeweglichkeit des Zwerchfells unter einem Oleothorax, die ARMAND-

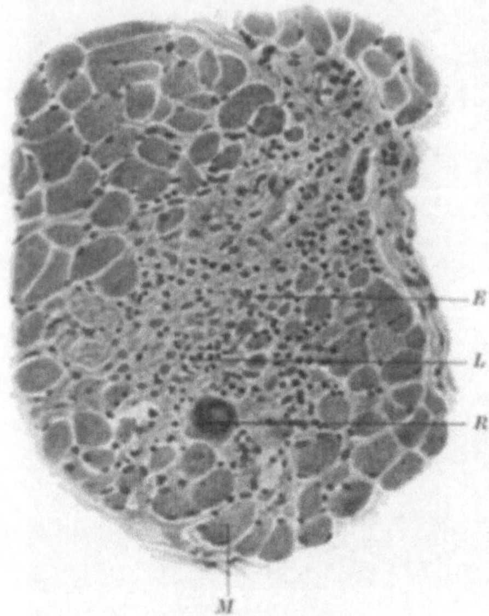

DELILLE und Mitarbeiter als Lähmung beschrieben haben, dürften eher auf einer pleuritischen Reizung beruhen. Eine dritte Möglichkeit für die Entstehung merklicher Bewegungsanomalien ist in der hämatogenen Miterkrankung des Zwerchfells zu sehen. HITZENBERGER hat in Erweiterung der Angaben EPPINGERs zeigen können, daß sich nicht nur bei der Miliartuberkulose, sondern auch im Tertiärstadium der chronischen Lungentuberkulose gar nicht selten Tuberkel im Zwerchfell finden lassen. Sie können nach Zahl und Anordnung und in Verbindung mit einer parenchymatösen Degeneration der umgebenden Muskulatur sehr wohl einen Funktionsausfall verstehen lassen; die Annahme einer reflektorischen Hemmung erübrigt sich daher auch unter diesem Gesichtspunkt. Ein histologisches Beispiel dafür gibt Abb. 87 wieder.

Abb. 87. Tuberkel in der Zwerchfellmuskulatur nach HITZENBERGER (*E* Epitheloidzelle, *L* Lymphocyten, *R* Riesenzelle, *M* parenchymatöse Muskeldegeneration)

Stellen diese hochgradigen Veränderungen auch Ausnahmen dar, so ist doch eine geringere Störung der Zwerchfellfunktion bei der chronischen Lungentuberkulose überaus häufig. Verkleinerung der Amplitude, abgestufte, abgehackte, aufgesplitterte Bewegungen, Mehrphasenaktion, umschriebene oder hemidiaphragmale Pseudoparadoxien werden einseitig oder doppelseitig beobachtet, ohne daß im Einzelfall durch die kymographische Analyse immer zu entscheiden wäre, welche Abweichungen durch pleuritische Begleitprozesse oder pulmonale Indurationen oder gar durch eine Zwerchfelltuberkulose selbst bedingt sind. Auch der Ausgleich der diaphragmalen Bewegungsstörung durch eine entsprechend umgestellte Rippenatmung ist bei der Komplexität der zugrunde liegenden Lungen- und Rippenfellveränderungen sehr wenig übersichtlich und recht variabel. Auf die Wiedergabe von Abbildungsbeispielen muß daher verzichtet werden. Solange die Lungentuberkulose einseitig, räumlich begrenzt und noch nicht chronisch ist, bleibt das Atmungskymogramm auch bei Mitbeteiligung der Pleura viel eindeutiger, so daß man sich seiner mit

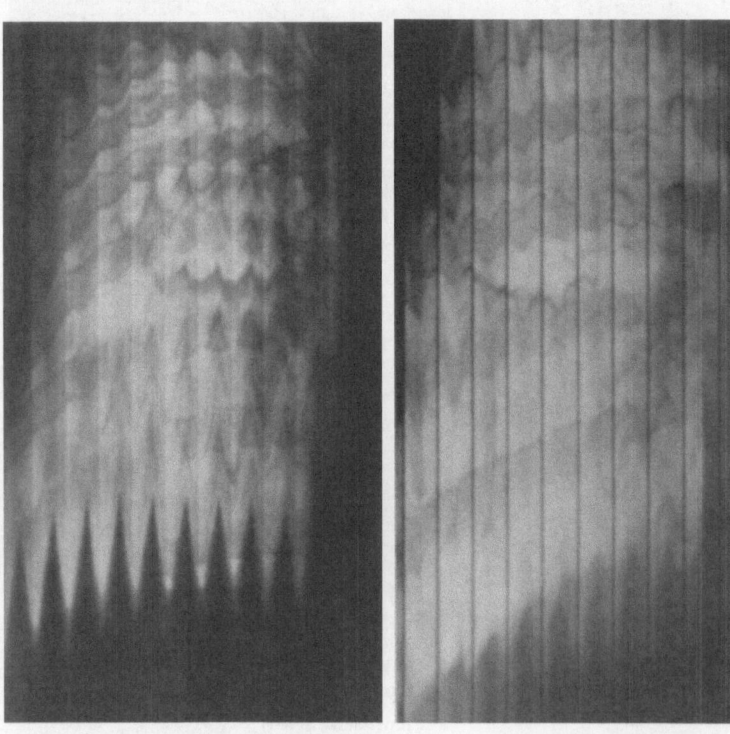

Abb. 88. Links: Respiratorische diaphragmale Mitbewegung der Mittelfeldkaverne (Phrenicusausschaltung indiziert). Rechts: Costale Mitbewegung der Mittelfeldkaverne (Phrenicusausschaltung zwecklos)

Erfolg gerade auch für therapeutische Entscheidungen bedient. In diesem Zusammenhang muß vor allem auf die Untersuchungen v. d. WETHs hingewiesen werden, die für die Frage der therapeutischen Zwerchfellausschaltung wichtig geworden sind. Als Beispiel dafür sei Abb. 88 angeführt, wo sich im Fall der linken Bildhälfte die Mittelfeldkaverne in der Mitbewegung abhängig von der Zwerchfellatmung zeigt und so eine operative Lähmung des Zwerchfells indiziert ist. Im Fall der rechten Bildhälfte dagegen wird die Mittelfeldkaverne nicht vom Zwerchfell, sondern von den Rippen mitbewegt, so daß eine Phrenicusausschaltung hier keinen Erfolg verspricht.

Bei den übrigen infiltrativen Lungenkrankheiten ist das Zwerchfell im allgemeinen wenig oder nicht beteiligt. Eine Ausnahme kann die *Lymphogranulomatose* bilden. Zwar

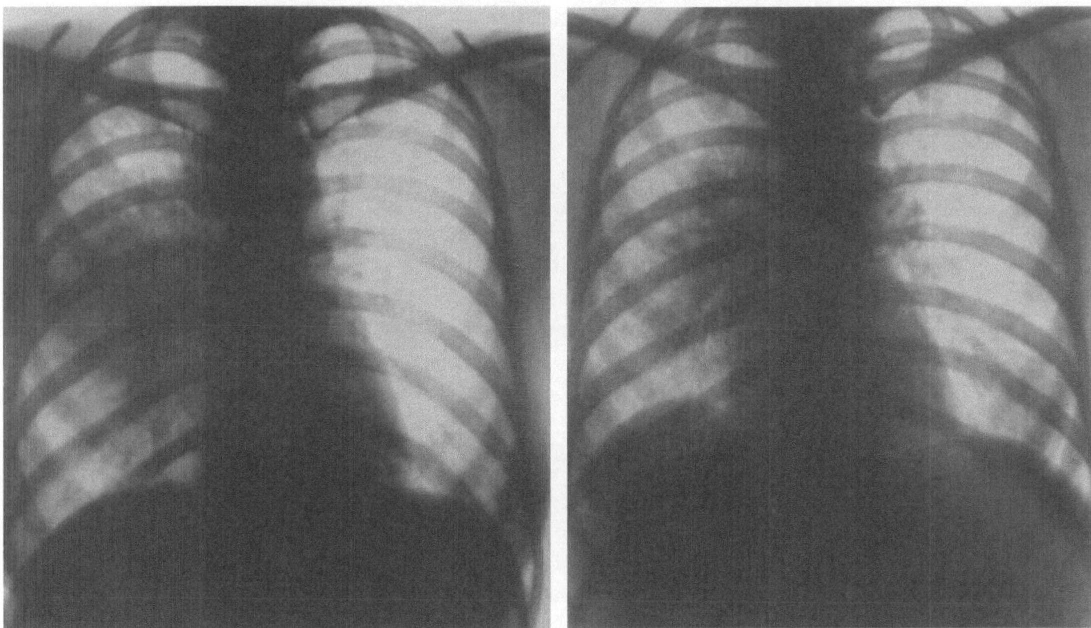

Abb. 89 a. Links: Pulmonale Lymphogranulomatose. Rechts: Trotz lokaler Besserung nach Röntgenbestrahlung deutlicher Zwerchfellhochstand infolge lymphogranulomatöser Zwerchfellinfiltration

stehen hier die Zwerchfellähmungen durch mediastinale Drüsentumoren ganz im Vordergrund (vgl. Kap. XI), doch kann auch bei der pulmonalen Form des M. Hodgkin das Zwerchfell stark in Mitleidenschaft gezogen werden. Hier dürfte der „metastatische", hämatogene oder lymphogene Befall des Zwerchfells die Ausnahme darstellen und die Miterkrankung per continuitatem die Regel sein. Im Beispiel der Abb. 89 a wurde bei einer knapp zwei Jahre manifesten Lymphogranulomatose von typischer Drüsenlokalisation die mehrere Monate alte Lungeninfiltration unter einer massiven Röntgenbestrahlung lokal zurückgedrängt und eine klinische Remission erzielt. Der dabei aufgetretene Zwerchfellhochstand war mit einer narbigen Lungenschrumpfung nicht erklärbar und wurde erst bei der Obduktion wenige Monate später durch eine ausgedehnte lymphogranulomatöse Zwerchfellinfiltration verständlich (Abb. 89 b). Sie hatte bei generalisierter Aussaat gleichzeitig von der Leber und von der Lunge her auf das Zwerchfell übergegriffen; die parietale Pleura war stärker befallen als die viscerale. — Inzwischen haben sich analog der Zunahme der Fälle mit pulmonaler Lymphogranulomatose auch die Beobachtungen gemehrt, wo Funktionsstörungen des Zwerchfells mit und ohne Hochstand auftreten, auch ohne daß ein finaler Pleuraerguß besteht. Wo in diesen Fällen eine mediastinale Phrenicusschädigung unwahrscheinlich oder auszuschließen ist, kann jedoch röntgenologisch nicht entschieden werden, ob bereits ein lymphogranulomatöser Befall des

Zwerchfells selbst vorliegt oder ob nur eine indirekte Funktionsstörung, z. B. durch die infiltrative Änderung der Lungenelastizität, gegeben ist.

Spannungsänderungen der Lunge wirken sich, wie am Beispiel des Lungenemphysems schon dargelegt ist, auf Stand und Bewegung des Zwerchfells deutlich aus. Sie beherrschen auch die funktionellen Abweichungen, die das Zwerchfell bei den höhergradigen Staub-

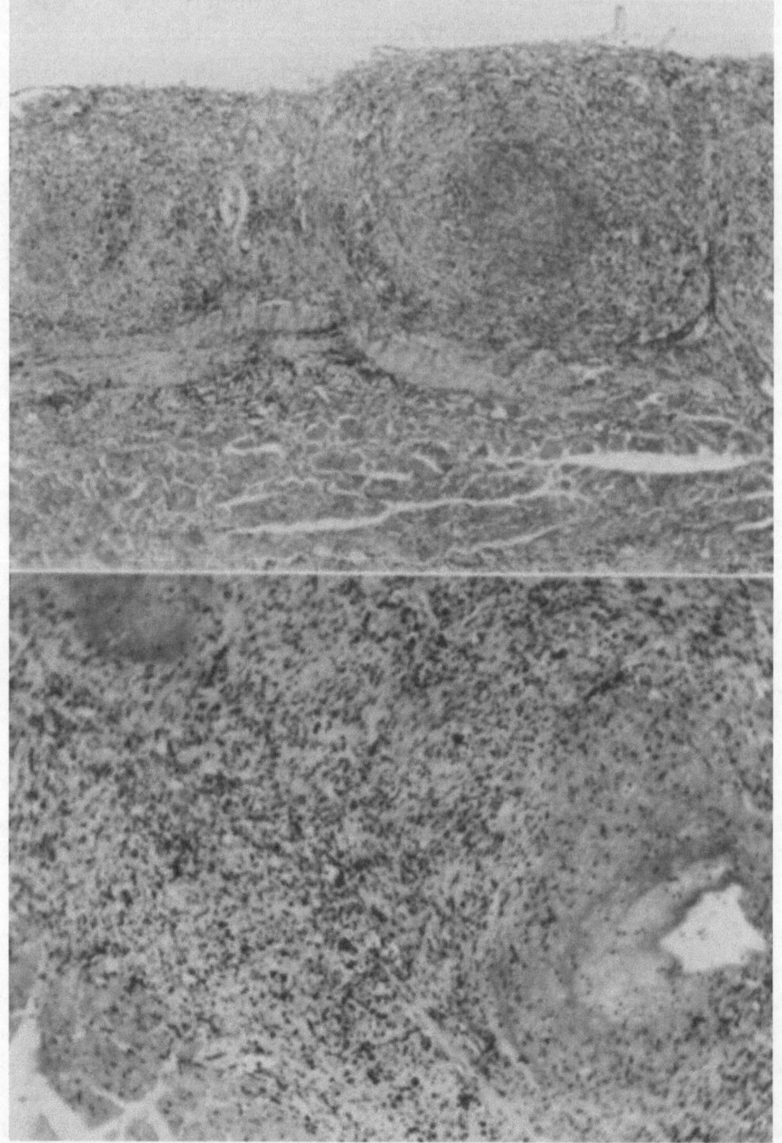

Abb. 89b. Gleicher Fall. Knötchenartige Lymphogranulomherde in der diaphragmalen Pleura (oben), granulomatöse Infiltration der Zwerchfellmuskulatur (unten). Prof. ROTH, Pathologisches Institut Bonn

lungen, beim bullösen Narbenstadium des Lungen-Boeck, bei der Waben- und Cystenlunge, bei der Mediastinalhernie und ähnlichen Krankheiten mit einem Elastizitätsverlust erfährt. Tiefstand, Abflachung und Reduktion der Atemamplitude entsprechen hier ganz den Befunden beim banalen Emphysem. Bei einseitiger Änderung der Lungenelastizität sind sie auf die zugehörige Zwerchfellhälfte beschränkt und vielfach mit einer pathologischen Mittelfellbewegung verbunden (DAHM).

Die Verkleinerung des Lungenvolumens bei der *Lungenatelektase* infolge Bronchus-verschluß kann das Zwerchfell auf der kranken Seite hochtreten lassen und seine Beweglichkeit einschränken. Solange eine Zwerchfellähmung — etwa durch metastatische Phrenicusschädigung — noch fehlt, ist das Ausmaß dieser Veränderungen von der Volumverringerung allein abhängig, die ihrerseits nicht allein vom Sitz des Bronchialverschlusses bestimmt, sondern vom Grad der kompensatorischen Vergrößerung der freien Lungenanteile beeinflußt wird. Ein erheblicher Zwerchfellhochstand mit völlig aufgehobener Beweglichkeit wie bei der Totalatelektase einer ganzen Lunge oder auch bei manchen Oberlappenatelektasen mit gleichzeitiger Metastasierung in das Mediastinum ist praktisch immer der Ausdruck einer tumorösen Zwerchfellähmung. Die Analyse der Zwerchfell- und Mittelfellbewegung in den Atemproben gibt über den Charakter des Zwerchfellhochstandes in solchen Fällen vor dem Leuchtschirm und im Kymogramm

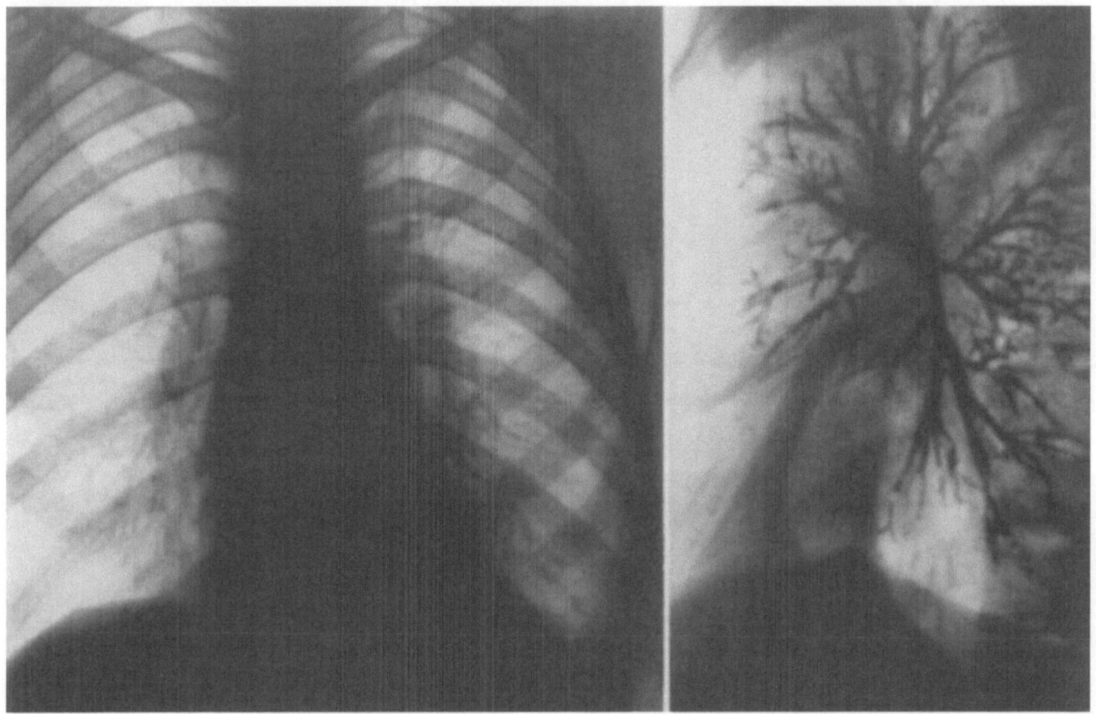

Abb. 90. Umschriebener Zwerchfellhochstand links bei Tumor-Atelektase der Lingula

rasch Auskunft, wie später im Zusammenhang noch dargestellt wird. Betrifft die Atelektase kleinere·Lungenbezirke wie den Mittellappen bzw. die Lingula oder einzelne Segmente, so pflegt auch ohne gleichzeitige merkliche Dehnung oder Hypertrophie der benachbarten Lungenanteile das Zwerchfell in Stand und Beweglichkeit unauffällig zu bleiben. Zwischen diese Extreme gruppiert sich die große Zahl derjenigen Fälle, wo ein geringgradig pathologischer Zwerchfellbefund allein einer Lungenatelektase zur Last gelegt werden kann. Im Einzelfall mag allerdings noch durch Begleitprozesse wie z. B. schwielige Ausziehungen einzelner Zwerchfellabschnitte fraglich bleiben, ob ein umschriebener Zwerchfellhochstand nicht dadurch mitbedingt wird. Abb. 90 ist dafür ein Beispiel; hier ist die zeltdachähnliche Deformation des linken Zwerchfells sicher auch durch den Zug der großen Interlobärschwiele verursacht und die Lingulaatelaktse diaphragmal nur von begrenztem Einfluß.

Es ist eine Erfahrungstatsache, daß im allgemeinen das Zwerchfell durch Lappen- oder Segmentatelektasen recht wenig alteriert wird. Vielfach läßt sich ein scheinbarer Zwerchfellhochstand damit aufklären, daß sich etwa ein atelektatisch verkleinerter Unterlappen dem Zwerchfell dicht und breitbasig anlegt. Ohne auf differentialdiagnostische Einzelheiten näher eingehen zu können, sei an einigen Beispielen gezeigt, unter welchen Voraussetzungen sich atelektasebedingte Zwerchfellanomalien abgrenzen lassen. So scheint die rechte Zwerchfellhälfte im Fall der Abb. 91 bei der Durchleuchtung und auf den Standardaufnahmen hochgestellt und glatt begrenzt; die Beweglichkeit war deutlich verringert. Erst der Nachweis eines Stammbronchusverschlusses im Bronchogramm

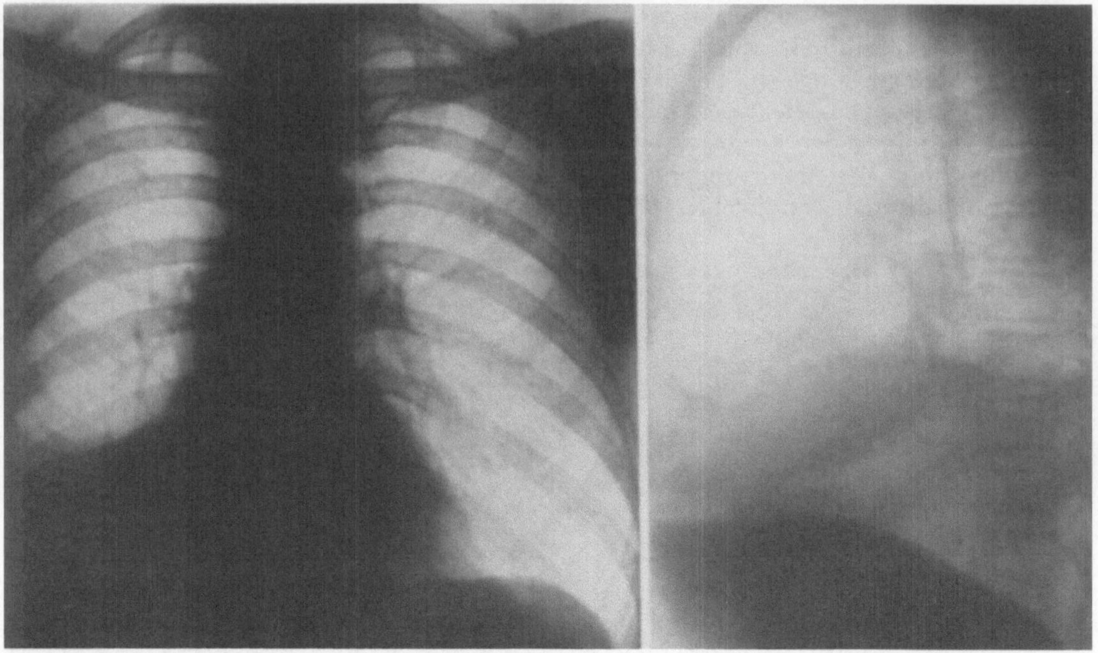

Abb. 91. Pseudohochstand des Zwerchfells rechts durch Atelektase des Mittel- und Unterlappens

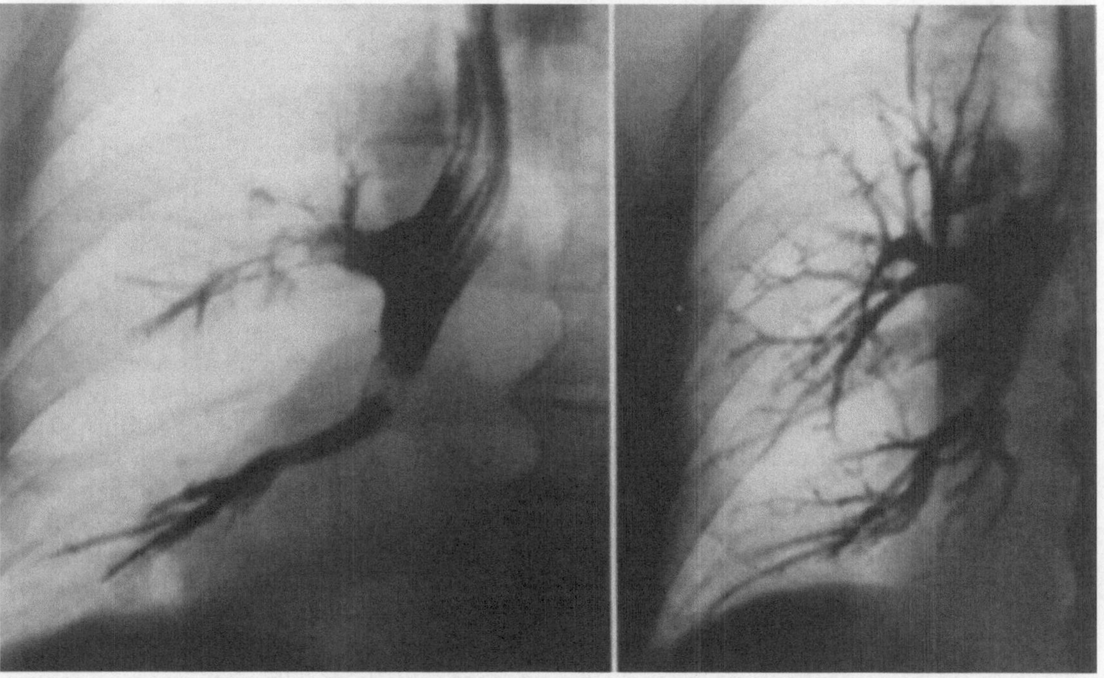

Abb. 92. Ausfüllung des rechten Herz-Zwerchfellwinkels durch atelaktatische Unterlappenschrumpfung bei Tumor im Stammbronchus, vor und nach Röntgenbestrahlung

kennzeichnete den Befund als epiphrenisch aufgelagerte Atelektase von Mittel- und Unterlappen, unter der sich der wahre Zwerchfellstand nicht näher bestimmen läßt. Die atelektatische Schrumpfung des Unterlappens allein kann einen medial umschriebenen

Zwerchfellhochstand vortäuschen oder zur Verwechslung mit einer mediastinalen Schwiele oder einem anderen Flächenschatten im Herz-Zwerchfellwinkel Anlaß geben, wie Abb. 92 im linken Teilbild zeigt; das Vergleichsbild rechts gibt den nach einer Röntgenbestrahlung wieder weitgehend normalisierten Befund wieder. Im Beispiel der Abb. 93 schließlich ist dem rechten Zwerchfellbogen ein gut fingerbreiter Bandschatten aufgelagert, der wiederum als Pleuraschwiele oder partielle Relaxation erscheinen könnte, sich nach bronchoskopischer Sekretabsaugung aber streifig auflockert und sich dadurch als partielle Atelektase des Unterlappens infolge temporärer Bronchostenose klärt.

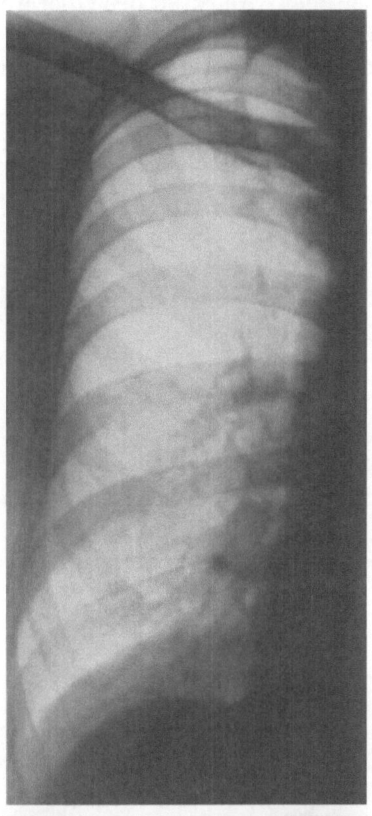

Es ist schwierig, den Einfluß abzuschätzen, den das Bronchialcarcinom oder andere *tumoröse Lungeninfiltrationen* allein, d. h. ohne nachweisbare Atelektase, auf die Zwerchfellfunktion ausüben. Hier spielen der Grad der Bronchostenose und die häufig schon vorhandene Phrenicusparese eine schwer zu übersehende Rolle. Solange diese beiden Faktoren nicht ins Gewicht fallen, ist die Atembeweglichkeit des Zwerchfells wie auch des Tracheobronchialbaumes und der Rippen im allgemeinen weniger beeinträchtigt als etwa bei der chronischen Pneumonie. BRÜCKNER hat gezeigt, daß die Zwerchfellexkursionen beim Unterlappencarcinom stärker reduziert werden als bei Oberlappentumoren, und daß auch bei Befall anderer Lappen die Zwerchfellbewegung um so weniger gestört wird, je weiter die Geschwulst vom Hiluszentrum entfernt liegt. Tritt eine Atelektase auf, so hängt das Ausmaß der Atemminderung im wesentlichen nur von der Größe der respiratorisch ausgeschalteten Lungenfläche ab. Dabei scheinen Zwerchfell- und Rippenatmung in gleichem Umfang bzw. kongruent eingeschränkt zu werden; eine Kompensation des diaphragmalen Beweglichkeitsverlustes durch eine verstärkte costale Atmung fehlt bei dieser „passiven" Zwerchfellminderleistung (BRÜCKNER).

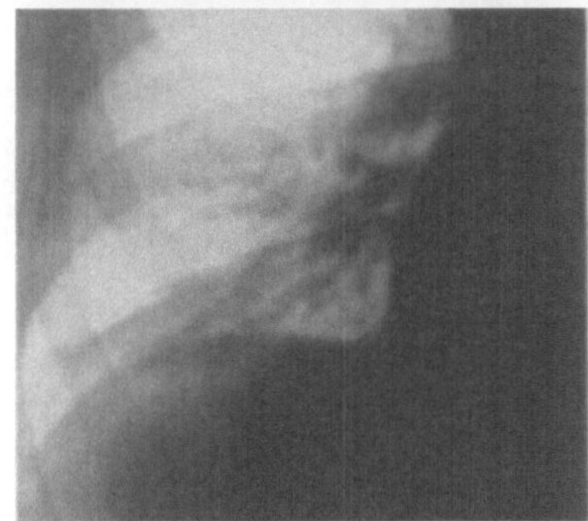

Als letzter Parenchymprozeß der Lunge, der gleichzeitig auch zu den Herzkrankheiten überleitet, sei der *Lungeninfarkt* in seiner Beziehung zum Zwerchfell besprochen. Hochstand und verringerte Beweglichkeit des Zwerchfells auf der Infarktseite sind die Regel. Zwar dürften nach der Zürcher Statistik (SCHINZ-BAENSCH-FRIEDL-UEHLINGER) die allermeisten Lungeninfarkte dem klinischen Nachweis entgehen, doch ist das röntgenologische Bild des Infarktes genügend bekannt: Nur im Ausnahmefall stellt sich der anatomisch keilförmige Infarkt auch im Röntgenbild als Dreieck- oder Rund-

Abb. 93. Pseudoschwiele rechts basal durch partielle Unterlappenatelektase infolge temporären Bronchusverschlusses (oben), nach Bronchustoilette gelöst (unten)

schatten dar, besonders wenn er im rechten Mittelfeld sitzt (ZWEIFEL) oder erhebliche Größe erreicht. Da die meisten Infarkte im Unterlappen liegen, werden sie oft von den Schatten des gleichzeitig bestehenden Transsudates, der Stauungslunge oder auch der verbreiterten Herzbasis überlagert und verschwinden so differentialdiagnostisch im Bild der schweren Herzdekompensation. Ist die Infarzierung einseitig und fehlt ein Transsudat, dann wird der Zwerchfellhochstand erkennbar; er ist aber meist nur gering und tritt hinter dem Ausmaß der Bewegungsstörung weit zurück (ZDANSKY). Die verringerte Zwerchfellbeweglichkeit ist als Folge der obligaten Pleurabeteiligung anzusehen. Da größere Exsudate sehr selten sind (SCHINZ) und die umschriebene fibrinöse oder hämorrhagische Pleuritis im Infarktbereich dominiert, läßt sich verstehen, daß eine merkliche Zwerchfellstörung nur bei den allerdings häufigeren Infarkten der Lungenbasis auftritt und bei den seltenen Infarkten des Oberlappens fehlt. Beiderseitige Infarkte in Zwerchfellnähe stellen beide Zwerchfellhälften hoch und schränken wie viele Herzinsuffizienzen ohne Infarkt die gesamte diaphragmale Atmung zugunsten einer frequenten Rippenatmung ein; der

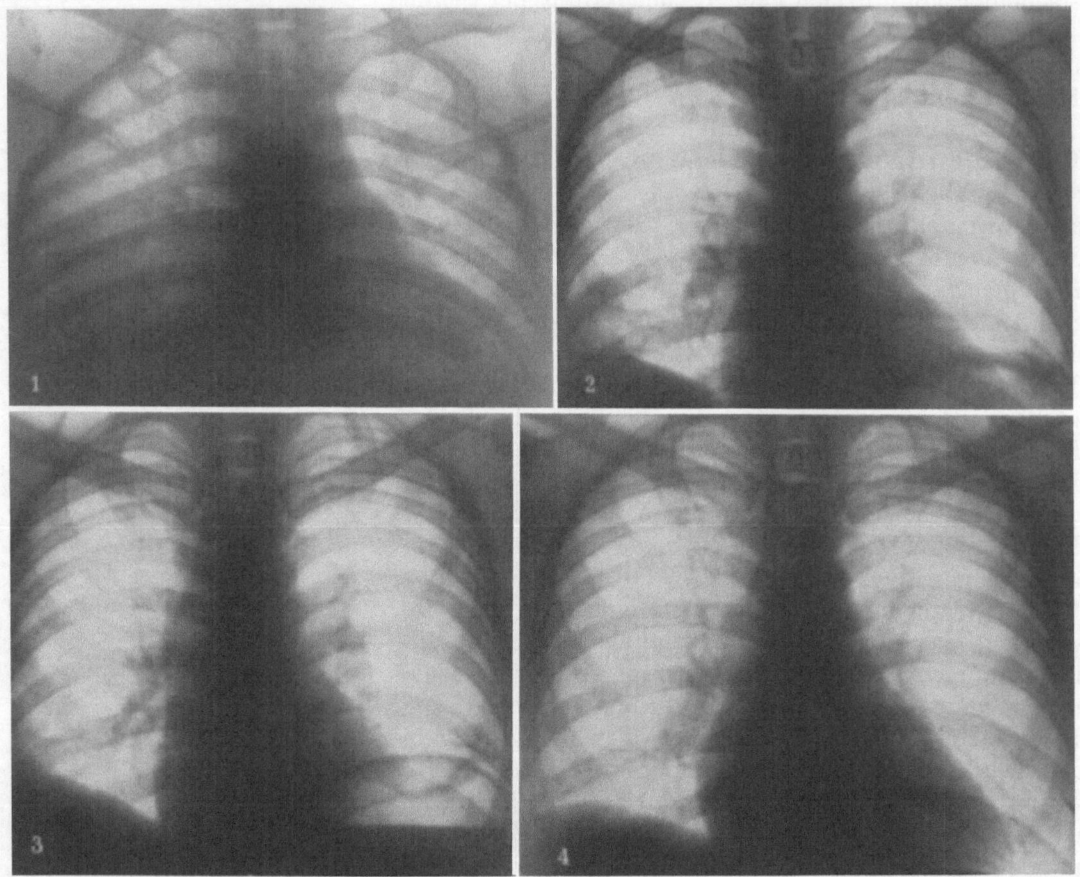

Abb. 94. Beidseitige zwerchfellnahe Lungeninfarkte durch Transsudat überdeckt (*1*), nach 1 Monat trotz Begleitpleuritis erkennbar (*2*), nach 2 Monaten Zwerchfellhochstand nur links (*3*), nach 4 Monaten normaler Befund beiderseits (*4*).

Zwerchfellhochstand ist aber niemals erheblich. Als Beispiel sei Abb. 94 wiedergegeben, dessen Bildserie zunächst die Überlagerung durch große Transsudate, dann den rechts größeren oder pleuritisch betonten und den links flach dem Zwerchfell aufgelagerten Infarkt erkennen läßt. Nach zwei Monaten erscheint der rechtsseitige Infarkt noch immer durch die Begleitpleuritis überlagert, während links das Zwerchfell zwar unter dem großen Infarktschatten pleural unauffällig, aber deutlich hochgestellt ist. Nach weiteren zwei Monaten sind die pulmonalen, pleuralen und diaphragmalen Infarktzeichen völlig verschwunden, und der Befund ist beiderseits wieder normalisiert.

2. Herzkrankheiten

Wie sich ein pathologischer Zwerchfellstand auf Herz und Kreislauf auswirkt, ist seit WENCKEBACH und HITZENBERGER vielfach untersucht und besser bekannt als umgekehrt der Einfluß von Herzkrankheiten auf Stand und Bewegung des Zwerchfells. Vor der

Dekompensation ist ein auffälliger Befund am Zwerchfell nur selten zu erheben. Selbst starke Herzvergrößerungen konnataler, valvulärer oder myopathischer Genese pflegen das Zwerchfell in Stand und Atembewegung unberührt zu lassen; die gelegentlich sichtbaren pulsatorischen Mitbewegungen spielen für die Atmungsfunktion keine Rolle. Die Zwerchfellform ist mitunter dadurch verändert, daß sich das diaphragmale Herzbett stärker nach unten durchwölbt und die Herz-Zwerchfellwinkel hierbei besonders spitz werden. In anderen Fällen wieder paßt sich dieser Zwerchfellabschnitt der vergrößerten Herzunterfläche so an, daß die diaphragmale Herzmulde nicht mehr abgrenzbar ist und die Herz-Zwerchfellwinkel sich im Gegenteil stark abstumpfen. Wo die Unterfläche des vergrößerten Herzens über einer großen Magenblase oder dem geblähten Dickdarm besser erkennbar ist, fällt bei der Durchleuchtung und im Atmungskymogramm manchmal eine verringerte respiratorische Verschiebung des Herzbettes auf. Aber diese Zeichen scheinen ohne feste Beziehung zu Art und Grad des vorliegenden Herzfehlers zu sein und sind daher auch diagnostisch ohne Bedeutung.

Erst im Stadium der Dekompensation ist am Zwerchfell mehr zu sehen. Auffälliger noch als der beidseitige Hochstand beim Ascites oder der rechtsseitige Hochstand bei der Stauungsleber ist vor dem Durchleuchtungsschirm die Einschränkung der Zwerchfellbewegung bei gleichzeitig verstärkter Rippenatmung. Diese Umstellung im Atemtypus liegt schon dann vor, wenn Pleuratranssudate noch fehlen und der Ascites noch gering ist, von einer wesentlichen mechanischen Erschwerung der Zwerchfellarbeit also noch kaum die Rede sein kann. Soweit zu übersehen ist, sind die Ursachen für den geänderten Atemtyp bei der kardialen Dyspnoe nicht restlos geklärt. Für uns ist wichtig, daß zumindest bei einem Teil dieser Fälle nach den histologischen Untersuchungen von FALKENSTEIN, HITZENBERGER, STRUCKOW muskuläre Destruktionen im Zwerchfell selbst für die Funktionsänderung verantwortlich gemacht werden können. Wachsartige, hyaline und fettige Degenerationen, manchmal mit Kernvermehrung und Vakuolisierung, gleichzeitige Vermehrung des Bindegewebes und atrophische Prozesse stehen hier nebeneinander. Sie werden als sekundäre Stauungsfolgen (STRUCKOW) oder Ausdruck einer Koordination der kardialen und diaphragmalen Muskeldegeneration (ZAHN, HITZENBERGER) aufgefaßt und können nach Häufigkeit und Ausdehnung verstehen lassen, daß die Zwerchfellfunktion dadurch erheblich beeinträchtigt wird.

Röntgenologisches Zeichen der gestörten Zwerchfelltätigkeit ist der Hochstand mit verkleinerter Atemamplitude. Dazu tritt als indirektes Zeichen der diaphragmalen Ventilationsstörung oft eine plattenförmige Atelektase der Lungenbasis, die infolge der Stauungsleber mit rechts stärkerer Zwerchfellalteration auch häufiger in der rechten als in der linken Lungenbasis ist. In vielen Fällen aber erscheinen beiderseits die typischen Streifenschatten der gerichteten Basisatelektase als Zeichen der beiderseits gleichmäßigen Reduktion der Zwerchfellatmung. Es ist bereits früher darauf hingewiesen, daß die beidseitige Plattenatelektase nach den Untersuchungen von K. RICHTER als geradezu pathognomonisch für ein dekompensiertes Herzvitium gelten kann und auch dann für eine wesentliche Minderung der Zwerchfellfunktion spricht, wenn der Hochstand gering ist oder fehlt, die Atemamplitude noch oder wieder relativ groß erscheint und sonstige Zeichen der Dekompensation röntgenologisch nicht greifbar sind. Ein Beispiel dafür gibt Abb. 95 wieder. Hier wie in zahlreichen anderen Beobachtungen verschwinden die Plattenatelektasen, sobald der Herzfehler wieder kompensiert ist; sie pflegen erneut aufzutreten, wenn das klinische Bild sich wieder verschlechtert. Dabei erscheint der Hinweis wichtig, daß ihre Entstehung und Auflösung nicht davon abhängen, ob ein Transsudat vorhanden ist oder nicht. Allerdings wird eine Atelektase häufig durch einen basalen Ergußschatten verdeckt, so daß sie erst nach Punktion oder spontaner Resorption des Transsudates zur Ansicht kommt.

Von den anderen, am Zwerchfell oder in Zwerchfellnähe röntgenologisch ablesbaren Zeichen des dekompensierten Herzfehlers spielen die paraphrenischen Ergüsse die wichtigste Rolle. Das basale Transsudat ist schon besprochen; vom Nachweis kleiner

Bauchhöhlenergüsse wird später noch die Rede sein. Aus der Vielfalt der in diesem Zusammenhang täglich anfallenden Beobachtungen sei nur ein Beispiel noch wiedergegeben.

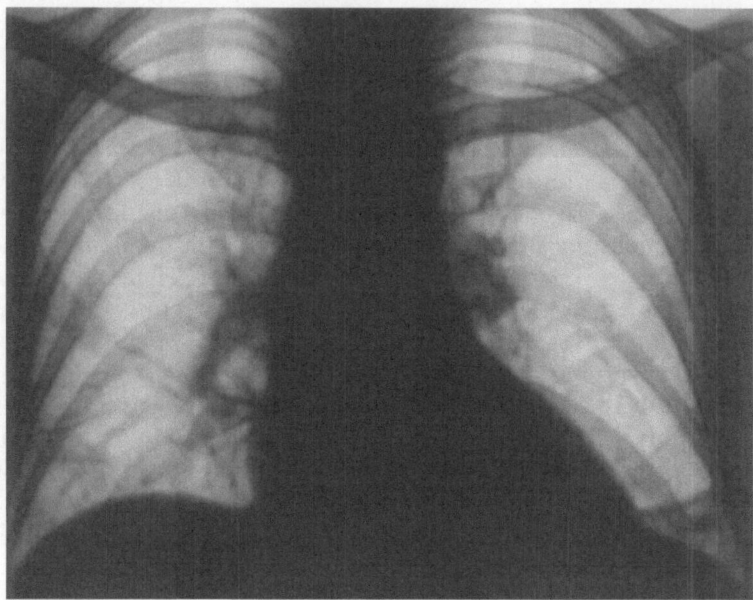

Abb. 95. Beidseitige symmetrische Plattenatelektasen in der Lungenbasis und geringer Zwerchfellhochstand bei Herzdekompensation

Abb. 96 zeigt bei einer muskulären Herzinsuffizienz einen Zwerchfellhochstand, der auch ohne Pleuraerguß und bei klinisch fraglichem Ascites eine erhebliche Einschränkung der respiratorischen Amplitude aufwies; als deren Äquivalent kann eine zwerchfellparallele Atelektase in der medialen Lungenbasis gelten. Gleichzeitig ist (im linken Teilbild) ein Lungeninfarkt an der keilförmigen Verschattung lateral davon erkennbar. Nach 10-tägiger Behandlung (mittleres Bild) ist das Zwerchfell tiefer getreten und besser beweglich, der Infarkt unsichtbar geworden und die Plattenatelektase schärfer begrenzt. Nach klinischer Heilung, fünf Monate später (rechtes Bild), deutet bei jetzt normalem Zwerchfellbefund nur noch ein kleiner

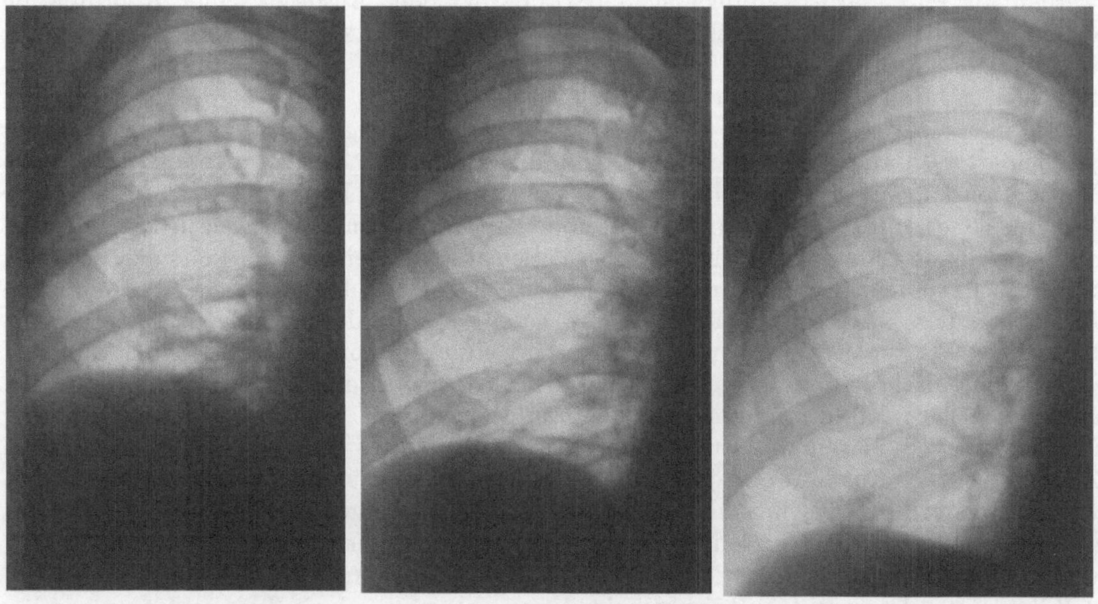

Abb. 96. Muskuläre Herzinsuffizienz mit Zwerchfellhochstand, medial-basaler Plattenatelektase und Lungeninfarkt (links). Nach 10 Tagen Zwerchfell tiefer, Infarktschatten aufgelöst, Atelektasestreifen schmäler (Mitte). Nach Heilung, 5 Monate später, normaler Zwerchfellstand mit normaler Beweglichkeit und Plattenatelektase lateral (rechts)

lateraler, vorher unauffälliger Atelektasestreifen darauf hin, daß hier eine Bewegungsstörung des Zwerchfells vorgelegen hat. Diese Verlaufsserie ist eindrucksvoll, weil sie zeigt, daß sowohl der Lungeninfarkt als auch die gerichtete Lungenatelektase ohne Pleuraerguß auftreten kann.

Die verschiedenen, beim Herzgesunden und bei einigen Herzkrankheiten beobachteten pulsatorischen Mitbewegungen des Zwerchfells sind von umstrittener Bedeutung. Das wichtigste hierher gehörende Phänomen ist die passive Zwerchfellbewegung bei der Perikardobliteration. Bevor näher auf diese Pulsationen eingegangen sei, mögen die Veränderungen gekennzeichnet werden, die sich überhaupt am Zwerchfell nach Perikardkrankheiten vorfinden lassen. Die äußere Herzbeutelverschwielung (Accretio pericardii), deren Röntgenzeichen unter anderem von ASSMANN, HECKMANN, ZDANSKY beschrieben sind, kann auf die Zirkumferenz der diaphragmalen Herzbasis übergreifen, die Herz-Zwerch

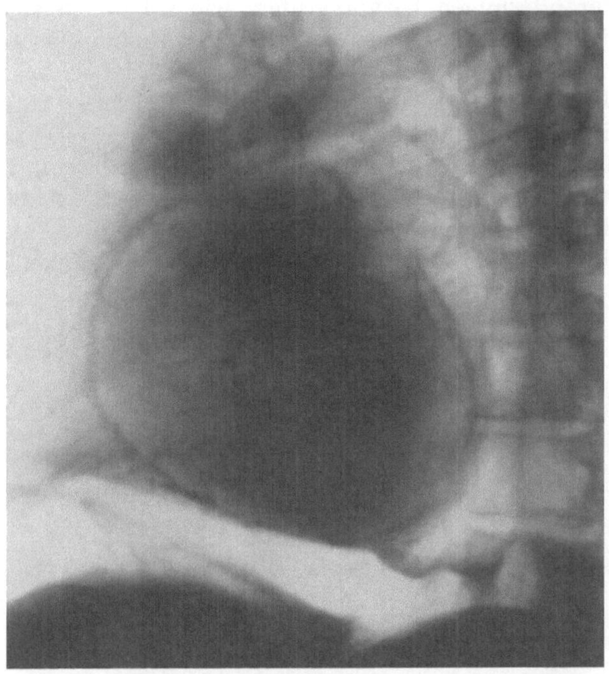

Abb. 97. Diaphragmale Verkalkung und Stufenbildung bei Panzerherz im Pneumoperitoneum

fellwinkel verlöten und das Herzbett dadurch schwielig vergrößern. Die respiratorische Amplitude dieser Zwerchfellabschnitte ist manchmal erheblich verkleinert (PERUZZI).

Wenn dabei die Gleitbewegung des Herzens in sagittaler Richtung aufgehoben ist, so daß die normale Verschmälerung des Retrokardialraumes in Rückenlage und die Verbreiterung in Bauchlage ausbleiben, kann zusätzlich eine innere Perikardverschwielung (Concretio cordis) angenommen werden (HECKMANN). Ist das Foramen V. cavae in den Narbenbereich einbezogen, resultiert oft eine Einflußbehinderung, die das klinische Bild beherrschen kann; schwielige Einschnürungen der anderen Durchtrittsstellen des Zwerchfells sind seltener oder bleiben klinisch weniger auffällig. Im

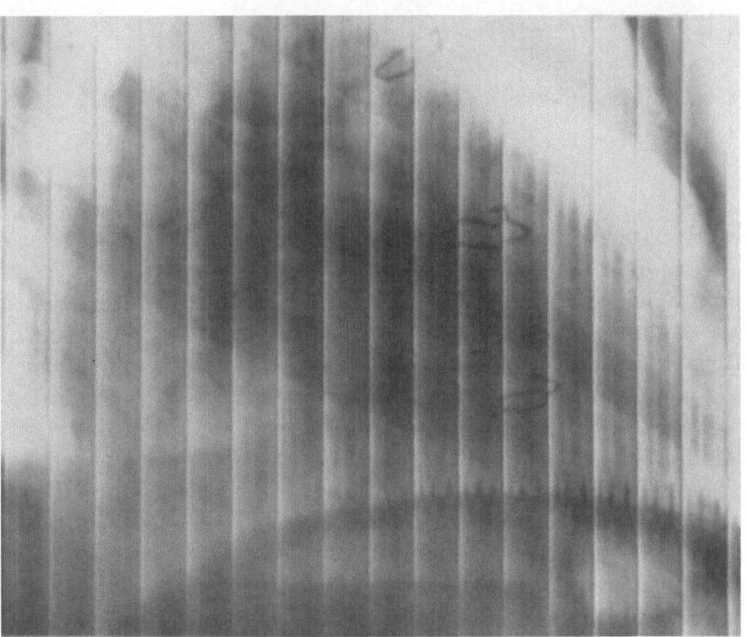

Abb. 98. Systolisches Aufwärtszucken des diaphragmalen Herzbettes bei Panzerherz nach partieller Perikardektomie

Röntgenbild läßt sich, solange eine Kalkimprägnation fehlt, die basale Verschwielung gelegentlich an Konturauszipfelungen und Stufenbildungen erkennen. Aber erst durch die Verkalkung der inneren und äußeren Perikardschwiele werden so starke Zwerchfellveränderungen hervorgerufen, wie sie im Beispiel des Panzerherzens der Abb. 97 vorliegen und durch ein artefizielles Pneumoperitoneum noch deutlicher zutage treten.

Als weiteres Zeichen der inneren Synechie ist eine pulsatorische Mitbewegung der diaphragmalen Herzbettes, das systolische Aufwärtszucken des medialen Anteils des linken Zwerchfellhälfte, angegeben worden (DIETLEN, SCHWARZ, HECKMANN). Es läßt sich bei Atemstillstand im Herzkymogramm mit senkrechter Schlitzstellung festhalten, wie HAUBRICH und THURN gezeigt haben und Abb. 98 wiedergibt. Die zeitliche Zuordnung der ruckartigen Kranialbewegung zur Herzsystole ist in diesen Fällen dadurch gesichert, daß sich die kymographischen Zwerchfellzacken in die systolischen Aufhellungsstreifen

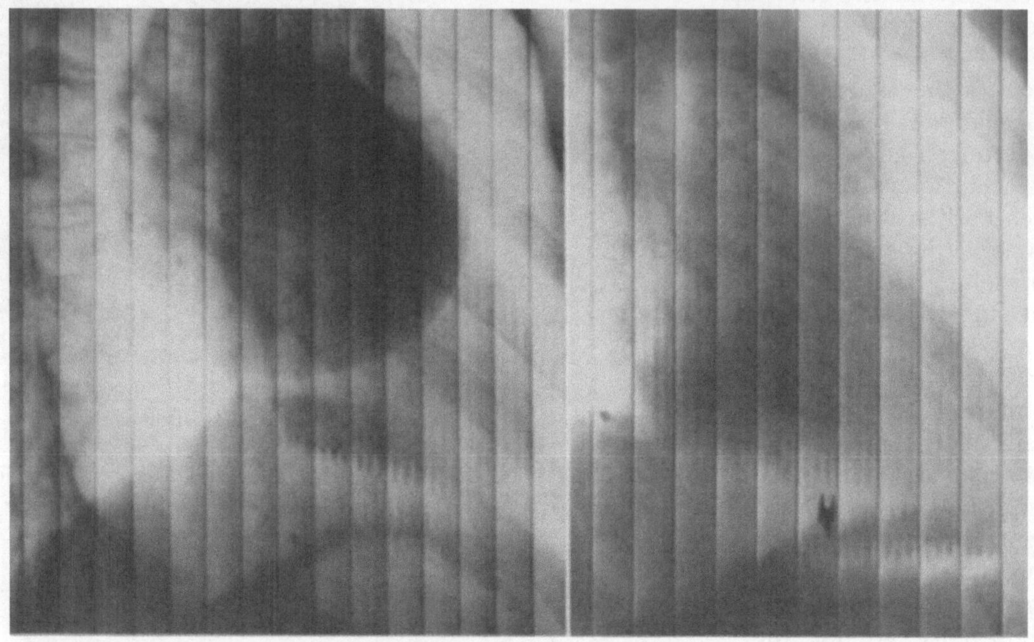

Abb. 99. Systolisches Zwerchfellzucken im Bereich des Herzbettes bei Concretio pericardii mit geringer Verkalkung (links) und bei epiphrenischem Herzbasis-Stecksplitter (rechts)

des Herzschattens hinein erstrecken. Da dieses systolische Zwerchfellzucken auch beim Herzgesunden vorkommen kann, ist sein diagnostischer Wert für die Perikardobliteration schon von HITZENBERGER bestritten worden. Spätere Untersuchungen haben ergeben, daß es gerade nach solchen Herz- und Lungenkrankheiten in besonderer Häufigkeit und Stärke zu finden ist, bei denen auch pathologisch-anatomisch oft eine Perikardverschwielung als Ausdruck einer klinisch vielfach latent gebliebenen Begleitperikarditis nachweisbar ist (HAUBRICH). So kann nicht nur in allen Fällen von Panzerherz, sondern auch bei allen abgeheilten Herzbeutel- und Herzsteckschüssen sowie bei alten Zweihöhlenschüssen regelmäßig ein systolisches Zucken am medialen linken Zwerchfell als Restsymptom einer hämorrhagischen Herzbeutelentzündung oder einer Durchwanderungsperikarditis gefunden werden (Abb. 99). Auch bei der exsudativen Lungentuberkulose und bei extradiaphragmalen Pleuraschwarten z. B. ist das Zwerchfellzucken häufig. Da seine Frequenz hier ebenso wie bei anderen Krankheiten der Thoraxorgane der anatomischen Häufigkeit der inneren Synechie statistisch völlig analog ist, kann man von einem Indizienbeweis für den pathognomonischen Wert dieses Befundes sprechen. Allerdings ist die Einschränkung erforderlich, daß nur ein deutliches, auch bei der Durchleuchtung auffälliges und auf das Herzbett beschränktes Zwerchfellzucken als pathologisch gelten darf.

HEUCK und Mitarbeiter haben in Bestätigung der HITZENBERGERschen Kritik betont, daß auch beim Herzgesunden nicht selten eine systolische Mitbewegung des ganzen

Zwerchfells oder der linken Zwerchfellhälfte zu finden ist. Dadurch wird der pathognomonische Rang des Befundes gemindert. Vor allem bei den steilgestellten Herzen der Astheniker ist das systolische Zucken größerer Zwerchfellabschnitte häufig und ausgiebiger als etwa beim quergelagerten Herzen des Pyknikers. Diese Verhältnisse werden dadurch noch schwieriger zu übersehen, daß in manchen Fällen der laterale Anteil der linken Zwerchfellhälfte systolisch nach unten bewegt wird, so daß im Zusammenhang mit der Aufwärtsbewegung des medialen Anteils eine pulsatorische Pendelung des Zwerchfells resultiert. HITZENBERGER hat außerdem angegeben, daß im Gegensatz dazu die ganze rechte Zwerchfellhälfte eine systolische Caudalpulsation bzw. diastolische Kranial-

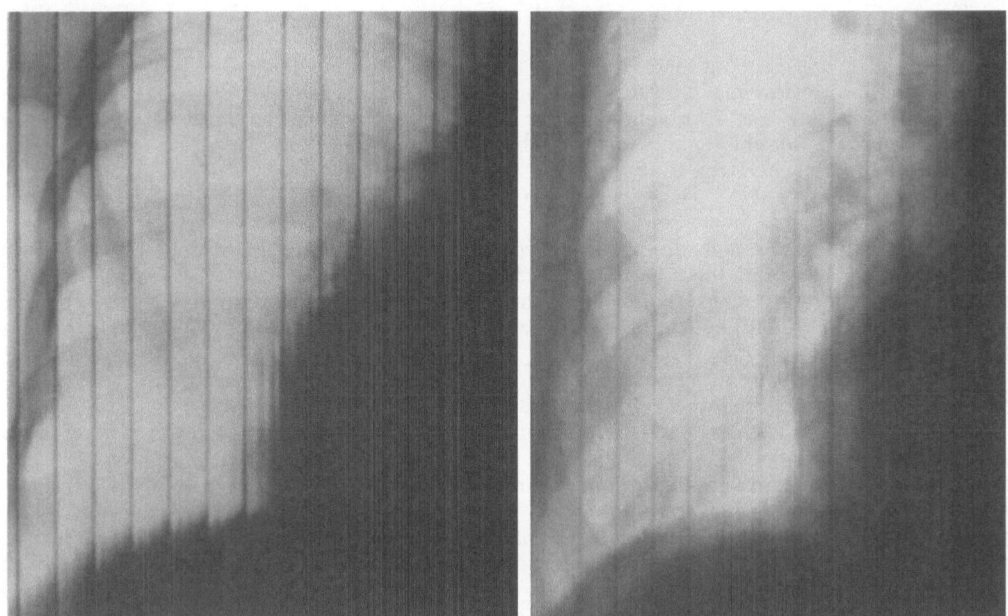

Abb. 100. Links: Systolische Kranialbewegung des ganzen Zwerchfells. — Rechts: Diastolische Kranialbewegung an der rechten Zwerchfellhälfte bei Herzfehler

bewegung erfahren kann, die er als mitgeteilte venöse Leberpulsation angesprochen hat. Aber auch dieser Befund, den HOLZKNECHT z. B. auch bei Tricuspidalfehlern erhoben hat, entbehrt einer Regelhaftigkeit. Nach unseren eigenen Beobachtungen können an der rechten Zwerchfellhälfte beide Bewegungstypen vorkommen (Abb. 100), vor allem bei erheblicheren Herzdilatationen. Diese Verhältnisse, zu deren Diskussion unter anderem HOLZKNECHT, DAHM, STUMPF, TRACE beigetragen haben, sind jedenfalls bis jetzt nicht eindeutig geklärt. Unter Berücksichtigung aller Gegenargumente darf wohl daran festgehalten werden, daß verschiedene Formen der pulsatorischen Mitbewegung am Zwerchfell möglich sind und daß ein — auf das diaphragmale Herzbett beschränktes — systolisches Aufwärtszucken von einer bestimmten Amplitude an verdächtig auf eine Perikardobliteration sein muß. Abweichungen davon sind durch konstitutionelle und pathologische Anomalien der Lage, Größe und Form des Herzens, zusätzliche pleuroperikardiale Adhäsionen und sonstige Faktoren innerhalb noch weiter zu klärender Grenzen möglich. Es ist wahrscheinlich, daß in naher Zukunft die in der Synchronisation von Zwerchfell- und Herzbewegung weit überlegene Methode der Elektrokymographie diese Fragen beantworten läßt.

Literatur

ARMAND-DELILLE, P., P. HECHTER et A. MAGRIN: Über die zwerchfellähmende Wirkung bei gewissen Fällen von Oleothorax. Revue de la Tbc. **13**, 287 (1932).

BRÜCKNER, H.: Die Auswirkung des Bronchial-Karzinoms auf die Atembeweglichkeit des Tracheobronchialbaumes, des Zwerchfelles und des Brustkorbes. Fortschr. Röntgenstr. **80**, 439 (1954).

DAHM, M.: Rippen- und Zwerchfellbewegung im Röntgenbild. Fortschr. Röntgenstr. **46**, 484 (1932); **47**, 276, 426 (1933).
— Über Zwerchfell- und Mittelfellbewegung bei Lungenkrebs. Klin. Wschr. **1934 I**, 17.
— Aufgaben, Ergebnisse und Fragen der Röntgenuntersuchung des Mediastinums (unter Berücksichtigung der kymographischen Methode). Fortschr. Röntgenstr. **72**, 521 (1950).
DIETLEN, H.: Herz und Gefäße im Röntgenbild. Leipzig 1923.
FALKENSTEIN: Zur Pathologie des Diaphragmas. Diss. Bonn 1904.
FREEDMAN, B.: Unilateral paralysis of the diaphragm and larynx associated with inflammatory lung disease. Thorax (Lond.) **5**, 169 (1950).
HAUBRICH, R.: Über Häufigkeit und Nachweis der Pericardobliteration. Dtsch. Arch. klin. Med. **199**, 79 (1951).
— Röntgenkymographische Studie an operierten Panzerherzen. Acta radiol. (Stockh.) **37**, 543 (1952).
—, u. P. THURN: Zur Röntgensymptomatologie der Pericardverschwielung. Fortschr. Röntgenstr. **73**, 288 (1950).
HECKMANN, K.: Die röntgenologische Diagnose der Pericardobliteration. Die Herzbewegungen bei normalem und obliteriertem Pericard. Röntgenprax. **17**, 313 (1948).
HEUCK, F., u. E. FISCHER: Zur Röntgenologie der Pericardverschwielungen unter besonderer Berücksichtigung der Zwerchfellbewegungen. Fortschr. Röntgenstr. **82**, 767 (1955).
HOLZKNECHT, G.: Zit. nach HITZENBERGER.
MEYLER, L., and E. HUIZINGA: Temporary high position of the diaphragm. J. Thorac. Surg. **19**, 283 (1950).
PERUZZI, G.: La chimografia nelle aderenze pleuropericardiche. Modificazioni delle grafiche durante le fasi respiratorie. Radiol. med. **38**, 751 (1952).
RICHTER, K.: Segmentale und plattenförmige Lungenatelektase. Diss. Bonn 1951.
SCHWARZ, G.: Die Röntgenuntersuchung des Herzens und der großen Gefäße. Wien 1911. Zit. nach HITZENBERGER u. ZDANSKY.
STRUCKOW, A. J.: Histologische Veränderungen des Zwerchfells im Zusammenhang mit der Lehre von seiner Funktion. Virchows Arch. **282**, 643 (1931).
STUMPF, P.: In STUMPF-WEBER-WELTZ, Röntgenkymographische Bewegungslehre innerer Organe, S. 169. Leipzig 1936.
TRACE, J. M.: The heart and the diaphragm. Ann. Int. Med. **5**, 759 (1931).
WENCKEBACH, K. F.: Zit. nach HITZENBERGER.
WENSE, G.: Über die idiopathische Zwerchfellähmung. Wien. klin. Wschr. **1955**, 417.
WETH, G. v. D.: Krankhafte Veränderungen der Atmungsmechanismen. In STUMPF-WEBER-WELTZ, S. 350.
WISCHHOFF, W.: Untersuchungen über Häufigkeit, Art und Genese der Funktionsstörungen des Zwerchfells bei Pneumonien. Z. klin. Med. **125**, 104 (1933).
ZAHN: Die degenerativen Veränderungen der Zwerchfellmuskulatur, ihre Ursachen und Folgen. Virchows Arch. **73**, 1878. Zit. nach HITZENBERGER.
ZDANSKY, E.: Röntgendiagnostik des Herzens und der großen Gefäße, 2. Aufl. Wien 1949.
ZWEIFEL, C.: Der Zwerchfellhochstand beim Lungeninfarkt. Fortschr. Röntgenstr. **52**, 222 (1935).

VII. Das Zwerchfell bei Bauchkrankheiten

Bereits in den bisherigen Abschnitten sind Veränderungen in Stand, Form und Bewegung des Zwerchfells bei einer ganzen Reihe von Krankheiten der Bauchorgane erwähnt worden, wie es sich für die Pathogenese und Röntgendiagnostik des jeweils erörterten Zwerchfellzeichens ergab; so der doppelseitige Hochstand beim großen Ascites oder bei anderen raumbeengenden Prozessen der Bauchhöhle, der einseitige Hochstand bei Leber- oder Milzkrankheiten, der Tiefstand bei der Enteroptose u. a. mehr. Im folgenden sollen umgekehrt der Reihe nach einzelne Bauchaffektionen in ihren möglichen Auswirkungen auf das Zwerchfell im Zusammenhang dargestellt werden; gewisse Überschneidungen sind dabei unvermeidlich.

Zunächst ist ein Nachtrag zum Röntgenbild des *Ascites* notwendig. Nur bei größeren Bauchhöhlenergüssen besteht ein merklicher Zwerchfellhochstand, dessen Nachweis für die klinische Diagnostik aber wenig entscheidend ist. Es ist wichtiger, kleinere und kleinste Ergüsse festzustellen, die sich klinisch nicht fassen lassen; ZUPPINGER hat gezeigt, daß dieser Nachweis röntgenologisch möglich ist. Er basiert auf der Beobachtung, daß sich die Breite des „Zwerchfellschattens“ über dem entfalteten Magenfundus bei der Respiration ändert. Zum Unterschied vom diaphragmalen Pleuraerguß wird der Zwerchfellschatten durch den Ascites im Inspirium nicht breiter, sondern schmäler; dabei ist eine Differenz von mindestens 1 cm signifikant. Auch bei Lagewechsel ändert sich der Abstand zwischen der linken Zwerchfellkontur und der Funduswandung entsprechend, wie Abb. 101 zeigt. Der in Rückenlage über der Magenkuppe angesammelte Ascites verbreitert den Zwerchfellschatten, während ein basal angeordneter Pleuraerguß dann ausläuft. Wird diese Verbreiterung im Exspirium stärker, kann ein Ascites als sicher angenommen werden; fehlt die inspiratorische Verschmälerung des Zwerchfellschattens, ist allerdings ein kleiner Peritonealerguß nicht auszuschließen. Differentialdiagnostisch sehr schwer zu beurteilen ist die Verbreiterung des Zwerchfellschattens durch hypophrenische Drüsentumoren, z. B. bei Leukämien, wenn gleichzeitig ein abgeklebter basaler

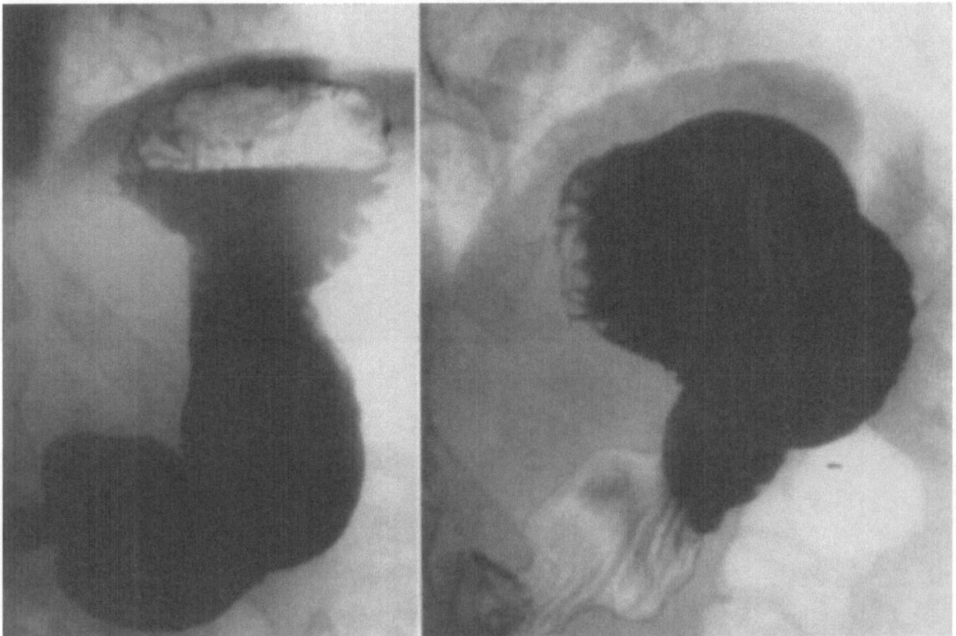

Abb. 101. Verbreitung des „Zwerchfellschattens" in Rückenlage bei Ascites

Pleuraerguß oder auch ein räumlich begrenzter Ascites im linken Oberbauch vorliegt. Hier fehlt nach unseren eigenen Beobachtungen jede respiratorische Breitenänderung des Zwerchfellschattens, so daß ein paraphrenischer Begleiterguß ohne röntgenologische Zeichen bleiben kann.

Den häufig nach *Bauchoperationen* beobachteten Zwerchfellveränderungen liegt mitunter gleichfalls ein kleiner Ascites zugrunde; peritoneale und peritonitische Reizungen schränken die Zwerchfellfunktion ein. Auch postoperative Lungenkomplikationen pflegen sich indirekt auf Stand und Bewegung des Zwerchfells auszuwirken. Im Einzelfall ist es oft unmöglich zu entscheiden, welcher dieser Faktoren für den Zwerchfellbefund verantwortlich ist, oder ob nicht eine reflektorische Schonung allein die Bauchatmung verringert. Im Beispiel der Abb. 102 steht die rechte Zwerchfellhälfte zwei Monate nach einer Cholecystektomie deutlich hoch und ist in ihrer Beweglichkeit stark eingeschränkt, ohne im Schnupfkymogramm die Zeichen einer Parese aufzuweisen; die kleine Plattenatelektase im rechten Herz-Zwerchfellwinkel stellt ein indirektes Zeichen der diaphragmalen Bewegungsstörung dar. Hier kann der Befund am Zwerchfell auf postoperative Peritonealveränderungen zurückgeführt werden, da er im Anschluß an die Operation ohne eine klinisch oder röntgenologisch faßbare Lungenkomplikation auftrat. MEYLER und Mitarbeiter haben die gleichen Beobachtungen nach Cholecystektomien machen können, während RUDNIKOFF und Mitarbeiter gezeigt haben, daß nach diesen Operationen meist umfangreichere Lungenveränderungen auftreten. Außer streifenförmigen Plattenatelektasen werden hier ausgedehntere Basisatelektasen oder basale Pneumonien beobachtet, die sich meist schon nach einem Tag entwickeln, aber verschieden lange bestehenbleiben. Eine ähnliche Frequenz erreichen die Lungenatelektasen und Pneumonien nach Magenoperationen (STRINGER, REHN) und anderen Oberbaucheingriffen (KING; PRINZMETAL und Mitarbeiter; KNOLL). Es erscheint jedoch sehr fraglich, ob der postoperative Befund einer basalen Plattenatelektase in ätiologisch gleicher Beziehung zur Operationstechnik steht wie die postoperative Pneumonie und Lappenatelektase. Diese Komplikationen

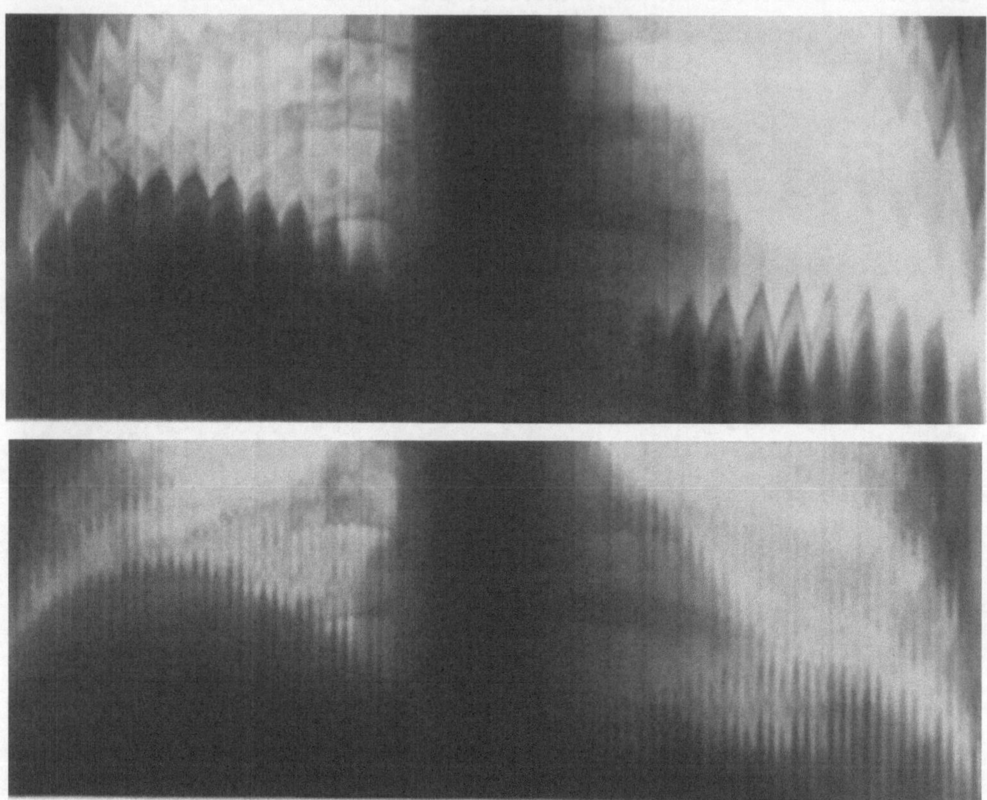

Abb. 102. Zwerchfellhochstand, verringerte Amplitude (ohne Zeichen der Parese) und kleine Plattenatelektase (oberhalb des Rippenschattens im Herz-Zwerchfellwinkel) rechts nach Cholecystektomie

sind primär von der Ventilationsstörung intra operationem abhängig, da sie bei länger bewußtlosen Kranken (SWANK und Mitarbeiter) und nach Inhalationsnarkosen ungleich häufiger auftreten als etwa nach einer Spinalanaesthesie (DRIPPS und Mitarbeiter), die kontralaterale Lungenseite — Operationslagerung! — deutlich bevorzugen (ALLEN; HOWKENS; FAULCONER und Mitarbeiter) und bei Anwendung entsprechender Kautelen wie Bronchialtoilette, früher Bewegung, antibiotischer Medikation sehr viel seltener sind (DRIPPS und Mitarbeiter). Werden gleichzeitig mit herdförmigen, segmentären oder lobären Basispneumonien auch Plattenatelektasen gefunden, so sind sie im allgemeinen sekundär durch diese postoperativen Lungenkomplikationen bedingt (RICHTER, NEHLS). Auch basale Lungeninfarkte, die nach Bauchoperationen nicht selten sind (KÖNIG und KNOLL), schränken sekundär die Zwerchfellbewegung infolge der begleitenden Infarktpleuritis ein. Wo jedoch eine Plattenatelektase auf der Seite der Operation als einzige „Lungenkomplikation" vorliegt, dürfte sie pathogenetisch allein auf die postoperative Funktionseinschränkung des Zwerchfells selbst, also meist auf eine Alteration des Peritoneum zurückzuführen sein. Postoperativer Hochstand des Zwerchfells mit verringerter Beweglichkeit ist aber nicht an eine operative Peritonealreizung gebunden. Auch extraperitoneale Eingriffe in Zwerchfellnähe mindern die Zwerchfellbewegung, was für die Wundheilung wichtig ist. So sind beiderseits in der dorsalen Lungenbasis breitere Atelektasestreifen über dem hochgestellten und wenig beweglichen Zwerchfell bei einer Kranken zu erkennen (Abb. 103), wo eine Nebennierenhyperplasie mit Virilismus vorlag und eine beidseitig extraperitoneale Adrenalotomie vorgenommen worden war. Obwohl hier gleichzeitig der Verdacht auf ein kleines Basisexsudat rechts gegeben ist, dürfte die Zwerchfellstörung als direkte, die Atelektase als indirekte Folge des chirurgischen Traumas im dorsalen Hypophrenium zu gelten haben. Die später noch zu besprechende Funktionseinschränkung des Zwerchfells durch entzündliche Prozesse im Retroperitoneum, etwa beim perinephritischen Absceß, ist mit diesem Befund vergleichbar. Größere Atelektasen

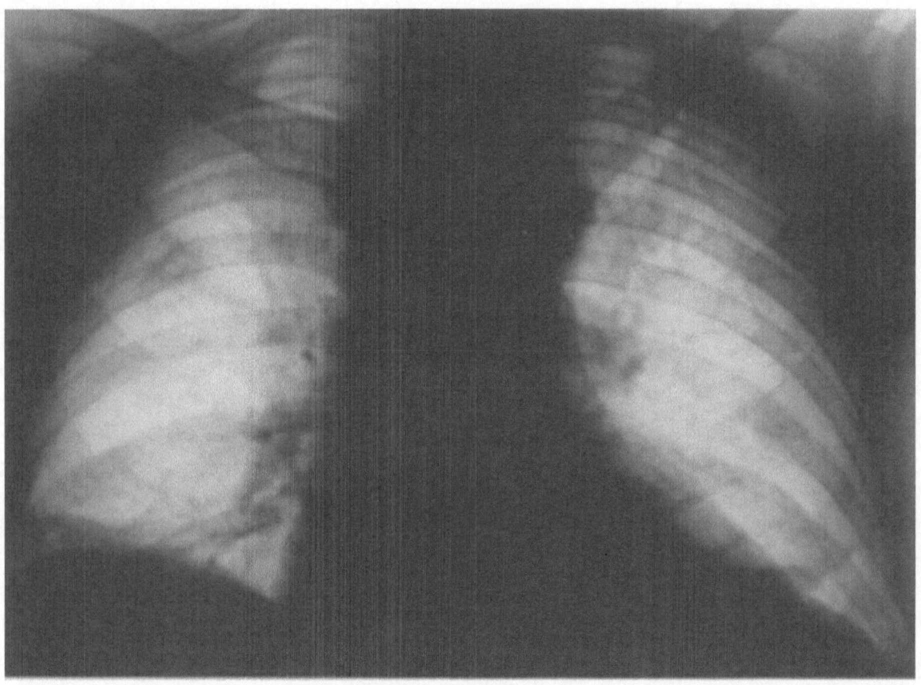

Abb. 103. Streifige Basisatelektase beiderseits nach Adrenalotomie beiderseits vor 1 Monat

oder Basispneumonien nach extraperitonealen Operationen am Harntrakt dagegen sind, vor allem wenn sie kontralateral auftreten (FAULCONER und Mitarbeiter), in erster Linie als Folgen der Ventilationsstörung bei der Operation anzusehen, zumal das Zwerchfell hier postoperativ ohne Bewegungsstörung zu bleiben pflegt.

Die pathogenetische Annahme, daß der postoperative Zwerchfellhochstand mit verringerter Beweglichkeit häufig auf einer Reizung des diaphragmalen Peritoneum beruht, wird durch klinische und tierexperimentelle Beobachtungen gestützt. Die Seitenkongruenz von operativem Trauma und Zwerchfellbefund findet sich in der Klinik immer wieder bestätigt. Im Experiment hat HOLM-NIELSEN gezeigt, daß nach Laparotomien ohne Peritonitis ebenso wie bei Unterbauchentzündungen und Peritonealcarcinosen die Absorption von Zellen und Flüssigkeit aus der Peritonealhöhle vornehmlich durch den Lymphapparat des Zwerchfells erfolgt, wobei eine diaphragmale Peritonitis oder eine Perihepatitis auftreten kann.

Die Alteration des Zwerchfellperitoneum ist bei der *diffusen Peritonitis* stärker; dementsprechend deutlicher wird auch die Funktionsstörung des Zwerchfells im Röntgenbild. Dabei kann die abdominale Atmung stark reduziert oder oft auch völlig aufgehoben sein. Heilt die Peritonitis ab, so kehrt die normale Zwerchfellatmung wieder zurück, falls perihepatische, perisplenische oder ähnlich zwerchfellnahe Restentzündungen ausbleiben.

Trotzdem können noch monatelang nach dem Abklingen der peritonitischen Erscheinungen vielfach Konturunschärfen des Zwerchfells oder basale Lungenatelektasen als Restsymptom der abgelaufenen Durchwanderungspleuritis oder der diaphragmalen Bewegungseinschränkung nachweisbar sein wie im Fall der rezidivierenden Peritonitis von Abb. 104, deren letztes Aufflackern vier Monate zurücklag. Wo die diffuse Peritonitis sich in eine lokal begrenzte Entzündung umgewandelt hat, bleiben Störungen der Zwerchfellatmung um so leichter bestehen, je näher der bleibende Entzündungsprozeß am Zwerchfell gelegen ist. Da hypophrenische Restexsudate allein oder auch in Verbindung mit abgesackten Ergüssen des Unterbauches recht häufig sind, kommen entzündliche Zwerchfellinfiltrationen gar nicht selten ein- oder doppelseitig zur Ansicht. Ihr histologisches Bild ist durch die Untersuchungen von FALKENSTEIN; HITZENBERGER; STRUCKOW; MEYLER und Mitarbeiter; HOLM-NIELSEN bekannt. Röntgenologisch deutet die Entwicklung einer leichten Bewegungsstörung (ohne wesentlichen Hochstand) zum Bewegungsstillstand oder gar zur Bewegungsparadoxie (mit merklichem Hochstand) darauf hin, daß eine „peritonitische Diaphragmatitis" das Zwerchfell gelähmt hat. Eine derartige direkte oder muskuläre Lähmung der rechten Zwerchfellhälfte ist schon früher in Abb. 40 bei einem Fall mit multiplen perityphlitischen Abscessen wiedergegeben worden.

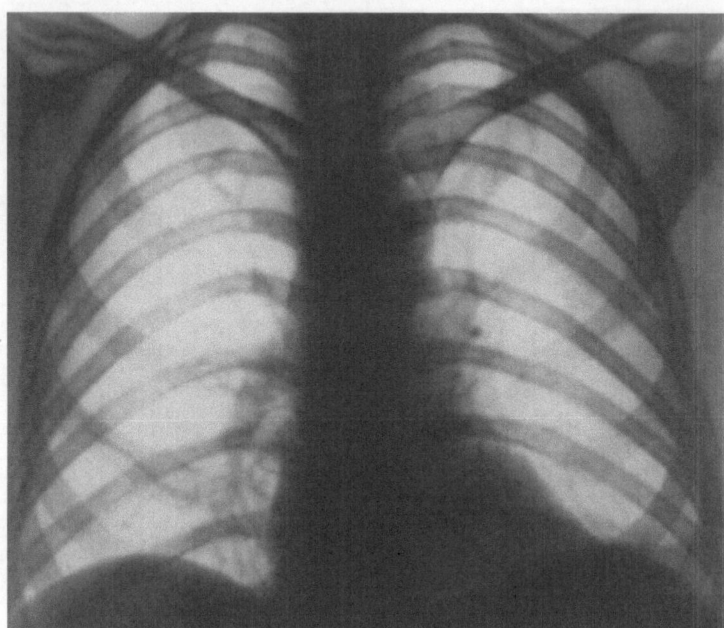

Abb. 104. Basale Lungenatelektasen beiderseits, pleuritische Konturunschärfe des Zwerchfells links bei rezidivierender Peritonitis

Ein fließender Übergang besteht von solchen entzündlichen Infiltrationen durch mehr oder minder zwerchfellnah lokalisierte Peritonitiden zu den hypophrenischen Eiterungen, die seit alters unter dem Sammelbegriff des *subphrenischen Abscesses* zusammengefaßt werden. Sie nehmen ihren Ausgang nicht nur von Perforationen und eitrigen Entzündungen aller derjenigen Organe, die wie Magen, Leber, Milz, Pankreas und Nieren der Zwerchfellunterfläche anliegen; sie gehen auch von entzündlichen Prozessen weiter abgelegener Organe im Peritoneum und Retroperitoneum aus wie von Dünndarm, Gallenblase, Appendix, Beckenorganen und Nieren. Ob es eine „metastatische" Entstehung gibt, wie es für Typhus, Pneumonie und Sepsis angegeben wird, ist fraglich. Die Infektion erfolgt entweder direkt durch Erguß in die hypophrenischen Räume oder indirekt durch Eiteraufstieg in den peritonealen Lücken oder retroperitonealen Gewebsspalten an die Unterfläche des Zwerchfells (EPPINGER). Dieser letzte Weg, für den die Entstehung eines subphrenischen Abscesses nach Appendicitis bzw. Perityphlitis ein Beispiel abgibt, wird damit erklärt, daß ein eitriger Bauchfellerguß in Rückenlage kranialwärts abfließen kann oder auch durch die Zwerchfellatmung thorakalwärts angesaugt wird; da der intraperitoneale Druck von caudal nach kranial immer niedriger wird, ist diese Erklärung recht einleuchtend.

Die Lokalisation der fortgeleiteten Eiterung an der Zwerchfellunterfläche ist von der Lagebeziehung des Ausgangsorganes zum Zwerchfell aber nicht allein abhängig. Die alte, von EPPINGER übernommene Einteilung der subphrenischen Abscesse in vier intraperitoneale, durch den kreuzförmigen Bandapparat der Leberkonvexität abgegrenzte anatomische Formen und je einen rechts- und linksseitigen extraperitonealen Absceß ist durch die chirurgische und pathologisch-anatomische Erfahrung bestimmt worden. Sie läßt sich jedoch in der klinischen Praxis nur sehr unvollkommen präzisieren, weil durch die Kommunikation der hypophrenischen Räume die Eiterungen nur sehr selten so eng umschrieben bleiben. Überdies legt es die klinisch immer mehr in den Vordergrund getretene Röntgendiagnostik der hypophrenischen Eiterungen durch die Orientierung am Zwerchfell nahe, nur zwischen rechts- und linksseitigen Abscessen zu unterscheiden. Diese Simplifikation ist klinisch tragbar, obschon sie dazu beigetragen hat, den Gebrauch des Sammelbegriffs „subphrenischer Absceß" für die anatomisch und pathogenetisch recht verschiedenartigen hypophrenischen Eiterungen zu festigen. Sensu strictiore müßte ja in den allermeisten Fällen von einem hypophrenisch abgekammerten Empyem der Peritonealhöhle mit und ohne Gasbildung oder von einem Pyoperitoneum subdiaphragmaticum [„Pyo(pneumo)thorax subphrenicus", v. LEYDEN, MONOD] gesprochen werden; für die retroperitoneal aufgestiegenen Eiterungen unter den serosafreien dorsalen Zwerchfellabschnitten wäre meist richtiger die Bezeichnung „hypophrenische Phlegmonen" anzuwenden. Ein eigentlicher Absceß mit Gewebseinschmelzung liegt im Grunde nur selten vor und ist auch dann nicht ohne weiteres gegeben, wenn sich eine Gasblase über dem Exsudatspiegel ausgebildet hat.

Die Röntgendiagnostik des subphrenischen Abscesses unterscheidet die leichter feststellbaren Eiterungen unter der rechten Zwerchfellhälfte von den schwerer erkennbaren Abscessen auf der linken Seite; die phlegmonöse Eiterung unter den lumbalen Zwerchfellabschnitten bei Infektionen retroperitonealer Organe ergänzt diese Einteilung. Was zunächst den rechtsseitigen subphrenischen Absceß anbelangt, so kann nicht ausdrücklich genug betont werden, daß die Röntgenuntersuchung hier trotz methodisch günstigerer Voraussetzungen im Anfang oder auch im weiteren Verlauf mit klinisch bereits sehr typischen Zeichen oft noch wenig auffällige Befunde ergibt. Vielfach ist das klinische Bild mit den Allgemeinsymptomen der eitrigen Infektion und den Lokalsymptomen einer schmerzhaften Entzündung sowohl beim chronischen, schleichend entwickelten als auch beim akuten subphrenischen Absceß ungleich charakteristischer oder bereits alarmierend zu einem Zeitpunkt, wo die Röntgenuntersuchung nur eine geringe Bewegungseinschränkung ohne wesentlichen Hochstand des Zwerchfells erkennen läßt. Wo in anderen Fällen ein klinischer Hinweis fehlt, reicht der gleiche geringe Zwerchfellbefund im Röntgenbild kaum zur Verdachtsdiagnose aus. Meistens ist die Röntgenuntersuchung daher nur in der Lage, mit der Bewegungsminderung und einem geringen Hochstand der rechten Zwerchfellhälfte einen pulmonalen oder pleuralen Krankheitsprozeß weniger wahrscheinlich werden zu lassen als einen zwerchfellnahen Abdominalprozeß. Dabei können noch die Begleitzeichen einer basalen Pleuritis oder basalen Pneumonie fehlleiten, obschon sie meist das Übergreifen der hypophrenischen Infektion über das Zwerchfell hinaus anzeigen. Es kann auch nach Unterbauchentzündungen zu Begleitprozessen an den Thoraxorganen kommen, ohne daß die hypophrenischen Räume betroffen werden, und ohne daß eine nachweisbar diffuse Peritonitis vorliegt. Die „pleurésie appendiculaire" ist dafür ein Beispiel. Vielleicht spielt hier die unerkannte Fortleitung der Infektion im retroperitonealen Raum pathogenetisch eine Rolle (EPPINGER).

Erst mit der Ausbildung einer Gasblase über einem subdiaphragmatischen Flüssigkeitsspiegel wird die Röntgendiagnostik eindeutig und der klinischen Untersuchung vor allem dann überlegen, wenn es sich um kleine, perkussorisch nicht faßbare zentrale Abscesse handelt, die unter der Zwerchfellkuppe räumlich eng begrenzt bleiben; ein Beispiel dafür wird später noch angeführt. Große Abscesse, die bis zur Rumpfwand reichen wie im Fall der Abb. 105, sind auch klinisch schon genügend eindeutig. Hier handelte es sich anatomisch um ein perihepatisch abgekammertes Pyopneumoperitoneum bei einer Perforationsperitonitis, die nach mehrmaliger Punktion eines Ascites bei Milzvenenthrombose entstanden war; gleichzeitig lag eine eitrige, aber nicht gashaltige Perisplenitis und

-pankreatitis vor. Dieser Entstehungsmodus ist bei all denjenigen subphrenischen Abscessen gegeben, die sich durch perihepatische (oder auf der linken Seite durch perisplenische) Abkammerung aus einem freien Hämato- oder Pyopneumoperitoneum nach der Perforation eines lufthaltigen Bauchorganes entwickelt haben, und bei denen die „absceß-typisch" über einem oder mehreren Flüssigkeitsspiegeln aufsitzende Gasblase ursprünglich eine „perforations-typische" Gassichel unter dem Zwerchfell gebildet hat. Dieses subdiaphragmal festgehaltene Intestinalgas kann durch bakteriell entstandene Gasmengen vergrößert werden. In den Fällen ohne vorangegangene Perforation ist die Gasblase rein bakeriell; gelegentlich füllt sich eine vorher gasfreie hypophrenische Eiterung noch durch Sekundärperforation mit Gas an. Wie oft überhaupt ein subphrenischer Absceß gashaltig ist, kann nur schwer beurteilt werden. Die Angaben der alten Autoren, nach denen jeder dritte bis vierte subphrenische Absceß größere Gasmengen enthalten solle, sind deshalb fragwürdig, weil offenbar auch viele Fälle mit einem freien Pneumoperitoneum einbegriffen wurden. Die Seltenheit der subphrenischen Abscesse unter den heutigen Bedingungen der wesentlich verbesserten operativen und chemisch-antibiotischen Behandlung der abdominalen Infektionen läßt eine Klärung dieser Frage nicht mehr zu; immerhin hat HARLEY in weitgehender Übereinstimmung mit der

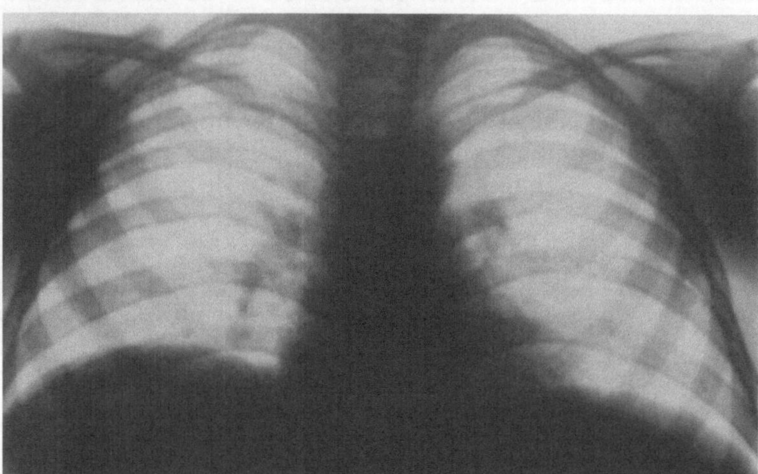

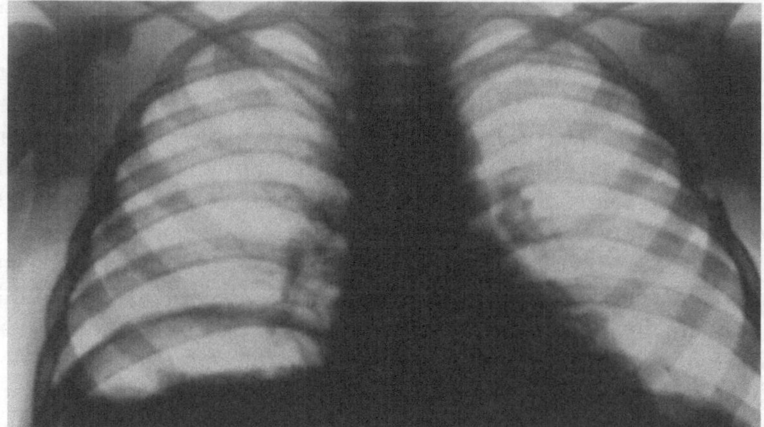

Abb. 105. Zwerchfellhochstand bei Perforationsperitonitis (oben), nach 8 Tagen großer subphrenischer Absceß rechts bzw. perihepatitisch abgekammertes Pyopneumoperitoneum (unten)

früheren Erfahrung neuerdings an 188 subphrenischen Abscessen errechnet, daß ein Flüssigkeitsspiegel bzw. eine Gasblase in rund 28% aller Fälle nachweisbar war.

Röntgenologisch lassen sich die pathogenetischen Möglichkeiten naturgemäß nicht voneinander trennen. Auch eine Entscheidung zwischen eitriger oder nichteitriger „Absceß"-Flüssigkeit ist grundsätzlich nicht möglich. Rein seröse, durch Pseudomembranen unter dem Zwerchfell abgekapselte Ergüsse, hämorrhagische oder gallig imbibierte Flüssigkeitsansammlungen mit und ohne Gas bieten das gleiche Röntgenbild und werden nach allgemeinem Brauch gleichfalls als subphrenische Abscesse angesprochen, solange eine anatomische Klärung aussteht. Trotzdem kann in den meisten Fällen mit typischem Röntgenbefund unterstellt werden, daß die lokale Begrenzung des Prozesses durch entzündliche Verklebung bedingt und sein eitriger Charakter dadurch belegt ist. Außerdem spricht auch eine erheblichere Bewegungsstörung der zugehörigen Zwerchfellhälfte indirekt für eine Eiterung. Blande Ergüsse im gleichen Bereich schränken die Atemverschieblichkeit meist ebensowenig ein wie basale Pleuraergüsse ohne entzündliche Zwerchfellinfiltration. Greift der hypophrenische Prozeß in Form von basalen Pleuraexsudaten, Pneumonien oder Atelektasen auf den Thoraxraum über, kann eine echte Entzündung unter dem Zwerchfell angenommen werden. Wenn aber umgekehrt die basale Pleura und Lunge frei bleiben, spricht dies nicht gegen einen Absceß, wie das Beispiel der Abb. 105 im Gegensatz zur üblichen Ansicht demonstriert; allerdings stellt dieser Befund eine Ausnahme dar (FRIEDMAN, ZUPPINGER u. a.).

Differentialdiagnostisch kann der gasfreie subphrenische Absceß rechts vom basal abgekammerten Pleuraempyem oft nicht abgetrennt werden: Beide Affektionen wölben das Zwerchfell stärker konvex nach oben und schränken seine Beweglichkeit ein. Klinische Kriterien erlauben gelegentlich eine Unterscheidung, die sich röntgenologisch verifizieren läßt, wenn bei der Punktion ein Teil des Eiters durch Luft ersetzt wird (HITZENBERGER, ZUPPINGER). An eine nichtentzündliche Lebervergrößerung, etwa durch Tumoren oder Stauung, kann dann gedacht werden, wenn der untere Leberrand durch einen größeren subphrenischen Absceß nach unten gedrängt wird und eine Gasaufhellung noch fehlt. Die fast obligate Bewegungseinschränkung durch die hypophrenische Eiterung läßt zusammen mit den Differenzen im klinischen Bild aber meist diese Fehldeutung vermeiden. Sehr viel schwieriger und mitunter unmöglich ist jedoch die Abgrenzung gegenüber einem Absceß innerhalb der Leber selbst. Hier können die Lebervergrößerung, die entzündliche Stillegung der rechten Zwerchfellhälfte und die Mitbeteiligung der basalen Pleura und Lunge ein Bild ergeben, das dem nicht gashaltigen subphrenischen Absceß völlig gleicht (TODD). Zur Lokalisation eine Kontrastmitteldarstellung der Leber mittels Jodsol durchzuführen, bei der sich ein intrahepatischer Absceß ähnlich wie Tumormetastasen (BERG) als helle Stelle abheben müßte, verbietet sich aus klinischen Gründen. Auch wenn Gasansammlungen erkennbar sind, ist eine Unterscheidung nur dann möglich, wenn sie im Zentrum des Leberschattens lokalisierbar sind. Gashaltige Abscesse in der Leberperipherie lassen sich kaum je von einem atypisch abgekammerten extrahepatischen bzw. subphrenischen Absceß trennen. Da der nicht traumatische und nicht parasitäre Leberabsceß jedoch nur außerordentlich selten ein Gasdepot setzt (Pyopneumohepatitis, ZINGARO, SPITZENBERGER), handelt es sich bei den meisten Fällen mit scheinbar peripheren gashaltigen Lebereiterungen um solche atypische subphrenische Abscesse. Nach infizierten Leberverletzungen treten häufig gashaltige Eiterungen auf, die auf das Leberparenchym beschränkt bleiben oder auch in das rechte Hypophrenium übergreifen können. So fand sich im Beispiel des Lebersteckschusses der Abb. 106 bei der Laparotomie außer den röntgenologisch festgestellten multiplen Leberabscessen auch eine große hypophrenische Eiterung; wiederum war die Lungenbasis nicht in den Prozeß einbezogen, obschon die Bewegung des hochgestellten Zwerchfells fast ganz aufgehoben war.

Klinisch weniger foudroyant sind die parasitären Leberabscesse, die je nach Lokalisation das Zwerchfell wenig oder stark beteiligen. Solange Gasaufhellungen im Röntgenbild fehlen, sind sie bei zentralem Sitz nur schwer zu klären. Verkalkungen oder Gasaufhellungen im Leberschatten, Lokalisation auch an der Konvexität, Durchbruch in das Zwerchfell (vgl. Kap. XII) und Implantation in die Lunge kommen beim Leber-Echinococcus vor (ZUPPINGER; HORMUTH; VERGOZ und Mitarbeiter; LATHAM; TOOLE; BERGARECHE). Im allgemeinen ist das Zwerchfell hier aber in seiner Funktion wenig beeinträchtigt. Das ist ganz anders beim Amöbenabsceß der Leber, wo die röntgenologischen Zeichen der Begleitentzündung unter- und oberhalb des Zwerchfells recht charakteristisch sind. Hochstand und Bewegungsminderung oder -verlust, Konturunschärfe und Wölbungsanomalien des Zwerchfells sind fast immer ausgesprochen. Dazu treten die Zeichen des diaphragmalen Pleuraergusses oder -empyems, der basalen Pneumonie, Abscedierung oder Atelektase, wie überhaupt der Durchbruch in Pleura und Lunge recht häufig zu sein scheint (ASSMANN; SCHORR und Mitarbeiter; PARONI; TODD; RADKE; ROSSETTI). Auch die Ruptur amöbischer Leberabscesse in das Perikard hinein ist mehrfach beobachtet worden (BURI). Chronische Amöbeninfektionen alterieren das Zwerchfell viel weniger, wenn auch ein Hochstand und eine Bewegungsminderung lange nachweisbar bleiben können, wie das frühere Beispiel der Abb. 29 zeigt. Im übrigen ist die klinische Klärung des Amöbenabscesses in Ergänzung zur röntgenologischen Vieldeutigkeit oft leichter als die des Leberechinococcus.

Der linksseitige subphrenische Absceß wird nur selten beobachtet. Das erklärt sich zum Teil aus den anatomischen Verhältnissen im linken Hypophrenium, die eine Abkammerung weniger leicht zustande kommen lassen, zum Teil aber auch aus den röntgenologischen Täuschungsmöglichkeiten, die hier mit der Anlagerung der gashaltigen und logischen Täuschungsmöglichkeiten, die hier mit der Anlagerung der gashaltigen und spiegelbildenden linken Colonflexur und des Magens an die Zwerchfellunterfläche gegeben sind und einen Absceß übersehen lassen können. Um so wichtiger sind die Zeichen der Mitbeteiligung des Zwerchfells, durch die allein oft auf den hypophrenischen Prozeß hingeführt wird. Wenn sich große Flüssigkeitsspiegel mit großer Gasblase unter dem linken Zwerchfellbogen finden, die nach dem Ergebnis der intestinalen Kontrastmittelpassage sicher außerhalb des Magens und Darms gelegen sind, ist die Diagnose leicht. Aber derartige Befunde sind große Ausnahmen und aus den bereits angeführten Gründen heute noch viel seltener als früher (ERKELENTZ, ZUPPINGER). Als Rarität können die gashaltigen Abscesse der Bursa omentalis

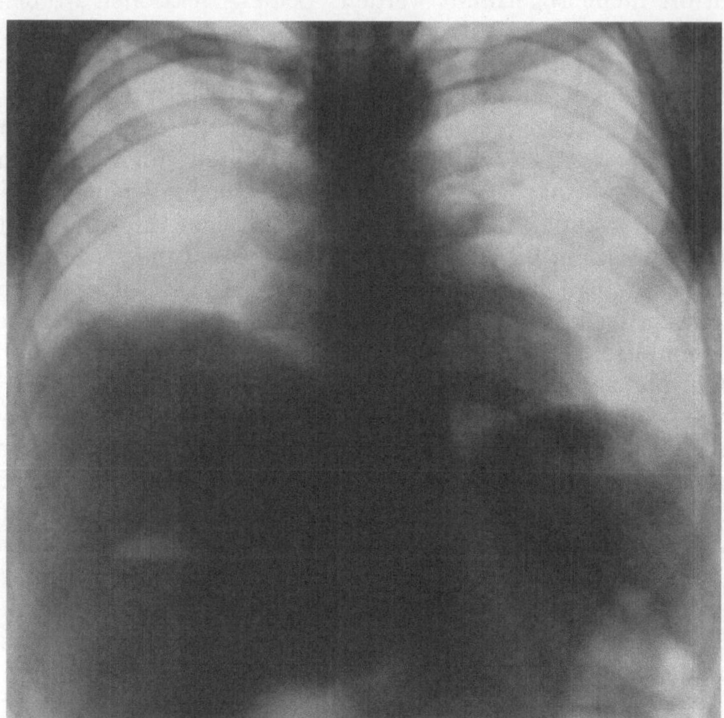

Abb. 106. Hochstand und Konturunschärfe der rechten Zwerchfellhälfte durch hypophrenische Eiterung bei multiplen Leberabscessen durch Lebersteckschuß

gelten, die sich mittelständig vor die Wirbelsäule projizieren (HARING) und differentialdiagnostisch von der Incarceration einer inneren Dünndarmhernie abgetrennt werden müssen (TESCHENDORF). Sie entstehen wie die allermeisten linksseitigen subphrenischen Abscesse nach Perforation eines Magengeschwürs oder -krebses und bei der purulenten Pankreatitis, während Affektionen der Gallenwege und der Milz demgegenüber ätiologisch in den Hintergrund treten (EPPINGER, LUTZ).

Relativ sehr viel häufiger als der gashaltige ist der gasfreie linksseitige Absceß; er wird allerdings seltener erkannt als die gasfreie hypophrenische Eiterung auf der rechten Seite. Seine Diagnose im Röntgenbild stützt sich auf indirekte Zeichen, die in ihrer Gesamtheit aber recht eindeutig sein können. Gelegentlich muß es bei der Diagnose einer paraphrenischen Eiterung bleiben, da infolge der Häufigkeit begleitender Entzündungsprozesse der Lungen und Pleura der linke Zwerchfellbogen ganz überlagert sein kann. Die Entwicklung des klinischen Bildes allein läßt in solchen Fällen entscheiden, ob der Prozeß seinen Ausgang oberhalb oder unterhalb des Zwerchfells genommen hat. Manche subphrenischen Abscesse gerade der linken Seite entwickeln sich von thorakalen Eiterungen her, nach einem Pleuraempyem oder einer abscedierenden Basispneumonie. Es hat den Anschein, als ob im Gegensatz zu den älteren Statistiken jetzt dieser Entstehungsmodus sogar häufiger geworden ist als der Ausgang von einem Bauchorgan her; für die rechtsseitigen subphrenischen Abscesse überwiegt die abdominale Genese auch heute noch

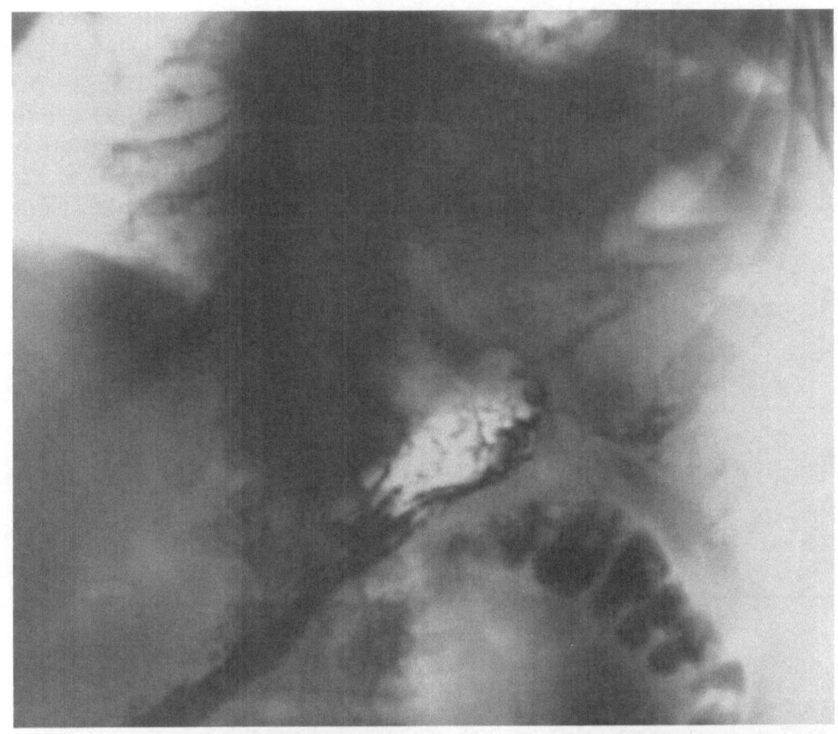

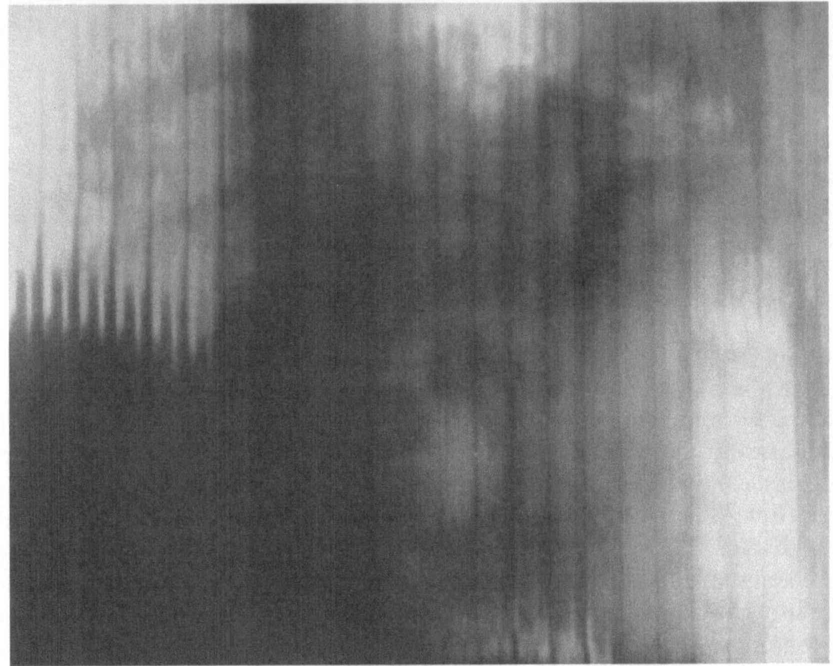

Abb. 107. Verdrängung von Magen und Dickdarm durch gasfreien subphrenischen Absceß links bei multipel abgekammertem Pyopneumothorax (oben). Paradoxe Respirationszacken an den Flüssigkeitsspiegeln links thorakal und abdominal = muskuläre Zwerchfellähmung (unten)

eindeutig, obschon die von OCHSNER und Mitarbeitern errechnete Frequenz von 84% gleichfalls geringer geworden sein dürfte. Als Beispiel sei Abb. 107 angeführt, an dem

sich der „sekundäre" subphrenische Absceß links an den prinzipiell gleichen Zeichen
erkennen läßt wie die primär von einer Bauchaffektion herrührenden und später auf den
Thoraxraum übergreifenden Abscesse. Hier ist (in der oberen Bildhälfte) das Zwerchfell
unter einem multipel abgekammerten Pyopneumothorax nicht zu differenzieren. Der
Magen ist nach rechts, die Colonflexur nach unten verdrängt. Diese Abdrängung der sonst
höher im linken Oberbauch liegenden Organe kann hier nicht durch einen Zwerchfelltiefstand bedingt sein. Das Atmungskymogramm (untere Bildhälfte) läßt nämlich an der
reduzierten und paradoxen Mitbewegung der thorakalen und abdominalen Flüssigkeitsspiegel erkennen, daß hier eine muskuläre Zwerchfellähmung vorliegt. Die linke Zwerchfellhälfte muß daher hochstehen und näher an den verschiedenen pleuralen Empyemhöhlen

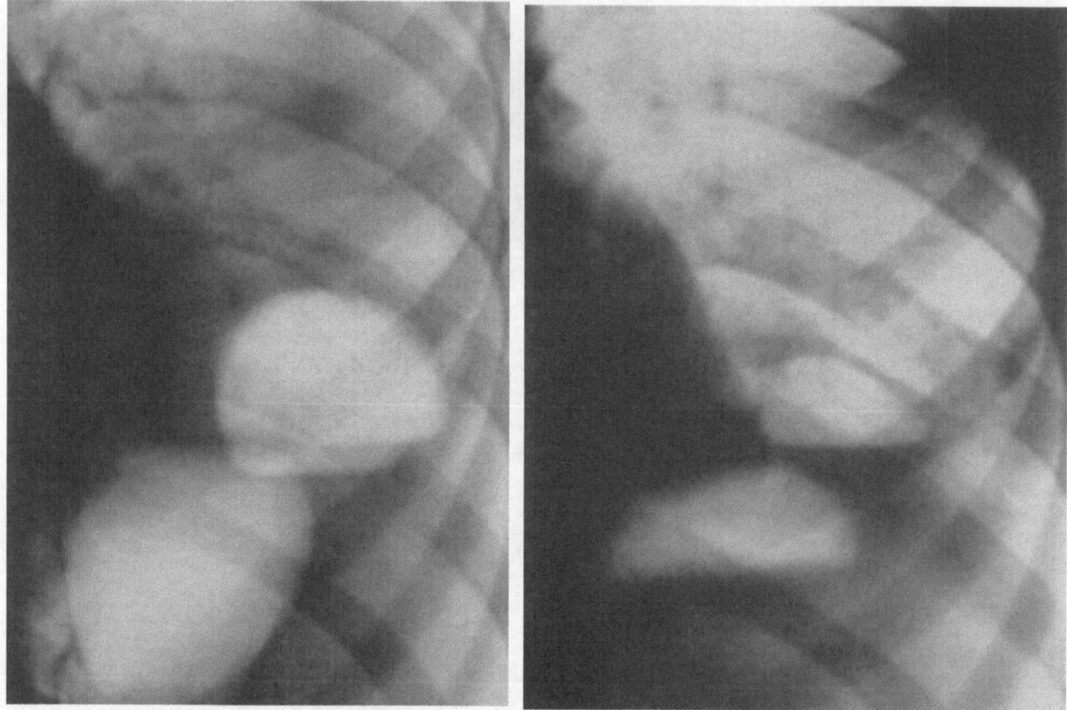

Abb. 108. Epiphrenisch abgekammertes Restempyem dicht über der Magenblase, das einen subphrenischen
Absceß vortäuscht (links), spontane Verkleinerung nach 10 Tagen (rechts)

liegen; der Weichteilschatten links des Magenfornix und oberhalb der Colonflexur entspricht somit im wesentlichen einer hypophrenischen Eiterung, was die Operation auch
bestätigte. Der obere Magenabschnitt kann durch derartige Abscesse nicht nur verdrängt,
sondern auch tumorartig imprimiert werden (PSENNER). Fehlen beide Zeichen im Röntgenbild, dann ist ein subphrenischer Absceß weniger wahrscheinlich, auch wenn große
angelagerte Höhlen mit Flüssigkeitsspiegeln und Gasaufhellungen die Diagnose nahelegen
wie im Beispiel der Abb. 108. Hier bestand nach einer Grippepneumonie ein großes Pleuraempyem, bei dessen Rückgang eine „absceß-typische" Gasblase oberhalb und seitlich
des oberen Magenabschnitts zutage trat. Sie war respiratorisch unbeweglich, so daß eine
Lähmung der innerhalb der Gesamtverschattung nicht näher bestimmbaren linken Zwerchfellhälfte angenommen werden mußte. Zehn Tage später war der Prozeß bei nur noch geringem pleuralem Ergußschatten und erheblich kleinerer paraphrenischer Gasblase weitgehend zurückgebildet, was eindeutig gegen einen subphrenischen Absceß und für einen
epiphrenisch abgekammerten Restpyopneumothorax spricht. Die Beweglichkeit des
zwischen den beiden Gasblasen nur indirekt lokalisierbaren Zwerchfells war wieder gebessert: Es hatte also nur eine temporäre muskuläre Parese infolge entzündlicher Infiltration vorgelegen.

Die schlechtere Erkennbarkeit der nichtgashaltigen subphrenischen Abscesse bedingt im Verein mit dem klinisch vielfach schleichenden Verlauf gar nicht selten einen *Zwerch-felldurchbruch.* Man kann nach SCHWARZ den direkten Einbruch eines subphrenischen Abscesses in den Thoraxraum von den indirekten Einbrüchen unterscheiden, die sich unter Ausbildung einer Fistel von der entzündlich verklebten Umgebung des Ausgangsorgans durch das Zwerchfell und die verklebte oder verschwartete Pleura hindurch in die Lunge entwickeln. Der diaphrenische Einbruch einer interstitiell fortkriechenden, phlegmonösen Eiterung oder eines zuerst abgekammerten subphrenischen Abscesses nach einem per-forierten Magengeschwür ist jetzt infolge der verbesserten Diagnostik und Therapie der akuten Baucherkrankung seltener geworden als früher. HAUSER hat 1932 ein halbes Hundert Fälle zusammengestellt, unter denen sich 15 Einbrüche in die linke und nur

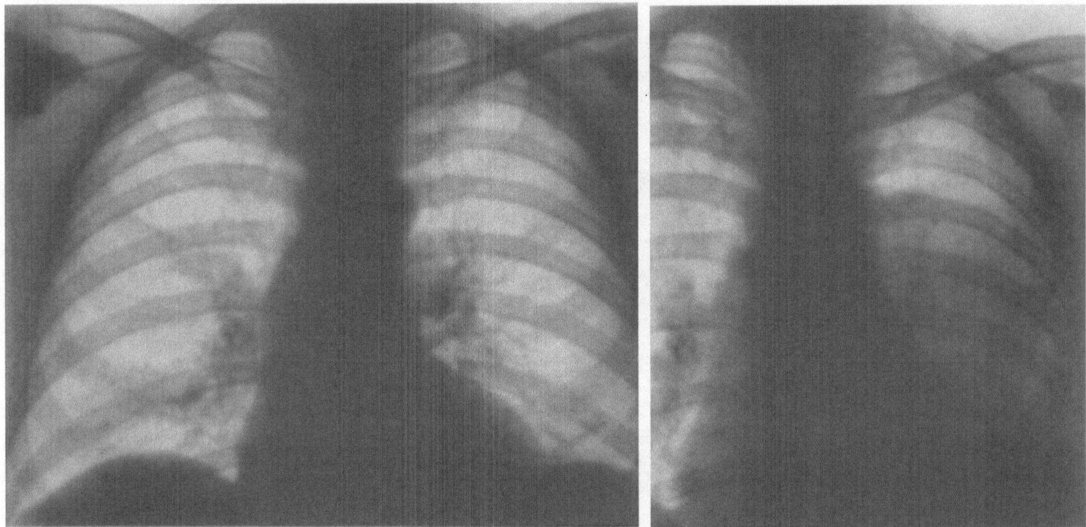

Abb. 109. Geringer Zwerchfellhochstand links mit basaler Plattenatelektase der Lunge bei hypophrenischer Eiterung (links); nach 20 Tagen Pleuraerguß durch diaphrenische Pankreas-Pleurafistel (rechts)

3 in die rechte Pleurahöhle nach einem subphrenischen Absceß fanden; ihnen standen 13 Magen-Lungenfisteln ohne typischen subphrenischen Absceß und fast immer auf der linken Seite gegenüber. Weitere 10 Einbrüche waren in das Perikard, 7 in das Herz und 2 in das Mediastinum erfolgt. Die jüngere Literatur weist nur wenige und röntgenologisch oder pathogenetisch besondere Fälle auf: Einbrüche in den Herzbeutel mit Ausbildung eines Pyopneumoperikards (DASSEL und Mitarbeiter), gastropleurale Fistelung von einem Retothelsarkom des Magens aus (LAWS) oder nach Schußverletzungen (CASPERS, vgl. Kap. VIII); vereinzelte Fälle von perforierten Zwerchfellhernien, tuberkulösen Abdominal-abscessen u. ä. schließen diese Reihe ab.

Der Zwerchfelldurchbruch nach einer schweren Pankreasaffektion wird in tabula nicht allzu selten festgestellt (EPPINGER), röntgenologisch aber doch nur in Ausnahme-fällen zeitig erkannt. Auch hier kann es sich um den direkten Einbruch eines linksseitigen subphrenischen Abscesses handeln, der in der Pankreasumgebung mehr oder minder lange isoliert bestanden hat, oder um eine Fistelung innerhalb peripankreatitischer und addia-phragmaler Verklebungen und Verwachsungen. Die akute Pankreatitis bedingt auch ohne Abscedierung oft einen Zwerchfellhochstand und sekundäre Entzündungen der diaphrag-malen Pleura und der Lungenbasis (PRÉVÔT), kann zu serösen oder hämorrhagischen Ergüssen im Pleuraraum führen (E. B. SMITH) oder auch nur eine geringe Minderung der Zwerchfellbeweglichkeit verursachen, als deren Folge oft Plattenatelektasen in der Lungen-basis auftreten (KATSCH und GÜLZOW). Die gleichen geringfügigen und zunächst kaum auf eine Pankreasaffektion hindeutenden Veränderungen am Zwerchfell wies der Fall der Abb. 109 anfänglich auf. Hier stand die linke Zwerchfellhälfte höher und war geringer

beweglich; eine leichte Konturunschärfe des Zwerchfellbogens und eine kleine Plattenatelektase oberhalb davon waren die ersten röntgenologischen Anzeichen einer zwerchfellnahen Entzündung im linken Oberbauch (linkes Teilbild). Drei Wochen später hatte sich
ein großer Pleuraerguß ausgebildet, dessen Punktion 2050 Diastaseeinheiten ergab; damit war die Ätiologie geklärt (rechtes Teilbild). Pathologisch-anatomisch fand sich nach weiteren drei Wochen eine Fistel, die von einer Pankreasnekrose mit großer Höhle im Schwanzteil sich innerhalb von Verwachsungen zwischen Pankreas und Magen an und durch das Zwerchfell in die Pleurahöhle entwickelt hatte.

Ganz anders ist die Fistel zwischen Bauch- und Brustraum bei dem Fall der Abb. 110 entstanden, der wegen seiner differentialdiagnostischen Schwierigkeiten angeführt sei. Damit soll unterstrichen werden, wie wenig befriedigend auch eine gezielte Röntgenuntersuchung bei solchen Zwerchfellalterationen sein kann. Hier bestand unter schwerem klinischem Allgemeinbild eine abzeßartige Höhle im rechten Herz-Zwerchfellwinkel, deren Beziehung zum Zwerchfell nicht eindeutig zu klären war, obwohl der mittlere Ausschnitt der Bildserie mit der Entwicklung atelektatischer und pleuritischer Verdichtungen neben der paraphrenischen Gasblase an einen subphrenischen Absceß oder wenigstens an einen entzündlichen Abdominalprozeß denken lassen mußte. Erst ein Jahr später ließ sich, nachdem erneute akute Erscheinungen die klinische Remission beendet hatten, operativ und röntgenologisch eine kleine subphrenische Abszeßhöhle auf der linken Seite nachweisen. Sie stand mit einem fraglichen Divertikel der unteren Speiseröhre und diaphrenisch mit einer rechten Bronchialfistel in Verbindung (SCHNEIDRZIK und SCHNEIDER). Damit ist erwiesen, daß die zum gleichen Zeitpunkt noch nachweisbare und einem rechtsseitigen subphrenischen Absceß so täuschend ähnliche Zwerchfellalteration rechts — unterstes Bild der Abb. 110 — einem abgesackten basalen Pyopneumothorax in unmittelbarer Nachbarschaft der rechtsseitigen Bronchialfistel entspricht.

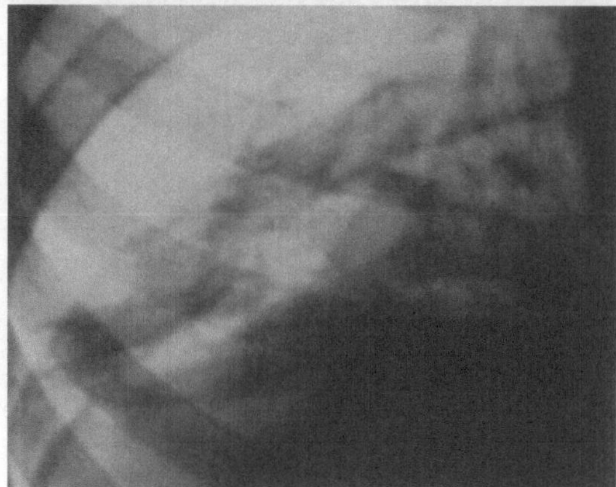
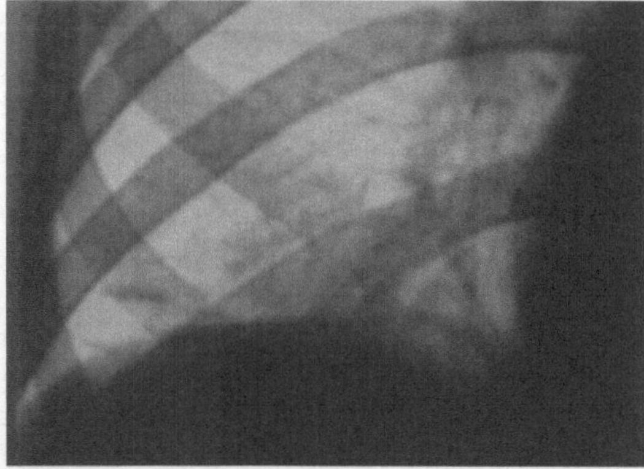

Abb. 110. Umschriebener Pyopneumothorax rechts durch rechtsseitige Bronchialfistel bei unerkanntem subphrenischem Absceß links, einjährige Bildserie

Daß die Operation einen linksseitigen subphrenischen Absceß aufdecken konnte, ist vorher röntgenologisch nicht einmal zu vermuten gewesen.

Eitrige Prozesse im oberen Retroperitonealraum, die an die lumbalen Zwerchfellabschnitte heranreichen, können auf der rechten Seite als extraperitoneale subphrenische
Abscesse bezeichnet werden, sofern sie das Zwerchfell hochstellen und Leber und Niere

stärker verdrängen. Sonst sind sie wie die linksseitigen Eiterungen besser als *retroperitoneale Phlegmonen* zu kennzeichnen, zumal Gasansammlungen hier praktisch nie beobachtet werden (EPPINGER). Sie nehmen ihren Ausgang von den Nieren und Nierenhüllen, rechts gelegentlich auch von der Leber. Zwar entwickeln sich die paranephritischen Eiterungen vielfach caudalwärts, doch können sie am oberen Nierenpol lokalisiert bleiben und dann das dorsale Zwerchfell stark beeinflussen. Hochstand der ganzen Zwerchfellhälfte oder vorwiegend des lumbalen Abschnitts, Verringerung der diaphragmalen Atemamplitude, Durchwanderungspleuritis mit Konturunschärfe, basalem Pleuraerguß, Atelektase oder Basispneumonie sind die röntgenologischen Veränderungen am Zwerchfell (EPPINGER; HITZENBERGER; GÜTGEMANN; BSTEH und Mitarbeiter). Ihr Nachweis wird

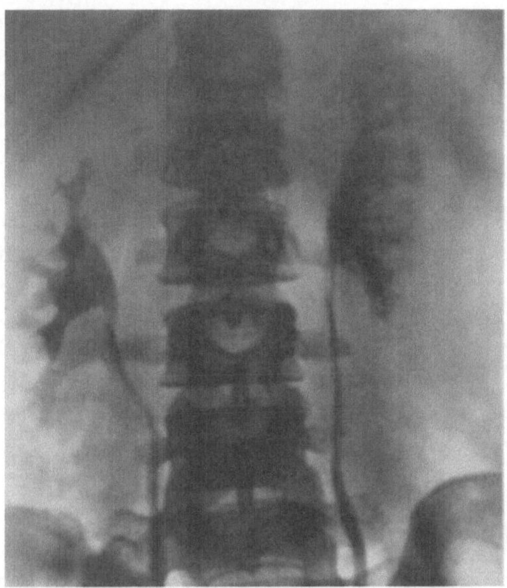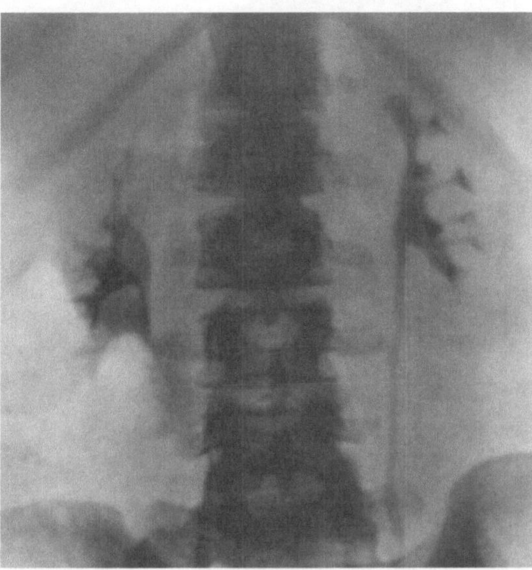

Abb. 111. Paranephritischer Absceß links mit verkleinerter diaphragmaler Mitbewegung der Niere (linkes Bild). Nach 1 Monat aufgehobene Mitbewegung (rechtes Bild). Aufnahmen Dr. P. SCHNEIDER, Chirurgische Klinik Bonn

wie bei den anderen paraphrenischen Entzündungsprozessen erbracht. Sind die Zwerchfellveränderungen noch gering oder auf die dorsalen Anteile beschränkt, ist das seitliche Atmungskymogramm besonders nützlich. In Kombination mit dem Pyelogramm sind oft die aufschlußreichsten Bilder zu gewinnen, wobei sich für die urologische und chirurgische Praxis das Veratmungspyelogramm bewährt hat. Ein Beispiel für den zuerst geringen, dann kompletten Stillstand der Zwerchfellbewegung auf der Seite eines paranephritischen Abscesses gibt Abb. 111 wieder. Für die Differentialdiagnose ist erwähnenswert, daß auch der tuberkulöse Senkungsabsceß die gleichen Veränderungen hervorrufen kann. Zwar sammeln sich die meisten von der Brustwirbelsäule ausgehenden Senkungsabscesse oberhalb des Zwerchfells an, doch kann auch ein Durchbruch an dem relativ schwachen, trichterförmigen Lumbalansatz des Zwerchfells (nicht entlang der Aorta) erfolgen (CHAOUL und Mitarbeiter). Die Ausbreitung tuberkulöser Infektionen vom Brust- zum Bauchraum und umgekehrt durch die Lymphwege des Zwerchfells mit sekundärer Abscedierung in Zwerchfellnähe ist nach den Angaben des Schrifttums aber viel häufiger (EPPINGER, BEYE, CASPERS).

Retroperitoneale Tumoren können durch das Zwerchfell in den Thoraxraum weiterwachsen; derartige Prozesse werden bei den sekundären Zwerchfelltumoren besprochen (vgl. Kap. XII). Es gibt jedoch auch Fälle, in denen lediglich eine nichtentzündliche, „sympathische" Beteiligung des Zwerchfells einschließlich der diaphragmalen Pleura vorliegt und eine tumoröse Infiltration des Zwerchfells selbst fehlt. Abb. 112 von einem

Fall mit retroperitonealem Sarkom und blandem Pleuraerguß ist dafür ein Beispiel. Mitunter täuscht auch eine sekundäre, von hämatogenen Lungen- oder Pleurametastasen ausgehende Affektion eine Einbeziehung des Zwerchfells per continuitatem vor.

Beim leukämischen Milztumor pflegt das Zwerchfell, wie früher bereits besprochen, auf der linken Seite hochzutreten, ohne in seiner Beweglichkeit immer eingeschränkt sein zu müssen. Erst wenn leukämische Drüseninfiltrate am oder im Zwerchfell auftreten, ist die Funktion stärker beeinträchtigt. Liegen diese Infiltrate retroperitoneal, dann wird der „Zwerchfellschatten" zwischen der Magenwand und der oberen Zwerchfellkontur verbreitert, ändert sich aber im Gegensatz zum Ascites oder basalen Pleuraerguß respiratorisch nicht wesentlich, wie eigene Beobachtungen gezeigt haben. Die Perisplenitis nach Milzinfarkten führt allerdings dafür relativ häufig zum typischen, linksseitigen subphrenischen Absceß mit entsprechender Auswirkung auf das Zwerchfell. Traumatische Milzrupturen können die Zwerchfellfunktion durch die Blutung in das Hypophrenium flüchtig oder durch sekundäre Infektion auch absceßtypisch andauernder und stärker in Mitleidenschaft ziehen.

Nur auf den ersten Blick einem subphrenischen Absceß, einem Pneumoperitoneum oder einer Zwerchfellhernie bzw. Relaxation ähnlich sind die atypischen Anlagerungen gashaltiger Darmschlingen an das Zwerchfell, die als *Interpositionen* bezeichnet werden. Sie können wie beim M. Hirschsprung oder hochgradigen Meteorismus des ganzen Dickdarms die Zwerchfellunterfläche beiderseits betreffen oder nur auf einer Seite auftreten, wobei links dann von einer splenodiaphragmalen oder splenogastrischen, rechts von einer hepatodiaphragmalen Interposition gesprochen wird. Von allen diesen Zuständen, die in den meisten Fällen nur eine konstitutionelle oder sekundäre Verlaufsanomalie darstellen, ist die hepatodiaphragmale Interposition des Dickdarms am besten bekannt und hat als „Chilaiditi-Symptom" einen eigenen Namen behalten.

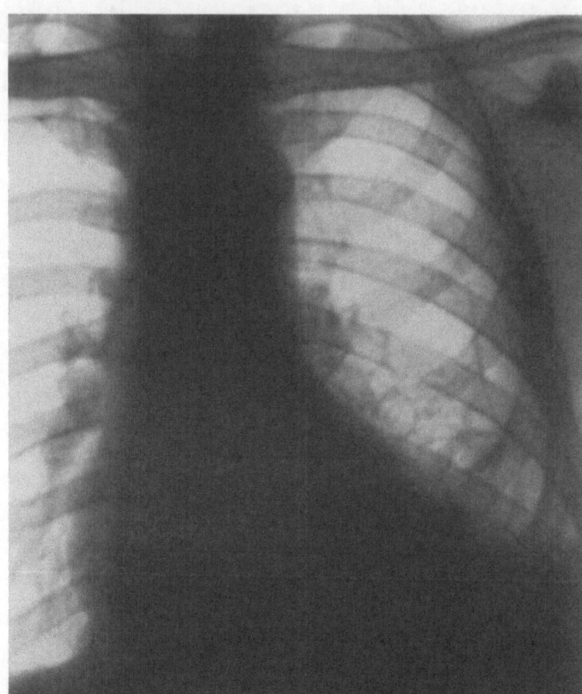
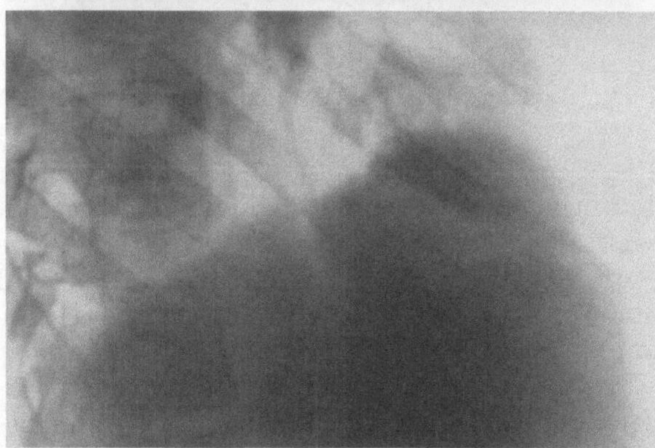

Abb. 112. Diaphragmale Begleitpleuritis bei retroperitonealem Sarkom links

Die Anlagerung des Colon an den seitlichen Abschnitt der linken Zwerchfellhälfte ist als temporärer Zustand beim Meteorismus nicht selten, wird aber kaum als Interposition gelten können. Die breitflächige Anlagerung von Dickdarm unter das ganze Hemidiaphragma, wie sie Abb. 113 bei einem Fall mit ausgedehnten perikolitischen Adhäsionen zeigt, verdient diesen Namen schon eher, beläßt aber einen Abschnitt der Kuppen von Magen und Milz in räumlichem Zusammenhang mit dem Zwerchfell, wie eine genaue Untersuchung fast immer ergibt. Beide Organe werden durch den gasgeblähten Darm

nur in sagittaler Richtung verschoben, so daß ihr oberer Rand sich in die Aufhellung
hinein projizieren kann, den Kontakt mit dem in mittlerer Thoraxtiefe weniger als ventral

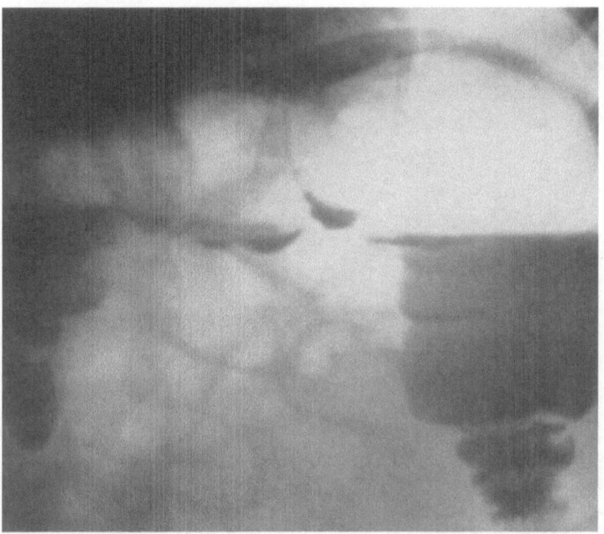

Abb. 113. Linksseitige „Coloninterposition" bei breiten perikolitischen Adhäsionen

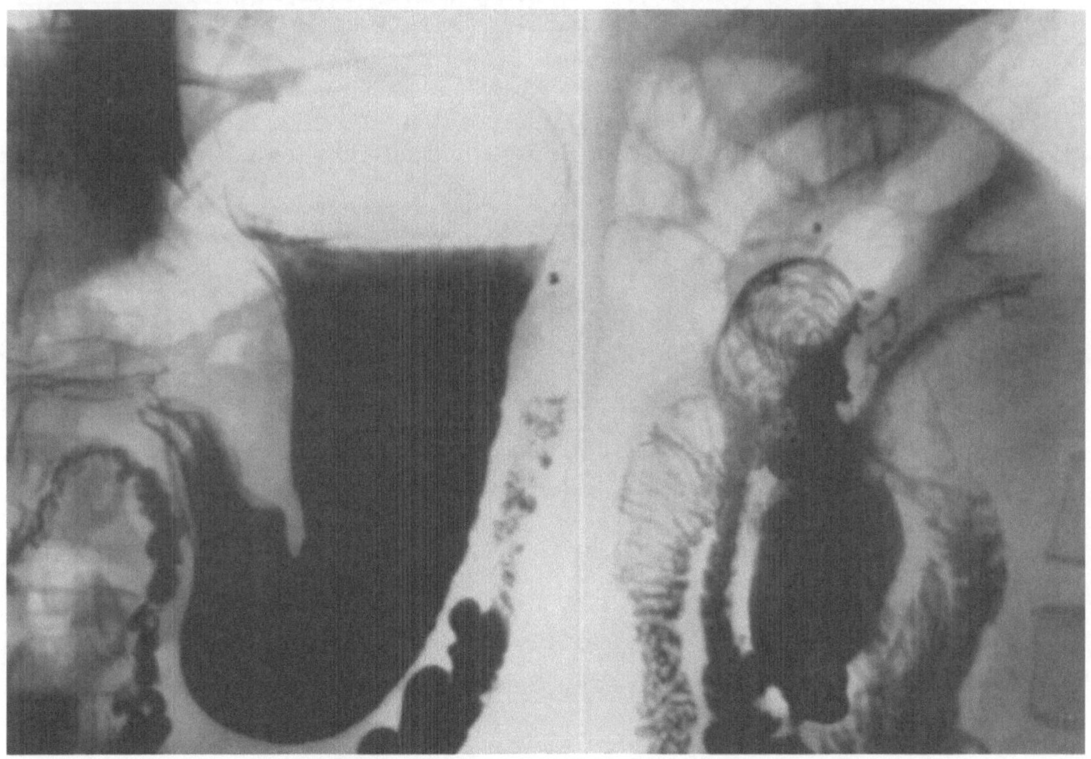

Abb. 114. Interposition gasgeblähter Dünndarmschlingen bei Mesenterium commune im Frontal- und Sagittalbild (zweite Kontrastmittelfüllung des Magens und Duodenum, bei gleichzeitiger Darstellung des Dickdarms
24 Std nach der ersten Kontrastmahlzeit)

hochgeschobenen Zwerchfell aber behält. Ist die Interposition wie in dem Beispiel der
Abb. 113 fixiert, kann sie Herzsensationen nach Art eines ROEMHELD-Komplexes oder
einen Singultus hervorrufen. Passagestörungen finden sich nur insofern, als der Meteorismus

mit einer Obstipation verbunden ist; ernstere Komplikationen, wie ein Volvulus oder Ileus, bleiben hier aus.

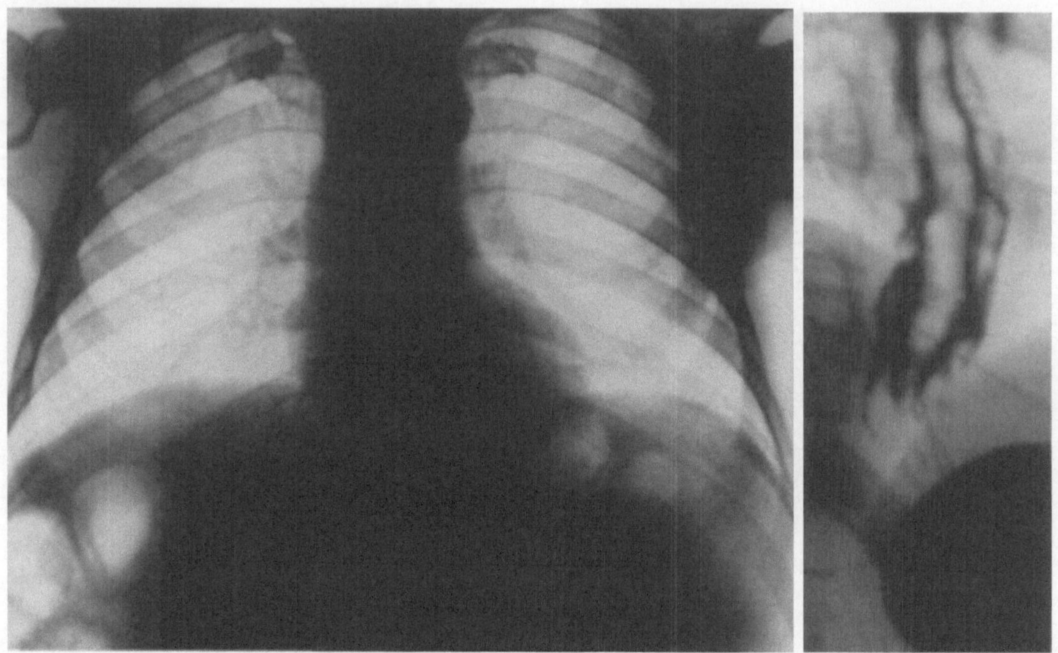

Abb. 115. Links: Coloninterposition bei Lebercirrhose. Rechts: Zugehöriges Oesophagogramm mit Varicen

Die rechtsseitige hepatodiaphragmale Interposition, die BÉCLÈRE 1899 zuerst beschrieben und CHILAIDITI 1910 zuerst im Röntgenbild festgehalten hat, weist eine ganze

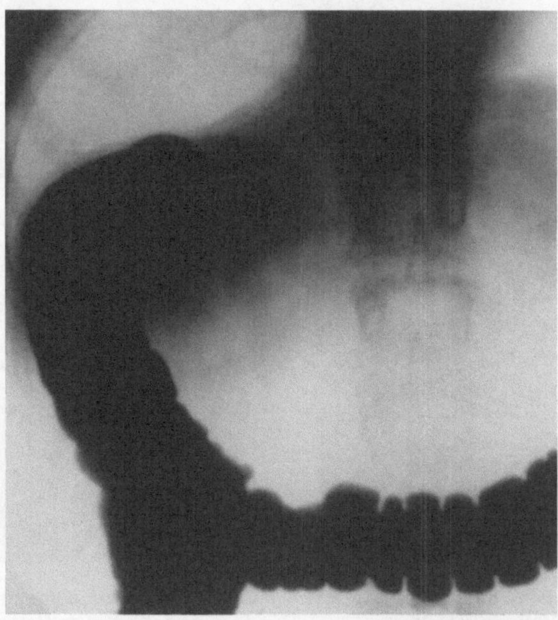

Abb. 116. Coloninterposition bei Kontrastdarstellung

Reihe von Entstehungsmöglichkeiten auf. Als Interpositum findet sich in der Regel die rechte Colonflexur oder eine Transversumschlinge, aber auch Ascendens, Coecum oder Sigma; die Zwischenlagerung von Dünndarm ist viel seltener (PIERGROSSI; LINSMAN und

Mitarbeiter; BAUM und Mitarbeiter). Als Ursachen der Dickdarminterposition werden Anomalien der Leber (Atrophien, Schrumpfungen, Furchungen), des Darms (Meteorismus, Ruhr, Typhus, Colitis, Ileus, Mesenterium commune, Megacolon), der intraperitonealen Druckverhältnisse (Ascites, Pneumoperitoneum, Enteroptose) und des Zwerchfells selbst (Lähmung, Atrophie, Kranialverziehung durch pulmonale Schrumpfung) angegeben, ohne daß diese Reihe Anspruch auf Vollständigkeit erheben kann. Für die seltene Dünn-

darminterposition gilt bei gleicher Ursachenskala, daß sie aus topographisch-anatomischen Gründen nur entweder zusammen mit einer Coloninterposition auftritt oder dann isoliert, wenn das Transversum unterhalb der Leber fixiert ist oder wenn ein Mesenterium commune vorliegt (BAUM und Mitarbeiter, SCHAAF); einen derartigen Fall gibt Abb. 114 wieder. Dabei scheint fast immer gleichzeitig ein Magengeschwür zu bestehen (BÜRGER); die Trias: Megasigma, Interposition und Ulcus ist von PODKAMINSKY besonders betont worden.

Ein Beispiel für die Coloninterposition infolge Leberverkleinerung gibt Abb. 115 wieder. Hier handelt es sich um eine laterale Interposition bei einer Lebercirrhose; sie war, wie es vielfacher Erfahrung entspricht (BAUM und Mitarbeiter, HUNTER und Mitarbeiter, TESCHENDORF), durch einen

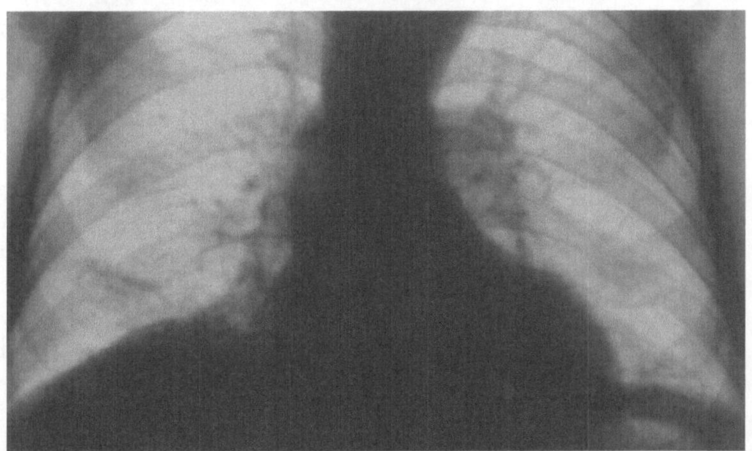
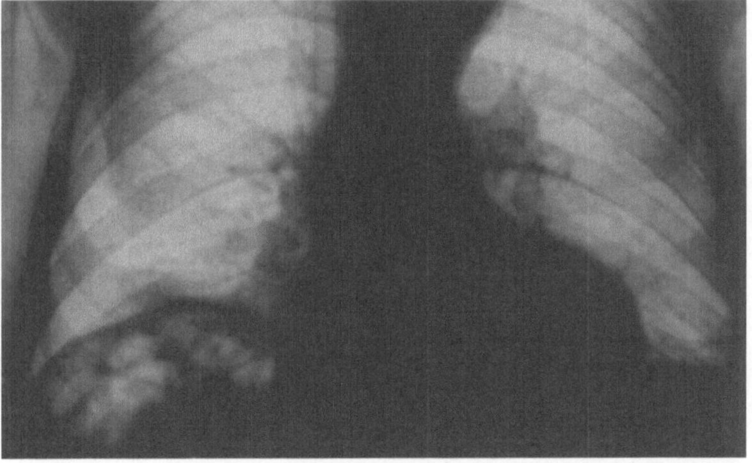

Abb. 117. Coloninterposition bei muskulärer Zwerchfelldegeneration infolge Herzdekompensation (beidseitige Plattenatelektasen der Lungenbasis!). Interpositum wechselnd gasfrei (oben) und gashaltig (unten)

Kontrasteinlauf zu reponieren, blieb aber über die ganzen Jahre der klinischen Beobachtung hin praktisch sonst unverändert. Wie hier ist der intestinale Charakter des Interpositum fast immer leicht zu erkennen. Das Colon zeigt sich meist schon durch die Septierung an, wenn es auch manchmal ähnlich geblähte interponierte Dünndarmschlingen gibt. Im Zweifelsfall klärt die Kontrastmitteluntersuchung den Befund rasch wie im Beispiel der Abb. 116, wobei das Gas völlig vom Kontrastmittel ersetzt wird. Den ätiologisch schon früher bekannten Leberverkleinerungen — infolge brauner Altersatrophie, akuter gelber Leberatrophie und Lues — hat HERGET die glykogenarme Leber bei Mangelernährung hinzugefügt.

Das Zwerchfell erleidet keine Funktionseinbuße, wenn es sich um konstitutionelle oder durch Abdominalprozesse bedingte Interpositionen handelt. Wo eine diaphragmale Bewegungsstörung und ein merklicher Hochstand vorhanden sind, wird die Interposition meist von einer Alteration des Zwerchfells selbst verursacht sein. Hier kommen in erster

Linie die Lähmung, die Relaxation und die Emphysematrophie in Betracht (USPENSKY, KOMMERELL, SLAVIN); es ist aber wahrscheinlich, daß derartige Zwerchfellschädigungen nur dann eine Interposition bedingen, wenn gleichzeitig eine kongenitale Anomalie an den großen Leberbändern oder am Darmansatz besteht (SCHINZ). Das müßte auch für andere Funktionsstörungen des Zwerchfells unterstellt werden, die gelegentlich zu einer Interposition führen. So ließ sich im Fall der Abb. 117 mit einer Herzdekompensation keine andere Ursache für die hepatodiaphragmale Dickdarmverlagerung wahrscheinlich machen als eine muskuläre Degeneration des Zwerchfells, die sich an der Umstellung auf eine vorwiegend costale Atmung und an beidseitigen Plattenatelektasen der Lungenbasis andeutete. Wie leicht eine Interposition übersehen werden kann, wenn sie ein gasfreies Darmstück betrifft und nur den Zwerchfellbogen ausbuckelt, zeigt die obere Bildhälfte im Vergleich zu dem Befund nach wenigen Wochen recht eindrucksvoll.

Die rechtsseitige Coloninterposition ist beim Meteorismus oft nur eine Teilerscheinung für die Anlagerung des Darms an das ganze Zwerchfell, wie früher Abb. 24 zeigte, und wie sich auch an weniger hochgradigen Dickdarmblähungen oft beobachten läßt. Bei dieser „doppelseitigen Interposition" pflegt die linke Zwerchfellhälfte höher zu stehen, weil hier die intestinale Gasansammlung stärkere Grade erreichen kann. Die respiratorische Zwerchfellbewegung ist dabei ganz ähnlich den Verhältnissen bei der Aerophagie oft vergrößert. Bildet sich der Meteorismus zurück,

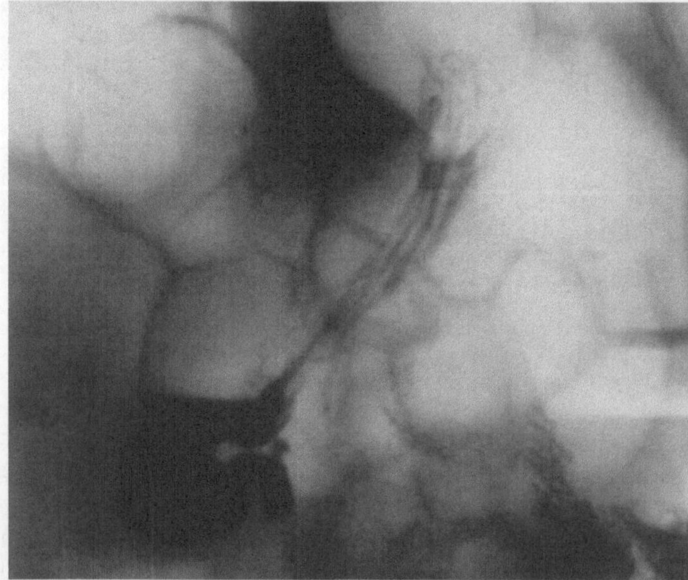

Abb. 118. Wechselnd ein- und beidseitige Coloninterposition bei Meteorismus (Megacolon)

verschwindet meist auch die Interposition wieder (MACARINI). Beim Megacolon bleibt sie zwar bestehen, bietet aber je nach dem Dehnungszustand der vergrößerten Darmabschnitte ein wechselndes Bild, sowohl was die Größe des hepatodiaphragmalen Interpositum als auch die variable Beteiligung der linken Seite anbelangt. Abb. 118 ist für diesen Wechsel im Röntgenbefund ein charakteristisches Beispiel. Auch bei solch ausgedehnter Interposition wird das klinische Bild ausschließlich von der Grundkrankheit und nicht vom Zwerchfell her bestimmt. Ein chirurgischer Eingriff zur Beseitigung der Interposition allein, wie ihn FELIX mittels Zwerchfellplastik durchgeführt hat, ist daher nur im Ausnahmefall angezeigt. Nur wenn Komplikationen von seiten des Darms eine Laparotomie erforderlich machen, kann nach Reposition die operative Wiederherstellung der Zwerchfell-Leberfixation angeschlossen werden. Dies Vorgehen ist vor allem auch dann zu überlegen, wenn außer dem Dickdarm auch der Magen erheblich verlagert ist und ein klinisch schweres Bild bedingt wie bei dem vorderen Magenvolvulus mit gleichzeitiger Coloninterposition im Fall der Abb. 119.

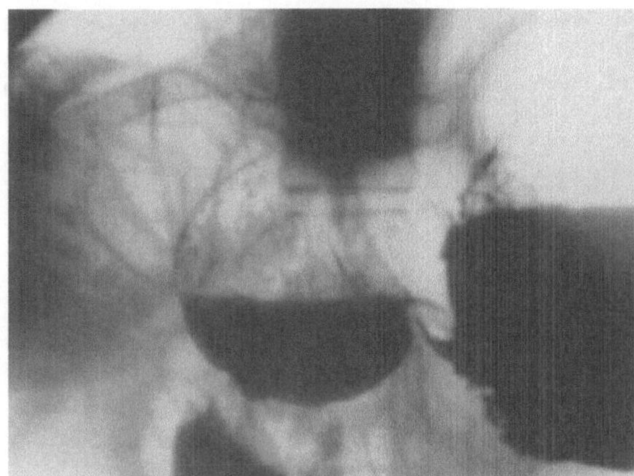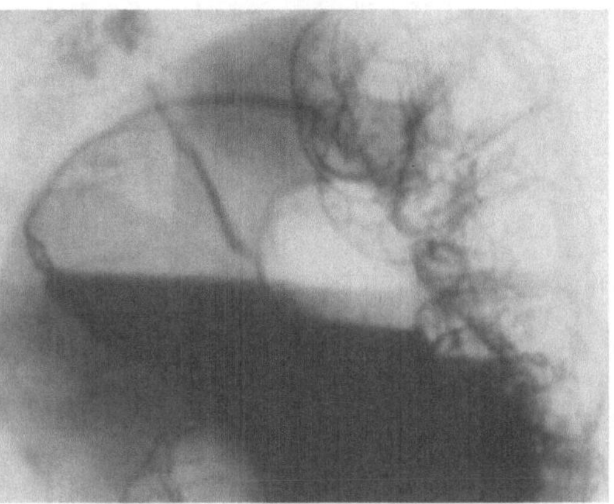

Abb. 119. Frontal- und Sagittalbild einer Coloninterposition mit gleichzeitigem vorderem (idiopathischem) Magenvolvulus

Differentialdiagnostische Schwierigkeiten bestehen bei der Interposition kaum. Ähnlich zwerchfellnahe Veränderungen wie der subphrenische Absceß, das Pneumoperitoneum nach Perforation oder die Zwerchfellhernie lassen sich nicht nur röntgenologisch gut abtrennen, sondern sind auch nach klinischen Gesichtspunkten genügend different. Daß bei einem klinisch unklaren Bild aber gleichzeitig neben einer Interposition auch einmal eine der genannten ernsteren Affektionen vorliegen kann, haben BAUM und Mitarbeiter betont. Nur sehr selten wird man auch vor die Entscheidung gestellt sein, ob eine atypische Luftansammlung unter dem rechten Zwerchfellbogen als „abdominale Pneumatocele" den abgekammerten Rest eines Pneumoperitoneum (WORTMANN und Mitarbeiter) oder eine echte Interposition (LANGE) darstellt. Die hepatodiaphragmale Einlagerung von Netzanteilen andererseits wird meist übersehen oder nicht als Interposition angesprochen, weil sie ohne auffällige intestinale Gasansammlung nur an einem paraphrenischen Aufhellungsband zu erkennen ist, das röntgenoptisch durch die Transparenz des Omentalfettes bedingt wird (BÜCKER). Ähnlich haustrenlose schmale Aufhellungszonen am Zwerchfell können jedoch auch dadurch vorgetäuscht werden, daß sich interlobäre Pleuraschwielen, große zwerchfellparallele Basisatelaktasen der Lunge oder basal abgekammerte pleurale Resthöhlen in atypischer Form darstellen, wie ja überhaupt im Einzelfall die epi- oder hypophrenische Lokalisation eines umschriebenen, zwerchfellnahen Prozesses außerordentlich schwer sein kann.

Literatur

ALLEN, K. D. A.: Das Zwerchfell nach Operationen. 16. Tagg der Amer. Röntgen-Ges. 1930.

ASSMANN, H.: Die klinische Röntgendiagnostik der inneren Erkrankungen, 6. Aufl. Berlin-Göttingen-Heidelberg 1949/50.

BAUM, G., u. H. GRASSER: Hepato-diaphragmale Interposition des Ileums. Fortschr. Röntgenstr. 77, 615 (1952).

—, u. A. KARPATI: Zusammenfassendes über das „Chilaiditi-Symptom". Med. Mschr. 8, 221 (1954).

BÉCLÈRE: Zit. nach PIERGROSSI.

BERG, H. H.: Zur Strahlendiagnostik der Leber (über Gasfüllung der Gallenwege und über ein neues Verfahren der Hepatolienographie). Z. klin. Med. 135, 562 (1939).

BERGARECHE, J.: Metahydatidische Biliobronchialfistel. Rev. españ. Enferm. Apar. digest. 12, 260 (1953). Ref. Zbl. Radiol. 43, 301 (1954).

BEYE, H. E.: Arch. Surg. 14, 240 (1927). Zit. nach CASPERS.

BSTEH, F. X., u. W. ZAUNBAUER: Zur Differentialdiagnose raumbeengender Prozesse im linken Oberbauch. Fortschr. Röntgenstr. 79, 333 (1953).

BÜCKER, J.: Zur Differentialdiagnose des Spontanpneumoperitoneum. Röntgenprax. 13, 173 (1941).

BÜRGER, M.: Einführung in die Pathologische Physiologie. Leipzig 1949.

BURI, R. and M.: Three cases of pericardial effusion due to rupture of amebic liver abscesses. Amer. J. Gastroenterol. 23, 45 (1955).

CASPERS, F.: Über die Entstehung und den röntgenologischen Nachweis von Brustraum-Bauch-Fisteln. Fortschr. Röntgenstr. 75, 322 (1951).

CHAOUL, H., u. K. LANGE: Dtsch. Z. Chir. 184, 1 (1924). Zit. nach CASPERS.

CHILAIDITI, D.: Fortschr. Röntgenstr. 16, 173 (1910). Zit. nach BAUM u. KARPATI.

DASSEL, P. M., and I. E. KIRSH: Non-traumatic pneumopericardium and pyo-pneumopericardium. Report of two cases. Radiology 63, 346 (1954).

DRIPPS, R. D., and M. V. DEMING: Postoperative atelactasis and pneumonia. Ann. Surg. 121, 94 (1946).

ERKELENTZ, B. W.: Über röntgenologisch bemerkenswerte Perforationen am Verdauungstraktus. Klin. Wschr. 1937, 1606.

FALKENSTEIN: Zur Pathologie des Diaphragmas. Diss. Bonn 1904. Zit. nach HITZENBERGER.

FAULCONER, A., T. R. GAINES and J. S. GROVE: Atelectasis during operations on the upper urinary tract. Anesthesiology 7, 635 (1946). Zit. nach RUDNIKOFF u. Mitarb.

FELIX, W.: Klinischer und experimenteller Beitrag zur Zwerchfellchirurgie. Zbl. Chir. 78, 1681 (1953).

FRIEDMAN, P.: Die Röntgendiagnose des subphrenischen Abszesses. Radiology 55, 1 (1950). Ref. Fortschr. Röntgenstr. 74 (1954).

GÜTGEMANN, A.: Pyelographie bei einseitigen Entzündungen der Nierenhüllen. Z. urol. Chir. 46, 313 (1943).

HARING, W.: Die Erkrankungen der Bauchspeicheldrüse im Röntgenbilde. Erg. med. Strahlenforsch. 6, 407 (1933).

HARLEY, H. R. S.: Subphrenic abscess. Oxford 1955. Ref. Dtsch. med. Wschr. 1956 II, 1240.

HAUSER, G.: Peptische Schädigungen des Magens usw. In Handbuch der speziellen pathologischen Anatomie und Histologie (HENKE-LUBARSCH), Bd. IV/1, S. 481.

HERGET, R.: Über die Interpositio hepatodiaphragmatica (Chilaiditi). Bruns' Beitr. 183, 83 (1951).

HOLM-NIELSEN, P.: Right upper quadrant pain in salpingitis and other abdominal diseases explained by absorption of exsudats from the peritoneal cavity through the diaphragm. Acta. chir. scand. 104, 435 (1952).

HORMUTH, V.: Zur Röntgendiagnostik des vereiterten Leberechinococcus. Röntgenprax. 11, 353 (1939).

HOWKINS, J.: Movement of the diaphragm after operation. Lancet 1948 I, 85.

HUNTER, H. L., and R. RAPP: Symptomatic hepato-diaphragmatic interposition of colon. Radiology 61, 67 (1953).

KATSCH, G., u. M. GÜLZOW: Die Krankheiten der Bauchspeicheldrüse. In Handbuch der inneren Medizin, Bd. III/2. Heidelberg 1953.

KING, D. S.: Postoperative pulmonary complications: Statistical study based on 2 years' personal observation. Surg. etc. 56, 43 (1933). Zit. nach RUDNIKOFF u. Mitarb.

KNOLL, V.: Postoperative Lungenverschattungen. Fortschr. Röntgenstr. 73, 537 (1950).

KÖNIG, W.: Der operierte Kranke. Leipzig 1941.

KOMMERELL, B.: Dystopie des Kolons nach Phrenikusexairese. Röntgenprax. 8, 102 (1936).

LANGE, R.: Die Entstehung einer Interpositio hepato-diaphragmatica (Chilaiditi) nach kombinierter Pneumoperitoneum-Behandlung. Tuberkulosearzt 8, 616 (1954).

LATHAM, W. J.: Hydatid disease. J. Faculty radiologists 5, 65 (1953). Ref. Zbl. Radiol. 44, 156 (1954).

LAWS, J. W.: Gastro-pleural fistula: review of the literature with a report of a case due to reticulosarcoma of the stomach. Gastroenterology 21, 351 (1952).

LEYDEN, V.: Pyopneumothorax. Z. Klin. Med. 1880, 320. Zit. nach EPPINGER.

Linsman, J. F., and J. I. Chalek: Hepato-diaphragmatic interposition of the small intestine. Radiology **54**, 726 (1950).

Lutz, P.: Zur röntgenologischen Differentialdiagnose der Zwerchfellbuckel. Klin. Med. (Wien) **4**, 565 (1949).

Macarini, N.: Über hepatodiaphragmatische Interpositionen des Colons. Radiologia 8, 131 (1952). Ref. Fortschr. Röntgenstr. **77**, 512 (1952).

Meyler, L., and E. Huizinga: Temporary high position of the diaphragm. J. Thorac. Surg. **19**, 283 (1950).

Monod: Discussion sur les abscesses sousphreniques. Bull. et membr. Soc. Chir. Paris 1897.

Nehls, K.: Zur Ätiologie der Plattenatelektasen nach Tonsillektomien und anderen Eingriffen. Z. f. Laryng. usw. **34**, 179 (1955).

Ochsner, A., and A. M. Graves: Ann. Surg. **98**, 961 (1933). Zit. nach Caspers.

Paroni, F.: Contributo allo studio radiologico del profilo diaframmatico destro. Ann. Radiol. diagnost. **23**, 157 (1951).

Piergrossi, A.: Über die Zwischenlagerung von Dünndarmschlingen zwischen Leber und Zwerchfell und deren Beziehung zu anderen Krankheiten. Arch. di Radiol. **16**, 410 (1937). Ref. Radiology **31**, 644 (1938).

Podkaminsky, N. A.: Zur Frage nach den Ursachen der Interposition von Organen zwischen Diaphragma und Leber. Fortschr. Röntgenstr. **36**, 327 (1927).

Prévôt, R.: Zur Röntgendiagnostik akuter Baucherkrankungen. Langenbecks Arch. u. Dtsch. Z. Chir. **279**, 679 (1954).

Prinzmetal, M., S. Brill and C. D. Leake: Postoperative pulmonary subventilation. Surg. etc. **56**, 129 (1933). Zit. nach Rudnikoff u. Mitarb.

Psenner, L.: Beitrag zur Röntgendiagnose des subphrenischen Abszesses. Röntgenprax. **12**, 224 (1940).

Radke, R. A.: Diagnose und Behandlung des Amöben-Leberabszesses. Ann. Int. Med. **40**, 901 (1954). Ref. Dtsch. med. Wschr. **1954**, 1847.

Rehn, E.: Die Bedeutung der Tiefenreflexe als chirurgisches Trauma, insbesondere für die Entstehung der Pneumonie nach Magenresektion. Dtsch. med. Wschr. **1948**, 421.

Richter, K.: Über segmentale und lobäre Atelektasen. Diss. Bonn 1951.

Rossetti, M.: Rechtsseitiger hypophrenischer Abszeß mit Perforation in den Bronchialbaum (Thorakale Symptome und diaphrenische Komplikationen eines selten gewordenen Krankheitsbildes). Radiol. clin. (Basel) **23**, 109 (1954).

Rudnikoff, I., and C. I. Headland: Pulmonary changes following cholecystectomy. J. Amer. Med. Assoc. **146**, 989 (1951).

Schaaf, J.: Die klinische Bedeutung des Mesenterium commune. Ärztl. Wschr. **1953**, 473.

Schneidrzik, W., u. P. Schneider: Das epiphrenale Ösophagusdivertikel. Zbl. Chir. **74**, 341 (1949).

Schorr, S., and A. Schwartz: The roentgenologic manifestations of amebiasis of the liver with concomitant findings in the chest. Amer. J. Roentgenol. **66**, 546 (1951).

Schwarz, H.: Perforation eines peptischen Magengeschwürs in die linke Pleurahöhle. Med. Klin. **1932**, 1136.

Slavin, P.: Interposition of the colon following induced phrenic paralysis. Amer. J. Roentgenol. **33**, 481 (1935).

Smith, E. B.: Hemorrhagic ascites and hemothorax associated with benign pancreatic disease. A.M.A. Arch. Surg. **67**, 52 (1953).

Spitzenberger, O.: Zur Röntgendiagnose intraabdominaler gashaltiger Abszesse nebst Bemerkungen über deren klinischen Verlauf. Fortschr. Röntgenstr. **54**, 240 (1936).

Stringer, P.: Atelectasis after partial gastrectomy. Lancet **1947 I**, 289.

Struckow, A. J.: Histologische Veränderungen des Zwerchfells im Zusammenhang mit der Lehre von seiner Funktion. Virchows Arch. **282**, 643 (1931).

Swank, R. L., and M. I. Smedal: Pulmonary atelectasis in stuporous states: study of its incidence and mechanism in sodium amytal narcosis. Amer. J. Med. **5**, 210 (1948). Zit. nach Rudnikoff u. Mitarb.

Todd, J. W.: Suppurative hepatitis and diaphragmatic paralysis. Lancet **1951 II**, 1210.

Toole: Intrapulmonary rupture of hydatid cysts of the liver. Thorax (Lond.) 8, 4 (1953).

Uspensky, A.: Die pathogenetische Bedeutung des Symptomenkomplexes der „Interpositio colonis". Fortschr. Röntgenstr. **37**, 540 (1928).

Vergoz et Laquière: Les déformations radiologiques du diaphragme au cours de l'évolution des kystes hydatiques da la convexité du foie. Presse méd. **1950**, 1472.

Wortman, H. C., and H. E. Bass: Amer. Rev. Tbc. **60**, 520 (1949). Zit. nach Teschendorf.

Zingaro, A. A.: Pyopneumohepatitis. Amer. J. Roentgenol. **64**, 785 (1950).

Zuppinger, A.: Das Zwerchfell. In Schinz-Baensch-Friedl-Uehlinger, Lehrbuch der Röntgendiagnostik, 5. Aufl., Bd. III, S. 2580. Stuttgart 1952.

VIII. Zwerchfellverletzungen

Zwerchfellverletzungen können durch äußere Gewalteinwirkung oder durch plötzliche Erhöhung des intraabdominalen oder -thorakalen Druckes entstehen. Die ungleich häufigeren Verletzungen durch äußere Gewalteinwirkung umfassen die Zwerchfellrisse durch stumpfe Gewalt auf die Rumpfwand und die Schuß- und Stichverletzungen; diese beiden Gruppen von äußeren Traumen können auch als indirekte und direkte Zwerchfellverletzungen bezeichnet werden. Eine weitere Einteilung in komplizierte und unkomplizierte Zwerchfellrisse richtet sich danach, ob ein Prolaps von Baucheingeweiden in den Thoraxraum erfolgt oder nicht. Offene Zwerchfellverletzungen schließlich können sowohl durch stumpfe Gewalt mit Aufreißung der Brustwand als auch durch Schuß- und Stichverletzungen entstehen, während subcutane oder geschlossene Zwerchfellverletzungen eine stumpfe äußere Gewalt oder intraabdominelle oder -thorakale Drucksteigerungen ohne äußere Gewalteinwirkungen (Spontanruptur) voraussetzen. Man sieht, daß diese Klassifizierungen sich überschneiden, weshalb es zweckmäßig erscheint, die Zwerchfellverletzungen unter Berücksichtigung des Entstehungsmechanismus und klinischen Bildes im folgenden nach vorwiegend röntgenologischen Gesichtspunkten zu besprechen.

1. Subcutane Zwerchfellverletzungen (einschließlich der sog. Spontanruptur)

Unter den subcutanen oder geschlossenen Zwerchfellverletzungen spielen die Risse ohne äußere Gewalteinwirkung auf Abdomen oder Thorax eine vergleichsweise sehr geringe Rolle. Nach LANDOIS handelt es sich dabei um Verletzungen infolge plötzlicher Steigerung des intraabdominellen Druckes oder überstarker Kontraktion des Zwerchfells selbst; dies betrifft also die sehr seltene sog. Spontanruptur beim Brech- und Geburtsakt. Während nach K. MÜLLER ein einwandfrei nachgewiesener Zwerchfellriß unter den Wehen nicht bestätigt ist, sind Einrisse durch den Brechakt für den sehnigen wie für den muskulären Anteil des Zwerchfells dreimal beschrieben und erscheinen genügend gesichert (BANGA, DAXENBERGER). Häufiger noch wirken sich plötzliche Drucksteigerungen und verstärkte Zwerchfellkontraktion (durch den Brech- und Hustenakt, durch Stuhlgang, Gewichtheben und Krämpfe) fortgeleitet an der Speiseröhre aus, für die unterdes weit über hundert Fälle von primärer oder spontaner Ruptur mitgeteilt sind (HAUBRICH und VERSEN). Bei dem größeren Teil der auf Erbrechen zurückgeführten Zwerchfellalterationen handelte es sich nach LACHER um Hernien bzw. Prolapse durch präformierte Zwerchfellöffnungen, also Muskellücken bzw. kongenitale Zwerchfellöcher.

Eine weitere Gruppe von Spontanrupturen kann der alten ätiologischen Einteilung von LANDOIS jetzt mit den Fällen von Zwerchfellriß hinzugefügt werden, die unter der Anlage eines therapeutischen Pneumoperitoneum, seltener auch eines Pneumothorax entstehen und in jüngerer Zeit mehrfach beschrieben wurden. Für diese Gruppe spielt auch die Röntgenuntersuchung eine ausschlaggebende Rolle, wie früher gezeigt wurde (s. Kap. IV).

Die häufigsten subcutanen Zwerchfellrupturen entstehen indirekt durch ein Trauma (stumpfe Gewalt) mit plötzlicher Drucksteigerung in Abdomen oder Thorax, wie es bei Rumpfquetschungen zwischen Eisenbahnpuffern, Sturz aus großer Höhe mit Zusammenpressen des Thorax, Überfahrenwerden u. ä. gegeben ist. Die Zunahme der Verkehrsunfälle aller Schattierungen hat daher auch zu einer entsprechenden Häufung dieser Verletzungen des Zwerchfells geführt (CHAMBERLAIN und FORD). Je nach Art des Traumas sind Entstehungsmodus und Lage des Zwerchfellrisses verschieden. Bei stumpfer Gewalteinwirkung auf das Abdomen ist der intraabdominale Druck auf die Zwerchfellunterfläche um so stärker und die Rupturmöglichkeit um so größer, je mehr die zusammengepreßten Baucheingeweide mit Flüssigkeit oder Gas gefüllt sind (RAMSTRÖM und ALSEN). Dabei werden die Intestinalorgane hochgedrängt und verursachen Einrisse meist im sehnigen Zwerchfellanteil und in den muskulären Kuppen. Bei Gewalteinwirkung auf den Thorax allein wird das Zwerchfell nach unten gedrückt, wodurch die Rupturen zumeist an den Rippenansätzen des Zwerchfells als Abrisse erfolgen (LANDOIS). Das entspricht den Verhältnissen bei der sog. Spontanruptur unter der Pneumothoraxbehandlung mit Überdruck, wo gleichfalls die costalen Zwerchfellanteile und Ansätze betroffen sind (HOFNER; BANYAI; SIMON und Mitarbeiter; JUZBASIC). Zentrale Rupturen sind nach Thoraxtraumen selten, so daß der Fall von STEIN, COLMORE und GREEN mit gleichzeitigem Perikardriß eine Rarität darstellt; auch der gleichzeitige Einriß beider Zwerchfellhälften (MANLOVE und Mitarbeiter) ist sehr selten. Nach ISELIN entstehen die Rupturen im allgemeinen senkrecht zur Zugrichtung, lassen sich experimentell am Tier aber nur durch Gewichtfall auf den Thorax, nie durch Bauchkompression allein erzeugen. Die Größe des Zwerchfellrisses ist experimentell wie klinisch ohne eindeutigen Zusammenhang mit dem Ausmaß der Gewalteinwirkung und reicht von einer kleinen, manchmal spontan wieder verschlossenen Öffnung bis zu Spaltungen von mehr als 20 cm oder einer ganzen Zwerchfellhälfte. Beim thorakalen Entstehungsmodus mit meist peripherer Ruptur sind Prolapse von Baucheingeweiden seltener, Hernien bzw. Prolapse von Lungengewebe (BEALE) oder Rumpfwandemphysem (ROWE) kommen als Begleiterscheinungen etwas häufiger vor; der periphere Abriß ist einseitig, mitunter multipel und nur gelegentlich sehr breit. Bei der Drucksteigerung vom Abdomen her mit Verletzungen des Centrum tendineum oder einer Zwerchfellkuppe sind die Rupturen oft größer (ISELIN), erstrecken sich mitunter auch auf das Perikard (BOEVÉ; RAMSTRÖM und ALSEN) und führen in den allermeisten Fällen zum Eingeweideprolaps.

Was die Seitenlokalisation der abdominalen indirekten Zwerchfellruptur anbelangt, so hat schon ISELIN 31 linksseitigen Verletzungen nur 2 rechtsseitige gegenüberstellen können. Das Material von HEDBLOM; MARSDEN; DUGAN und SAMSON; SPATH und HYDEN; EVANS und SIMPSON; LIPPERT und Mitarbeiter; LAM; RAMSTRÖM und ALSEN ergibt zusammen mit dem von HARRINGTON, von CARTER, GUISEFFI und FELSON und den europäischen Autoren (vgl. Kap. IX) ein Beobachtungsgut von weit über 1000 Fällen, das sich in rund 95 % linksseitige und 5 % rechtsseitige Rupturen aufteilt; die Bedeutung des dem rechten Hemidiaphragma vorgelagerten Druck- und Stoßschutzes der Leber ist seit langem bekannt. Fast alle diese Beobachtungen betreffen später festgestellte Zwerchfellprolapse nach einem indirekten Trauma und werden im Zusammenhang mit den übrigen Zwerchfellbrüchen und -vorfällen noch zu besprechen sein.

Bleiben die nicht seltenen Erscheinungen einer gleichzeitigen Ruptur von Leber, Milz, Niere oder einem sonstigen Abdominalorgan außer Betracht, so wird die röntgenologische Semiologie der unmittelbar posttraumatischen Zustände davon bestimmt, ob ein sofortiger Prolaps von Baucheingeweiden erfolgt oder nicht. Im letzten selteneren Fall, wo es sich meist um kleinere Rupturen handelt und bei rechtsseitigem oder zentralem Sitz der Verletzung die Leber sich ohne Prolaps vor die Zwerchfellwunde legen kann, stellen sich im Röntgenbild intrapleurale Blutungen, seltener auch hypophrenische Blutergüsse (ROWE), Zwerchfellhochstand und -bewegungseinschränkung und mitunter leichtere Mediastinalverlagerungen dar. Hier wird röntgenologisch nur die Verdachtsdiagnose gestellt werden können, während der Nachweis einer Ruptur auf die Fälle beschränkt bleibt, die mittels einer Thorakotomie angegangen werden. Stärkere Verdrängungserscheinungen weisen auf einen Eingeweideprolaps hin, der sich in der röntgenologischen Symptomatologie von den älteren traumatischen Zwerchfellbrüchen nur dadurch unterscheidet, daß er vielfach durch einen Hämatothorax überlagert ist, und daß ein hemidiaphragmaler Atemstillstand besteht. Die Frage, wie oft der traumatische Eingeweideprolaps sich nicht schon in zeitlich unmittelbarem Zusammenhang mit der Zwerchfellruptur, sondern erst nach mehr oder weniger langem Intervall durch den verklebten oder vernarbten Defekt hindurch entwickelt, ist nicht zu entscheiden. Ein großer Teil auch der indirekten traumatischen Zwerchfell „brüche" bleibt nämlich klinisch symptomarm oder uncharakteristisch, ist anamnestisch wenig eindeutig und wird daher als röntgenologischer Zufallsbefund erst nach längerer Zeit entdeckt.

2. Schuß- und Stichverletzungen des Zwerchfells

Ebenso wie nach stumpfen Traumen durch indirekte Gewalteinwirkung kann auch nach Schuß- und Stichverletzungen die klinische und röntgenologische Diagnose des Zwerchfellrisses schwierig oder unmöglich sein, so daß viele Zwerchfellrupturen durch direkte Verletzung erst spät aus dem Befund eines Eingeweideprolapses retrospektiv erkannt werden (HITZENBERGER, LIEBERMEISTER, RIEDER, LANDOIS, PERTHES-LÄWEN, GARRÉ-STICH-BAUER, SAMUELSON, KOCH, STEFFENS, HAUBRICH, GRUBER). Ein indirekter Beweis dafür ist auch in der Tatsache zu sehen, daß gerade nach Stichverletzungen tödliche Spätincarcerationen auffallend häufig sind (FREY). Nur wenn stärkere entzündliche Abdominalerscheinungen die unmittelbare Folge einer groben Schußverletzung des Thorax sind, wenn bei einem Prolaps das Netz oder auch ein Intestinalorgan durch die Thoraxwunde vorfällt (SUTER, ISELIN) — was einen sehr großen Zwerchfelldefekt voraussetzt und mit einem außerordentlich schweren klinischen Bild verbunden ist — oder wenn eine grobe Verletzung anderer Bauchorgane wie z. B. der Milz (CIECHOMSKI) hinzutritt, ist die klinische Frühdiagnose einer Zwerchfellperforation leicht. Ebenso eindeutig sind die Erscheinungen einer unmittelbar erfolgten Einklemmung in der Zwerchfellwunde und einer starken Verdrängung von Thoraxorganen durch einen Prolaps. Alle diese Voraussetzungen für eine mögliche Frühdiagnose betreffen größere Kontinuitätstrennungen des Zwerchfells, die sich mit dem Begriff der komplizierten Schuß- und Stichverletzung in etwa decken. Für sie gibt die Röntgenuntersuchung nur eine diagnostische Bestätigung des meist sehr ausgesprochenen chirurgischen Gesamtbildes.

Neben diesen, durch einen Prolaps komplizierten oder durch Mitverletzung anderer Eingeweide klinisch schweren Zwerchfellverletzungen mit peripherer oder (seltener) auch zentraler Lokalisation stellen aber die sog. unkomplizierten Zwerchfellschußverletzungen wahrscheinlich ein viel häufigeres Vorkommnis dar. Daß sie bisher viel seltener festgestellt werden konnten, spricht nicht gegen diese Annahme. Kleinere Schußverletzungen, insbesondere glatte Zwerchfelldurchschüsse, bleiben klinisch fast immer unerkannt. Schon LANDOIS hat darauf hingewiesen, daß die Diagnose des unkomplizierten kleinen Zwerchfelloches unmöglich ist, weil diese Verletzungen völlig symptomlos zu verlaufen pflegen. Eine Bauchdeckenspannung als peritonitisches Zeichen fehlt in den meisten Fällen, und auch die Zwerchfellatmung braucht nicht behindert zu sein. Das stimmt mit den experimentellen Untersuchungen von ISELIN überein, nach denen das Zwerchfell glatt und schnell abheilt, wenn weder ein Intestinalorgan noch das Netz in die Zwerchfellwunde vorfällt. Das gleiche Bild ergibt sich auch aus der alten, 60 Fälle umfassenden Statistik von MAGULA; die unkomplizierten Verletzungen ohne Prolaps und von peripherem Sitz heilen danach zu über 80% glatt ab, während die zentralen Schußperforationen eine schlechtere Heilungstendenz aufweisen (unter 40%) und die Prolapsgefahr hier — entsprechend den Befunden bei der indirekten Verletzung durch stumpfe Gewalt — größer ist. So ist es erklärlich, daß fast alle unkomplizierten Schußverletzungen des Zwerchfells dem Nachweis entgehen, erst bei einer Thorakotomie gefunden oder überhaupt erst dann nur vermutungsweise und sehr spät angenommen werden, wenn die Rekonstruktion des Schußverlaufs dies nahelegt. Die alte Anschauung, daß die Mortalität dieser Zweihöhlenschüsse sehr hoch sei (80% nach GARRÉ-STICH-BAUER), trifft für die recht zahlreichen unkomplizierten Zwerchfellperforationen sicherlich nicht zu. Beispiele für diese häufig unerkannten und erst nach vielen Jahren entdeckten, komplikationslos verheilten Zwerchfelldurchschüsse werden noch zu besprechen sein.

Im folgenden wird zunächst an typischen Beispielen aus einem Beobachtungsgut von über 20 Fällen gezeigt, daß die Frühdiagnose auch der unkomplizierten Zwerchfellschußverletzung röntgenologisch jedoch sehr wohl möglich ist. Erst der letzte Weltkrieg hat die Möglichkeit gebracht, in größerem Umfang auch Verwundete mit Zweihöhlenschüssen einer frühen Röntgenuntersuchung zu unterziehen, und dadurch die bisherige Anschauung von der Unmöglichkeit einer Frühdiagnose dieser Verletzungsart revidieren lassen (HAUBRICH).

a) Röntgenologische Frühbefunde

Da zentrale Zwerchfellschüsse meist tödlich sind, weil sie fast immer auch zu einer Verletzung der Speiseröhre oder der großen Gefäße führen, handelt es sich hier fast ausschließlich um die prognostisch günstigen unkomplizierten Läsionen der peripheren Anteile oder der nichtsehnigen Kuppen des Zwerchfells. So wenig charakteristisch in diesen Fällen das klinische Bild nach den vorstehenden Erörterungen erscheint, so ausgeprägt ist aber der Röntgenbefund; gerade diese Diskrepanz läßt die methodische Überlegenheit der Röntgenuntersuchung deutlich erkennen.

Linksseitige Zwerchfellverletzungen (oder Zweihöhlenschüsse mit Pneumoperitoneum). Im ersten Fall ließ sich bei einem Einschuß an der vorderen Rumpfwand, dicht seitlich der Mamillarlinie unter dem linken Rippenbogen, und einem Ausschuß am unteren

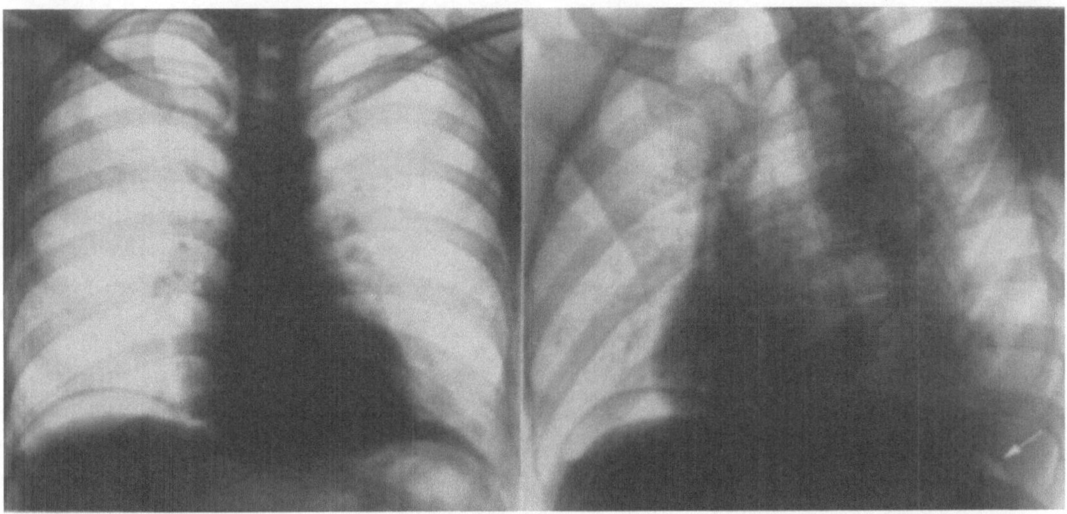

Abb. 120. Unkomplizierter peripherer Zwerchfelldurchschuß mit kleinem, zum Teil diaphragmalem Hämatothorax links und kleinem Pneumohämatoperitoneum, 2 Tage p. laes.

Schulterblattwinkel links ein Schußverlauf mit einer linksseitigen, ventral peripheren Zwerchfellperforation rekonstruieren. Eine Magen- oder gar Dickdarmverletzung kam schon topographisch nicht in Frage, und auch klinisch bestand kein Anhalt für die gleichzeitige Verletzung eines Intestinalorganes; der Verwundete, ein 20jähriger Offizier, kam zu Fuß zur Untersuchung und ließ sich beim Fehlen jeglicher subjektiver Erscheinungen kaum überzeugen, daß er nicht voll einsatzfähig sei. Das Röntgenbild 2 Tage nach der Verwundung (Abb. 120, links) läßt im Gegensatz zu dem klinisch minimalen Befund aber deutliche Veränderungen erkennen; es zeigt einen auffällig verdickten „Zwerchfellschatten" links und eine hypophrenische Gassichel rechts über einem kleinen seitlichen Flüssigkeitsspiegel, der in Schrägstellung deutlicher wird (Abb. 120, rechts); gleichzeitig stellen sich eine kleine Luftaufhellung auch links dorsal und oberhalb davon eine pleurale Ergußverschleierung dar. Es handelt sich also um einen kleinen, zum Teil diaphragmalen Hämatothorax links und ein kleines Pneumohämatoperitoneum. Die hypophrenische Luftsichel ist rechts größer als links und ließ sich durch Lagewechsel nicht kontralateral ausgleichen. Diese beiden Zeichen sprechen eindeutig für eine ausgiebige Verklebung und adhäsive Abtrennung, zumal der Befund des medial stark verdickten Zwerchfellschattens links an einen umschriebenen diaphragmalen Erguß und weniger an eine sehr starke Kontraktion (Krampf) bei peripherer Ablösung denken läßt. Nach nur einer Woche waren Peritonealluft und Pleuraerguß bereits völlig resorbiert. Bevor auf den Entstehungsmechanismus des Pneumoperitoneum eingegangen sei, soll ein prinzipiell ähnliches zweites Beispiel demonstriert werden. Im Fall der Abb. 121 war der Schußverlauf gerade umgekehrt; der Einschuß lag am linken Schulterblatt, der Ausschuß vorn unter dem linken Rippenbogen. Auch hier hat eine periphere Zwerchfellverletzung stattgefunden. Die Röntgenaufnahme 3 Tage p. laes. zeigt einen massiven Hämatothorax links mit erheblicher Rechtsverdrängung des Herzens, wiederum ohne Pneumothorax, und mit einem sehr großen Pneumoperitoneum. Auch hier fehlte jedes lokale oder diffuse peritonitische Symptom vorher und während der ganzen Beobachtungszeit. Bis auf ein starkes Beklemmungsgefühl in Brust und Bauch bestanden keinerlei klinische Erscheinungen, die für eine abdominelle Entzündung oder die Mitverletzung eines Intestinalorganes gesprochen hätten. Das Oppressionsgefühl verschwand nach mehrmaliger Punktion der Pleurablutung — eine Peritonealpunktion zur Entfernung der Luft bzw. Druckminderung wurde vom Chirurgen abgelehnt —, und die Darmtätigkeit blieb völlig störungsfrei, so daß nach kurzer Zeit eine Verlegung in ein rückwärtiges Lazarett erfolgen konnte und der Patient sich unter Behandlung nur der Thoraxverletzung rasch erholte.

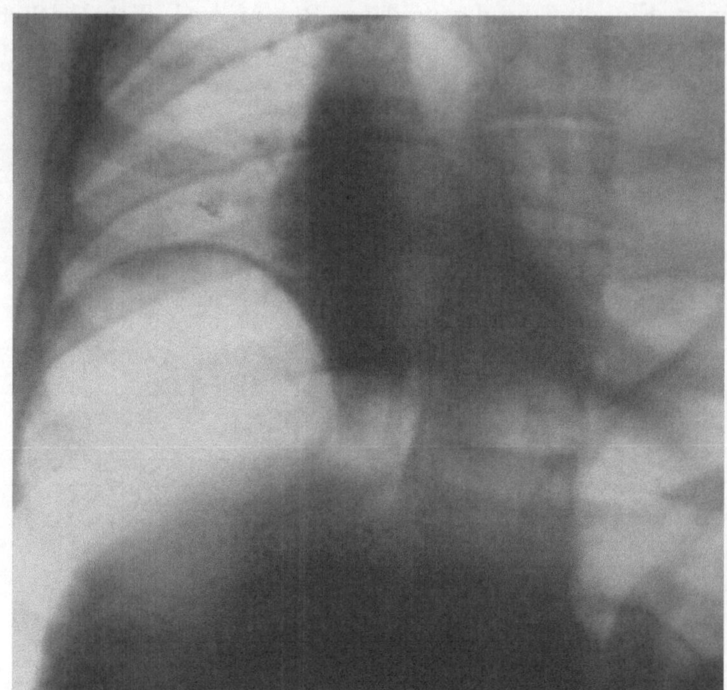

Abb. 121. Peripherer Zwerchfelldurchschuß links mit großem Hämatothorax links (Herzverdrängung!) und großem Pneumoperitoneum, 3 Tage p. laes.

Die Frage, woher die Luft in der freien Peritonealhöhle stammt, wenn ein lufthaltiges Intestinalorgan nicht verletzt ist und ein Pneumothorax fehlt, findet in diesen beiden wie in unseren anderen Fällen mit ähnlichem Verletzungsmodus (u. a. Abb. 124) nur eine einzige Erklärung, wie bereits früher nachgewiesen wurde (HAUBRICH). Daß die Luft etwa von außen mitgerissen oder nachgeströmt ist, scheidet nach der Schußrichtung und vor allem nach der Größe des Pneumoperitoneum ganz aus; es ist bekannt, daß immer nur wenige und kleine Luftblasen durch eine Ein- oder Ausschußwunde dringen. Die Peritonealluft kann auch nicht aus einem mitdurchschossenen lufthaltigen Bauchorgan stammen, wie sich aus mehreren Gründen ergibt. Einmal sind nach dem Schußverlauf hier periphere vordere Zwerchfellperforationen erfolgt, und der Schuß muß jeweils links am Magen und oberhalb der linken Colonflexur vorbeigegangen sein. Zum anderen bestanden keinerlei lokale abdominelle Erscheinungen; nach allgemeiner chirurgischer Erfahrung ist eine Perforation des Magens oder gar des Dickdarms unter den hier vorliegenden unauffälligen Bildern gar nicht denkbar. Es handelt sich bei den Befunden eines Pneumoperitoneum hier vielmehr um Luft, die aus der gleichzeitig verletzten Lunge stammt und durch den Zwerchfellriß in den Peritonealraum gelangt ist. Dieser Entstehungsmechanismus setzt voraus, daß unmittelbar im Anschluß an die Lungenverletzung ein Pneumothorax vorhanden war, der nach der Ausbildung des Hämatothorax unter Überdruck stand und bei horizontaler Körperlage durch den frischen Zwerchfelldefekt in Austausch mit der Bauchhöhle getreten ist. Diese Luftverlagerung wird durch den Zwerchfellkrampf (die auch experimentell nachgewiesene Sofortreaktion gerade bei der peripheren Ruptur) und eine nachfolgende Preßatmung gefördert. Da diese Fälle erst nach einem Zeitraum von 2—7 Tagen nach der Verwundung röntgenologisch untersucht werden konnten, ist der Pneumothorax bei ihnen nicht mehr nachweisbar, weil er vollständig zum Pneumoperitoneum geworden oder der pleurale Luftrest bereits resorbiert ist. In unserem zweiten Beispiel ist angesichts der erheblichen und längere Zeit bestehenden Herzverlagerung zur gesunden Seite erklärlich, daß bei dem starken pleuralen Überdruck keine Lungenluft mehr in den Pleuraraum nachgeströmt ist und andererseits eine Rück-

strömung aus dem Abdomen unmöglich erscheint. In allen diesen Beispielen wird eine Rückströmung von Luft aus dem Peritoneal- in den Pleuraraum außerdem durch die rasche Verklebung der Zwerchfellwunde und die abgesackte Blutung verhindert, wie in Analogie zu den anatomischen Befunden von GRUBER angenommen werden kann. Bei Zwerchfellrupturen durch stumpfes Trauma kann mitunter der durch die gleichzeitige Lungenverletzung hervorgerufene Pneumothorax längere Zeit bestehen bleiben (WHEATLEY).

Dieses früher beim Zwerchfelldurchschuß unbekannte „Pneumoperitoneum ex pulmone" ohne noch nachweisbaren Pneumothorax muß als typisch für den linksseitigen peripheren, unkomplizierten Zwerchfelldurchschuß angesehen werden. Wir verfügen über fünf derartige Beobachtungen

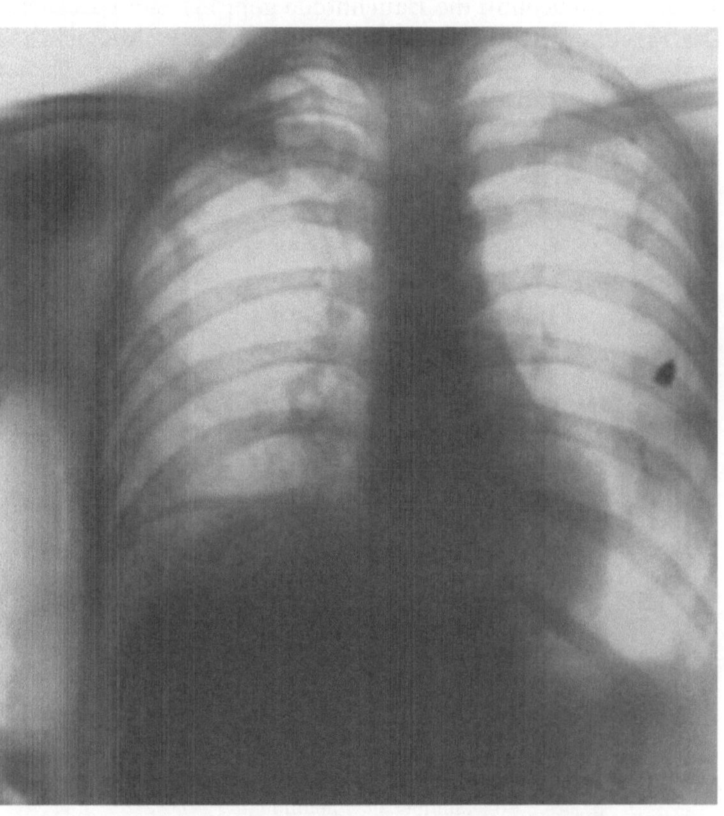

Abb. 122. Peripherer Zwerchfelldurchschuß rechts bei multipler Granatsplitterverletzung, 7 Tage p. laes.; inkompletter Pneumothorax mit Brustwandemphysem, subphrenischer Absceß mit gashaltiger Bauchwandphlegmone

mit völlig identischer Röntgensemiologie und gleicher klinischer Symptomarmut ohne Anzeichen einer Mitverletzung von lufthaltigen Intestinalorganen. Die alte Erfahrung, wie rasch und klinisch unauffällig dieser Verletzungstyp abheilt, wird damit bestätigt und erklärt. Beim nichteitrigen, unkomplizierten Zweihöhlenschuß wird die Pleuraluft nicht nur schneller resorbiert als die Luft in der Peritonealhöhle, sondern ist vielfach weitgehend mit ihr „identisch", was eine nur scheinbar paradoxe Tatsache darstellt. Mitentscheidend sind die rasche Verklebung und die früh eingeleitete Vernarbung im paraphrenischen Bereich der Läsion. Die Richtigkeit dieser Erklärung wird indirekt auch durch die röntgenologischen Frühbefunde bei den rechtsseitigen Schußverletzungen des Zwerchfells und bei den tangentialen Zwerchfellabrissen bestätigt.

Rechtsseitige Zwerchfellverletzungen (oder Zweihöhlenschüsse mit Pneumothorax und hypophrenischer Entzündung). Ganz anders ist das Bild, wenn das Zwerchfell rechts peripher verletzt wird. Eine Mitverletzung der Leber ist hier obligat, und entsprechend gestaltet sich auch die Röntgensemiologie dieser Läsion, bei der entzündliche Abdominalerscheinungen den Krankheitsverlauf klinisch beherrschen, im Röntgenbild aber oft die

Thoraxveränderungen dominieren. Diese Fälle sind röntgenologisch dadurch gekennzeichnet, daß neben den Zeichen der Leber- bzw. Bauchverletzung mit hypophrenisch
größerer Blutung (hepatischer und subphrenischer Absceß) die gleichzeitige Lungenverletzung außer einem Hämatothorax auch einen sichtbaren — allerdings meist kleinen —
Pneumothorax bedingt. Da ein Luftaustausch zwischen Pleura- und Peritonealhöhle
im Gegensatz zu den Verhältnissen auf der linken Seite hier infolge des „Leberabschlusses"
nicht möglich ist, wird der Pneumothorax nicht resorbiert oder zu größerem Anteil durch
das Zwerchfelloch in die Bauchhöhle gepreßt, sondern bleibt im Röntgenbild nachweisbar.
Der mechanische Schutz durch die dem Zwerchfelloch angelegte Leber ist klinisch aber
irrelevant, weil praktisch immer die Folgen einer Leberverletzung mit Abscedierung

das Bild beherrschen, auch wenn eine Purifikation des Hämatothorax nicht erfolgt. Besonders bedrohlich ist das klinische Bild bei den seltenen penetrierenden Verletzungen, die zu einer pleuro- oder bronchobiliären Fistel führen und prognostisch ganz von der Möglichkeit einer raschen chirurgischen Korrektur abhängen (ADAMS). Derartige Fälle haben wir selbst nicht beobachtet; unsere folgenden Beispiele entsprechen dem gewöhnlichen Typ der rechtsseitigen Schußverletzung.

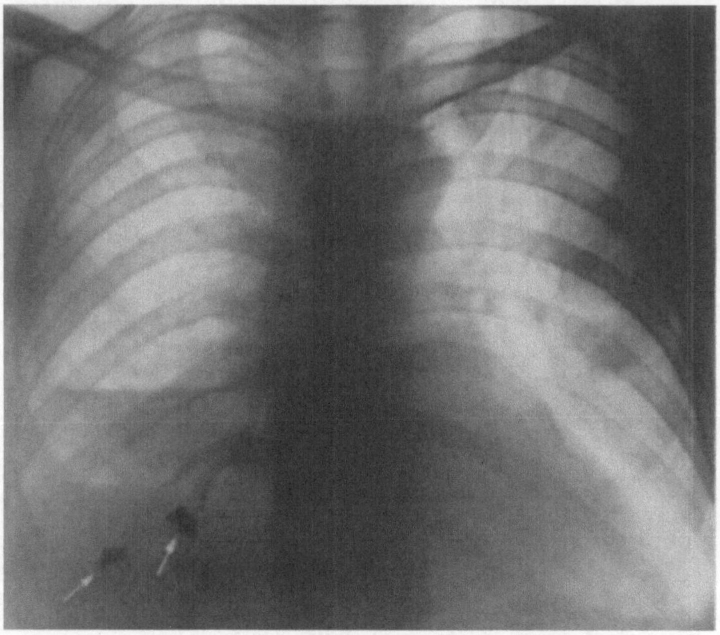

Im ersten Fall handelt es sich um eine rechtsseitige Zwerchfellperforation durch Granatsplitter an der rechten Bauch- und Rückenseite.

Abb. 123a. Zweihöhlenschuß mit Zwerchfellperforation rechts, 17 Tage
p. laes.; abgekammerter Pneumohämatothorax

Der unmittelbar nach der
Verletzung festgestellte offene Pneumothorax machte einen Pneuverschluß nötig. Bei der
Röntgenuntersuchung 7 Tage später findet sich ein (infolge alter pleuritischer Verwachsungen inkompletter) kleiner Pneumohämatothorax rechts, dem ein Unterhautemphysem
der Thoraxwand entspricht. Abb. 122 läßt erkennen, daß gleichzeitig eine gashaltige
hypophrenische Eiterung vorliegt, neben der eine gashaltige große Phlegmone der Bauchwand besteht. Der Unterschied zwischen dem oberen und unteren Anteil der Gasaufhellungen in der rechten Rumpfwand, d. h. zwischen dem blanden Emphysem der Thoraxwand und der eitrigen Gasphlegmone der Bauchwand ist typisch für diese verschiedenen
Arten der Gasbildung im Gewebe (HAUBRICH). Er entspricht völlig dem Unterschied
zwischen der nichtinfizierten Pleurablutung und der vereiterten hypophrenischen Ab-
dominalblutung. Schon damit wird bewiesen, daß in dem einwöchigen Intervall zwischen
Verwundung und Röntgenuntersuchung die Zwerchfellwunde geschlossen worden ist.
Übrigens kann auch nach stumpfen Zwerchfellrupturen mit gleichzeitiger Lungenverletzung ein Brustwandemphysem noch dann bestehen, wenn der Pneumothorax nicht
mehr nachweisbar ist (ROWE).

Im zweiten Beispiel fand sich 17 Tage p. laes. ein massiver, mehrfach abgekammerter
Pneumohämatothorax (Abb. 123a) bei einem Zweihöhlenschuß mit Zwerchfellverletzung
rechts (eine einzige größere Einschußwunde mit mehreren Stecksplittern an der rechten
Lungenbasis, im oberen Leberanteil und medial hypophrenisch links). Nach 4 weiteren

Tagen ist bis auf einen kleinen basalen Hämatothorax oberhalb eines basal abgekammerten Pneumothorax (Luftsichel in Abb. 123b *über* dem Zwerchfell!) nicht mehr viel zu sehen, und in den folgenden 8 Tagen war unter Drainage auch der Pneumothorax verschwunden. Hier hat die Zwerchfellverletzung an der lateralen Insertion und teilweise tangential stattgefunden; wahrscheinlich kommt noch eine mehr zentrale Perforation hinzu.

Diese beiden Fälle lassen verstehen, daß die Voraussetzungen für eine intraperitoneale Luftverschleppung aus dem Pleuraraum infolge des Leberabschlusses rechts ungleich schlechter sind als bei den linksseitigen Durchschüssen. Sie machen überdies wahrscheinlich, daß die Seltenheit der posttraumatischen rechtsseitigen Zwerchfellprolapse zu einem guten Teil auch durch die praktisch obligaten Begleitprozesse einer Absceßbildung im Bereich der hypophrenischen Blutung oder einer parenchymatösen Lebereiterung mit ausgedehnten Verwachsungen an der Unterseite der rechten Zwerchfellhälfte bedingt und nicht allein der Mechanik des Leberschildes zuzuschreiben ist; andernfalls wären als Spätbefunde nach Zwerchfellschüssen Lebervorfälle häufiger zu erwarten.

Tangentiale Zwerchfellschußverletzung. Die röntgenologische Darstellung der Zwerchfellruptur selbst gelingt bei den im vorigen besprochenen Verletzungstypen nicht. Nur bei den

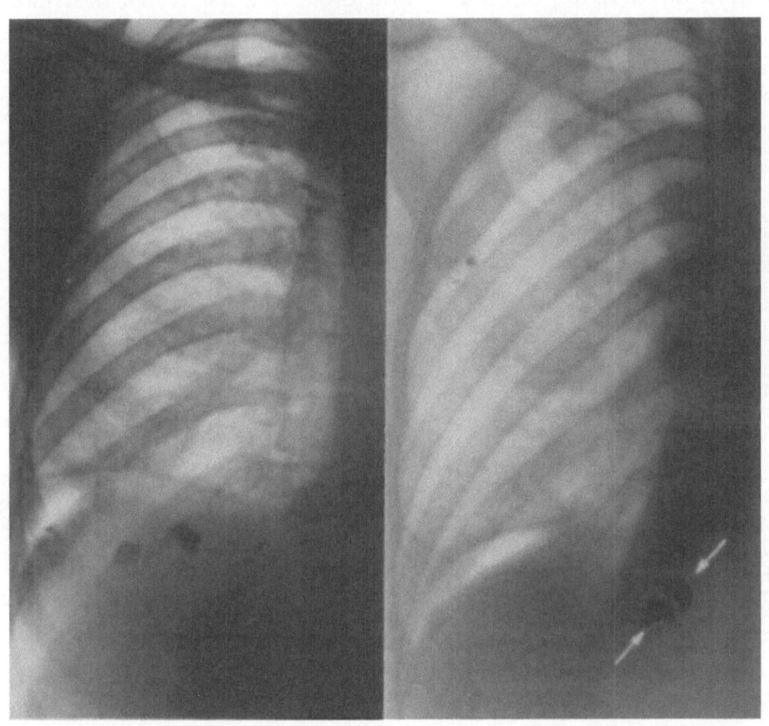

Abb. 123b. Gleicher Fall. Aufnahmen vom 21. Tag p. laes.; nur noch kleiner, basal abgekammerter Pneumothorax mit kleinster Restblutung

tangentialen Schuß- oder Rißverletzungen des Zwerchfells kann ein solcher Nachweis erwartet werden und gelegentlich gelingen; der Fall der Abb. 120 mit der fraglichen lateralen Ablösung stellt auch entstehungsmechanisch einen Grenzfall dar. Bei dem tangentialen Verletzungstyp, von dem je ein links- und rechtsseitiges Beispiel angeführt werden soll, handelt es sich um reine Rumpfwandtangentialschüsse, wo unter Aufreißung der unteren Thoraxwand das Zwerchfell an seiner Insertion abgetrennt wird; naturgemäß ist dies ein seltenes Vorkommnis, wie schon LANDOIS und PERTHES-LAEWEN betont haben.

Der Fall der Abb. 124 imponierte chirurgisch als extrapleuraler und extraperitonealer Rumpfwandschrägschuß mit Beteiligung des hypophrenischen Raumes. Erst 7 Tage p. laes. klärte das Röntgenbild die Diagnose eines linksseitigen Zwerchfellabrisses an der Insertion. Der Thoraxbefund ist hier wiederum wie bei fast allen linksseitigen unkomplizierten Zweihöhlenschüssen ganz minimal; nur ein kleiner dorsaler Hämatothorax kommt in einer leichten Verschleierung der linken Lungenbasis zur Darstellung. Der auffälligste Befund ist auch hier wieder ein Pneumoperitoneum, dessen rechter Anteil dorsal liegt und auch in der Schrägaufnahme leicht übersehen werden kann (Abb. 124); aus der größeren hypophrenischen Gasansammlung links ist er auch durch Lagewechsel nicht zu ergänzen.

Da auch hier die Eröffnung eines gashaltigen Bauchorganes ausgeschlossen war, stammt das Pneumoperitoneum wieder aus der gleichzeitigen Lungenverletzung. Der Pneumothorax, das entstehungsmechanische Zwischenglied, ist nicht mehr nachweisbar und wie bei allen nichteitrigen Zweihöhlenschüssen schneller resorbiert als die Peritonealluft oder zu dieser selbst geworden. Der Zwerchfellriß, nach dem Schußverlauf mit gleichzeitiger Rippenfraktur schon peripher wahrscheinlich, ist hier aber nicht nur aus dem Pneumoperitoneum zu erschließen, sondern auch an der Duplikatur des frei dargestellten, abgerissenen und entweder aufgerollten oder adhäsiv verdickten Zwerchfellansatzes unmittelbar nachzuweisen (Abb. 124, rechter Bildteil). Das Fehlen einer Fluktuabilität und Kommunikation der Luftdepots rechts und links beweist dabei indirekt eine schon ausgiebige Ver-

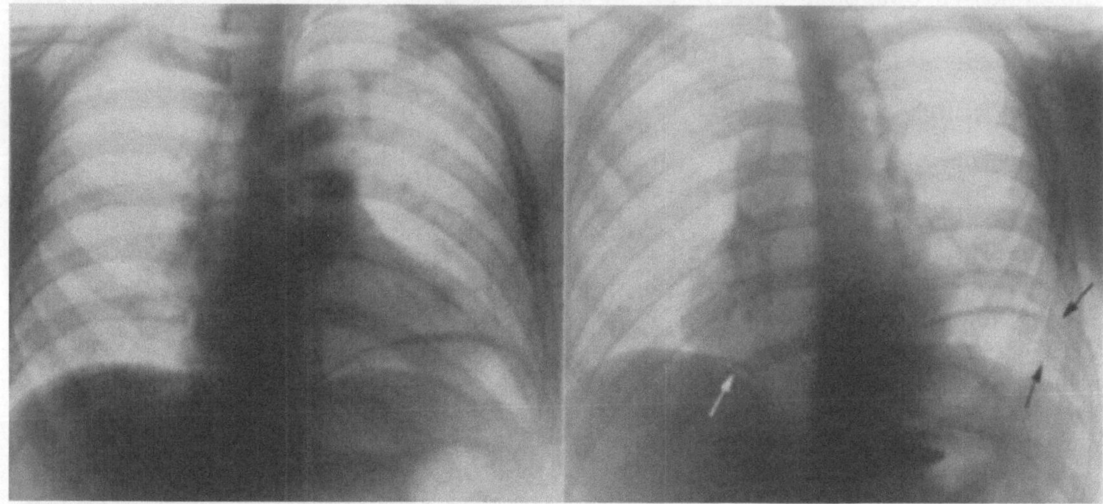

Abb. 124. Tangentialer Zwerchfelldurchschuß mit kleinem Hämatothorax und rechts kleinem (↑), links größerem, teilverklebtem Pneumoperitoneum. Duplikatur des abgerissenen Zwerchfellansatzes ↟ medial der frakturierten 8. Rippe (7 Tage p. laes.)

klebung im hypophrenischen Raum, die als die früheste Reparationsphase der Zwerchfellverletzung angesehen werden muß.

  Ein Beispiel für die rechtsseitigen tangentialen Zwerchfellschüsse gibt Abb. 125 wieder. Die Erstdiagnose eines „Brusttangentialschusses rechts mit Rippenfraktur ohne Pleuraverletzung" — Ein- und Ausschuß nur handbreit nebeneinander — konnte 7 Tage p. laes. durch die Röntgenuntersuchung zur Diagnose eines Hämatothorax mit gleichzeitigem hepatischem oder subphrenischem Absceß berichtigt (Abb. 125a) und einen weiteren Tag später mit dem Nachweis eines breiten dorsolateralen Zwerchfellabrisses ergänzt werden. Abb. 125b zeigt nach Absceßpunktion die Thoraxverschattung wesentlich kleiner, so daß die bei diesem Verletzungstyp fast obligate Rippenfraktur im Originalfilm sichtbar wird, und läßt außerdem jetzt ein kleines unterteiltes Pneumoperitoneum erkennen. Der rechte Teil der Abb. 125b, im ersten Schrägen aufgenommen, zeigt außerdem aber, daß die Thoraxverschattung im wesentlichen nicht auf einer Pleurablutung, sondern auf einer Verdrängung durch eine große hypophrenische Blutung mit nachfolgender gashaltiger Eiterung beruht: Das Zwerchfell steht extrem hoch und ist am laterodorsalen Ansatz weit abgerissen. Ein Prolaps des Zwerchfells oder auch eines Bauchorganes in die große äußere Wunde, wie er bei diesen Verletzungen als häufig beschrieben wird, bestand hier ebensowenig wie im vorigen Fall. Nach weiteren 6 Tagen war unter der Absceßdrainage die Herzverdrängung zurückgegangen, das Zwerchfell tiefer gestellt und die Pleurablutung an einer Spiegelbildung erstmalig als gekammerter Pneumohämatothorax erkennbar.

  Alle diese Beispiele belegen, daß insbesondere die periphere und nicht durch einen Intestinalprolaps komplizierte Zwerchfellverletzung rasch abheilt. Die frühere klinische

Erfahrung über die gute Prognose dieser Zweihöhlenschüsse wird dadurch bestätigt und insofern noch erweitert, als eine überraschend gute Heilungstendenz sich auch für die

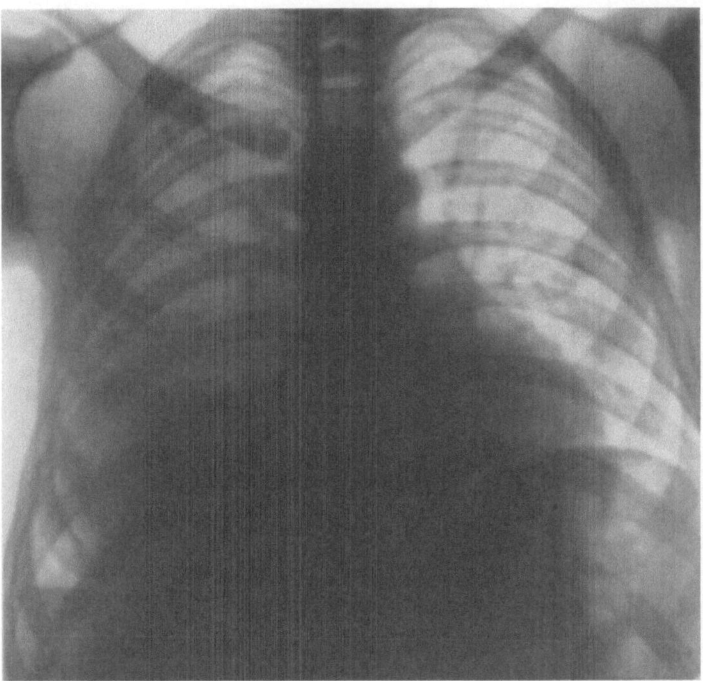

Abb. 125a. Tangentialer Zwerchfellschuß rechts mit Hämatothorax und subphrenischem Absceß, 7 Tage p.laes.

Fälle mit einem Hämatothorax und zum Teil auch mit hypophrenischen Eiterungen ergibt, was im Gegensatz zu den bisherigen Anschauungen (Iselin, Naegeli) steht und zum Teil

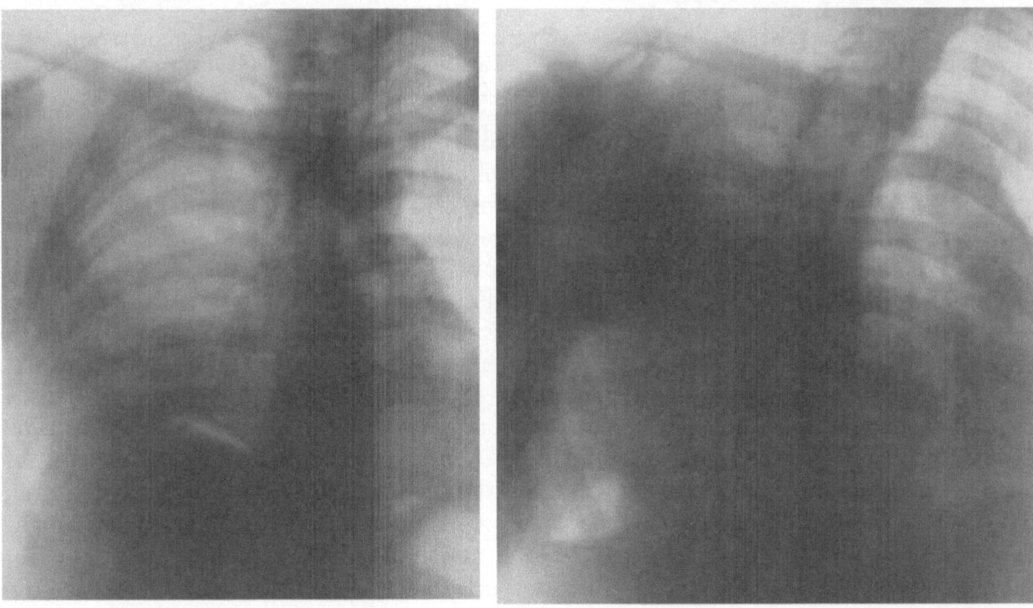

Abb. 125b. Gleicher Fall, 1 Tag später. Links: Nach Absceßpunktion unterteiltes Pneumoperitoneum. Rechts: Gashaltiger subphrenischer Absceß, darüber laterodorsaler Abriß und Hochstand des Zwerchfells

wohl der Verbesserung der antibakteriellen Wundbehandlung zu danken ist. Eine wesentlich schlechtere Prognose haben nur die Schußverletzungen der dorsalen bzw.

lumbalen Zwerchfellperipherie, weil die molekulare Seitenwirkung bzw. Sprengkraft des
Geschosses hier vor allem im Nierenbereich deletäre Gewebsverletzungen bedingt
(GRUBER). Von unserem ganzen röntgenologischen Material an frischen Zweihöhlenschüssen ging nur ein einziger Fall mit zentraler Perforation des Zwerchfells verloren;
sichere dorsale Durchschüsse haben wir nicht beobachtet. Die Armut oder Maskierung
der klinischen Symptomatologie steht in einer auffälligen Diskrepanz zum röntgenologischen Frühbefund und bildet die Ursache dafür, daß die „unkomplizierte" Zwerchfellverletzung ohne Röntgenuntersuchung früher dem Nachweis stets entgangen ist.

Ein differentialdiagnostisches Problem gibt es bei den peripheren Zwerchfellverletzungen durch Zweihöhlenschüsse nur insofern, als das gleichzeitige Vorkommen von Brust-

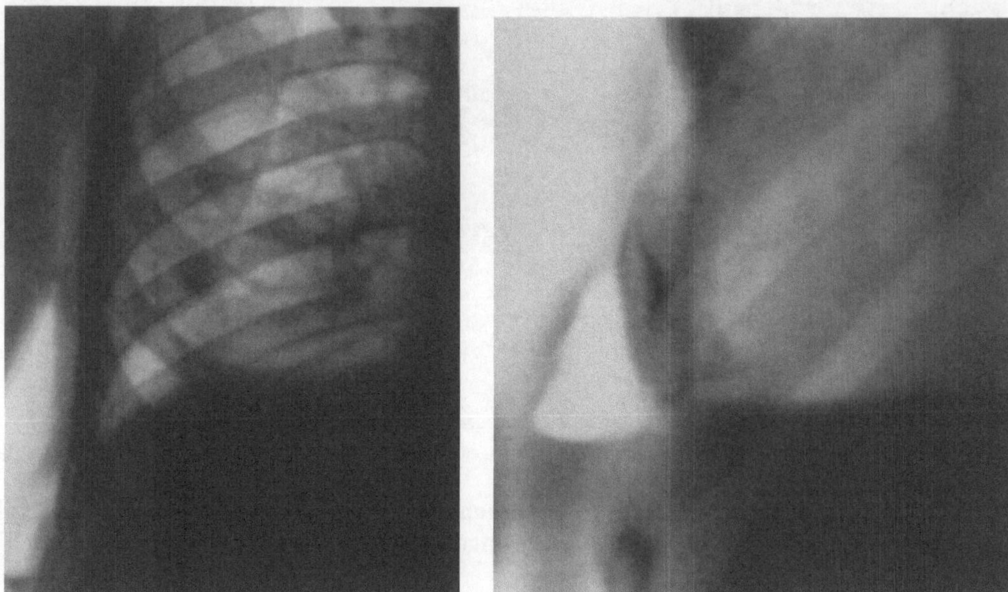

Abb. 126. Links: Lungenprolaps bei Tangentialschuß der rechten Thoraxwand (mit Rippenfraktur und kleinem
Hämatothorax, keine Zwerchfellverletzung). Rechts: Rumpfwandabsceß bei Thoraxschußverletzung mit
Pyopneumothorax und Zwerchfellstillstand

und Bauchraumtrauma durch mehrere Schußverletzungen ohne Zwerchfellperforation
auszuschließen ist. Der Nachweis der Zwerchfelläsion ist daher erforderlich, gelingt
zumeist aber schon aus schußtechnischen Folgerungen. Fehlermöglichkeiten sind in
diesem Zusammenhang aber einmal dadurch gegeben, daß die bekannte Typisierung der
paraphrenischen Gasansammlung nicht in jedem Einzelfall sofort möglich ist. So kann
besonders ein basal abgekammerter kleiner Pneumothorax oft erst nach mehrfachen
Kontrolluntersuchungen erkannt werden, weil er bei entzündlicher Verdickung der pleuralen Lungenbasis auch als partiell abgekammertes Pneumoperitoneum imponieren kann,
so daß er bei einem Thoraxschuß die Annahme einer Zwerchfellperforation nahelegt. Das
gleiche gilt umgekehrt von scheinbar an der Lungenbasis abgekammerten Luftansammlungen bei reinem Bauchschuß mit einseitig abgetrenntem Pneumoperitoneum. Zum
andern können diagnostische Überraschungen dadurch möglich sein, daß die bei tangentialen Zwerchfellverletzungen recht häufigen Gasbildungen in der Rumpfwand durch
andere Verletzungsfolgen vorgetäuscht werden. So handelte es sich im Fall der Abb. 126
(links) um einen reinen Tangentialschuß der unteren rechten Thoraxwand mit Rippenfraktur und palpablem Luftdepot in der Rumpfwand; beide Zeichen sprachen für einen
unkomplizierten Tangentialabriß des rechten Zwerchfells. Die Röntgenuntersuchung
deckte jedoch bei kleinem Hämatothorax einen traumatischen Lungenprolaps in die
Rumpfwand auf, der in Höhe der Rippenverletzung entstanden und mit seinem respiratorisch paradoxen Größenwechsel gar nicht zu verkennen war (s. auch WAHL; DITTERT;

Ponte; Mann und Mitarbeiter; Prinstl und Mitarbeiter). Das Fehlen merklicher abdomineller Symptome sprach hier ohne Röntgenuntersuchung ebensowenig gegen eine mögliche Zwerchfellverletzung, wie ihr Nachweis im nächsten Beispiel ein eindeutiges Zeichen für eine Zwerchfelläsion darstellte. Hier kam es bei einer tiefen Thoraxschußverletzung mit infiziertem Hämatothorax und Zwerchfellstillstand zu einem Durchbruch des Pleuraempyems in die Thoraxwand, so daß zeitweise an eine Gasphlegmone der Rumpfwand bei Zwerchfellabriß oder an eine Einklemmung von abgequetschtem Lungengewebe (Beale, Kilner) gedacht wurde. Das Röntgenbild (Abb. 126, rechts) deckte aber ein

Empyema necessitatis auf, mit dessen Eröffnung auch die irreführenden peritonealen Reizerscheinungen schwanden.

b) Röntgenologische Spätbefunde

Glatte Zwerchfelldurchschüsse ohne Intestinalprolaps können, wie wir gesehen haben, außerordentlich rasch und ohne Residuen abheilen, wenn eine gleichzeitige gröbere Verletzung von Bauchorganen fehlt und wenn sich die intrapleurale bzw. intraperitoneale Blutung ohne Purifikation resorbiert (vgl. Abb. 120). Das gilt nicht nur für periphere Läsionen, sondern im Gegensatz zu älteren An-

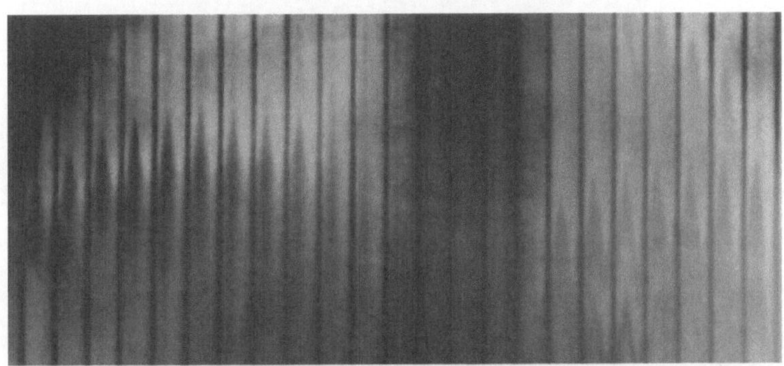
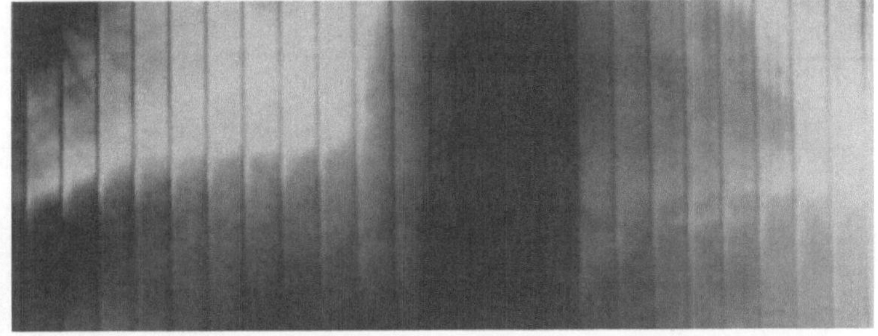

Abb. 127. Abgeheilter Zweihöhlenschuß mit schwieliger Verdickung des Zwerchfells links medial (oben) und systolischem Aufwärtszucken (unten)

schauungen auch für kleine, mehr zentral gelegene Perforationen mit umschriebenem Entzündungsprozeß. Die Zwerchfellwunde kann spontan geschlossen werden und andererseits selbst dann ohne Funktionsstörung abheilen, wenn gleichzeitig erhebliche Eingeweideverletzungen bestanden haben. So handelt es sich im Fall der Abb. 127 um eine Granatsplitterverletzung aus dem letzten Weltkrieg; bei der Frühoperation war seinerzeit ein Bauchschuß mit Leberverletzung, Dünndarmdurchschuß und doppelseitigem Hämatothorax festgestellt worden. Bei mehrfachen Einschüssen am rechten Oberbauch (vorn und seitlich unter dem Rippenbogen) findet sich jetzt ein Stecksplitter dicht oberhalb des Zwerchfells, der sich rechts dorsal hinter der Herzbasis gut lokalisieren läßt; danach hat die Zwerchfellperforation mehr zentral stattgefunden. Dieser Verletzungsmodus läßt sich trotz nur sehr geringfügiger diaphragmaler Residuen kymographisch objektivieren. Im Atmungskymogramm (Abb. 127, oben) stellen sich eine adhäsive Bewegungseinschränkung rechts lateral und eine schwielige Zwerchfellverdickung links medial zwischen dem helleren Herzschatten und der Magenblase dar. Das Kymogramm in Atemstillstand und senkrechter Rasterstellung (Abb. 127, unten) zeigt, daß dieser Bereich der Zwerchfellverletzung systolisch nach oben zuckt und damit eine Verschwielung des Perikards wie auch der diaphragmalen Herzbasis andeutet (Haubrich und Thurn). Im Zusammenhang mit den operativ festgestellten Verletzungsfolgen muß hier angenommen werden, daß der doppelseitige Hämatothorax nur recht geringfügige pleurale Adhäsionen hinterlassen hat, während der fast genau median epiphrenisch gelegene Stecksplitter zu einer Verklebung und Verschwartung im Bereich des diaphragmalen Herzbettes geführt hat. Einen ähnlichen Fall gibt

Abb. 128 als Beispiel für den Restzustand nach einem tangentialen Zwerchfellschuß ohne
sichere Kontinuitätstrennung wieder. Da sich hier im Übersichtsbild wie in den anderen
Durchleuchtungsrichtungen der epigastrisch vorn eingedrungene Splitter nie ganz von dem

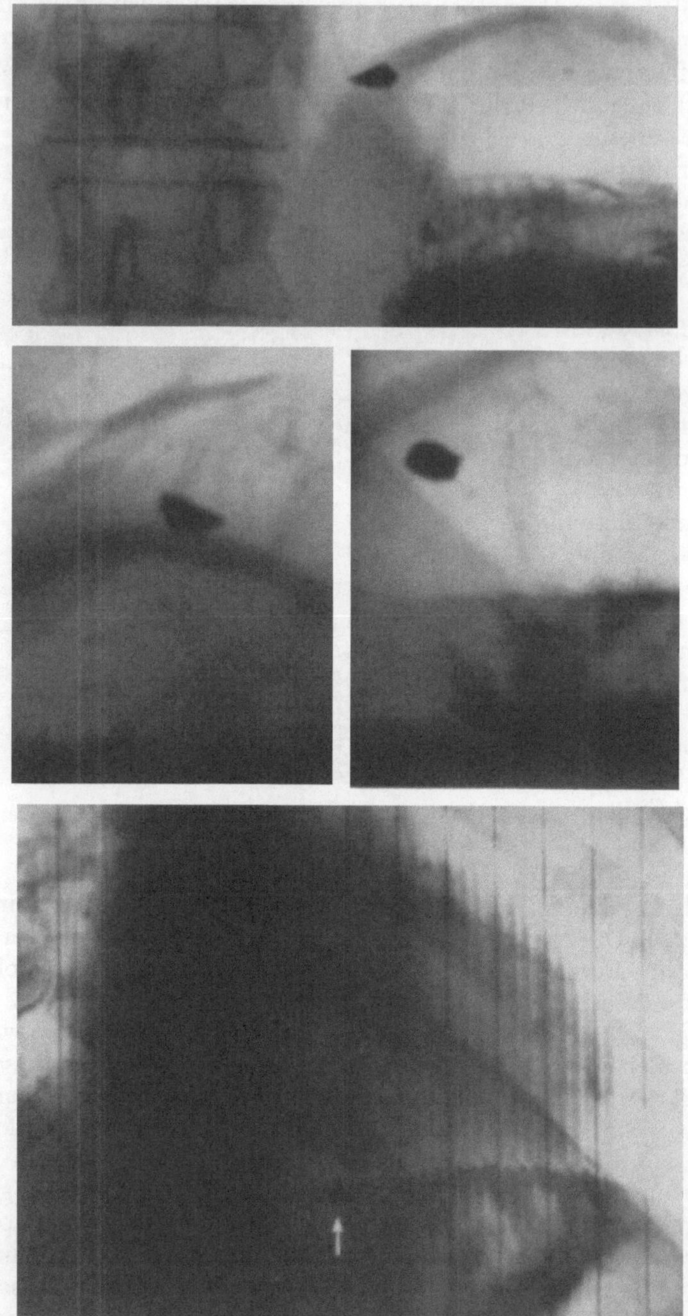

Abb. 128. Zustand nach tangential-epiphrenischem Konturschuß (s. Text), Perforation nicht sicher

umschrieben verdickten Zwerchfellschatten trennen läßt und an der linken dorsalen Herzbasis liegt, handelt es sich entweder um eine alte, sehr schräg verlaufende Perforation
oder einen tangential-epiphrenischen Gleitschuß. Wiederum läßt sich im Kymogramm mit
waagrechtem Rasterablauf ein systolisches, umschriebenes Zwerchfellzucken als Zeichen
der diaphragmalen Perikardakkretion nachweisen (Abb. 128, unten). Eine frühere,

engbegrenzte Behinderung der Atemverschieblichkeit ist dabei nur auf einer Zielaufnahme an der kleinen Plattenatelektase in der linken Lungenbasis indirekt abzulesen, während Atmungskymogramm und Durchleuchtung jetzt eine unauffällige Respirationsbewegung am ganzen Zwerchfell ergeben.

Ausgedehntere Zwerchfellverschwielungen bilden sich dann aus, wenn die Verletzung größere periphere Anteile des Zwerchfells betraf, oder wenn der begleitende Hämatothorax länger bestand oder infiziert war und längere Bewegungseinschränkungen verursachte. Ein derartiger Fall wird mit dem nächsten Beispiel wiedergegeben. Auch hier machte der Schußverlauf eine frühere Zwerchfellverletzung wahrscheinlich (Einschuß dorsal unten, Stecksplitter intrapulmonal, seitlich vorn), die über einen lange bestehenden Hämatothorax zu einer schwartigen Verziehung des medialen Zwerchfellanteils geführt hat, wie aus der hochgestellten Magenblase ersichtlich ist (Abb. 129). Derartige Schrumpfungen mit oft völliger Stillstellung der verschwarteten Zwerchfellabschnitte sind sehr häufig, wie an dem großen Begutachtungsmaterial des vergangenen Krieges festgestellt werden kann. Nicht selten findet sich dabei auch ein mehr oder weniger hochgradiger Magenvolvulus, wie im Fall der Abb. 130, wo die Zwerchfellverletzung vorn lateral schwielig verheilt ist; sie ist hier nicht nur nach dem Schußverlauf wahrscheinlich, sondern auch durch den früheren Nachweis eines kleinen Zwerchfellprolapses gesichert. Der winkelig hochgezogene Magen ist breitflächig mit der Zwerchfellunterseite verwachsen, so daß er im Inspirium bei der partiell paradoxen Aufwärtsbewegung des ventralen und Abwärtsbewegung des dorsalen Zwerchfellabschnitts hochgradig abgewinkelt wird; ein Zwerchfell „bruch" ließ sich nicht mehr nachweisen. Dieser Befund kann als Restzustand einer ausgedehnten hypophrenischen Blutung betrachtet werden; mit den ein Hemidiaphragma in ganzer Ausdehnung betreffenden

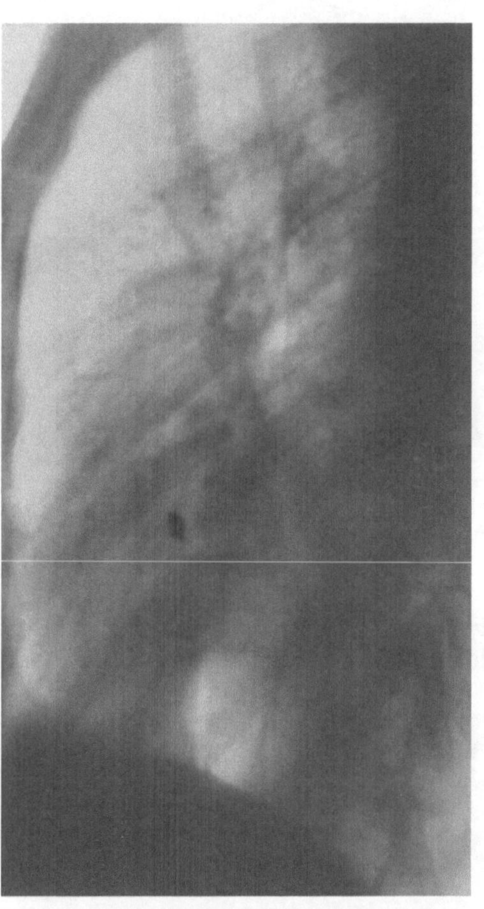

Abb. 129. Umschriebene schwartige Hochziehung des medialen Zwerchfellabschnitts links nach abgeheilter Zwerchfellschußperforation

Relaxationen nach Schußverletzung des N. phrenicus (O. WALTHER), wie sie später noch besprochen werden, haben diese Befunde nichts zu tun.

Der spätere röntgenologische Nachweis einer Zwerchfellschußverletzung ist auch für die rechte Zwerchfellhälfte mitunter an den gleichen Zeichen noch nach vielen Jahren zu erbringen. So zeigen die Atmungskymogramme der Abb. 131 den Zustand nach einem sicheren Zweihöhlenschuß (Einschuß am oberen rechten Thorax bei Bauchsteckschuß). Der Hochstand rechts ventral entspricht einer umschriebenen Ausbuckelung im diaphragmalen Narbenbereich, nicht einer Leberhernie. Hier ist einzufügen, daß eine differentialdiagnostische Abgrenzung der narbig geschlossenen Ruptur gegenüber dem posttraumatisch persistenten Zwerchfelldefekt rechts wie links häufig auch im artefiziellen Pneumoperitoneum unmöglich bleibt, weil ausgedehnte paraphrenische Verschwielungen als Folge der obligaten hepatischen oder hypophrenischen Eiterung die Regel sind. In anderen Fällen kann ein Leberprolaps schon nach der Größe und Form der posttraumatischen Konturänderung des Zwerchfells ausgeschlossen werden, wie bei Abb. 132. Hier

handelt es sich um einen Zwerchfelldurchschuß vom ersten Weltkrieg; bei Einschuß am
rechten Schulterblatt und Steckgeschoß im linken Unterbauch stellt sich als erstes post-

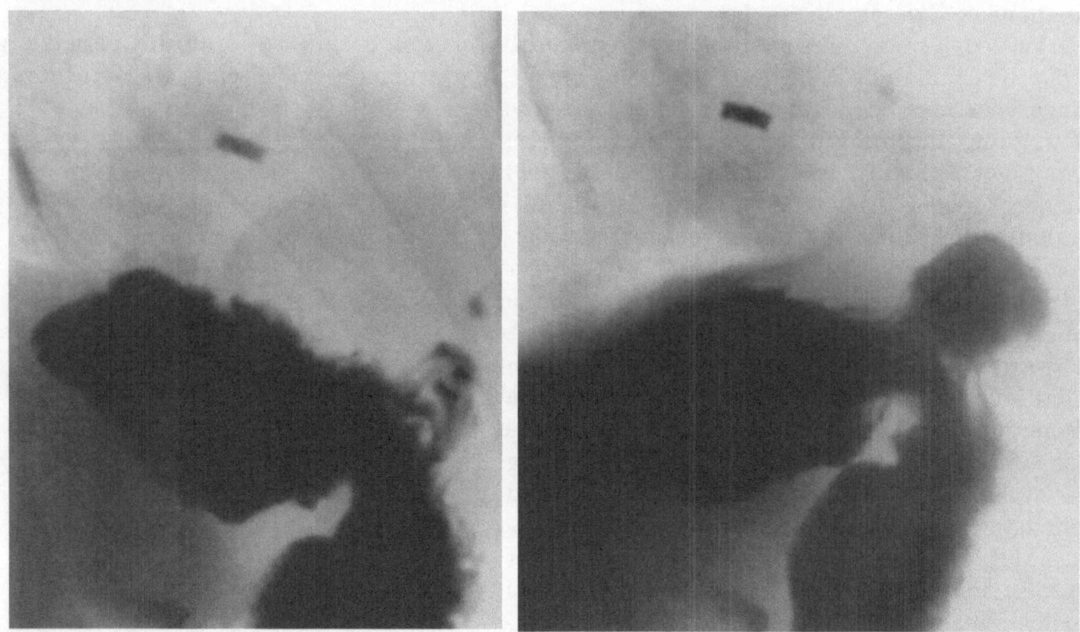

Abb. 130. Pleurale und peritoneale Zwerchfellverschwartung links vorn seitlich nach Schußperforation (links
Exspiration, rechts Inspiration = umschriebene Paradoxie)

traumatisches Zwerchfellzeichen jetzt eine Auszipfelung an der rechten Kuppe dar. Auch
hier hat — eine Operation fand nie statt — die Leber sich an die Zwerchfellwunde angelegt,

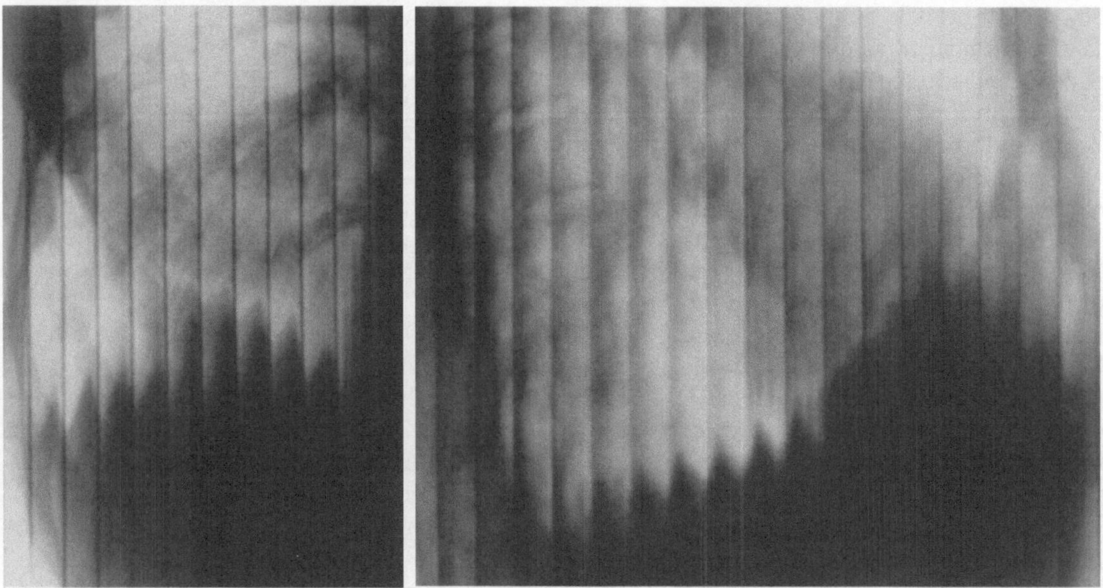

Abb. 131. Ventral umschriebene Buckelung und Parese des rechten Zwerchfells im Frontal- und Sagittal-
kymogramm nach abgeheilter Schußperforation

ohne durch das sicher kleine Schußloch in den Thorax zu prolabieren; wiederum deutet
das systolische Zwerchfellzucken im Herzkymogramm mit senkrechtem Raster außerdem

darauf hin, daß sich zentral paraphrenisch, am diaphragmalen Herzbett, entzündliche Begleit- und Folgeprozesse abgespielt haben.

Diese Befunde zeigen als typische Einzelbeispiele aus einem unterdes großen Beobachtungsgut, daß die Spätdiagnose der unkomplizierten Zwerchfelläsion sich nicht auf die Rekonstruktion des Schußverlaufs allein zu stützen braucht und daher nicht mehr auf die wenigen Fälle allein beschränkt bleiben muß, in denen ein abdominelles Steckgeschoß bei einer einzigen Einschußnarbe an der oberen Thoraxwand (und umgekehrt) zu finden ist. Zwar bedeutet der Nachweis einer lateralen Zwerchfelladhäsion für diese Spätdiagnose nur ein kaum brauchbares Zeichen, weil jeder Hämatothorax auch ohne Zwerchfellverletzung zu einer basalen Pleuraschwarte führen kann. Der Nachweis von diaphragmalen Verwachsungen ist nur dann spätdiagnostisch wertvoll, wenn er für den umschriebenen, nicht randständigen Abschnitt der aus dem Schußverlauf errechneten Perforationsstelle geführt werden kann, oder wenn er sich auf narbige Veränderungen am diaphragmalen Herzbett bezieht, die als Restzustand einer entzündlichen pleuroperitonealen Alteration gelten können. Denn wie wir sahen, ist eine frühe Reparationsphase der Zwerchfellschußverletzung durch eine umschriebene paraphrenische Verklebung gekennzeichnet. Röntgenologische Spätsymptome

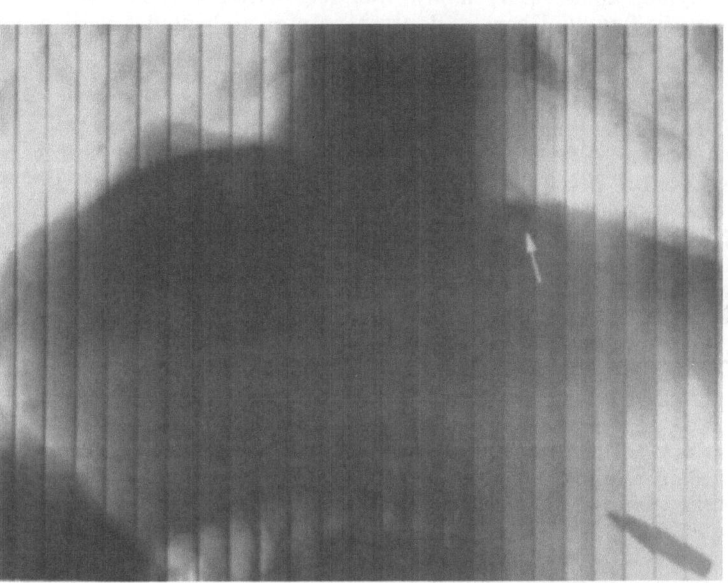

Abb. 132. Narbige Auszipfelung der rechten Zwerchfellkuppe bei glatt verheiltem Zweihöhlenschuß (Einschuß am rechten Schulterblatt!)

dieses Heilprozesses sind entsprechend umschriebene Verschwielungen des peritonealen und pleuralen Zwerchfellüberzuges, dargestellt als umschriebene Verdickung und Beweglichkeitsminderung der zentralen Zwerchfellpartien sowie als kymographisch faßbare basale Perikardobliteration und diaphragmale Akkretion.

Literatur

ADAMS, H. D.: Pleurobiliary and bronchobiliary fistulas. J. Thorac. Surg. 30, 255 (1955).
BANGA: Zit. nach LANDOIS.
BANYAI, A. L.: Pneumoperitoneum treatment. St. Louis 1946.
—, and G. H. JURGENS: Mediastinal emphysema as a complication of artificial pneumoperitoneum. J. Thorac. Surg. 8, 329 (1939).
BEALE, E. C.: Zit. nach LANDOIS u. HITZENBERGER.
BOEVÉ, H. J.: Ruptur von Diaphragma und Pericard bei Beckenfraktur. Nederl. Tijdschr. Geneesk. 94, 417 (1950).
CARTER, B. N., J. GUISEFFI and B. FELSON: Traumatic hernia of the diaphragm. Amer. J. Roentgenol. 65, 56 (1950).
CHAMBERLAIN, J. M., and J. M. FORD: Diaphragmatic hernia produced by indirect violence. Surg. clin. N. Amer. 1953, 1505.
CIECHOMSKI: Stichverletzung des Zwerchfells. Boas Arch. 14, 339 (1908).
DAXENBERGER: Zit. nach LANDOIS.
DITTERT, R.: Traumatische Lungenhernie. Röntgenprax. 13, 319 (1941).
DUGAN, D., and P. C. SAMSON: Strangulation of the stomach and traumatic diaphragmatic hernia. J. Thorac. Surg. 17, 771 (1948).

Evans, C. J., and J. A. Simpson: Fifty-seven cases of diaphragmatic hernia and eventration. Thorax (Lond.) 5, 343 (1950).

Frey: Zit. nach Hitzenberger.

Garré-Stich-Bauer: Lehrbuch der Chirurgie, 15. Aufl. Berlin 1949.

Gruber, G. B.: Über Zwerchfellücken, Zwerchfellhernien und Zwerchfelldefekte. Zugleich Mitteilung einiger Vorkommnisse von Zwerchfellverletzung. Bruns' Beitr. 186, 129 (1953).

Harrington, S. W.: Siehe Literatur Kap. IX.

Haubrich, R.: Über verschiedene Arten von Zwerchfellhernien. Röntgenprax. 17, 264 (1948).

— Zur Röntgendiagnostik der Gasbildung im Gewebe. Fortschr. Röntgenstr. 71, 475 (1949).

— Über die Röntgendiagnose des Zweihöhlenschusses (Zwerchfellverletzung ohne Intestinalprolaps). Acta radiol. (Stockh.) 35, 165 (1951).

— Über unkomplizierte Zwerchfellverletzungen (Röntgenologische Untersuchungen mit einfacher und kymographischer Technik). Röntgen-Blätter 4, 178 (1951).

—, u. P. Thurn: Über die Röntgensymptomatologie der Perikardverschwielung. Fortschr. Röntgenstr. 73, 288 (1950).

—, u. E. Versen: Über Rupturen und Perforationen der Speiseröhre. Gastroenterologia (Basel) 80, 364 (1953).

Hedblom, C. A.: Diaphragmatic hernia. Ann. Int. Med. 8, 156 (1934).

Hofner, G.: Partielle traumatische Zwerchfellablösung. Röntgenprax. 12, 25 (1940).

Iselin: Die Heilung der Zwerchfellwunde. Bruns' Beitr. 102, 433 (1916).

Juzbasic: Zur Chirurgie der Zwerchfellruptur. Chirurg 11, 47 (1939).

Kilner, J. N.: Zit. nach Hitzenberger.

Koch: Die traumatisch entstandene Zwerchfellücke und ihre kriegschirurgische Bedeutung. Med. Klin. 1944, 100.

Koelsch, K. A.: Zwerchfellruptur während Behandlung mit künstlichem Pneumoperitoneum. Tuberkulosearzt 7, 468 (1953).

Koennecke: Zwerchfellhernie durch stumpfe Bauchverletzung. Zbl. Chir. 68, 48 (1941).

Lacher: Über Zwerchfellhernien. Dtsch. Arch. klin. Med. 27, 268 (1880).

Lam, C. R.: Treatment of traumatic hernia of the diaphragm. California Med. 78, 238 (1953).

Landois: Die Chirurgie des Zwerchfells und des N. phrenicus. In Kirschner-Nordmann, Die Chirurgie. Berlin u. Wien 1941.

Liebermeister: Einige interessante Befunde an den Atmungsorganen. Zbl. Radiol. 2, 331 (1927).

Lippert, K. M., W. J. Rowe and H. Pototzky: J. South Carolina Med. Assoc. 46, 5 (1950). Zit. nach Ramström u. Alsen.

Magula: Zit. nach Landois.

Manlove, Ch., and Baronofsky: Traumatic rupture of both leaves of the diaphragm. Surgery 37, 461 (1955).

Mann, Olson and Walls: Lung hernia: case report. Surgery 25, 127 (1949).

Marsden, C. M.: Traumatic diaphragmatic hernia. J. Army Med. Corps 89, 71 (1947). Zit. nach Ramström.

Müller, K.: Zit. nach Landois.

Naegeli: Zit. nach Landois.

Perthes-Läwen: In Wullstein-Küttner, Lehrbuch der Chirurgie. 1931.

Ponte, A.: Lungenhernie. Chirurg 25, 29 (1954).

Prinstl, K., u. H. Hofer: Beitrag zur Entstehung einer sog. Lungenhernie. Chirurg 26, 107 (1955).

Ramström, S., and S. Alsen: Diaphragmatic rupture following abdominal injuries. Acta chir. scand. (Stockh.) 107, 304 (1954).

Rieder: Die traumatischen Zwerchfellbrüche. Zbl. Chir. 1938, 2632.

Rowe, E. W.: A case of severe injury to chest wall and diaphragm. Radiology 30, 762 (1938).

Samuelson: Zur Frage der traumatischen Zwerchfellhernie und der Bedeutung der Röntgenuntersuchung zum Nachweis. Dtsch. med. Wschr. 1932, 332.

Spath, F., u. H. Hyden: Über subcutane Zwerchfellverletzungen (Rupturen). Klin. Med. (Wien) 4, 21 (1949).

Steffens: Verletzungen der Lunge und des Brustkorbs. Stuttgart 1951.

Stein, J., H. P. Colmore and R. A. Green: Diaphragmatico-pericardial tear with intrapericardial herniation of the transverse colon. Radiology 60, 417 (1953).

Suter: In Kirschner-Nordmann, Die Chirurgie. Berlin u. Wien 1941.

Wahl, R.: Zur Klinik und Röntgenologie der Lungenhernie. Fortschr. Röntgenstr. 40, 665 (1929).

Walther, O.: Relaxatio des linken Zwerchfells nach Schußverletzung der linken Thoraxseite mit Lageveränderung und Entleerungsstörung des Magens. Radiol. clin. (Basel) 22, 119 (1953).

Wheatley, L. F.: Traumatic rupture of the diaphragm. Case report. Amer. J. Roentgenol. 24, 679 (1930).

IX. Zwerchfellhernien und -prolapse

Während vor der Röntgenära die Kenntnis der thorakalen Verlagerungen von Baucheingeweiden ein Reservat der Pathologen war und die Diagnose der Hernia diaphragmatica und des Prolapsus transdiaphragmaticus am Lebenden zu den Seltenheiten zählte, ist in den letzten Jahrzenten die Diagnostik der Zwerchfellbrüche im weiteren Sinne zur Domäne der Röntgenologie geworden. Dies drückt sich in einer Fülle kasuistischer Mitteilungen aus, die nicht mehr zu überblicken sind. Eine zusammenfassende Darstellung aller hierher gehörenden Zwerchfellalterationen wird außerdem durch die Tatsache erschwert, daß ihre Klassifikation mit besonderen Schwierigkeiten verbunden ist. Ob eine Einteilung nach ätiologisch-pathogenetischen Gesichtspunkten erfolgt (angeborene oder erworbene Zwerchfellbrüche), nach pathologisch-anatomischen Kriterien (Prolaps, echte Hernie oder Divertikel) oder nach der topographischen Verteilung (typischer Sitz an Löchern, präformierten Lücken und Schwachstellen oder atypische Lage) — immer resultieren Überschneidungen, und immer bleiben Einzelfälle außerhalb des Ordnungsschemas. Dazu kommt, daß Unklarheiten und Ungenauigkeiten der Terminologie gerade auf diesem Gebiet so zahlreich sind und so unausrottbar scheinen, daß jeder Versuch einer verbindlichen Klassifikation fast einer Sisyphusarbeit gleichkommt.

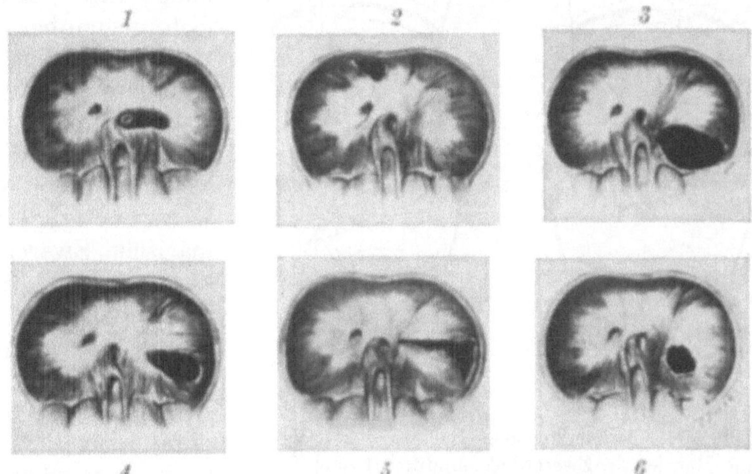

Abb. 133. Die Haupttypen von Zwerchfellhernien und -prolapsen, modifiziert nach HARRINGTON (*1* Hiatushernie, *2* parasternale Hernie, *3* costolumbale Hernie oder Prolaps, *4* Prolaps durch persistentes Loch, *5* Prolaps durch traumatischen Defekt, *6* Prolaps durch entzündlich-nekrotischen Defekt)

Eine der ersten und umfassendsten Einteilungen stammt von G. SCHMIDT, die auch von SAUERBRUCH anerkannt wurde. Sie schließt aber nicht nur die totale und partielle Zwerchfellrelaxation ein, sondern verzichtet auch auf das diagnostisch wichtige topographische Ordnungsprinzip und setzt im übrigen eine Differenzierung voraus, die in praxi nicht einmal bei der Operation und Obduktion immer möglich ist; sie hat sich daher nicht durchsetzen können. Klinisch und röntgenologisch zweckmäßiger ist eine Einteilung nach der Lokalisation der Zwerchfellbrüche im weiteren Sinne, wie sie von HEYDEMANN und DORFMEYER und von ELLINGER vorgeschlagen worden ist, pathogenetische Gesichtspunkte aber erst in zweiter Linie berücksichtigt. Im angloamerikanischen Schrifttum hat sich die Klassifikation von HARRINGTON gegenüber der von MARKS unterdes weitgehend durchgesetzt, weil sie klinisch und röntgendiagnostisch brauchbar ist und ätiologisch-pathogenetisch wie auch topographisch umfassend erscheint. Sie kommt der Forderung nach einer möglichst einfachen und doch gleichzeitig möglichst instruktiven Einteilung entgegen. Die danach wichtigsten Typen von Zwerchfellhernien und -prolapsen sind in Abb. 133 zusammengestellt. Wenn im folgenden ähnliche Gesichtspunkte zur Grundlage unserer Darstellung gemacht werden, so nur mit dem Unterschied, daß die verschiedenen Bruchformen durch den Hiatus oesophageus in einem eigenen Kapitel zusammengefaßt sind. Die Ordnung der verbleibenden Zwerchfell„brüche" nach lokalisatorischen Gesichtspunkten erfaßt die angeborenen und erworbenen Dystopien im Bereich der Foramina Bochdalek und Larrey und die an beliebig anderer Stelle möglichen sonstigen kongenitalen und akquirierten Formen; sie wird mit der Darstellung der posttraumatischen Eventrationen ergänzt. In diesem Schema haben die sog. totale (hemidiaphragmale) und die partielle Relaxation des Zwerchfells logischerweise keinen Platz, obschon sie im Hinblick auf die Differentialdiagnostik vielfach zusammen mit den Zwerchfellhernien und -prolapsen abgehandelt werden.

Eine weitere Vorbemerkung ist zur Nomenklatur notwendig. G. B. GRUBER hat nachdrücklich darauf hingewiesen, daß die auf dem Gebiet der Zwerchfellpathologie eingebürgerten Fehlbegriffe und Fehlvorstellungen einer Revision bedürfen, um nicht zu Fehlentscheidungen auch in der Therapie zu führen. Der echten Zwerchfellhernie mit Bruchsack (erhaltene pleuroperitoneale Membran bei umschriebenem Mangel der phrenischen Muskelentwicklung) steht so der diaphrenische Prolaps durch ein persistentes, kongenitales, pleuroperitoneales Zwerchfellloch gegenüber. Die Bezeichnung „falsche Hernie" erübrigt sich danach ganz. Von einem Zwerchfelldefekt soll nur dann gesprochen werden, wenn posttraumatisch eine Kontinuitätstrennung aller vorher intakten Gewebsschichten des Zwerchfells entstanden ist. Der hier erfolgte Prolaps darf nicht als „traumatische Zwerchfellhernie" bezeichnet werden. Auf die Frage, ob durch ein Trauma auch eine unvollkommene Zwerchfelldurchreißung überhaupt möglich ist und eine echte traumatische Zwerchfellhernie mit einem Bruchsack aus der intakt gebliebenen diaphragmalen Pleura resultieren kann, ist später noch einzugehen. Bleibt ein Abschnitt des Zwerchfells kongenital offen, so muß von einer Agenese oder Aplasie gesprochen werden, wobei je nach Größe der Fehlanlage alle Übergänge vom kongenitalen Loch bzw. von der persistierenden Lücke bis zur Halbseiten-

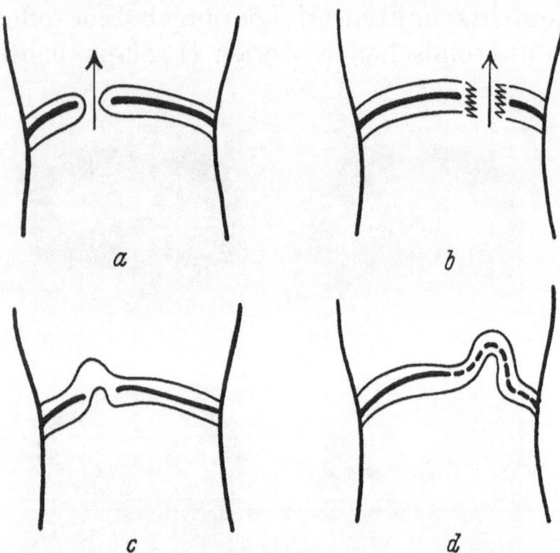

Abb. 134. Terminologisches Schema der Prolapse und Hernien des Zwerchfells, modifiziert nach GRUBER und v. MEYENBURG (*a* Prolaps durch kongenitales, persistentes Zwerchfelloch, *b* Prolaps durch traumatischen Defekt, *c* Hernie im Bereich einer Muskellücke, *d* Zwerchfelldivertikel bzw. partielle Relaxation)

agenesie möglich sind. Der Begriff des Zwerchfell„defektes" ist bei allen angeborenen Alterationen fehl am Platz, weil es sich um Mißbildungen verschiedensten Ausmaßes handelt, nicht um Gewebsverluste in einem vorher intakten Bereich des Zwerchfells wie beim Trauma.

Diese terminologisch eindeutigen Prinzipien, wie sie den Schemata der Abb. 134 entsprechen, sind in der klinischen und röntgenologischen Praxis naturgemäß nur schwer einzuhalten, weil es selten möglich ist, alle pathogenetischen Voraussetzungen und anatomischen Verhältnisse völlig zu übersehen. Was zunächst die Unterscheidung der Hernie vom Prolaps anbelangt, so ist die Sachlage klar, wenn der Nachweis des Bruchsackes röntgenologisch, etwa mittels des Pneumoperitoneum, gelingt, oder wenn sich umgekehrt der Prolaps an der Entstehung eines Pneumothorax bei der peritonealen Luftfüllung manifestiert. Andererseits berechtigen bestimmte Lokalisationen des Zwerchfell„bruches", eine echte Hernie mit großer Wahrscheinlichkeit anzunehmen. Das gilt z. B. für die Verlagerungen im Bereich des Hiatus oesophageus und der LARREYschen Muskellücke, die fast ausnahmslos echte Hernien mit peritonealem Bruchsack darstellen. Analog können sicher traumatisch entstandene Eingeweidedystopien dann ohne weiteres als Prolapse gekennzeichnet werden, wenn sie das Zwerchfell außerhalb der physiologischen Schwachstellen durchsetzen. Betreffen sie deren Bereich, dann kann meist nicht präjudiziert werden, ob eine Zerreißung des schwachen Zwerchfells mit einem traumatischen Prolaps oder eine Hernie auf dispositioneller Grundlage vorliegt, weil erfahrungsgemäß ein Trauma auch bei zunächst unauffälliger Vorgeschichte kaum sicher ausgeschlossen werden kann. In Zweifelsfällen von „Eventrationen" zu sprechen und die endgültige Charakterisierung der gegebenen Zwerchfellalteration als Hernie oder als Prolaps bei persistierendem Loch oder erworbenem Defekt der operativen oder autoptischen Klärung vorzubehalten, ist zwar sprachlich einwandfrei, aber leider deshalb mißverständlich, weil die „Eventration" vor allem im ausländischen Schrifttum fälschlich auch synonym mit der Relaxation gebraucht wird. In praxi, d. h. besonders für die Operationsindikation, ist die Unterscheidung zwischen der Hernia diaphragmatica und dem Prolapsus transdiaphragmaticus aber irrelevant. Trotzdem soll im folgenden versucht werden, der Forderung nach einer terminologisch einwandfreien Klassifikation soweit wie irgendmöglich zu entsprechen.

1. Allgemeines

Das gesamte bisher vorliegende Schrifttum über Zwerchfellhernien und -prolapse ist für den einzelnen nicht mehr zu überblicken, da es sich überwiegend um Kasuistik handelt. Die Einzelmitteilungen ergeben zusammen mit den Übersichtsarbeiten, deren größte von Lacher (1880), Eppinger (1910), Giffin (1912) und Harrington (1948) stammen, eine Gesamtzahl von weit über 3000 Fällen. Unter diesen spielt die Hiatushernie im weiteren Sinn seit den letzten Jahrzehnten die zahlenmäßig größte Rolle (70—90%); bis 1925 noch galt sie als außerordentlich selten. Die Häufigkeit aller Hernien und Prolapse zusammen erhellt aus den Angaben, daß ihre röntgenologische Frequenz bei der Routineuntersuchung des Intestinaltraktes auf 1—2% (Kirklin und Hodgson, Mayo-Klinik; Root und Prikett), bei der Thorax-Reihenuntersuchung auf $^1/_{10}$—$1^0/_{00}$ (Koss, Vieten und Willmann; Determann; Steinhoff; La Pointe) geschätzt wird. Es ist sicher, daß diese Verhältniszahlen in Zukunft noch weiter ansteigen, weil die beiden Hauptgruppen ständig zunehmen: die Hiatushernien infolge ihrer steigenden klinischen Bewertung und der verbesserten Untersuchungstechnik, die traumatischen Prolapse wegen der unaufhaltsamen Zunahme der Verkehrsunfälle und als Spätfolgen von Kriegsverletzungen.

Die *Geschlechtsverteilung* aller Zwerchfell„brüche" bevorzugt eindeutig das männliche Geschlecht, das etwa doppelt so häufig betroffen ist wie das weibliche; von den bei Frauen viel häufigeren Hiatushernien wird hier abgesehen, da sie später im Zusammenhang behandelt werden. Dies Zahlenverhältnis ist bei den traumatischen Dystopien auf 7:1 zugunsten der Männer erhöht. Hinsichtlich der *Seitenverteilung* ist seit langem bekannt, daß sowohl die angeborenen wie die erworbenen und traumatischen Prolapse links etwa im Verhältnis 8:1 bis 9:1 überwiegen. Dabei sind die nichttraumatischen Verlagerungen links 4mal, die traumatischen Prolapse 10—15mal häufiger als rechts (Jenkinson, Gudjons, Harrington, Gruber). Echte Hernien kommen rechts häufiger als links vor (2:1), doch stehen sie im ganzen gegenüber den Prolapsen an Zahl weit zurück (1:7).

Die Häufigkeit der *kongenitalen* Hernien und Prolapse ist nur schwer abzuschätzen, da sicher eine große Zahl weniger umfangreicher Verlagerungen von Baucheingeweiden postnatal nicht diagnostisch erfaßt und im Lauf des späteren Lebens als erworben angesprochen wird. Umgekehrt dürfte ein Teil der sog. kongenitalen Dystopien erst später an physiologischen Schwachstellen oder persistierenden Löchern entstanden sein, obschon das auslösende Moment anamnestisch unauffällig geblieben ist. Entsprechende Angaben, wie daß die Morbidität bei Neugeborenen 0,04% beträgt (Wetterdal), oder daß sich unter 5269 Autopsien von Neugeborenen und Säuglingen unter einem Jahr 38 Zwerchfell-„brüche" (0,7%) fanden (Haugen und Ehrenberg), müssen daher mit entsprechender Skepsis interpretiert werden. Die Annahme von Pozzan geht aber sicher zu weit, daß es echte angeborene Zwerchfell„brüche" gar nicht gäbe, sondern alle derart bezeichneten Zustände in den ersten Lebenstagen auf der Grundlage einer „pseudogenetischen" Aplasie anläßlich eines verkannten Traumas aufträten. Es kann gar kein Zweifel daran bestehen, daß Mißbildungen des Zwerchfells recht häufig schon fetal und nicht erst postnatal einen Prolaps oder eine Hernie herbeiführen (Gruber). Auf diese Frage ist im einzelnen noch näher einzugehen.

Zur *topographischen Verteilung* der Hernien und Prolapse auf die einzelnen Partien des Zwerchfells ist festzustellen, daß der linke hintere Zwerchfellabschnitt am allerhäufigsten betroffen ist. Diese Vorzugslokalisation auch der nichthiatalen Verlagerungen ist entwicklungsgeschichtlich und mechanisch bedingt. Zahlenmäßig stehen die Hiatushernien ganz im Vordergrund; ihnen folgen die traumatischen Prolapse der Zwerchfellkuppe, die kongenital angelegten Eventrationen durch Partialagenesien und durch persistierende, meist periphere Löcher des Zwerchfells im Bereich der pleuroperitonealen Fusionsstellen und die erworbenen Hernien und Prolapse an den physiologischen Schwachstellen und muskelfreien Zwerchfellteilen (HARRINGTON). Diese Häufigkeitsordnung dürfte sich aus den vorher angegebenen Gründen jetzt verschieben, kann aber im großen ganzen noch als zutreffend angesehen werden. Dabei hat es den Anschein, als ob im Gegensatz zu den Prolapsen im Bereich des Trigonum lumbocostale die Hernien dieses gleichen Abschnitts (For. Bochdalek) doch weniger häufig seien, als früher angenommen wurde (GRUBER) und seltener noch als die parasternale Hernie (For. Larrey), die jetzt nicht mehr als Rarität gelten kann. Neben diesen, in Abb. 133 zusammengestellten häufigsten Typen spielen die an anderen Zwerchfellpartien sitzenden Hernien und Prolapse zahlenmäßig eine ganz untergeordnete Rolle. So sind Einzelfälle von Zwerchfellbrüchen entlang der V. cava inf. (BRECKOFF; SOUTHBY; KOSS, VIETEN und WILLMANN) und der V. azygos und des N. splanchnicus (ANDRÉ) sowie von einem Prolaps an der Durchtrittstelle des N. sympathicus (HUME, THOMA) mitgeteilt worden.

Notwendige weitere statistische Angaben sollen im folgenden ebenso wie Fragen der Pathogenese und Hinweise auf das klinische Erscheinungsbild zusammen mit der röntgenologischen Semiologie bei den einzelnen, nach topographischen Gesichtspunkten geordneten Typen der Prolapse und Hernien des Zwerchfells erörtert werden.

2. Die parasternale Hernie

MORGAGNI hat 1769 als erster eine Hernie im Bereich des Trigonum sternocostale beschrieben, weshalb diese Bruchform auch als MORGAGNIsche Hernie bezeichnet wird. Synonyme sind LARREYsche, substernale, retrosternale, subcostosternale, retroxiphoidale und parasternale Hernie. Es handelt sich dabei praktisch ausschließlich um echte Brüche infolge einer „örtlich gestörten Gewebsverteilung des Zwerchfells an typischer Stelle". Die Bruchpforte ist in der LARREYschen Lücke zwischen der Pars sternalis und Pars costalis der Zwerchfellmuskulatur gegeben und stellt einen kleinen, dreieckigen, mit der Spitze zum Centrum tendineum gerichteten, muskelfreien Zwerchfellabschnitt dar. Die mittelständige Sternalportion des Zwerchfellmuskels kann auch durch Bindegewebe ersetzt sein oder ganz fehlen, so daß die beidseitigen Muskellücken zu einer einzigen Muskelöffnung verschmelzen (THOMA, EPPINGER, LÜSCHER), wodurch beid- oder wechselseitige herniöse Ausstülpungen möglich werden.

Die Häufigkeit der parasternalen Hernie wird auf rund 3% aller Zwerchfell„brüche" überhaupt geschätzt (GREENWALD und STEINER; HARRINGTON), doch ist es nicht möglich, genauere Vergleichszahlen anzugeben, da schon die absoluten Angaben der Kasuistik nicht übereinstimmen. In der ersten pathologisch-anatomischen Statistik von THOMA (1882) finden sich 10 parasternale Hernien, in der von HEDBLOM (1931) bereits 60; HARRINGTON fügte für die Zeit von 1930—1941 weitere 24 Fälle hinzu und LÜSCHER hat für die Zeit von 1921—1951 im ganzen nur 41 parasternale Hernien gezählt. Im röntgenologischen Schrifttum sind 1939 von ELLINGER 14 sichere parasternale Hernien zusammengestellt worden, denen unterdes etwa 80 weitere, in vivo diagnostizierte und meist operativ bestätigte Fälle folgten (AABYE; ARNHEIM; ASCARELLI und Mitarbeiter; BROWN; CAMERER; CAPURRO und Mitarbeiter; DENISART; EVEN und Mitarbeiter; BAUM und Mitarbeiter; GLEIZE-RAMBAL; GUDBJERG; GUDJONS; GUILLERM; HAJDU und Mitarbeiter; HAUBRICH; HELSBY und Mitarbeiter; K. HOFFMANN; R. HOFFMANN; HOLLANDER und Mitarbeiter; JOHNSON und Mitarbeiter; KLEINSORGE; LESZLER; LÜSCHER; MENGER; PICARD und Mitarbeiter; DE PONTI; POPPE; PUGLIONISI; ROGERS und Mitarbeiter; SALTZSTEIN und

Mitarbeiter; STUCKI-V. MURALT; VOGEL; BALMES und Mitarbeiter; CHIN und DUCHESNE [33 Fälle!]; SPENNATI). Diese Brüche sind rechtsseitig etwa 10mal so häufig wie links. Als Ursache dieser Seitendifferenz wird angegeben, daß die muskelfreie parasternale Zwerchfellpartie rechts etwas größer angelegt ist als links, und daß Herz und Herzbeutel links einen besseren mechanischen Schutz darstellen. Doppelseitige MORGAGNI-Hernien sind nach LÜSCHER 8mal, nach anderen Autoren nur 4mal gesichert, wozu die beiden Fälle von KOSS, VIETEN und WILLMANN und von R. W. BROWN neu hinzutreten.

Die Frage der Ätiologie und Pathogenese der parasternalen Hernie ist noch nicht geklärt. Die überwiegende Anzahl ist zwar im mittleren und höheren Lebensalter festgestellt worden und mit ziemlicher Sicherheit als erworben oder sogar als traumatischdispositionell anzusehen. Doch sind auch Beobachtungen bei Kindern bekannt, die wenigstens für einen Teil der Fälle auch eine kongenitale Entstehung wahrscheinlich machen (LÜSCHER); die jüngsten betreffen Säuglinge von 18, 20 und 21 Monaten (CONTAT; JAUBERT und Mitarbeiter; AMADEI). Anatomische Untersuchungen der LARREYschen Muskelspalte durch THOMA hatten schon früher ergeben, daß die Größe der muskelfreien, nur pleuroperitoneal gedeckten Lücke der Körpergröße zwar parallel geht, daß sie beim Feten aber öfter durch schmale sagittale Muskelbündel oder -schichten vergittert ist als beim Erwachsenen, wo außerdem der sternodiaphragmale Ansatzwinkel größer und die Protrusion eines Pleuroperitonealsackes daher eher möglich ist. Die kongenitale Hernienbildung im Gebiet des LARREYschen Spaltes beruht offenbar auf einer umschriebenen Störung des Muskeleinwachsens in das häutig ausgebildete Zwerchfell und muß nach entwicklungsgeschichtlichen Voraussetzungen im dritten Fetalmonat erfolgen; sie wäre danach als Zwerchfellmißbildung zu charakterisieren (HARRINGTON). Vereinzelt ist auch eine Kombination mit nichtdiaphragmalen Mißbildungen bei Kindern mit einer parasternalen Hernie festgestellt worden (Lit. bei LÜSCHER, JOHNSON, MENGER). Für die überwiegende Mehrzahl der Fälle jedoch ist eine kongenitale Entstehung unwahrscheinlich. Das Durchschnittsalter der mitgeteilten Fälle beträgt 60—75 Jahre, und anderweitige Mißbildungen fehlen hier fast immer. Offensichtlich kann eine Vergrößerung des LARREYschen Spaltes auch sekundär erfolgen. Dabei spielen drei Faktoren eine besondere Rolle. Einmal kann bei der Fettsucht das präperitoneale Fettgewebe die Zwerchfellmuskulatur stark auseinanderdrängen und so die muskelfreie, bruchdisponierte Parasternalportion des Zwerchfells erheblich vergrößern (CRUVEILHIER, BÜTTNER, LÜSCHER); der gleiche Effekt kann umgekehrt durch eine plötzliche Abmagerung resultieren. Zum anderen findet sich im Schrifttum eine ganze Reihe von parasternalen Hernien bei gleichzeitiger schwerer Kyphoskoliose (ELLINGER, LÜSCHER, AABYE, GUDJONS). Die Annahme liegt nahe, daß hier die Ausweitung und Asymmetrie der unteren Thoraxapertur zu einer starken Dauerspannung des Zwerchfells, zu einer Vergrößerung des Zwerchfellansatzwinkels und zu einer Dehnung der präformierten muskelfreien Parasternalportion geführt haben, durch die als „indirekte" Traumafolge schließlich eine Herniierung zustande gekommen ist. Eine dispositionell schwache Stelle wie der LARREYsche Muskelspalt kann schließlich auch ohne eine derartige Wirbelsäulendeformation durch sternale Zwerchfellverschwartungen (MATTINA), durch Dauerbelastung oder mehrfache kleine Gewalteinwirkungen zur Entstehung einer Hernie oder zu einem Prolaps nach indirektem Trauma führen (UFFREDUZZI, GUILLERM); das wird vielfach in der Anamnese keinen Ausdruck finden. Ein gesteigerter Abdominaldruck kann daher die sekundäre Ausbildung einer parasternalen Hernie im Bereich der kongenitalen bzw. dispositionellen Schwachstelle mitbedingen, wie die nicht seltenen Beobachtungen bei großen intraabdominalen Tumoren und bei der Gravidität gleichfalls wahrscheinlich machen (HARRINGTON; KIRKLIN und Mitarbeiter). Auf den konkurrierenden Entstehungsfaktor des intrapleuralen Sogs muß später noch eingegangen werden (LÜSCHER). Immerhin ist einschränkend zu vermerken, daß die klinische Symptomarmut gerade dieses Hernientyps zweifellos die Möglichkeit einschließt, daß manche erst im Alter erkannte Parasternalhernie lebenslang unentdeckt geblieben ist, obschon sie angeboren oder im frühen Kindesalter ausgebildet wurde; sind gleichzeitig mehrere Abdominalorgane parasternal ektopiert („compound hernia", C. H. BROWN und Mitarbeiter), so resultiert meist ein klinisch auffälliges kardiopulmonales Bild.

Einen typischen Fall von parasternaler Zwerchfellhernie gibt Abb. 135 wieder. Der Patient kam nach der Entlassung aus der Kriegsgefangenschaft, in der er einen Gewichtsverlust von 30 kg erlitt, wegen Schwächegefühls und geringen Auswurfs zur Untersuchung und wurde wegen einer faustgroßen, als Lungentumor gedeuteten Rundverschattung im medialen Unterfeld zur Röntgenbestrahlung eingewiesen. Die Lage im vorderen Herz-Zwerchfellwinkel (Abb. 135a) und die Inhomogenität des von dünnen Septen durchzogenen, lufthaltigen epiphrenischen Gebildes ließen sogleich an eine parasternale Hernie denken. Die Kontrastmitteluntersuchung ergab als Bruchinhalt das rechte Colon trans-

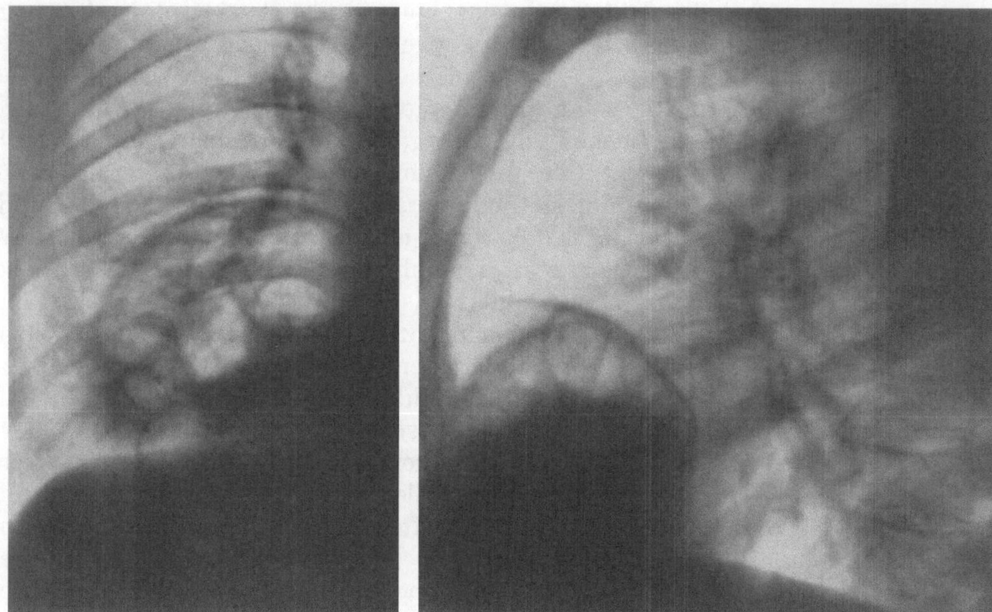

Abb. 135a. Parasternale Hernie im Frontal- und Sagittalbild

versum und das obere C. ascendens. In Abb. 135b projiziert sich die Bruchpforte mit einer Einschnürung des ein- und austretenden Dickdarmabschnitts unterhalb (und ventral) der Zwerchfellkuppe. Eine merkliche Passagestörung bestand nicht, wenn auch geringe Kontrastmittelreste noch mehrere Tage in dem herniierten Darmteil nachweisbar blieben. Vor dem Leuchtschirm war die Bewegung der rechten Zwerchfellhälfte wie des Hernienrandes normalsinnig. Das entspricht der statistischen Angabe von ELLINGER, daß eine paradoxe Bewegung bei rechtsseitigen Parasternalhernien oft fehlt, weil im Gegensatz zu größeren linksseitigen Prolapsen und Hernien das Zwerchfell in der Regel noch inspiratorisch tiefer treten kann und sein Zug den intrathorakalen Sog überwiegt. Zur Frage der Pathogenese ist hier die Angabe wichtig, daß vor einigen Jahren ein rechtsseitiger Leistenbruch aufgetreten war, was die Annahme einer kongenitalen Disposition nahelegt. Zum andern hatte der Patient als Spediteur grobe körperliche Arbeit zu verrichten, und drittens hob die Vorgeschichte hervor, daß der Bruch anschließend an eine erhebliche Abmagerung zuerst in Erscheinung trat, nachdem der Patient den ganzen Krieg hindurch vollen Frontdienst geleistet hatte. Daraus ergibt sich, daß hier die parasternale Hernie, begünstigt durch körperliche Anstrengungen und durch dispositionelle Momente, infolge des Fettschwundes im ausgeweiteten Muskelspalt entstanden sein dürfte, wie es seit CRUVEILHIER bekannt ist.

Der Röntgenbefund dieses Falls kann als typisch für alle parasternalen Hernien mit Dickdarm als Bruchinhalt angesehen werden und bedarf keiner weiteren Erläuterung.

Die Differentialdiagnostik ist wenig problematisch, wenn Intestinalorgane in den Bruch eingelagert sind. Eine Ektopie des Magens ist etwas weniger häufig und gelegentlich mit einer gleichzeitigen Verlagerung von Netz- oder Leberanteilen verbunden. Dünndarm als Bruchinhalt ist bisher nur dreimal beobachtet worden (GUILLERM; GUDJONS; JOHNSON und Mitarbeiter), in einem Fall gleichzeitig mit dem Pankreas. Reine parasternale Netzhernien bis zu Faustgröße sind mehrfach beschrieben und bei Erwachsenen bzw. bei den erworbenen parasternalen Zwerchfellbrüchen häufiger als bei Kindern und Jugendlichen (ROBBINS; ROGERS und Mitarbeiter; STEWART; ISAAC und Mitarbeiter; CURTILLET und Mitarbeiter; CAPURRO und Mitarbeiter). Ihr Nachweis kann bei der Vielzahl der differentialdiagnostisch in Frage kommenden Rundverschattungen im Herz-Zwerchfellwinkel schwierig sein. Er stützt sich auf die zwerchfellunmittelbare Lage, die häufige Verkleinerung bei der Exspiration infolge der abdominellen Druckminderung, die Hochziehung und den kranialkonvexen Verlauf des Transversums, gelegentlich auch auf die Verlagerung des Dünndarms und schließlich auf die Darstellung des Bruchsackes im Pneumoperitoneum. Die Atemverschiebung der Netzhernie ist oft normalsinnig. Manche Netzhernien sind erst thorakoskopisch geklärt worden.

Die Leber findet sich als Bruchinhalt meist zusammen mit Netz- oder Darmteilen (THOMAS), nur selten allein (WELLS und Mitarbeiter; WAGNER; CURTILLET und Mitarbeiter; MENGER; HOLLANDER und Mitarbeiter). Bei Kindern unter 12 Jahren ist im Gegensatz zu den Verhältnissen beim Erwachsenen von SALZSTEIN und Mitarbeitern; RAVITCH und Mitarbeitern immer auch ein

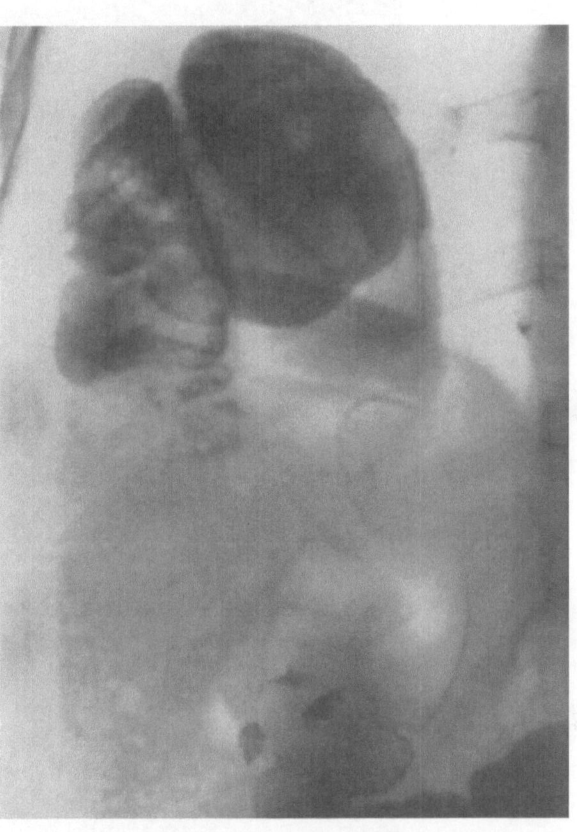

Abb. 135b. Gleicher Fall. Einschnürung des Dickdarms in der Bruchpforte unterhalb und ventral der Zwerchfellkuppe beim Kontrasteinlauf

Leberanteil in der parasternalen Hernie gefunden worden. Der Fall der Abb. 136 mit einer nur leberhaltigen Parasternalhernie bei einem 50jährigen Mann stellt daher eine Seltenheit dar. Hier zeigt sich im Übersichtsbild eine stumpfwinklig dem Zwerchfell aufsitzende, mehr als faustgroße Verschattung (Abb. 136a), die bei der Kontrastmitteluntersuchung ohne Beziehung zum Intestinaltrakt blieb. Deutet schon ihre Homogenität bei dem Fehlen von Magen und Darm darauf hin, daß es sich hier entweder um Leber oder Netz handeln muß, so zeigen das Pyelogramm mit der Hochstellung der rechten Niere und das Seitenbild mit der vorderen Lage (Abb. 136b, obere Bildhälfte), daß hier ein recht großer Leberabschnitt im Bereich der LARREYschen Spalte ausgestülpt ist. Im diagnostischen Pneumoperitoneum (Abb. 136b, untere Bildhälfte) ist nur das linke Zwerchfell abgehoben, während eine Luftfüllung am eventrierten rechten Zwerchfellabschnitt nicht erfolgt. Aus diesem Befund auf einen Prolaps zu schließen, wäre verfehlt, wenn auch einige wenige parasternale Verlagerungen ohne Bruchsack beobachtet worden sind. CURTILLET und Mitarbeiter haben darauf hingewiesen, daß die plastisch verformbare Leber in solchen Fällen fest in die Bruchpforte eingepreßt sein kann, so daß eine Luftdarstellung des Bruchsackes nicht gelingt und eine Abgrenzung gegenüber

einem Leberprolaps mit verklebtem Durchtrittsrand unmöglich bleibt. Traumatisch
entstandene, parasternale Leber„brüche" zeigen über einem Pneumoperitoneum pilz-
förmige Gestalt (HOLLANDER und Mitarbeiter). Im vorliegenden Beispiel kann die enge
Anlagerung an die Bruchpforte und den Bruchinhalt aber auch mit pleuroperitonealen
Verwachsungen erklärt werden, die sich bei der Laparoskopie ausgedehnt im Leberbereich

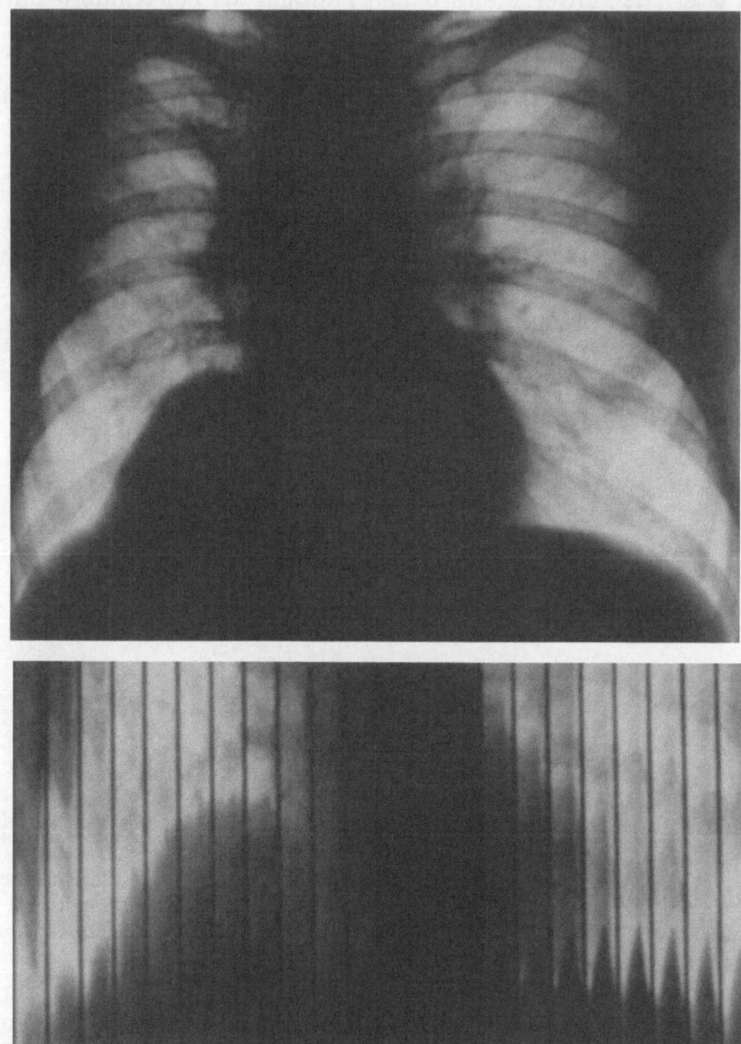

Abb. 136a. Parasternale Leberhernie, 50jähriger Mann; im Kymogramm respiratorische Paradoxie
am oberen Rand

vorfanden und auf eine (durch die Leberpunktion bestätigte) abgeheilte Miliartuberkulose
zurückzuführen waren. Anamnestisch ist zu ergänzen, daß eine ältere Oberfeldcirrhose
rechts bestand, und daß die subjektiven Erscheinungen des Zwerchfellprozesses sich in
gelegentlichem Brechreiz erschöpften. Inwieweit hier auch der Begriff einer partiellen
Relaxation am Platze ist, wie sie gerade auch im anteromedialen Zwerchfellabschnitt
und bei alten Lungencirrhosen vorkommt (vgl. Kap. XI), muß dahingestellt bleiben. Im
zugehörigen Bewegungsbild der Abb. 136a (unten) ist die Atmungsamplitude in den extra-
hernialen Zwerchfellabschnitten normal, im Bruchbereich verkleinert; der obere Hernien-
rand wird deutlich paradox bewegt, wie es bei der Größe der Ausstülpung auch als Regel
gilt (HITZENBERGER, ASSMANN, ZWICKER).

Dieser Befund steht in Analogie zu ähnlichen Beobachtungen von Leberausstülpungen in eine parasternale Hernie (REICH; CONTAT; CAMERER; KLEINSORGE; SALTZSTEIN und Mitarbeiter). Da in diesen zum Teil kongenitalen Fällen, wie sehr wahrscheinlich auch im vorigen eigenen Beispiel einer erworbenen parasternalen Leberhernie, das Lebervolumen im ganzen normal oder eher kleiner war, entfällt die Annahme eines zu starken Leberwachstums als Ursache der Zwerchfellmißbildung. LÜSCHER hat in Anlehnung an TANDLER die leberhaltige Parasternalhernie als Folge des thorakalen Sogs erklärt und von einer lokalen Hyperplasie ex vacuo gesprochen, zu der die Leber durch ihre aktive Plastizität befähigt sei. Entsprechende Verformungen und Ausstülpungen der Leber sind im übrigen auch an anderen Stellen des rechten Zwerchfells beschrieben, wobei es sich sowohl um echte Hernien oder um leberhaltige Zwerchfelldivertikel als auch um angeborene oder traumatische Lebervorfälle handeln kann; ein einschlägiger Fall von herniöser Leberausstülpung im dorsalen Zwerchfellabschnitt wird später wiedergegeben.

Die Prognose der parasternalen Hernie ist entsprechend der ganz auffälligen subjektiven und klinischen Symptomarmut wesentlich günstiger als bei allen anderen Hernienformen und bei den Prolapsen. Soweit sich aus dem Schrifttum ergibt, braucht mit der Gefahr einer Incarceration in weniger als 10 % der Fälle gerechnet zu werden (HEDBLOM, GREYERZ). Trotzdem wird die Operation befürwortet, zumal sie infolge der günstigen anatomischen Verhältnisse auch leicht auf abdominellem Wege ausgeführt werden kann (HARRINGTON).

3. Lumbocostale Hernien und Prolapse

Hier handelt es sich um thorakale Eingeweideverlagerungen durch das dorsale Zwerchfell im Bereich des Trigonum lumbocostale (For. Bochdalek). Aus entwicklungsgeschichtlichen Gründen sind an

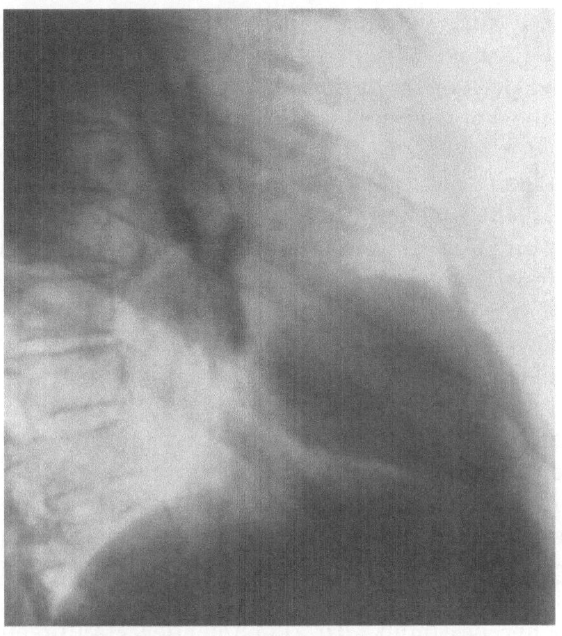

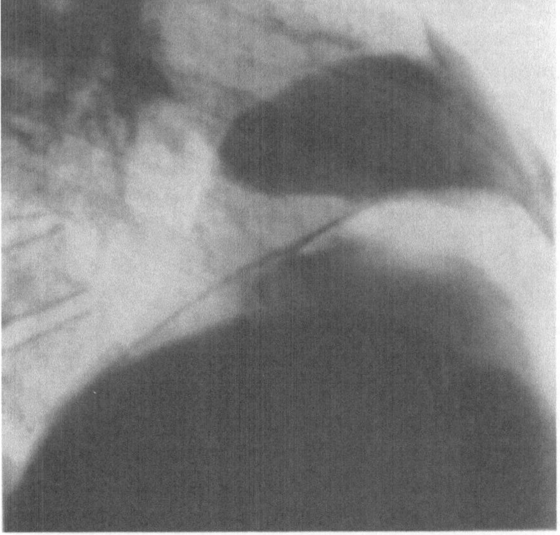

Abb. 136b. Gleicher Fall. Seitenbilder vor und nach Anlage eines Pneumoperitoneum: Zwerchfell nur links abgehoben, Bruchpforte durch tuberkulöse Verklebungen adhärent, s. Text

dieser Stelle die Voraussetzungen für die Persistenz von Zwerchfellöchern ebenso wie für Störungen der Muskelbildung am günstigsten (v. GÖSSNITZ, GRUBER). Die meisten angeborenen Zwerchfellhernien und die meisten angeborenen und dispositionell bedingten erworbenen Prolapse betreffen diese Region; sie machen nach GREENWALD und STEINER 53 %, nach der älteren Statistik von LIEPMANN sogar über 80 % aller Zwerchfell„brüche" überhaupt aus. Es ist auffällig, daß im jüngeren Schrifttum diese Relation sehr viel kleiner wird (ZUPPINGER) und einige Zusammenstellungen der jüngsten Zeit gar keine

Fälle von BOCHDALEKschen Prolapsen und Hernien mehr aufweisen (Koss und Mitarbeiter); in der chirurgisch-pädiatrischen Literatur überwiegen sie jedoch nach wie vor erheblich. In ihrer Häufigkeit besteht keine gesicherte Geschlechtsdifferenz. Die Seitenlokalisation bevorzugt die linke Zwerchfellhälfte im Verhältnis 4:1; doppelseitige Prozesse sind vereinzelt beschrieben.

Pathogenetisch ist der Zeitpunkt der ursächlichen Hemmungsmißbildung im zweiten und dritten Embryonalmonat anzusetzen. Das linke Pleuroperitonealloch an der Fusionsstelle von Septum transversum und Plica pleuroperitonealis schließt sich normalerweise später als das rechte, wodurch für die linke Seite ein größerer Zeitraum zur Ausbildung pathologischer Alterationen gegeben ist. Infolge Zurückbleibens des Wachstums der seitlichen pleuroperitonealen, primären Zwerchfellfalten kann der Verschluß des häutigen Zwerchfells in wechselnd großem Umfang ausbleiben. Dieses laterale Zwerchfelloch persistiert ungleich häufiger als die Lücken und Löcher anderer Zwerchfellabschnitte. Es nimmt zwar meist den Bereich des Trigonum lumbocostale ein, seine Ausdehnung überschreitet ihn aber sehr oft in medianer Richtung ganz erheblich (GRUBER), so daß alle Spielarten vom kleinsten Loch bis zur Halbseitenaplasie mit geringem sternalem Rest vorkommen. Die randständige Öffnung kann im Lauf der Embryonalzeit durch die Thoraxausdehnung und das Abrücken der Rumpfwand vom Zwerchfellmittelpunkt zentralwärts wandern bzw. sektorenartige Gestalt mit der Spitze zum Centrum tendineum hin annehmen (LIEPMANN). Je kleiner das persistierende Loch bleibt, desto später ist es im allgemeinen entstanden; die ausgedehntesten Agenesien stellen Hemmungen der frühesten Entwicklung dar (GRUBER). Art und Umfang der hier prolabierenden Baucheingeweide werden von der Größe und topographischen Ausdehnung dieser Zwerchfelllöcher bestimmt. In abnehmender Häufigkeit sind Dickdarm, Dünndarm, Magen, Milz oder Niere vorgefallen, während Leberprolapse selten sein dürften.

Die Entstehung echter Hernien in den laterodorsalen Zwerchfellabschnitten resultiert aus entwicklungsgeschichtlich nur wenig späterer Zeit, in der das pleuroperitoneale Zwerchfell zwar geschlossen, das Einwachsen der Muskulatur aber örtlich gehemmt wurde. Im Bereich des lumbocostalen Dreiecks ist diese Hemmung am häufigsten, weshalb hier für die Ausbildung echter Hernien ähnlich günstige Bedingungen gegeben sind wie im sternocostalen Dreieck (GARRAUD und Mitarbeiter). Es ist möglich, daß eine „übermäßige Wachstumsunregelmäßigkeit hier das häutige Zwerchfell sich in besonderer Ausdehnung und Faltung anlegen ließ und das Muskeleinwachsen (sekundär) erschwerte" (GRUBER). Diese Annahme könnte die Fälle von kongenital sehr großem Bruchsack erklären, wie sie gelegentlich beschrieben sind.

Diese Erläuterung macht verständlich, daß die Diagnose einer thorakalen Eingeweideverlagerung in dorsolateralen Zwerchfellabschnitten zwar eine kongenitale Entstehung als sehr wahrscheinlich annehmen läßt, aber nicht ohne weiteres eine Unterscheidung ermöglicht, ob eine Hernie oder ein Prolaps vorliegt, und ob gegebenenfalls der Prolaps bereits konnatal bestand oder auf der Disposition eines persistierenden Zwerchfellloches postnatal erworben wurde. Klinisch ungleich wichtiger ist in diesen Fällen jedoch die Frage, ob eine kleine oder nur mäßig große Lücke bzw. Bruchpforte oder eine größere Agenesie bzw. sehr große Prolapspforte gegeben ist, weil von dieser Alternative die Möglichkeit einer operativen Deckung abhängt (RABE). Dies Problem ist für die topographisch außerhalb des Bereiches des Trigonum lumbocostale gelegenen kongenitalen oder akquirierten Ektopien in gleicher Weise gestellt und klinisch deshalb besonders wichtig, weil jede größere diaphrenische Eingeweideverlagerung beim Neugeborenen schwerste Erscheinungen mit sich zu bringen pflegt, so daß prinzipiell die Frühoperation angestrebt werden muß. In frühen Lebensabschnitten herrschen kardiopulmonale, im späteren Kindes- und im Erwachsenenalter gastrointestinale Symptome vor. Beim Säugling ist eine schwere Cyanose am häufigsten, deren Intensität mit körperlicher Anstrengung, Nahrungsaufnahme und Stuhlentleerung wechselt; anfallsweise Attacken von Dyspnoe gelten als präfinales Symptom (HARRINGTON; KIRKLIN und HODGSON; SCHMID). Die

Magen- oder Dickdarmektopie wirkt sich im klinischen Bild beim Kleinkind wesentlich mehr durch Verdrängung von Herz und Lungen als durch intestinale Störungen aus, so daß Strangulationen angeborener Hernien beim Neugeborenen zu den größten Seltenheiten zählen (RICKHAM). Die größere Frequenz der linksseitigen Hernien und Prolapse bedingt eine Herzverlagerung häufiger im Sinne einer Dextroposition. Die Mortalität wird beim Neugeborenen mit 75 % angegeben; von den verbleibenden Fällen stirbt die Mehrzahl noch im frühen Kindesalter (HARRINGTON; WILLARD; EBBS und Mitarbeiter; CARTER und Mitarbeiter). Da die Frühoperation jetzt zunehmend häufiger ausgeführt

wird — bis 1953 waren nach TOLINS 75 Kinder unter einem Jahr operativ geheilt —, ist die Mortalität der konnatalen „Brüche" in den letzten Jahren deutlich gesunken (SAEGESSER; DEKKER und Mitarbeiter; RIKER; ORR und NEFF; LADD und GROSS; EKMAN) und beträgt nach der Übersicht von THOMSON nur noch 20 %; vor kurzem hat CLINTON-THOMAS die operative Heilung einer großen BOCHDALEKschen Hernie bei einer Frühgeburt mitgeteilt, und RIKER hat über weitere 15 erfolgreiche Operationen bei Säuglingen im Alter bis 6 Tagen berichtet. Die Prognose bessert sich mit steigendem Alter deutlich, so daß ein Teil der beim Erwachsenen später erst autoptisch festgestellten kongenitalen Prolapse und Hernien auch zum lumbocostalen Typ gehört. Es

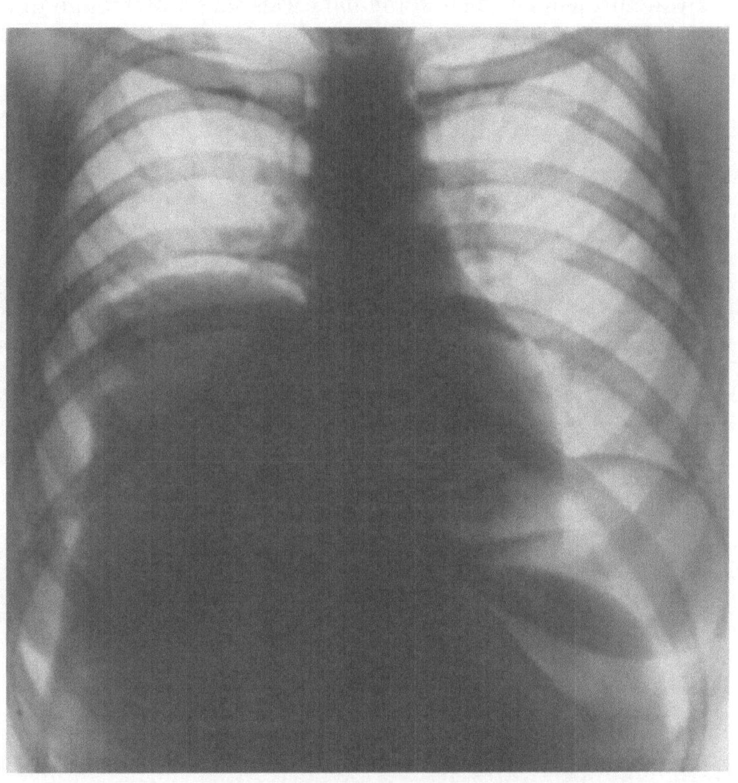

Abb. 137a. Große lumbocostale Leberhernie, wahrscheinlich kongenital, im Pneumoperitoneum.

ist aber sicher, daß diese Fälle zahlenmäßig weit gegenüber den lumbocostalen Dystopien des Säuglings- und Kleinkindesalters zurücktreten. Im nichtpädiatrischen, röntgenologischen Beobachtungsgut spielen sie eine außerordentlich kleine Rolle gegenüber den anderen kongenitalen Zwerchfell„brüchen", so daß sie von ZUPPINGER für noch seltener als die parasternalen Hernien gehalten werden. Die wenigen hierher gehörenden Beobachtungen beim Erwachsenen zeigen, daß im Gegensatz zu den Befunden beim Kleinkind die gastrointestinalen Organe nur selten den Prolaps- oder Hernieninhalt abgeben, partielle Milz- und Leberektopien statt dessen relativ häufig sind — ein Ausdruck dafür, daß die Prognose dieser Zwerchfellalterationen auch von der Art der verlagerten Bauchorgane abhängt. Dementsprechend sei als Beispiel für diese günstigeren und klinisch oft jahrzehntelang unauffälligen Prozesse eine Verlagerung der dorsalen Leberabschnitte wiedergegeben. Beispiele für die beim Kleinkind wie beim Erwachsenen klinisch schweren und prognostisch ungünstigeren Hernien und Prolapse von Magen und Darm sollen dafür im nächstfolgenden Abschnitt behandelt werden, damit ein umfasender Überblick über alle kongenital möglichen Formen gewährleistet ist.

Dies Beispiel stellt eine Hernie im weiteren Bereich des BOCHDALEKschen Dreiecks dar, deren Charakter und Inhalt durch ein Pneumoperitoneum mit Darstellung des

Bruchsackes eindeutig geklärt werden konnten. Abb. 137a zeigt die mediale, Abb. 137b
mit Aufnahmen in den schrägen Durchmessern die dorsale Lage der Ausstülpung. Die
Schrägaufnahmen lassen außerdem erkennen, daß das diagnostische Pneumoperitoneum
rechts den Bruchsack nur im vorderen Abschnitt von dem herniierten Leberanteil abgehoben hat, während sich die Hinterfläche von der Umhüllung nicht absetzt. Offenbar
liegen hier Teilverklebungen vor, wie GRUBER sie auch bei kongenitalen Hernien gelegentlich sicher hat nachweisen können. Dafür spricht auch die Tatsache, daß die Bruchsack-
darstellung hier erst beim zweiten Versuch möglich war, das erste diagnostische Pneumoperitoneum jedoch noch keine nachweisbare Luftmenge in den Herniensack gelangen ließ.
Des weiteren ist zu vermerken, daß in den kymographischen Atmungsprüfungen die

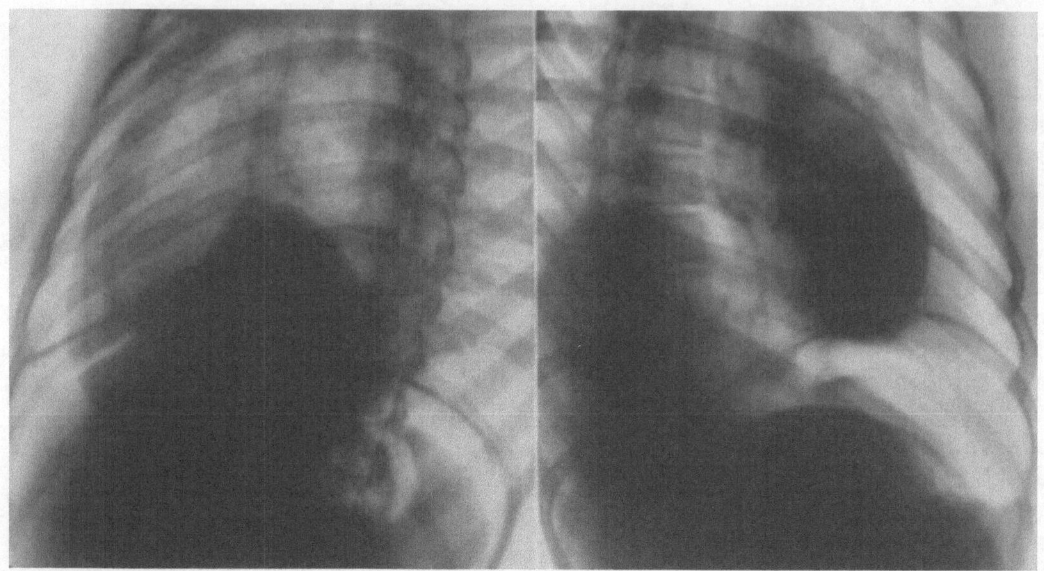

Abb. 137b. Gleicher Fall. Aufnahmen im 2. und 1. Schrägen, Bruchsack nur im vorderen Anteil abgehoben,
hinten verklebt

Hernienkuppe zwar stark verkleinerte, aber normalsinnige Bewegungsausschläge aufwies.
Da Zwerchfellhernien dieses Umfangs sonst im allgemeinen eine paradoxe Bewegung
zeigen (HITZENBERGER), weil sie bei der inspiratorischen Zunahme der Druckdifferenz
zwischen Brust- und Bauchraum nach oben steigen und von den intakten Zwerchfellabschnitten nicht mehr mitgenommen werden, spricht der Befund einer normalsinnigen
Bewegung gleichfalls für partielle Adhäsionen an der Bruchpforte und innerhalb des Bruchsackes. Das inspiratorische Mediastinalwandern zur gesunden Seite kann in solchen Fällen
fehlen. Bei dieser Patientin war die Vorgeschichte ohne Trauma und erst seit einem Jahr
mit Schmerzen im rechten Oberbauch auffällig; trotzdem dürfte an der kongenitalen
Entstehung hier nicht zu zweifeln sein. Ähnliche angeborene Leberhernien sind von
KNOEPP; MILONE; HUET und Mitarbeitern beschrieben worden.
      Der wiedergegebene Fall ist dazu angetan, die Schwierigkeiten einer pathogenetisch
und anatomisch eindeutigen Benennung derart großer rechtsseitiger Hernien zu demonstrieren, weil hier statt von einem Bruch auch von einer partiellen Relaxation oder einem
Divertikel des Zwerchfells gesprochen werden könnte. Es wird später noch zu zeigen sein,
daß neben den hemidiaphragmalen Relaxationen auch umschriebene oder partielle thorakale Ausbuchtungen des Zwerchfells, meist im anteromedialen Anteil, nicht selten vorkommen. Sie zeichnen sich histologisch durch einen weitgehenden Verlust von Muskel-
und Sehnengewebe aus, wie es dem Begriff der Relaxation entspricht, dürften aber zum
größeren Teil als akquiriert, wenn auch dispositionell begünstigt zu gelten haben. Die
Zwerchfelldivertikel, über die nur sehr vereinzelte anatomische Mitteilungen bestehen

(Tennant, Broman, v. Meyenburg), lassen innerhalb ihrer pleuroperitonealen Hülle mehr oder minder große Reste von Muskulatur finden. Sie sind zum Teil von ihren Autoren selbst auch als „partielle Eventration" (= Relaxation) ohne nachweisbare Phrenicusschädigung bezeichnet worden. Es ist Gruber beizupflichten, wenn er für diese grundsätzlich ähnlichen und pathogenetisch noch mehrdeutigen Alterationen fließende Grenzen zur echten kongenitalen oder nicht traumatisch erworbenen Zwerchfellhernie annimmt. Eine topographisch dem Fall der Abb. 137 recht analoge divertikelartige Zwerchfellausstülpung mit Einlagerung der Milz ist von Dammann beschrieben worden, wo außerdem eine sog. transdiaphragmatische Peritonealausbuchtung (neurenterische Verbindung, Gruber) mit Dickdarm bestand. Irgendwelche gemeinsamen pathogenetischen Embryonalfaktoren sind daher für einen Teil derartiger Ausstülpungen wahrscheinlich, gleich ob sie atypische Hernie oder Divertikel oder partielle Relaxation genannt werden. Die Mehrzahl der partiellen Relaxationen ist allerdings als erworben anzusehen.

4. Die anderen kongenitalen Hernien und Prolapse

Abgesehen von den im vorigen abgehandelten Prädilektionsstellen kommen kongenitale Prolapse und Hernien in allen anderen Abschnitten des Zwerchfells vor. Dabei ist wiederum die linke Seite ungleich häufiger betroffen als die rechte, wie die pathologisch-anatomischen Statistiken ergeben (Gruber). Die klinische und röntgenologische Kasuistik, in der sich Mitteilungen über die selteneren rechtsseitigen Zwerchfell„brüche" viel zahlreicher finden (Ravitch und Mitarbeiter; Hatherley; Herrmann; Greenwald und Mitarbeiter, Richards; Storey u. a.), vermittelt über diese Seitenverteilung eine falsche Vorstellung. Die Geschlechtsverteilung ist gleich. Für die Altersverteilung gelten etwa die gleichen Verhältnisse wie bei den vorher besprochenen kongenitalen Zwerchfell„brüchen" vom lumbocostalen Typ. Die Häufigkeitskurve fällt nach dem ersten Lebensjahr steil, dann zunehmend flacher ab (Schmid, Schulte-Tenkhoff). Zur kausalen Genese der allen kongenitalen Formen zugrunde liegenden Zwerchfellmißbildungen sei nachgetragen, daß die Jahnsche Dissoziationstheorie einer Störung der Korrelation von Zwerchfellwachstum und Syntopie mit den Nachbarorganen im Vordergrund des Interesses steht. Für Einzelheiten dieser Fragestellung, soweit nicht bereits früher ihre wichtigsten Momente berührt wurden, muß auf Gruber verwiesen werden.

Zur Lokalisation der kongenitalen Zwerchfellöcher (mit Prolaps) und Muskellücken (mit Hernie) außerhalb des Bereiches der Trigona lumbocostale und parasternale (und des Hiatus oesophageus) ist festzustellen, daß Hernien außerhab der genannten präformierten Muskellücken recht selten, Prolapse durch nichtrandständige und außerhalb des lumbocostalen Bereiches gelegene Zwerchfellöcher vergleichsweise etwas häufiger sind. Im Gegensatz zu den randständigen Zwerchfellöchern, die rundoval bis halbmondförmig aussehen („hernie" en croissant), sind die von der Rumpfwand abgerückten, zentral entstandenen oder durch Wanderung zentralwärts verschobenen Zwerchfellöcher allseits von diaphragmaler Muskulatur eingefaßt („hernie" en boutonnière). Für die Incarcerationsgefährdung der hier entstandenen Prolapse wie auch der mehr zentralen Hernien im muskulären Anteil der Zwerchfellkuppen bedeutet dies einen wichtigen Unterschied. Er wirkt sich bei den hier anzuführenden Dystopien prognostisch deutlich negativ aus, wenn auch die hohe Strangulationsquote der traumatischen Zwerchfellalterationen nicht erreicht wird. Auf die Tatsache, daß röntgenologisch wie klinisch die Abgrenzung der kongenitalen Hernien und Prolapse von den erworbenen und zum Teil auch den traumatischen Verlagerungen nur selten und aus topographisch-lokalisatorischen Gründen einmal möglich ist, wurde bereits mehrfach hingewiesen. Auch bei der Operation ist diese Differenzierung nur recht bedingt möglich, wie sich aus zahllosen, trotz der operativen Besichtigung genetisch ungeklärt gebliebenen Fällen des Schrifttums ergibt. So kann das angeborene, persistente Zwerchfelloch beim Prolaps statt des üblichen feinen, dünnglatten Randes auch eine dickere und verschwielte Begrenzung aufweisen, und auch sekundäre Organverwachsungen nach akzidenteller Serositis sind beim angeborenen Prolaps möglich; im allgemeinen sprechen sie natürlich für eine längere Zeit zurückliegende, postfetale Erwerbung (GRUBER). Eine genaue Unterscheidung ist nur histologisch möglich und gesichert, wenn sich Blutungsreste (Hämosiderin) im Rand der Durchtrittsstelle nachweisen lassen.

Die folgenden Beispiele von Mißbildungen mehr zentraler Zwerchfellpartien stellen linksseitig je eine Hernie mit Magen und mit Dickdarm und Magen gleichzeitig als Inhalt, rechts einen Prolaps von Pankreasteilen dar; alle drei Fälle betreffen Erwachsene und sind operativ gesichert. Im ersten Beispiel handelt es sich um eine Hernie, die in Abb. 138a in medianer Lage neben dem verschobenen Herzen sichtbar und in den Schrägaufnahmen der Abb. 138b ohne und mit Kontrastfüllung des Magens deutlich in die nichtperiphere Zwerchfellpartie dorsal des parasternalen Dreiecks zu lokalisieren ist. Der Magen hat eine totale Inversion bzw. eine Drehung um 180⁰ ausgeführt, wie sie bei solchen diaphrenischen Verlagerungen schon häufiger vorkommt als etwa bei der Zwerchfellrelaxation. Die Bruchpforte wurde bei der Thorakotomie (GÜTGEMANN) unmittelbar seitlich des Herzbeutels, ringförmig und handtellergroß auf der Höhe der linken Zwerchfellkuppe vorgefunden. Die Vorgeschichte der 28jährigen Patientin, bei der vor 11 Jahren anläßlich einer Reihenuntersuchung schon ein „Echinococcus unterhalb des Herzens" angenommen wurde,

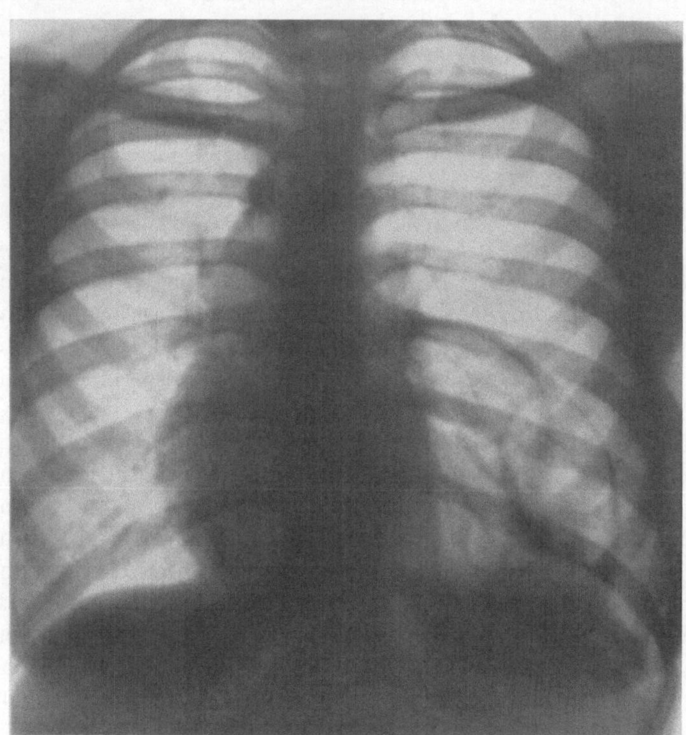

Abb. 138a. Kongenitale Zwerchfellhernie mit leichter Herzverdrängung

die aber erst seit vier Jahren, wenige Monate nach der ersten Entbindung, über Erbrechen nach den Mahlzeiten und Gewichtsabnahme klagte, ist ganz charakteristisch für die häufige Verkennung und pathogenetisch irreführende Deutbarkeit (Partus!) der symptomlos ins Erwachsenenalter hineingetragenen Zwerchfellbrüche. An der fetalen Genese der Hernie, deren Sack „wie bei einer Leistenhernie durchscheinend" war und den verlagerten Magen ohne Adhäsion locker umhüllte, besteht kein Zweifel. Knapp zwei Jahre später wurde hier wegen eines intermittierenden Magenvolvulus eine abdominelle Nachoperation nötig, bei der sich außer Verwachsungen an der linken Colonflexur eine Überbeweglichkeit des Quercolon und des nach links oben verlagerten Duodenum bei jetzt völlig intraabdominal gelegenem Magen fand. Auch dieser Befund von embryonaler Fehlanlage der Darmanheftung spricht für die kongenitale Natur der Hernie (GIESCHEN und NELL).

Die zweite linksseitige zentrale Zwerchfellhernie der Abb. 139 konnte operativ gleichfalls als angeboren klassifiziert werden (Prof. DERRA). Hier war vorher schon ein Prolaps dadurch ausgeschlossen worden, daß die Darstellung des Bruchsackes im Pneumoperitoneum gelang. Abb. 139a zeigt handbreit und konzentrisch oberhalb des verlagerten, luftgefüllten Magens und Dickdarms einen feinen serösen Halbringschatten, der in der Taille des leicht verdrängten Herzens anzusetzen und lateral unten in die seitliche

Dickdarmwand überzugehen scheint. Im Seitenbild (Abb. 139b) läßt sich erkennen, daß die Bruchhülle gleichmäßig zart und auch vorn von der Magenkontur abgesetzt ist, während sie hinten den Magenrand mit einer zunehmenden Verdickung erreicht. Vielleicht liegt hier eine partielle Verklebung von Bruchsack und -inhalt vor, wie sie früher bereits an dem Beispiel einer leberhaltigen Lumbocostalhernie im Pneumoperitoneum demonstriert wurde.

In diesem Zusammenhang muß auf die Frage eingegangen werden, ob ein diagnostisches Pneumoperitoneum überhaupt erlaubt ist, und welche diagnostische und prognostische

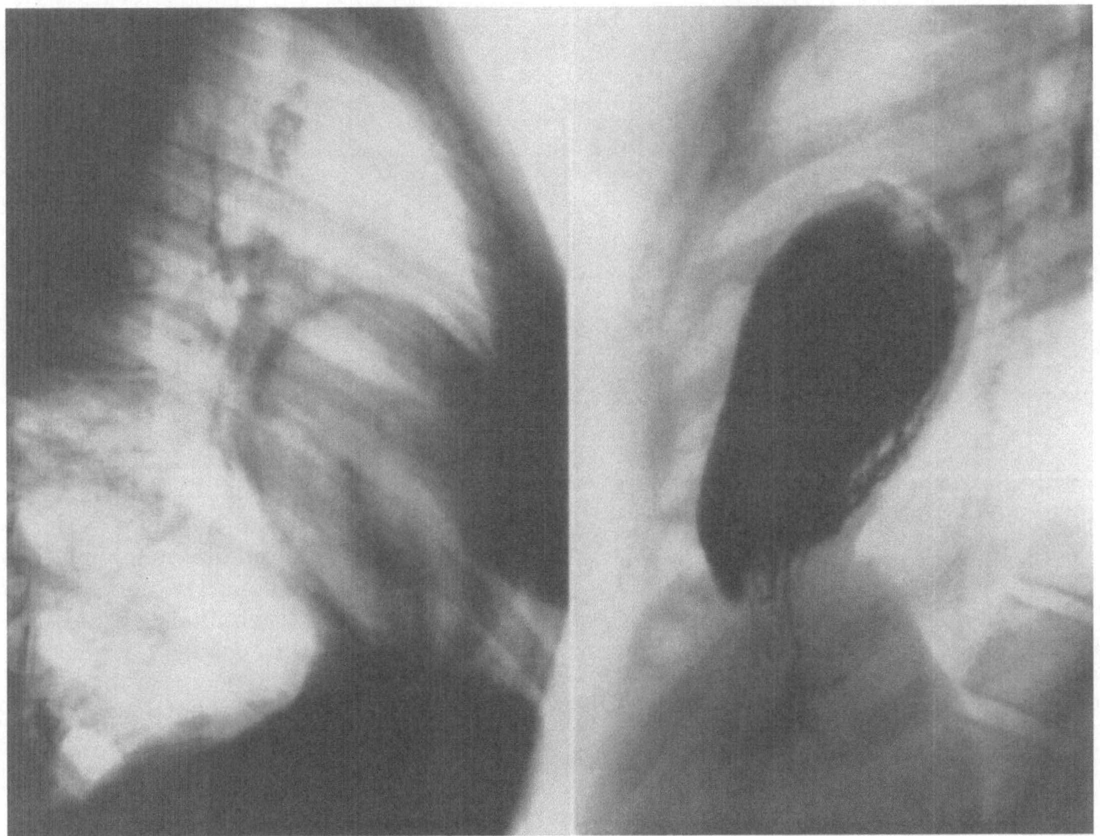

Abb. 138b. Gleicher Fall. Seitenaufnahmen vor und nach Kontrastmahlzeit: Totale Inversion des durch die Zwerchfellkuppe herniierten Magens (bei gleichzeitiger Mesenterialfehlbildung). Aufnahmen Dr. P. SCHNEIDER, Chirurgische Klinik Bonn

Hilfe von dieser nicht ungefährlichen und keineswegs immer eindeutigen Untersuchung erwartet werden darf (RAVELLI). Die Diskussion über die Erlaubtheit des künstlichen Pneumoperitoneum für die Differentialdiagnostik zwischen Hernie und Prolaps datiert bereits vom ersten Versuch von SCHLECHT und WELS an, der 14 Tage nach dem geglückten Nachweis einer linksseitigen „Hernia spuria" durch eine Magenperforation infolge lokaler Gangrän nach Gefäßabknickung letal endete. SIELMANN hat wenig später erstmalig eine rechtsseitige Hernie, REICH einen rechtsseitigen Prolaps mittels des Pneumoperitoneum nachweisen können. Seitdem ist die Methode in zahlreichen Fällen angewandt worden, vor allem auch zum Ausschluß einer Zwerchfellrelaxation. Ihr differentialdiagnostischer Wert wird allerdings stark durch die Tatsache gemindert, daß die Entstehung eines Pneumothorax ex pneumoperitoneo zwar eindeutig für einen Prolaps durch ein persistentes Loch oder einen Defekt des Zwerchfells, ein negatives Ergebnis umgekehrt aber nicht gegen einen Prolaps und für eine Hernie spricht. Verwachsungen in der Durchtrittstelle, die den Luftübertritt in den Pleuraraum verhindern, sind sogar

beim Prolaps durch einen traumatischen Zwerchfelldefekt die Regel und kommen gelegentlich auch beim kongenitalen Prolaps durch ein persistentes Loch vor. Die Lösung solcher
Verwachsungen durch die eingebrachte Luft kann die vorgefallenen Organe verlagern und
indirekt strangulieren, kann auch vorher noch abdominal gelegene Organteile zusätzlich
vorfallen lassen und dadurch plötzlich schwerste kardiopulmonale Symptome (Cyanose)
hervorrufen (HAYER). Einrisse der visceralen Pleura mit tödlichem Spontanpneumothorax
sind als weitere Komplikation zu befürchten (FREUD und HORNER). Der Vorschlag,
nur eine kleine Menge von schnell resorbierbarem Stickoxydul für das Pneumoperitoneum
zu verwenden (TESCHENDORF) und dadurch die gefährliche Sprengung von Adhäsionen an der Prolapspforte zu vermeiden, ist daher sicherlich berechtigt. Für die Darstellung der Bruchhülle kann bei geschickter Lagerung des Untersuchten eine kleine Luftmenge genügen; der Prolaps wird jedoch zur Füllung eines erkennbaren Pneumothorax im allgemeinen einer größeren Luftmenge bedürfen. Gelingt die Darstellung einer Hernie durch die Abhebung eines ballonartig über den Bruchinhalt ausgespannten zarten Bruchsackschattens, wie in den Beispielen der Abb. 137 und 139, so kann kein Zweifel an der Diagnose bestehen. Bei der hemidiaphragmalen Relaxation wird das Zwerchfell meist eine dik

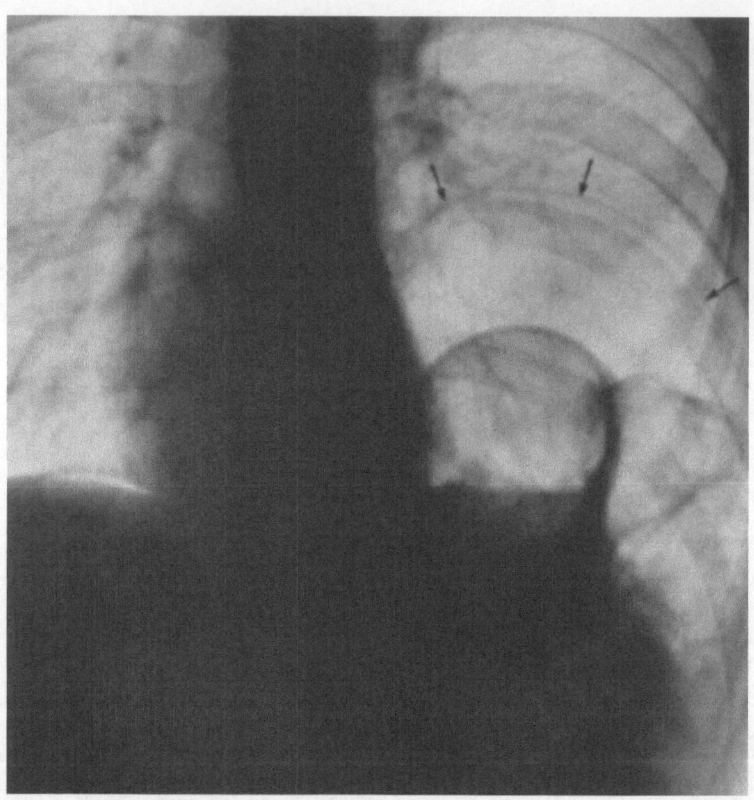

Abb. 139a. Große zentrale Zwerchfellhernie links im Pneumoperitoneum,
Bruchsack über Magen und Dickdarm stark gebläht

kere Begrenzungslinie über der Luft abgeben; bei der partiellen Relaxation ist wie bei der
Hernie noch ein mehr oder minder großer Abschnitt normalen Zwerchfells sichtbar und
daher ein ähnliches Bild möglich. Die Auffüllung einer epiphrenischen Luftblase ohne
kreisförmig dünnen Grenzschatten wird als „Pseudobruchsack" (SCHOEN) nur selten
beobachtet; anatomisch handelt es sich dann wohl immer um einen sog. Pleuranebensack
bzw. Recessus retromediastinalis im Hiatusbereich (GRUBER). Eine umschriebene
diaphrenische Peritonealausstülpung ohne Baucheingeweide als Inhalt (vgl. Kap. IV),
wie sie beim therapeutischen Pneumoperitoneum als Zufallsbefund noch seltener beschrieben ist, stellt eine Hernie im anatomischen Sinne nicht dar.

Die andere Methode, beim Verdacht auf einen Prolaps einen Luftübertritt von einem
artefiziellen Pneumothorax in die Bauchhöhle zu versuchen (MCGEE), setzt einen stärkeren
Überdruck voraus, der bei Pleuraverwachsungen nicht ungefährlich ist, und scheint im
allgemeinen noch weniger brauchbare Resultate zu liefern als das Pneumoperitoneum
(TESCHENDORF).

Der diagnostische Gewinn des Pneumoperitoneum ist also fragwürdig, weil er sich
auf die Fälle von nichtadhärentem Prolaps und von Hernie mit gut abhebbarem Bruchsack

beschränkt. Die präoperative Abgrenzung der Hernie vom Prolaps ist daher nur bei dem kleinsten Teil aller Zwerchfell„brüche" überhaupt möglich. Da sie für die Operationsindikation keine Rolle spielt (LIEBSCHNER; Koss und Mitarbeiter), kann das diagnostische Pneumoperitoneum im allgemeinen entbehrt und auf die grundsätzlich weniger gefahrvollen und diagnostisch zudem schwierigeren rechtsseitigen Zwerchfellalterationen beschränkt werden. Das Problem verschiebt sich damit auf die Anwendung der Methode bei all denjenigen Fällen, wo entweder intrathorakale Tumoren oder die Zwerchfell

relaxation zur differentialdiagnostischen Diskussion stehen. CLAY und HANLON haben betont, daß das Pneumoperitoneum eine Thorakotomie ersetzen könne, wenn es sich um diese diagnostischen Alternativen handelt; zum gleichen Schluß sind BALMES und Mitarbeiter durch ihre guten Erfahrungen mit einem diagnostischen Pneumoextraperitoneum dort gekommen, wo das Pneumoperitoneum nicht ausreichte. Es bleibt die Frage übrig, ob mittels der peritonealen Luftfüllung eine Darstellung der Bruch- oder Prolapspforte selbst gelingt, was für die Operabilität sehr umfangreicher Thorakalverlagerungen wichtig wäre, weil die Deckung großer Lücken oder Defekte des Zwerchfells schwierig ist. Aber auch hier ist nur in Ausnahmefällen eine bessere Größenbestimmung der „Bruch"pforte möglich als mittels der Kontrastuntersuchung. Da links

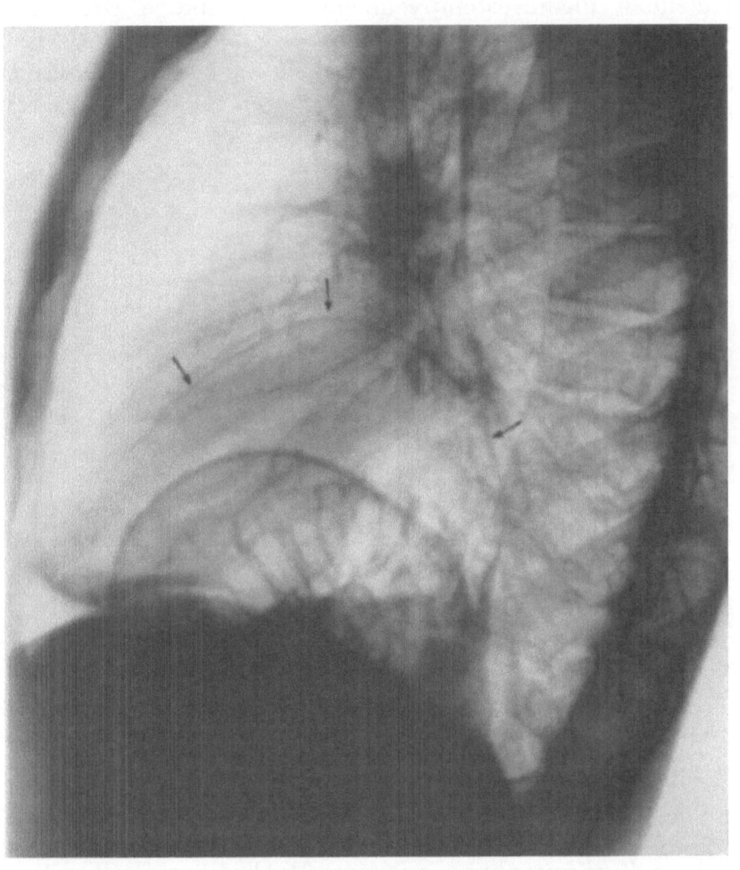

Abb. 139 b. Seitenbild des gleichen Falls. Bruchhülle handbreit abgehoben. Aufnahmen Prof. VIETEN, Chirurgische Klinik Düsseldorf

seitig sich die dystopierten Intestinalorgane unter- und oberhalb einer auch engen Durchtrittstelle dicht an die benachbarten Zwerchfellanteile anlegen können, wird oft eine größere Pforte vorgetäuscht. Auf der rechten Seite ist die Größenbeurteilung schon eher möglich, wenn auch Leberteile ähnlich wie das verlagerte Netz pilzartig über einer engen Pforte erscheinen können. Versuche, die Größe der Durchtrittsstelle im Transversaltomogramm näher zu bestimmen (Koss, VIETEN und WILLMANN), sind bis jetzt aus naheliegenden Gründen ergebnislos gewesen. Wenn eine Kontrastmitteldarstellung der verlagerten Organe nicht möglich ist — Netz, Leber, Pankreas —, stößt die Röntgendiagnostik ohnedies auf die größten Schwierigkeiten, wie bereits mehrfach vermerkt wurde, und wie es auch das folgende Beispiel darlegt.

Im letzten Fall dieser Gruppe handelt es sich um einen rechtsseitigen Prolaps durch ein Zwerchfelloch rechts seitlich der Speiseröhre, der bei der Operation eines klinisch im Vordergrund stehenden Pleurarestempyems diagnostisch geklärt werden konnte (GÜTGEMANN). Das vorgefallene Bauchorgan wurde von einer pankreassafthaltigen Cyste gebildet. Bei diesem 29jährigen Patienten könnte ein Zusammenhang zwischen einem

Militärunfall mit Beckenfraktur vor neun Jahren und dem Abdominalbefund konstruiert werden, der sich vor gut einem Jahr mit Oberbauchschmerzen zuerst manifestierte. Bei einer auswärtigen Operation, die vier Monate vorher wegen Verdachts auf ein perforiertes Magengeschwür durchgeführt wurde, war der Magen unauffällig befunden und eine (traumatische ?) Pankreascyste angeschnitten worden. Fünf Wochen später trat eine rechtsseitige Pleuritis auf, die sich zu einem abgekammerten Empyem entwickelte. Das Röntgenbild der Abb. 140 (links) zeigt getrennt von dem großen, rechts lateral oben sitzenden Pleurarestempyem eine glattrandige Dreieckverschattung im rechten Herz-Zwerchfellwinkel, die nach dem Seitenbild (Abb. 140, rechts) sich von der Zwerchfellkuppe nach hinten oben entwickelt zu haben schien. Die Thorakotomie ergab nach Ablösung des fingerdick verschwarteten Restempyems bei der Mobilisation des costalen

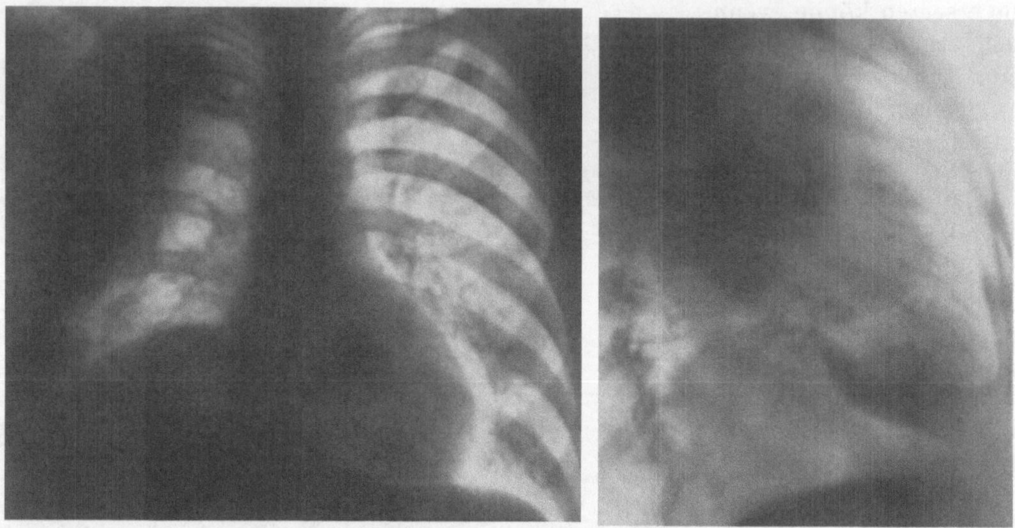

Abb. 140. Großer cystischer Pankreasprolaps im mittleren rechten Zwerchfellabschnitt, Frontal- und Sagittalbild, bei großem Pleurarestempyem (s. Text)

Zwerchfells eine kindskopfgroße, prall-elastische Cyste, deren Stiel durch eine 3 cm lange, ovale Öffnung seitlich der Speiseröhre im rechten Zwerchfell in das Abdomen reichte und sich in Zusammenhang mit dem Pankreas einstellen ließ. Nach Abtragung der Cyste und Verschluß des Zwerchfells konnte laparotomisch der abgetrennte Cystenstiel an der hinteren Grenze von Pankreaskopf und -körper gefühlt werden. Die dünnblutig-seröse Cystenfüllung enthielt 4000 Diastaseeinheiten. Nach der Operationsdiagnose können Zwerchfelloch und Pankreascyste angeboren sein; die histologische Untersuchung der exstirpierten Cyste sprach auffälligerweise für eine organoide bzw. teratomähnliche Bildung vom Intestinal- oder Respirationstrakt her (HAMPERL). Nach der Fermentreaktion des Inhalts und der operativ eindeutigen topographischen Beziehung der Cyste lag hier mit Sicherheit ein pankreatogener Prolaps vor. Ob der ganze Befund im Hinblick auf das histologische Untersuchungsergebnis als Teilerscheinung eines komplexen Mißbildungsgeschehens zu gelten hat, muß dahingestellt bleiben. Der Fall demonstriert sehr anschaulich, daß die Klärung der Pathogenese solcher Zwerchfellbefunde auch operativ und anatomisch außerordentlich schwierig sein kann. Hier sind eine fetale Mißbildung, eine kriegstraumatische Spätfolge und eine postoperative Komplikation (nach Anriß einer Pankreascyste bei der Erstoperation) mit sekundärer, entzündlich-nekrotischer Zwerchfellperforation gegeneinander abzuwägen. Was das letztgenannte Moment anbe-langt, so erscheint es nämlich denkbar, daß die intrathorakale Cyste sich aus einem Zwerchfelldefekt heraus entwickelt hat, der durch nekrotische Prozesse vom Pankreas her entstanden ist. Wie an einem anderen Beispiel früher gezeigt wurde (vgl. Abb. 109), können diaphragmale Fisteln infolge einer postoperativen Pankreasstauung auf dem Wege über eine Peripankreatitis entstehen. In solchen Fällen ist von einer entzündlich-nekrotischen Zwerchfellperforation und hier vielleicht von einem traumatischen Prolaps im weiteren Sinne zu sprechen (HARRINGTON). Trotzdem ist eine Mißbildung des Zwerchfells in diesem Fall der Abb. 140 noch am wahrscheinlichsten.

Im anatomischen Schrifttum ist eine ganze Anzahl von Pankreasprolapsen des gleichen oder dorsalen Zwerchfellbereiches auf kongenitaler oder dispositioneller Grundlage aufgeführt (LACHER), die etwa viermal seltener als die so häufigen Colonprolapse sein dürften (GRUBER). In der klinischen und röntgenologischen Literatur zählen Zwerchfellprolapse mit Pankreasteilen als in vivo nachgewiesenem Inhalt allerdings zu den größten Raritäten. POPPEL und Mitarbeiter haben einen operativ bestätigten Pankreasprolaps vorher an supradiaphragmalen Kalkflecken innerhalb einer vom gleichzeitig vorgefallenen Magen und Duodenum gebildeten Schlinge diagnostizieren können. Diese Ausnahme bestätigt ebenso wie der letztlich ungeklärte Fall der Abb. 140 nur die Regel, daß die Diagnostik aller derjenigen Dystopien außerordentlich schwierig und nur indirekt möglich ist, die durch eine Kontrastmitteluntersuchung nicht näher zu differenzieren sind. Die gelegentlich vorkommenden diaphrenischen Nierenverlagerungen sind daher diagnostisch noch ~~eher~~ zu klären als Dystopien von Milz oder Pankreas, bei denen sich z. B. ein Netz- oder Lebervorfall differentialdiagnostisch nie sicher ausschließen läßt.

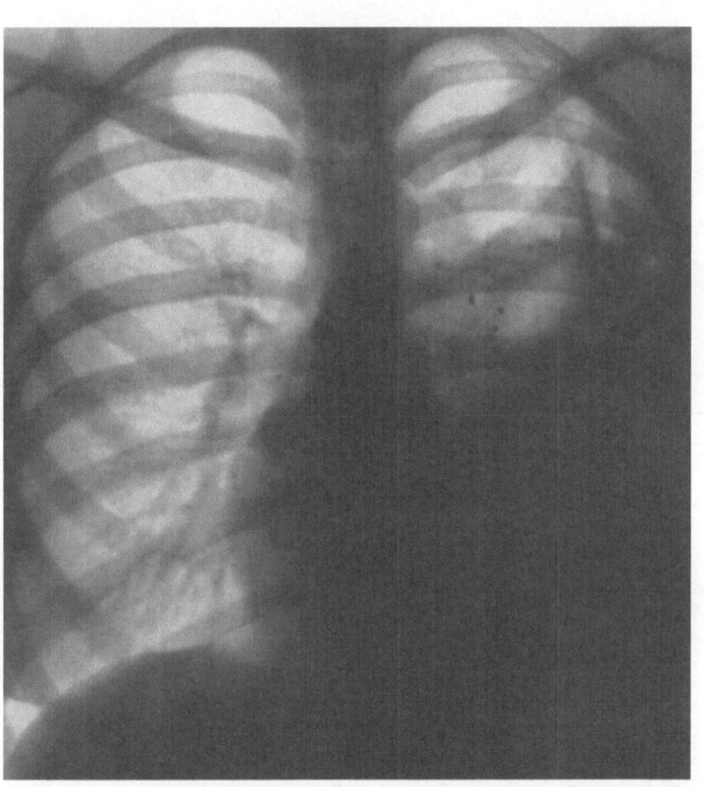

Abb. 141a. Aplasie der linken Zwerchfellhälfte, gasgeblähtes Colon an der Thoraxkuppel, Herz kaum verlagert (Aufnahme im Stehen)

Die hier wiedergegebenen Beispiele sind insofern typisch für die Hernien und Prolapse außerhalb des Bereiches der parasternalen und lumbocostalen Dreiecke, als die meisten derartigen zentralen Zwerchfell„brüche" den muskulösen Anteil der Zwerchfellkuppen betreffen. Ihre Durchtrittsstelle bezieht jedoch nicht selten den Zwerchfellspiegel ein. Die anterolateralen Quadranten der Zwerchfellhälften sind noch am seltensten betroffen (SCHOEN), wenn vom diaphragmalen Herzbett abgesehen wird. Hier zählen Zwerchfelllöcher mit entsprechender Eingeweideverlagerung zu den allergrößten Seltenheiten, und ASCHOFFs Fall einer „Ectopia nuda cordis abdominalis" ist für lange Zeit eine Rarität geblieben, da erst sehr viel später vereinzelte Fälle von gleichzeitigem Fehlen eines Zwerchfell- und Herzbeutelanteils auf angeborener Grundlage beschrieben worden sind (ACCAR; CRAWSHAW; GROSS; NAGAI; WILSON und Mitarbeiter). Auch die Mißbildungskombination von zentralem Zwerchfelloch mit diaphrenischem Prolaps einer Duplikation des Intestinaltraktes (GOON, SNODGRASS) sei nur als Rarität hier angeführt. Die sog. pericardialen Bauchhöhlencysten sollen dadurch entstehen, daß die Verschmelzung der ursprünglichen Pericardialfalte ausbleibt; bisher sind rund ein halbes Hundert solcher Mißbildungen beschrieben (BATES und LEAVER).

Anhangsweise muß auf den sog. kongenitalen einseitigen Zwerchfellmangel eingegangen werden. Nach GRUBER darf im strengen Wortsinn nur dann von einer hemidiaphragmalen Aplasie gesprochen werden, wenn sämtliche Teile der Zwerchfellanlage einschließlich des N. phrenicus auf einer Seite fehlen. Da in den beschriebenen Fällen stets kleine und kleinste Reste, meist im sternocostalen, entwicklungsgeschichtlich ältesten Teil der Zwerchfellanlage vorzufinden waren, müßte das Vorkommen derartiger Fehlbildungen überhaupt verneint werden. Trotzdem wird man berechtigt sein, von einer Halbseitenaplasie zu sprechen, wenn nur eine sorgfältige anatomische Untersuchung noch kleine randleistenartige Reste erkennen lassen könnte, klinisch und röntgenologisch aber eine praktisch halbseitige Kommunikation zwischen Brust- und Bauchhöhle besteht. Solche Fälle sind, abgesehen von der GRUBERschen Literaturübersicht, von HARRIS und Mitarbeitern, TOUPET und Mitarbeitern, LEWALD, JENKINSON, SCHWAIGER, NEVILLE mitgeteilt und auch in ihrer Röntgensemiologie beschrieben worden. Der Eingeweideprolaps erreicht hier naturgemäß mit völliger Ausfüllung einer Hälfte des Thoraxraumes einen extremen Grad, zumal meist eine Lungenagenesie der entsprechenden Seite (JENKINSON,

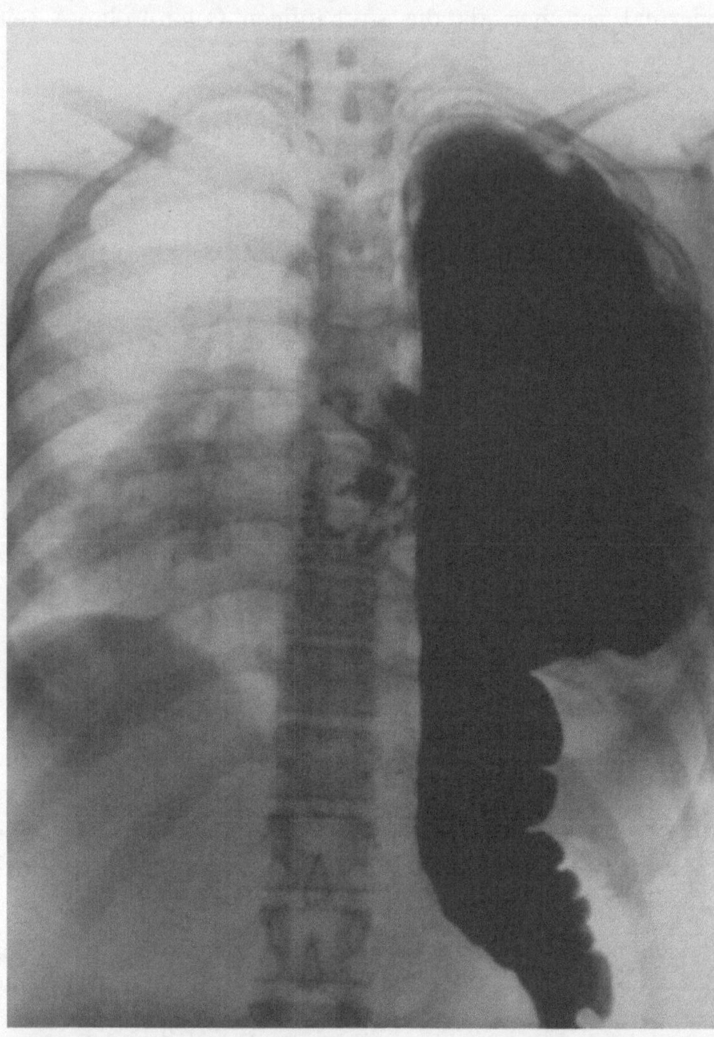

Abb. 141 b. Gleicher Fall. Aufnahme im Liegen. Ileum, Colon ascendens und transversum thorakal verlagert, Herz stark verdrängt

THOMSEN) und immer umfangreichere Fehlbildungen in der Lagebeziehung und Anheftung aller Bauchorgane gleichzeitig bestehen. Vielleicht ist dies auch ein Grund für die auffällige Tatsache, daß eine ganze Reihe hierher gehörender Fälle im Erwachsenenalter beobachtet werden konnten (JENKINSON). Es ist wahrscheinlich, daß die Komplexität solch früher Fehlbildungen mitunter topographische Verhältnisse bedingt, die mit dem Leben besser zu vereinbaren und prognostisch günstiger sind als partielle Prolapse durch minder große Zwerchfellöcher. Einklemmungen im gewöhnlichen Sinne sind hier diaphragmal bzw. muskulär unmöglich, durch einen kombinierten Volvulus der thorakal ektopierten Organe aber als klinischer Zustand beschrieben (POPPE).

Die Röntgendiagnose der (quasi) totalen Halbseitenaplasie des Zwerchfells stützt sich dementsprechend auf den Nachweis einer nach vorn, hinten und einer Seite die ganze

Rumpfbreite einnehmenden Eingeweideverlagerung in den Thoraxraum, wie es ähnlich für die hochgradige Zwerchfellrelaxation gilt. Die Differentialdiagnose muß daher auch in erster Linie diese Alteration berücksichtigen. Sofern jedoch gleichzeitig eine außergewöhnliche Mobilität der verlagerten Baucheingeweide für eine komplizierte Mißbildung spricht, ist die Relaxation auszuschließen, besonders wenn der Nachweis des relaxierten, dünnen Zwerchfells selbst nicht eindeutig gelingt. JENKINSON hat darauf verwiesen, daß gelegentlich die obere Magenwand ein (relaxiertes) Zwerchfell vortäuschen kann; es ist zu ergänzen, daß auch die Wandung des bis in die Pleurakuppel heraufgetretenen und gas-

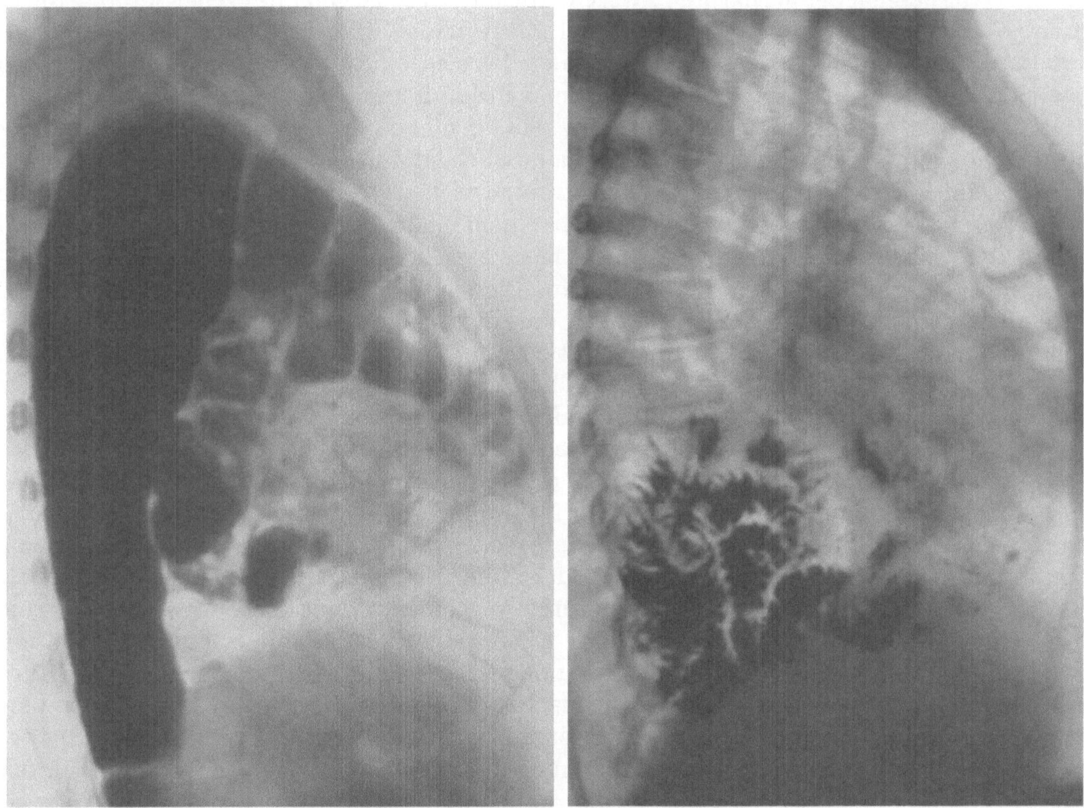

Abb. 141c. Gleicher Fall. Seitenaufnahme im Stehen mit Bariumfüllung des Dickdarms (links) und des Dünndarms (rechts). Aufnahmen Dr. P. SCHNEIDER, Chirurgische Klinik Bonn

geblähten Dickdarms diese Täuschung hervorrufen kann. Im Beispiel der Abb. 141 deutet bereits der von der Spitze lateral nach unten ziehende Streifenschatten (Darmwand) darauf hin, daß der Luftgehalt der oberen linken Thoraxpartie nicht pulmonalen, sondern intestinalen Charakters ist. Der gashaltige Dickdarm reicht im Stehen bis zur oberen Thoraxapertur, ohne daß das Herz wesentlich verlagert ist. Bei der Kontrastmitteluntersuchung im Liegen (Abb. 141b) und im Stehen (Abb. 141c) finden sich die aborale Jejunumhälfte, das ganze Ileum, Colon ascendens und transversum als Inhalt der linken Brusthöhle. Bei dieser 19jährigen Patientin mit anamnestisch und subjektiv wenig auffälligen Erscheinungen befand sich der Magen in normaler Lage bzw. reichte ptotisch mit dem Duodenum bis ins kleine Becken; die linke Niere war nach unten, die rechte nach oben verlagert. Diese Topographie läßt an einer schweren kombinierten Fehlbildung nicht zweifeln, wenn auch über den anatomischen Grad der linksseitigen Zwerchfellaplasie eine Aussage unmöglich ist. Die Operation derartiger Zustände wie auch der sehr großen Zwerchfellöcher und Defekte nach lange zurückliegendem Trauma galt bis vor kurzer Zeit als unmöglich, ist aber neuerdings mehrfach versucht worden; sie kann unter

Anwendung plastischer Verfahren, z. B. durch Deckung mit einem Leberlappen (NEVILLE)
oder freie Fascientransplantation (Oberschenkelfascie, RABE) oder Totalersatz durch
Fremdstoffe mit einem Amnionüberzug (GÜTGEMANN) auch zu klinisch befriedigendem
Resultat führen.

5. Prolaps durch einen traumatischen Zwerchfelldefekt

Bei einer Zwerchfellverletzung durch direkte oder indirekte Gewalteinwirkung kann
der Prolaps von Baucheingeweiden entweder unmittelbare Traumafolge sein oder zeitlich
mittelbar im Bereich der vernarbten Zwerchfellwunde auftreten (chronischer traumatischer
Prolaps). Die Entscheidung darüber, ob der Eingeweidevorfall bereits bei der Zwerchfellverletzung entstanden ist oder erst später den Bereich eines verklebten oder vernarbten
Zwerchfelldefektes durchsetzt hat, kann im Einzelfall mit erheblichen Schwierigkeiten
verbunden oder überhaupt unmöglich sein. Sie ist nur dann leicht, wenn eine Röntgenuntersuchung unmittelbar nach dem Trauma möglich ist und Baucheingeweide im Thoraxraum erkennen läßt. Für die Mehrzahl der traumatischen Prolapse aber setzt die klinische
und röntgenologische Diagnostik erst nach einem mehr oder minder großen Intervall
ein, so daß die Frage des traumatischen Charakters der dann festgestellten Zwerchfellalteration häufig offen bleiben muß. Das gilt für die allermeisten indirekten Zwerchfellverletzungen durch stumpfe Gewalt, aber nur für die gröberen direkten Kontinuitätstrennungen des Zwerchfells. Kleinere (Stich- und) Schußperforationen pflegen ohne
Prolaps abzuheilen und sind daher, wie früher gezeigt wurde, nur unmittelbar nach der
Verletzung nachweisbar oder später aus indirekten Symptomen zu erschließen.

Zur Morphologie der Eingeweidevorfälle durch traumatische Zwerchfelldefekte hat
GRUBER mit Nachdruck festgestellt, daß es echte traumatische Zwerchfellhernien im
anatomischen Sinne nicht gibt. Es ist mehr als fraglich, ob eine unvollkommene traumatische Durchtrennung des Zwerchfells in der Weise möglich ist, daß die diaphragmale
Pleura intakt bleiben und von den angedrückten Bauchorganen herniös ausgebaucht
werden kann (RÖHM, SCHMID); nur dann dürfte von einer traumatischen Zwerchfellhernie
gesprochen werden. Die alte Gewohnheit, Eingeweideprolapse mit zirkulärer Adhäsion
an den diaphragmalen Wundrand als „traumatische Hernie" zu bezeichnen, wird daher
im folgenden nicht übernommen. Die Tatsache, daß echte Hernien im Bereich der präformierten Muskellücken (Hiatus oesophageus, BOCHDALEKsche und LARREYsche Spalte)
auch erworben sein können und ihre Entstehung durch einen gesteigerten Abdominaldruck
oder stumpfe Traumen begünstigt werden kann, bleibt davon unberührt. Die hier zu
besprechenden traumatischen Zwerchfellfolgeprozesse betreffen ausschließlich die anderen
Zwerchfellabschnitte und setzen eine völlige Kontinuitätstrennung aller diaphragmalen
Gewebsschichten voraus, d. h. sie müssen Prolapse heißen.

Die traumatischen Vorfälle nach Zwerchfellverletzung stellen den größten Anteil der
Zwerchfell„brüche" des Erwachsenenalters (HARRINGTON; CARTER und Mitarbeiter;
RAMSTRÖM und Mitarbeiter, u. a.). Die Alterskurve zeigt einen steilen Gipfel im dritten
und vierten Lebensjahrzehnt (SCHULTE-TENKHOFF), wie es der Unfallgefährdung durch
direkte und indirekte Gewalt entspricht. Mit der Zunahme der Verkehrsunfälle in den
letzten Jahren verschiebt sich die Geschlechtsverteilung zwar etwas, doch überwiegt in
allen Statistiken das männliche Geschlecht nach wie vor erheblich (CHAMBERLAIN und
Mitarbeiter, EVANS und Mitarbeiter). In der Seitenverteilung der traumatischen Zwerchfellrisse mit Eingeweidevorfall dominieren die linksseitigen Alterationen noch sehr viel
stärker als bei den kongenitalen Prolapsen und Hernien. Die Leber fängt nicht nur als
Schild den Druck und Stoß der auf die Abdominalorgane wirkenden Gewalt vor der
rechten Zwerchfellhälfte auf, sondern legt sich auch breit vor den selteneren rechtsseitigen
Zwerchfellriß, der unter dieser Tamponade abheilt, ohne daß ein Vorfall erfolgt wie bei
gleichgroßen Defekten auf der linken Seite. Damit erklärt sich die große Seltenheit
traumatischer, am Prolaps nachweisbarer Zwerchfellverletzungen rechts, von denen bis

HARRINGTON wenig mehr als 10 Fälle bekannt waren. Seitdem hat, entsprechend der Häufung der traumatischen Zwerchfelldefekte im ganzen, auch ihre Zahl schnell zugenommen (RAMSTRÖM und Mitarbeiter; HUGHES und Mitarbeiter; BEILIN; BOECK und Mitarbeiter; UNGER; ALMASSY; NEAL; STRODE; BERNHARD; SHOSKES und Mitarbeiter; CHILD und Mitarbeiter; HOLLANDER).

Durch stumpfe Gewalteinwirkung auf den Thorax können besonders die peripheren Zwerchfellanteile zerreißen oder das Zwerchfell am Rippenansatz abgetrennt werden. Bei den ungleich häufigeren Prolapsen durch Zwerchfellverletzungen nach stumpfem Bauchtrauma pflegt das Zwerchfell in den zentralen Partien der muskulären Kuppen eingerissen zu sein. Der Riß bezieht dabei nicht selten auch den sehnigen Zwerchfellanteil mit ein (LANDOIS). Die allermeisten traumatischen Zwerchfelldefekte führen daher zu einem zentralen, linksseitigen Prolaps in die Pleurahöhle, womit ein deutlicher und für die Frage der Pathogenese im Einzelfall nicht unwichtiger Unterschied zu den kongenital bedingten Prolapsen gegeben ist, deren Durchtrittstelle viel häufiger randständig liegt. Diese Lokalisation bestimmt außerdem die Art der vorgefallenen Bauchorgane und damit auch die Hauptzüge des klinischen Bildes und die Komplikationsmöglichkeiten. Magen und Dickdarm sind am häufigsten prolabiert, wobei je nach Größe des Zwerchfelldefektes, Ausmaß der posttraumatischen Adhäsionen in der Prolapspforte und Größe des zeitlichen Intervalls zwischen

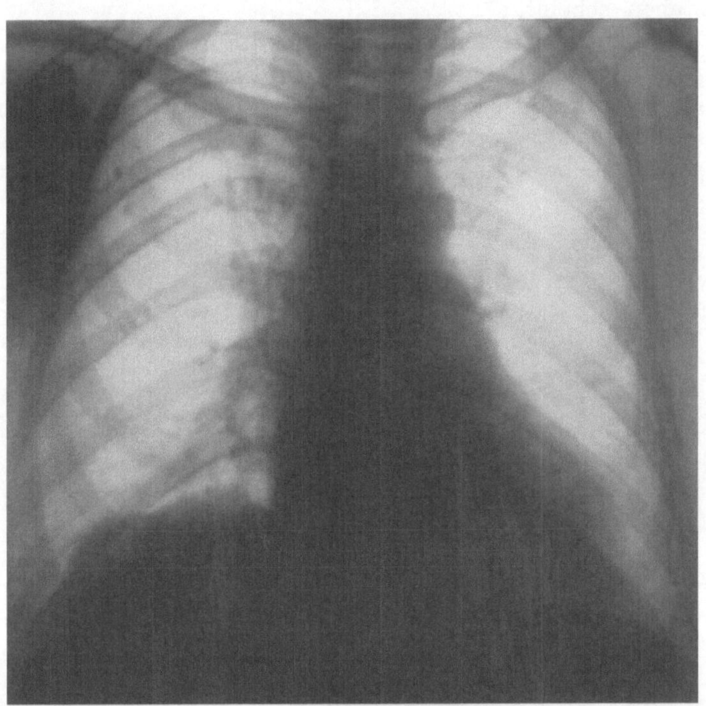
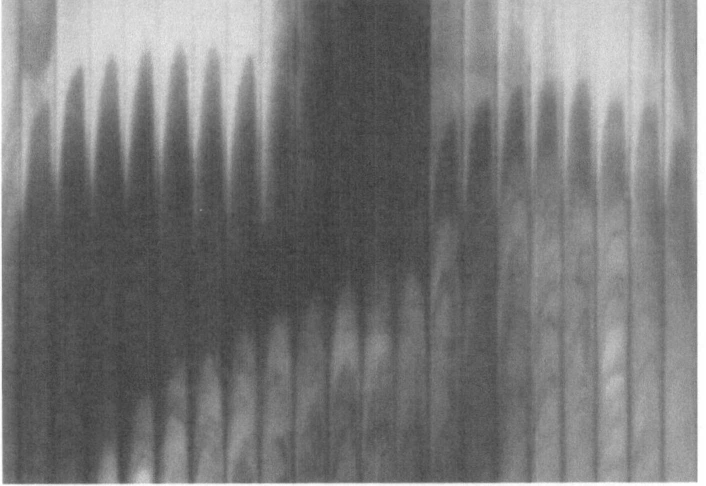

Abb. 142. Kleiner Netz-Leberprolaps nach schwerem Autounfall vor 3 Jahren; im Kymogramm normale Zwerchfellbewegung, Colon transversum leicht nach oben verzogen

Trauma und Untersuchung die Menge der vorgefallenen Organe sehr verschieden sein kann. Anfangs ist — besonders bei kleinen Rissen — das Netz oft allein prolabiert, um später als „Leitband" den entsprechenden Abschnitt des Intestinaltraktes nachzuziehen (WIETING). Die Rupturstelle kann sich im Laufe der Zeit unter Atrophie des Wundrandes stark vergrößern und mitunter nach Jahrzehnten so ausgedehnt sein, daß nur noch schmale, leistenartige Zwerchfellränder wie bei der (fast totalen) kongenitalen

Halbseitenaplasie vorgefunden werden (GRUBER, FELIX). Ist die posttraumatisch-
entzündliche Adhäsion im Bereich der Prolapspforte früh ausgebildet und umfangreich,
dann bleibt die nachträgliche Defektausweitung aus, und die Einklemmungsgefahr wird
größer. Doch sei vorweggenommen, daß eine eindeutig faßbare Beziehung zwischen
Größe und Alter des Zwerchfelldefektes und der Strangulationsgefährdung nicht zu bestehen scheint.

Außer Netz, Magen und Dickdarm können auch alle anderen Abdominalorgane
prolabieren. Dünndarmvorfälle sind allerdings schon viel weniger häufig und praktisch
immer mit einem Prolaps von Magen oder Dickdarm kombiniert. Vorfälle der Leber sind
in der Regel partiell, so daß der Fall von KLEITSCH und Mitarbeitern mit Verlagerung der
ganzen Leber einschließlich der Gallenblase eine absolute Rarität darstellt. Abb. 142

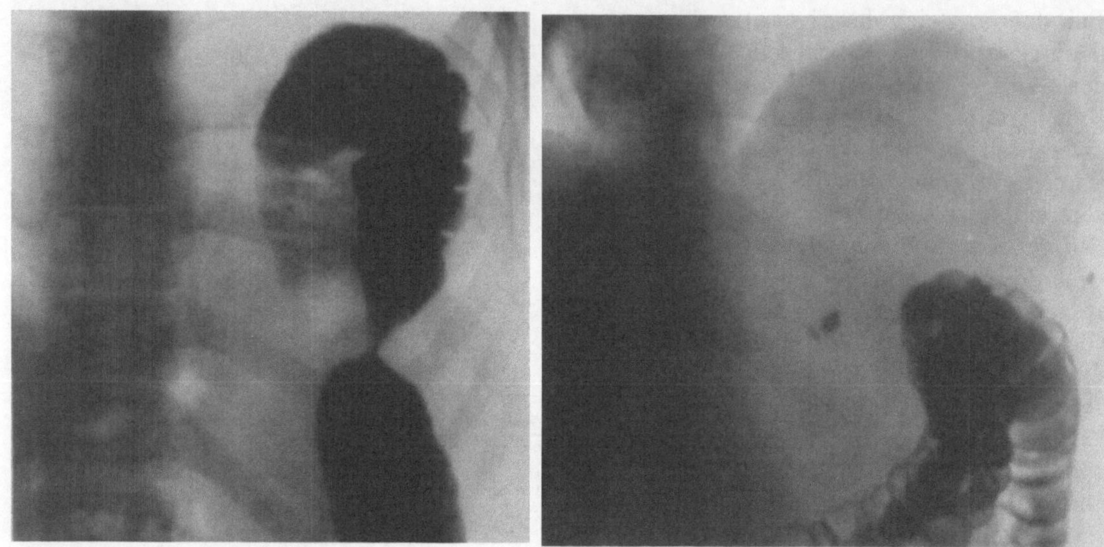

Abb. 143. Traumatischer, zentraler Dickdarmprolaps nach Zweihöhlenschuß bei multipler
Granatsplitterverletzung, vor und nach Operation

gibt einen partiellen Netz-Lebervorfall im seitlichen Anteil der rechten Zwerchfellkuppe
wieder, der drei Jahre nach einem schweren Autounfall intermittierende Oberbauchschmerzen verursachte. Der untere Bildteil zeigt das Colon transversum etwas nach oben
gezogen und die Atembewegung des Zwerchfells unbeeinflußt von dem kleinen Prolaps.
Einen Milzvorfall hat ROLLANDI beschrieben, bei dem die Diagnose durch das Fehlen des
Milzschattens im Bauchraum und die Kontraktion des thorakalen fraglichen Schatten-
gebildes nach Adrenalininjektion gesichert wurde. Traumatische Nierenprolapse sind von
KOENNECKE; BARRETT; BELL und Mitarbeitern operativ, nur von CRUICKSHANK; GONDOS;
LADENDORF; WILLIAMS und TILLINGHAST mittels der Pyelographie röntgenologisch
diagnostiziert worden. Die andern thorakalen Nierenektopien des Schrifttums gehören in
den Rahmen einer kombinierten Mißbildung und sind wahrscheinlich meist auf einen
anomal hohen Abgang der Nierengefäße von der Aorta zurückzuführen (CAMPBELL;
FLEISCHNER und Mitarbeiter; KLEINE; RASPE; SPILLANE und Mitarbeiter; WEENS und
Mitarbeiter), so daß sie pathogenetisch dem Thoraxmagen bei angeborener Brachyoesophagie ähneln. Die vorgenannten, sehr seltenen Typen von traumatischem Prolaps betreffen den lumbocostalen Zwerchfellabschnitt. Sternocostal gelegene Eingeweidevorfälle
sind etwas häufiger, wenn sie auch gegenüber den erworbenen Hernien der LARREYschen
Muskellücke zahlenmäßig zurücktreten. Einrisse des Zwerchfellspiegels sind schon häufiger
und reichen meist in die Muskelkuppe weiter. Isolierte traumatische Defekte des diaphragmalen Herzbettes in Verbindung mit Perikardeinrissen sind den Anatomen seit
KEITH bekannt. Im röntgenologischen Schrifttum gelten die Fälle von Intraperikardial-

prolaps nach Zwerchfell-Herzbeutelruptur als Raritäten (BOEVÉ; ASTRUP und Mitarbeiter; CRAWSHAW; BROOKES; STEIN und Mitarbeiter).

Als Beispiel für den üblichen Typ des traumatischen transdiaphragmalen Eingeweidevorfalls ist Abb. 143 wiedergegeben, wo es sich um einen Colonprolaps durch die vordere Zentralpartie der muskulären Zwerchfellkuppe nach multipler Granatsplitterverletzung (Zweihöhlenschuß) handelt. Die Röntgendiagnose bietet keine Schwierigkeiten, wenn wie hier Darm oder Magen oder beide Organe oberhalb des Zwerchfells sichtbar, die „Bruch"pforte an einer Einschnürung gut lokalisierbar und der Kausalzusammenhang mit dem Trauma unbezweifelbar sind. In solchen Fällen ist auch der Operationsbefund eindeutig, weil er die zentrale Lage des Defektes bestätigt und Pleuraadhäsionen an der Pforte, den vorgefallenen Eingeweiden und dem costalen Brustfell (nach Hämatothorax) vorfinden läßt; eine histologische Untersuchung des Defektrandes zum Nachweis von Hämosiderin erübrigt sich dann natürlich.

Sehr viel weniger klar kann die Differentialdiagnostik sein, wenn die Prolapspforte nicht direkt darstellbar ist, größere Organanteile vorgefallen und die normalen benachbarten Zwerchfellabschnitte nicht abgrenzbar sind. Solch einen Prolaps nach stumpfem Bauchtrauma gibt Abb. 144 wieder. Vier Jahre vorher war der Patient von einem Panzerwagen überfahren worden, der ihn von links erfaßt und in Bauchlage gedrückt hatte. Unmittelbare Folgeerscheinungen waren Rippen- und Darmbeinfrakturen, starke Atemnot und Sistieren des Stuhl- und Wasserlassens, während Intestinalsymptome sonst fehlten. Mehrfache Pleurapunktionen erfolgten in der Zwischenzeit, ohne daß die Prolapsdiagnose gestellt wurde — ein sehr häufiger Fehlgriff (HARRINGTON; KOSS und Mitarbeiter; RAMSTRÖM und Mitarbeiter, u. a.). Hier spricht das Übersichtsbild noch am deutlichsten für

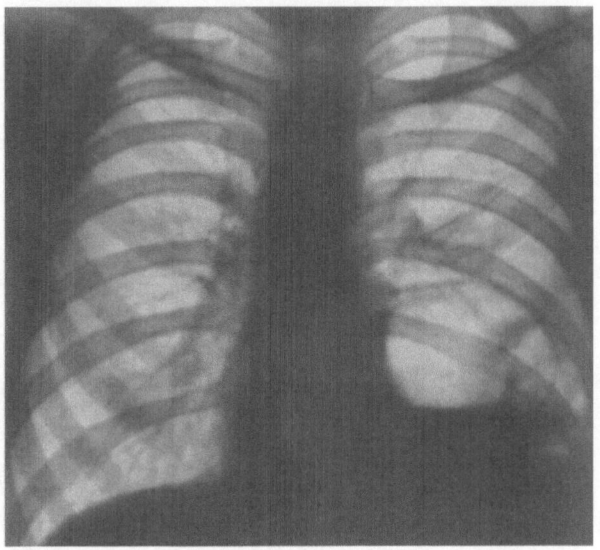

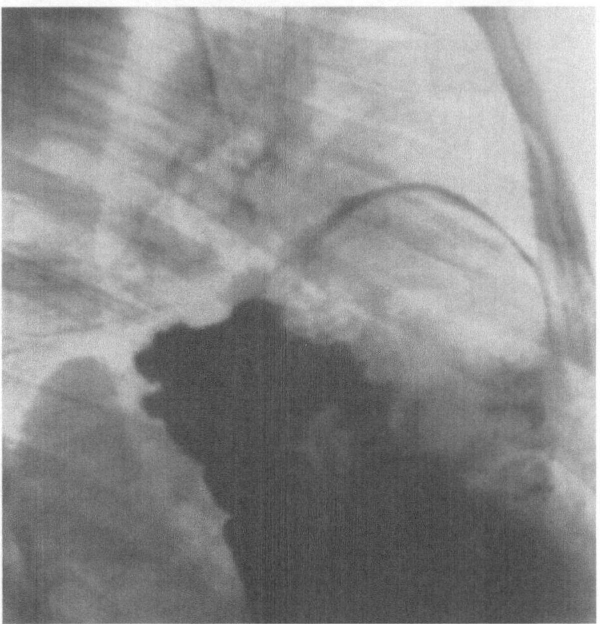

Abb. 144. Traumatischer Prolaps von Magen und Dickdarm, 4 Jahre nach stumpfem Rumpftrauma. Große Magenblase, daneben Colonflexur (oben); im Seitenbild breigefülltes Colon hinter dem Magen (unten)

einen Zwerchfelldefekt (Abb. 144, oben), da sich die Begrenzung der Magenblase seitlich gegen die dorsal gelegene, septierte Dickdarmblase winklig absetzt, was für eine Relaxation ungewöhnlich wäre. Bei der Kontrastmittelfüllung des Magens wurde das Herz stärker nach rechts verlagert und die zwerchfellähnliche obere Begrenzungslinie des Prolapses erschien im Seitenbild stufenlos. Nach zwei Tagen sattelt sich diese Kontur aber wieder

deutlich ein (Abb. 144, unten). In Rückenlage reichten Magen und Dickdarm noch sehr
viel weiter hinauf, was bei derart umfangreichen und breitbasigen Prolapsen häufiger als
eine paradoxe Verschiebung in den Atemproben zu beobachten ist. Der differential-

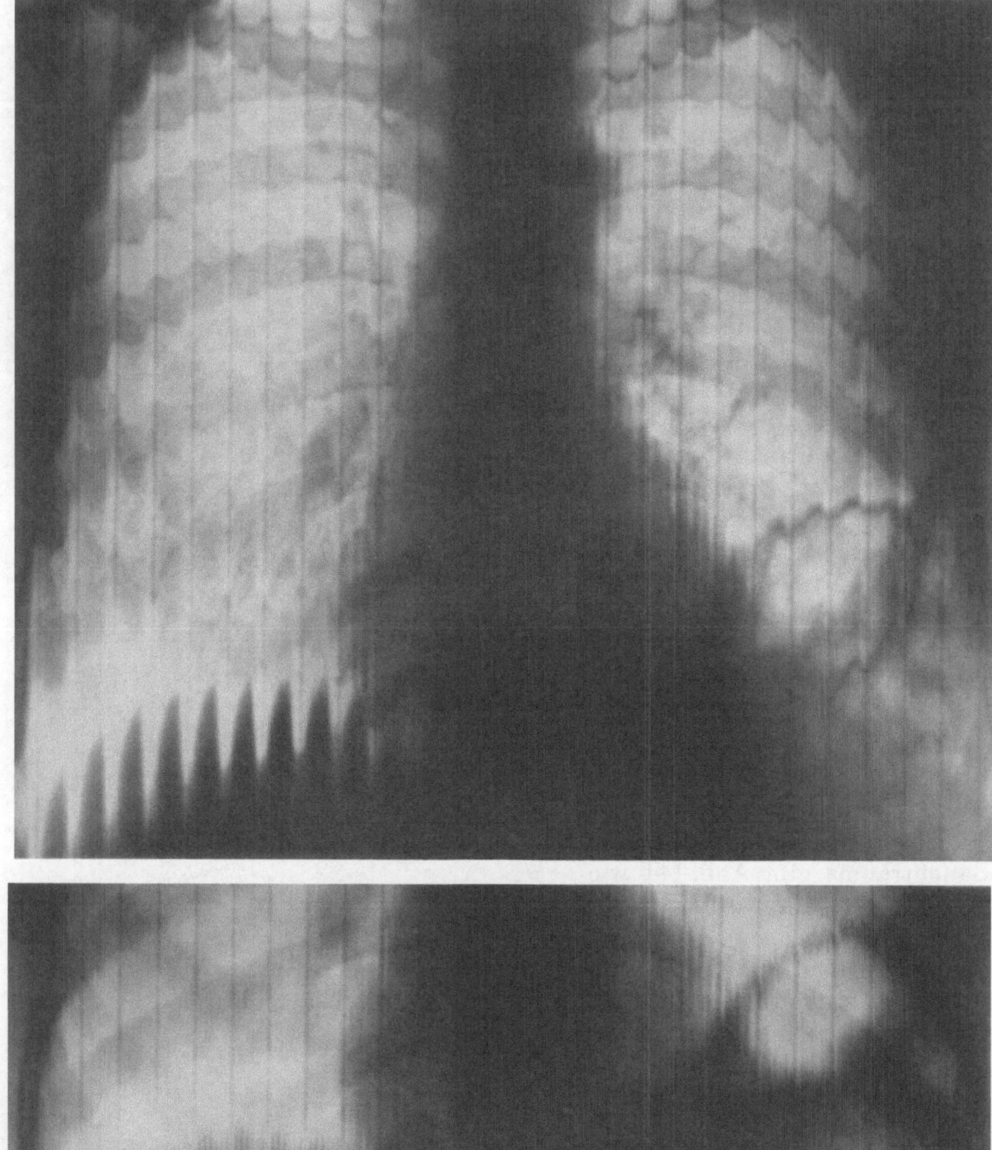

Abb. 145a. Scheinbar mittelgroßer Magen- (und Dickdarm-) Prolaps nach stumpfem Rumpftrauma vor
13 Jahren, im Atmungs- und Schnupfkymogramm; keine Paradoxie am oberen thorakalen Magenrand

diagnostisch wichtigste Ausschluß einer Zwerchfellrelaxation kann jedoch, wie ausdrücklich hervorgehoben werden muß, in solchen Fällen nur als Indizienbeweis gelingen. Nur
selten ist so deutlich wie hier die Forderung erfüllt, daß der Befund sich mit typischen
Brückensymptomen unmittelbar an ein einmaliges schweres Trauma anschließt, so daß
die Sicherheit des kausalgenetischen Zusammenhangs die Unsicherheit der röntgenologischen Differentialdiagnostik voll ausgleichen kann.

Die Schwierigkeiten einer Abgrenzung großer Prolapse (und Hernien) gegenüber der Relaxation des Zwerchfells sind genugsam bekannt (ASSMANN, HITZENBERGER, TESCHENDORF). Nur bei kleinem und mittelgroßem Prolaps findet sich eine Winkelbildung oder Einsattelung zwischen dem normalen benachbarten Zwerchfellabschnitt und der thorakalen Grenze der vorgefallenen Eingeweide. Bei umfangreichen Vorfällen versagt dies angeblich wichtigste Zeichen, weil ein echter Zwerchfellschatten im Röntgenbild nicht erkennbar ist und von der oberen Begrenzungslinie des Magens (große Kurvatur) oder

Dickdarms vorgetäuscht wird (GOLDSTEIN, ELLISON, EVANS). Die Erörterung der zahlreichen anderen Differentialsymptome, deren CACE 21 (!) zusammengestellt hat, und die in ihrem Rang vielfach umstritten werden, ist nicht unsere Aufgabe. Es sei jedoch betont, daß auch die Bewegungsprüfung weniger eindeutig ausfallen kann, als allgemein angenommen wird. Auf das Fehlen oder die Abschwächung der Bewegungsparadoxie infolge einer Fixation in der Prolapsoder Bruchpforte ist früher schon hingewiesen worden. Aber auch nichtfixierte oder große Prolapse lassen sehr oft eine Paradoxie vermissen und werden dadurch von einer Relaxation des Zwerchfells abgrenzbar; ein Beispiel dafür gibt Abb. 145 wieder. Die größten differentialdiagnostischen Schwierigkeiten machen die sehr umfangreichen, hoch hinauf in den Thoraxraum getriebenen Vorfälle, bei denen die benachbarten Normalabschnitte der defekten Zwerchfellhälfte nicht darstellbar sind

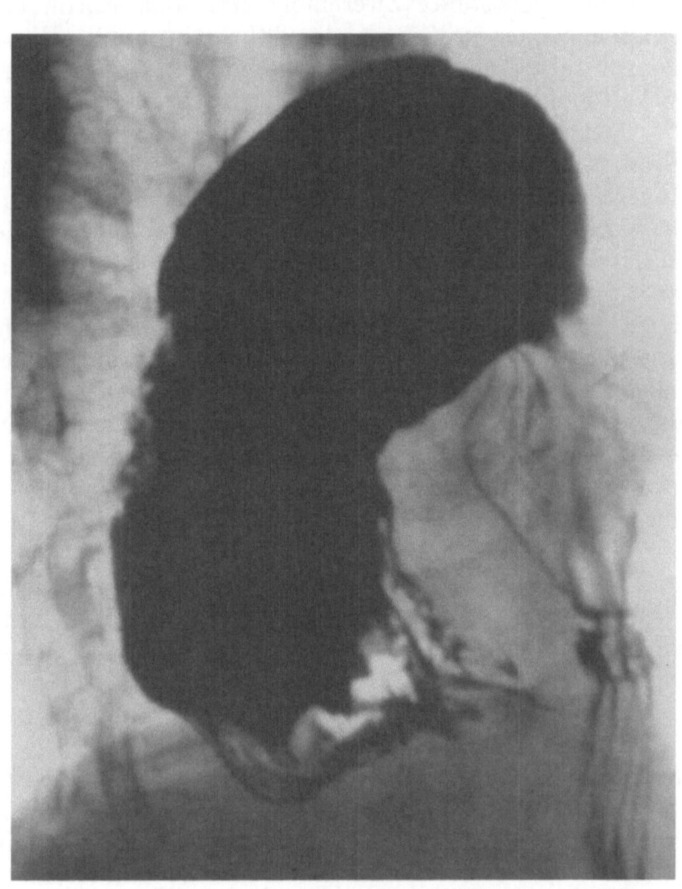

Abb. 145b. Gleicher Fall. In Rückenlage totale Inversion des ganz vorgefallenen Magens

und der obere Rand des verlagerten Bauchorganes respiratorisch paradox bewegt wird. Der Vorschlag, mittels elektrischer Phrenicusreizung (BÖHME, PRESMANES-MORAL) den Zwerchfellstand festzustellen, ist schon alt (JAMIN; HILDEBRAND; HESS; ASSMANN; SCHLECHT und WELS, zit. nach HITZENBERGER). Er wird in praxi kaum je befolgt und ist gleichfalls nur in Ausnahmefällen und besonders für die Hiatushernien erfolgversprechend.

Die klinische Semiologie spielt differentialdiagnostisch eine außerordentlich geringe Rolle, da sie noch vieldeutiger ist. Die Beispiele, wo über viele Jahre hinweg der traumatische Zwerchfelldefekt mit Eingeweideprolaps unter den abwegigsten Fehldiagnosen läuft, bis er mehr oder minder zufällig durch eine Röntgenuntersuchung aufgedeckt wird, sind jedem Untersucher bekannt. Unmittelbar nach dem Trauma verdeckt sehr oft der gleichzeitig entstandene Hämatothorax den Eingeweidevorfall (BRUNNER, HARTUNG, KOCH), wenn nicht überhaupt eine klinische und röntgenologische Untersuchung unterbleibt. Die subjektive und klinische Symptomarmut vieler traumatischer Prolapse drückt sich unter anderem auch darin aus, daß in der Kasuistik die Fälle nicht selten sind, deren Diagnose und kausalgenetische Klärung erst viele Jahrzehnte nach dem Trauma gelangen oder in tabula möglich waren (RIEDER; FLORANGE; SAMUELSON; BAUDET; CIAUDO und Mitarbeiter, CHILD und Mitarbeiter). Allerdings kann, wie früher schon besprochen, der Prolaps sich erst nach einem recht langen Intervall durch die alte Zwerchfellwunde ereignen, so daß geradezu von „schleichenden" traumatischen Vorfällen gesprochen wird (HUGHES und Mitarbeiter). Die Erkenntnis, daß Einrisse und Erweiterungen einer vernarbten Zwerchfellwunde noch sehr viel später möglich sind, ist aber keineswegs neu, sondern den Pathologen seit mehr als 100 Jahren geläufig. Es kann sogar vorkommen, daß ein kleines persistentes Zwerchfelloch traumatisch im Randgebiet einreißt und einen Prolaps entstehen oder größer werden läßt (GRUBER). Hier die Pathogenese des kombiniert kongenital-traumatischen Zwerchfelldefektes zu klären, ist operativ und anatomisch kaum sicher möglich.

Cum grano salis ist daher der Satz berechtigt, daß der diaphrenische traumatische Prolaps klinisch erst an seinen Komplikationen erkannt wird. Unter diesen steht die Incarceration obenan. Die Angaben über die Strangulationsgefährdung schwanken von 15 % im alten Schrifttum (EPPINGER) bis zu 95 % in der neuen Literatur (HARRINGTON; MARKS; KUSHLAN; MICHON; PEARSON; WASKINS und Mitarbeiter; CARTER und Mitarbeiter). Das nimmt bei der Verschiedenheit des statistischen Beobachtungsgutes der Kliniker, Röntgenologen, Chirurgen und Pathologen nicht wunder. Größe der Prolapspforte und der vorgefallenen Eingeweide, Umfang der Adhäsionen und körperliche Belastung spielen für die Entstehung der Incarceration eine wichtige, in ihrer Wechselbeziehung aber schwer faßbare Rolle. Strangulationen eines unerkannten Zwerchfellprolapses unter der Geburtsarbeit haben HODGE; PEARSON und Mitarbeiter; HOBBINS beobachtet. Die Röntgenuntersuchung ist bei erfolgter Einklemmung nur dann wichtig, wenn bisher die Zwerchfellalteration überhaupt unbekannt war; sie klärt das schwere klinische Bild — akuter Schock, Abdomen- und Thoraxschmerz, blutiges Erbrechen und Stuhlgang, Dyspnoe und Cyanose — dann schnell auf, ohne daß mit dem röntgenologischen Nachweis der Strangulation selbst Zeit verloren werden dürfte. Nach HARRINGTON liegen 98 % aller eingeklemmten Prolapse und Hernien links; die Strangulation eines Leberprolapses ist eine Rarität (WOLFSON). Diese Seitenprävalenz bestimmt die Symptomatik praktisch ausschließlich als gastrointestinal; Abweichungen davon sind sehr selten (SMITH und Mitarbeiter). Die häufigsten Incarcerationen erfolgen am Dickdarm, im Bereich der linken Flexur, und führen zum Bild des tiefsitzenden Ileus (KÜMMERLE). Dabei sind Perforationen des incarcerierten, gangränösen Colonteils in die Bauch- oder linke Pleurahöhle möglich (DERRA, GRAFF). Am Magen kann ein intermittierender oder fixierter Volvulus auftreten (GAGLIARDI; UDAONDO und Mitarbeiter), und außer blutenden chronischen Druckgeschwüren ohne und mit Perforation sind Strangulationen der Gefäße mit konsekutiver Gangrän der Magenwand beschrieben (HAMILTON und Mitarbeiter; PEARSON; HOFFMANN und Mitarbeiter; AIGNER). Eine Torsion des Duodenum mit Begleitikterus haben TESLER und Mitarbeiter mitgeteilt. Die thorakalen Strangulationszeichen sind vieldeutiger, stärker abdominell maskiert und werden vorwiegend von der Pleuraalteration bestimmt. Die Dyspnoe ist das auffälligste Verdrängungssymptom, weil sie beim nichtincarcerierten Prolaps des Erwachsenenalters sonst fehlt oder erst final aufzutreten pflegt (STOLL). Als seltene Komplikation haben RANSDELL und Mitarbeiter einen Lungenlappenvolvulus beobachtet.

Die Operationsmortalität des eingeklemmten Zwerchfell„bruches" ist hoch. Sie wird von HUGUIER und Mitarbeitern mit 30 %, von QUÉNU mit 73 % und von HUNGER für die Fälle ohne Darmresektion mit 49 %, bei Resektion mit 88 % angegeben. Angesichts der Erfahrung, daß eine Incarceration auf die Dauer doch in 9 von 10 Fällen zu erwarten ist, wird daher die Frühoperation jeder einmal erkannten Hernie und jeden Prolapses gefordert (HARRINGTON; MEYER; KOSS und Mitarbeiter; KÜMMERLE u. a.). Dieser Forderung wird man sich in Zukunft um so weniger verschließen können, als die Operation der nichtstrangulierten Zwerchfell„brüche" aller Arten heute bei der verbesserten Narkose- und Operationstechnik nur noch wenig Risiko zu bieten scheint; gültige Verhältniszahlen über die Operationsmortalität sind allerdings nach dem neueren Schrifttum aus den früher genannten Gründen vorerst nicht errechenbar. Im Einzelfall kann, besonders bei vorgeschrittenem Alter des Patienten, die Indikationsstellung aber recht kompliziert bleiben (s. dazu KATSCH und PICKERT). Für die Diskussion der Zweckmäßigkeit einer präoperativen Pneumothoraxanlage oder Phrenicusausschaltung und der Art des operativen Vorgehens selbst muß auf die chirurgische Fachliteratur verwiesen werden. Der abdominelle Zugang (HARRINGTON und Mitarbeiter) dürfte jetzt nur noch wenigen, bestimmten Prolaps- und Hernientypen vorbehalten sein, so daß die SAUERBRUCHsche transthorakal-transdiaphragmale Operationsmethode (mit einigen Abweichungen) eindeutig in den Vordergrund gerückt ist.

Die übrigen Komplikationen des (traumatischen) Prolapses wie auch der Hernie galten bisher als relative Operationsindikationen. Sie reichen von venösen Schleimhautkongestionen des prolabierten Organes über den intermittierenden Volvulus bis zur Perforation eines Ulcus am prolabierten Magen (LIAN und Mitarbeiter; ZUCKSCHWERDT; DIVOUX; HARPPRECHT; SUSSI; JOHNSTON und Mitarbeiter; MILLER und Mitarbeiter; FLORANGE). Das Ulcus im vorgefallenen Magenabschnitt ist danach sehr viel häufiger als etwa beim kongenitalen Zwerchfell-Magenvorfall (COLLIER und Mitarbeiter), aber anscheinend doch nicht so häufig wie bei der Hiatushernie. Sein röntgenologischer Nachweis gelingt nur in den wenigsten Fällen, wie schon HITZENBERGER festgestellt hat. Eine sekundäre Anämie ist wie bei den Hiatushernien oft das einzig klinisch faßbare Symptom des Dickdarm- oder Magenprolapses (BINGOLD, GARDNER, SAEGESSER, GERLING, KÜMMERLE, CODOUNIS) und kommt nach RITCHEY und Mitarbeitern in rund 27 %, nach MILLER und Mitarbeitern sogar in über 60 % aller Fälle vor. Die Kombination eines Magen„bruches“ mit einem Magencarcinom ist bisher in 37 Fällen beobachtet worden (Lit. bei DORFMAN). Es ist aber beim Fehlen brauchbarer statistischer Unterlagen für die absolute Häufigkeit der Zwerchfellhernien und -prolapse schwer zu entscheiden, ob die thorakale Magenverlagerung eine signifikante Mehrgefährdung in diesem Sinne bedeutet. Im Hinblick auf die hohe Quote an Schleimhaut- und Gefäßalterationen des verlagerten Magens ist ein Zusammenhang jedoch nicht unwahrscheinlich.

Anhang

Zwerchfelldefekte auf entzündlich-nekrotischer Grundlage

Nach HITZENBERGER sind Zwerchfellperforationen als Folgen entzündlicher Nekrose nicht ganz selten. Sie können artefiziell entstehen (Drainagetuben!), dürften aber zumeist im Verlauf von paraphrenischen Entzündungen der Pleura oder des oberen Bauchraumes vorkommen. Sie können von einem Eingeweidevorfall gefolgt sein. Den Hauptanteil dieser Zwerchfellalterationen stellen fortgeleitete subphrenische Abscesse nach basaler Pleuritis oder bei Gallenblasen- und Leberaffektionen oder beim Echinococcusbefall der Leber dar. Auf der linken Seite sind sie nach hypophrenischen Entzündungen verschiedenen Ursprungs beobachtet. Einen eigenen Fall von Zwerchfellperforation durch eine peripankreatitische Andauung des retroperitonealen Gewebes haben wir früher wiedergegeben (vgl. Abb. 109), bei dem es aber zu einem Vorfall von Baucheingeweiden nicht mehr gekommen war; doch ist vielleicht der Fall der Abb. 140 in diese Rubrik von traumatischem Prolaps einzureihen. Die meisten Zwerchfellperforationen im Gefolge tumoröser Oberbauchprozesse führen nicht mehr zum Prolaps, weil der Fisteleinbruch in die Pleurahöhle fast immer das finale Stadium einleitet.

Literatur

AABYE, R.: Diaphragmatic hernia (right sided subcostosternal type in a patient with a large gibbus). Acta chir. scand. (Stockh.) **108**, 6 (1954).

ACCAR, N. R.: Ectopie intrapéricardique des viscères abdominaux. Mém. Acad. Chir. **80**, 849 (1954).

AIGNER, R.: Gangrän des Magens bei traumatischer Zwerchfellhernie. Wien. klin. Wschr. **1955**, 843.

ALMASSY, G.: Eine rechtsseitige Hernia diaphragm. traumatica. Röntgenprax. **13**, 458 (1941).

AMADEI, A.: Riv. Pat. e Clin. Suppl. 3, 7 (1948). Zit. nach LÜSCHER.

ANDRÉ: Zit. nach ELLINGER.

ARNHEIM, E. E.: Congenital hernia of the diaphragm with special reference to right-sided hernia of the liver and intestines. Surg. etc. 95, 293 (1952).

ASCARELLI, A., e M. NUTI: Contributo clinico radiologico allo studio dell'ernia e della relaxatio diaframmatica. Gazz. internaz. med.-chir. 58, 912 (1953).

ASCHOFF: Zit. nach GRUBER.

ASTRUP, E. C., u. E. ZIESLER: Hernia diaphragmatica pericardialis. Acta med. scand. (Stockh.) 141, 156 (1951).

BALMES, A., R. PALEIRAC et A. THEVENET: Le contraste gazeux dans le diagnostic de l'épiplocele de la fente de Larrey. Arch. des Mal. Appar. digest. 44, 142 (1955).

BARRETT, N. R.: Right retroperitoneal diaphragmatic hernia. Brit. J. Surg. 32, 421 (1945).

BATES, J. C., and F. Y. LEAVER: Pericardiale Bauchhöhlencysten. Radiology 57, 330 (1951). Ref. Fortschr. Röntgenstr. 76, 409 (1952).

BAUDET: La hernie diaphragmatique séquelle de blessure de guerre. Schweiz. med. Wschr. 1947, 604.

BAUM, G., u. H. GRASSER: Über die Hernia diaphragm. parasternalis dextra. Fortschr. Röntgenstr. 78, 750 (1952).

BEILIN, J. S.: Zur Kasuistik der Zwerchfellhernie. Röntgenprax. 6, 229 (1934).

BELL, J. C., G. W. HEUBLEIN and H. HAMMER: Roentgenexamination of urinary tract. Amer. J. Roentgenol. 53, 527 (1945).

BERNHARD, F.: Zwerchfell. In WULLSTEIN-WILMS, Lehrbuch der Chirurgie. Jena 1951.

BINGOLD, K.: Zit. nach KÜMMERLE.

BOECK, W. C., and W. C. COOK: Traumatic diaphragm. hernia. Amer. J. Digest. Dis. 1, 705 (1934).

BÖHME, W.: Über ein neues Symptom zur Unterscheidung der Zwerchfellhernie von der Relaxatio diaphragm. Med. Klin. 1935 II, 1460.

BOEVÉ, H. J.: Ruptur von Diaphragma und Pericard bei Beckenfraktur. Nederl. Tijdschr. Geneesk. 24, 417 (1950).

BRECKOFF, K.: Zur Kasuistik der rechtsseitigen Zwerchfellhernien. Röntgenprax. 5, 257 (1933).

BROOKES, V. S.: Intrapericardial diaphragmatic hernia. Brit. J. Surg. 15, 163 (1953).

BROMAN: Zit. nach GRUBER.

BROWN, C. H., C. H. MOBERG and D. B. EFFLER: Compound diaphragmatic hernia: report of five cases. Ann. Int. Med. 44, 534 (1956).

BROWN, R. W.: A case of bilateral parasternal diaphragmatic hernia. Thorax (Lond.) 7, 266 (1952).

BRUNNER, A.: Zwerchfell. In Lehrbuch der Chirurgie, Bd. II, S. 1181. Basel 1950.

BÜTTNER, A.: Über Zwerchfellbrüche hinter dem Brustbein und Fettgewebsgeschwülste des Zwerchfells. Arch. klin. Chir. 202, 154 (1947).

CACE, M.: Sui segni radiologici della relassation e dell'hernia diaframmatica, con presentazione di alcuni casi. Policlinico. Sez. med. 49, 256 (1942).

CAMERER, J. W.: Beobachtung einer rechtsseitigen parasternalen Zwerchfellhernie. Fortschr. Röntgenstr. 62, 262 (1940).

CAMPBELL, M. F.: Renal ectopy. J. of Urol. 24, 187 (1930). Zit. nach GONDOS.

CAPURRO, F. G., and M. A. BELLINI: Pseudo-cystic shadows of the right pulmonary base due to diaphragm. omental hernia. Radiology 55, 410 (1950).

CARTER, B. N., J. GIUSEFFI and B. FELSON: Traumatic diaphragmatic hernia. Amer. J. Roentgenol. 65, 56 (1950).

CHAMBERLAIN, J. M., and J. M. FORD: Diaphragmatic hernia produced by indirect violence. Surg. Clin. N. Amer. 1953, 1505.

CHILD, M.: Liver herniation simulating intrathoracic tumor. J. Thorac. Surg. 21, 391 (1951).

CHIN, E. F., and E. R. DUCHESNE: The parasternal defect. Thorax (Lond.) 10, 214 (1955).

CIAUDO, D., et E. HELOU: Hernie diaphragmatique étranglée. Mém. Acad. Chir. 76, 573 (1950).

CLAY, R. C., and C. R. HANLON: Pneumoperitoneum in the differential diagnosis of diaphragmatic hernia. J. Thorac. Surg. 21, 57 (1951).

CLINTON-THOMAS, C. L.: Congenital diaphragmatic hernia in a premature infant. Lancet 1955 II, 1155.

CODOUNIS: Contribution à l'étude des syndromes anemiques des hernies diaphragmatiques. Acta gastro-enterol. belg. 10, 345 (1947).

COLLIER, W., A. F. HURST u. E. W. SHEAF: Magenulcus in Kombination mit kongenitaler Zwerchfellhernie. Zit. nach Fortschr. Röntgenstr. 40, 383 (1929).

CONTAT, C.: Ann. d'Anat. path. 10, 1 (1933). Zit. nach LÜSCHER.

CRAWSHAW, G. R.: Herniation of the stomach, transverse colon and a portion of the jejunum into pericardium. Brit. J. Surg. 39, 364 (1952).

CRUICKSHANK, G.: Diaphragmatic herniation of the kidney. Brit. J. Tbc. 46, 223 (1952).

CRUVEILHIER: Zit. nach LÜSCHER, HITZENBERGER.

CURTILLET, E., et R. AUBANIAC: Les hernies diaphragm. droites à forme pseudotumorale. Contribution à l'étude des opacités de la base droite d'origine abdominelle. J. de chir. 66, 257 (1950).

DAMMANN: Diss. Berlin 1882. Zit. nach GRUBER.

DECKER, F. H., and J. C. FASH: Congenital defect of diaphragm. Radiology 55, 419 (1950).

DENISART: De la varieté rétro-costo-xiphoidienne des hernies diaphragmatiques. J. de Chir. 67, 5 (1951).

DERRA, E.: Zbl. Chir. 1949, 1. Zit. nach KÜMMERLE; Koss und Mitarbeitern.

DETERMANN, A.: Über die Ergebnisse der Röntgenschirmbilduntersuchungen im Vergleich zur Tbk.-Häufigkeit. Tuberkulosearzt 2, 577 (1948).

DIVOUX, H.: Spontanpneumothorax durch Ulcusperforation bei linksseitiger Zwerchfellhernie. Fortschr. Röntgenstr. 77, 235 (1952).

DORFMAN, M.: Carcinoma associated with diaphragmatic herniation of the stomach. Radiology 55, 254 (1950).

EBBS, J. H., and H. MCGARRY: Congenital hernia of diaphragm. Canad. Med. Assoc. J. 67, 115 (1952).

EKMAN, C. A.: Diaphragmatic hernia in infants. Acta chir. scand. (Stockh.) 107, 218 (1954).

ELLINGER, E.: Eine seltene Form der Zwerchfellhernie (Parasternale Hernie). Röntgenprax. 11, 490 (1939).

ELLISON, E. H.: Diaphragmatic hernia. A review of the literature and report of two unusual cases. Amer. J. Surg. 77, 152 (1950).

EVANS, C. J., and J. A. SIMPSON: 57 cases of diaphragm hernia and eventration. Thorax (Lond.) 5, 343 (1950).

EVEN, R., C. SORS et R. CODIS: Les hernies diaphragmatiques rétrocostoxiphoidiennes. Presse méd. 62, 1302 (1954).

FELIX, W.: Klinischer und experimenteller Beitrag zur Zwerchfellchirurgie. Zbl. Chir. 78, 1681 (1953).

FLEISCHNER, F. G., S. A. ROBINS and M. ABRAMS: High renal ectopia and congenital diaphragmatic hernia. Radiology 55, 24 (1950).

FLORANGE, W.: Tödliche Folge eines Zwerchfellrisses mit Prolaps des Magens in die Brusthöhle durch Perforation eines Ulc. ventric. in den Pleuraspalt 22 Jahre nach Unfall. Zbl. Path. 90, 117 (1953).

FREUD, J., u. E. HORNER: Zur röntgenologischen Differentialdiagnose zwischen Hernia diaphragmatica und Eventratio diaphragmatica und zur rechtsseitigen Eventratio diaphragmatica. Fortschr. Röntgenstr. 29, 201 (1922).

GAGLIARDI, R. A.: Upside down stomach: Rare form of diaphragmatic hernia. Gastroenterology 21, 300 (1952).

GARDNER, K. D.: Diaphragmatic hernia. Amer. J. Med. Sci. 185, 561 (1933).

GARRAUD, R., et P. BASTIEN: Hernies des viscères abdominaux à travers les orifices normaux du diaphragme. Ann. d'Anat. path. 13, 603 (1936).

GERLING, E.: Zur Pathogenese, Diagnose und Therapie der Zwerchfellbrüche mit Einschluß der dabei auftretenden Anämien. Med. Mschr. 8, 237 (1954).

GIESCHEN, M., u. W. NELL: Gibt es ein röntgenologisch eindeutig erkennbares Zeichen zur Unterscheidung angeborener und erworbener Zwerchfellhernien? Fortschr. Röntgenstr. 61, 169 (1940).

GIFFIN, H. Z.: The diagnosis of diaphragmatic hernia. Ann. Surg. 55, 388 (1912).

GLEIZE-RAMBAL, L.: Hernie diaphragmatique droite conténant l'estomac. Arch. des Mal. Appar. digest. 41, 316 (1952).

GÖSSNITZ, v.: Beiträge zur Diaphragmafrage. Semons zool. Forsch. 4, 207 (1901). Zit. nach GRUBER.

GOLDSTEIN, G.: Eventratio oder Hernia diaphragmatica dextra. Gastroenterologia (Basel) 80, 20 (1953).

GONDOS, B.: High ectopy of the left kidney. Amer. J. Roentgenol. 74, 295 (1955).

GOON, C. D.: Duplication of the stomach with extension into the chest. Amer. Surg. 19, 721 (1953).

GRAFF, U.: Zwerchfellerkrankungen als Ursache akuter Oberbauchsyndrome. Bruns' Beitr. 182, 440 (1951).

GREENWALD and STEINER: Amer. J. Dis. Childr. 38, 361 (1929). Zit. nach SCHMID.

GREYERZ, W. v.: On hernia diaphragmatica retrosternalis. Acta radiol. (Stockh.) 18, 428 (1937).

GROSS, R. E.: Congenital hernia of diaphragm. Amer. J. Dis. Childr. 71, 579 (1946).

GRUBER, G. B.: Die Mißbildungen des Zwerchfells. In SCHWALBE, Morphologie der Mißbildungen des Menschen und der Tiere. 1927.

— Über Zwerchfellücken, Zwerchfellhernien und Zwerchfelldefekte (zugleich Mitteilung einiger Vorkommnisse von Zwerchfellverletzung). Bruns' Beitr. 186, 129 (1953).

GUDBJERG, C. E.: Anomalies of the right dome of the diaphragm. Report of two unusual cases. Acta radiol. (Stockh.) 37, 253 (1952).

GUDJONS, F.: Beitrag zur Hernia diaphragmatica parasternalis. Fortschr. Röntgenstr. 77, 330 (1952).

GÜTGEMANN, A.: Persönliche Mitteilung.

GUILLERM, H.: Ein Fall einer voluminösen retrosternalen Zwerchfellhernie mit traumatischer Entstehung. J. Radiol. et Électrol. 31, 283 (1950). Zit. nach Koss u. Mitarb.

HAJDU, N. H., and J. N. SIDHVA: Parasternal diaphragmatic hernia through the foramen of Morgagni. Brit. J. Radiol. 28, 335 (1955).

HAMILTON, J. E., and T. W. PHILLIPS: Traumatic hernia of the diaphragm with strangulation and gangrene of the stomach, report of two cases. Amer. J. Surg. 78, 686 (1949).
HAMPERL, H.: Persönliche Mitteilung.
HARPPRECHT: Schwere Ulcusblutung bei Zwerchfellhernie. Zbl. Chir. 77, 32 (1952).
HARRINGTON, S. W.: Diaphragmatic hernia. J. Amer. Med. Assoc. 101, 987 (1933).
— Diagnosis and treatment of various types of diaphragm hernia. Amer. J. Surg. 50, 377 (1940).
— Subcostosternal diaphragm hernias. Foramen of Morgagni. Surg. etc. 73, 601 (1941).
— Various types of diaphragm. hernia treated surgically. Surg. etc. 86, 735 (1948).
—, and B. R. KIRKLIN: The clinical and roentgenologic manifestations and surgical treatment of diaphragm. hernia, with a review of 131 cases. Surg. etc. 30, 147 (1938).
HARRIS, W., and W. H. CLAYTON-GREENE: Congenital absence of the left half of the diaphragm, simulating pneumothorax. Proc. Roy. Soc. Med. 1912, 5, 153. Zit. nach KIRKLIN u. Mitarb.
HARTUNG, A.: Traumatische Zwerchfellhernie. Zbl. Chir. 3, 2986 (1936).
HATHERLEY, L. J.: Congenital right diaphragmatic hernia associated with Fallot's tetralogy. Thorax (Lond.) 5, 133 (1950).
HAUBRICH, R.: Über verschiedene Arten von Zwerchfellhernien. Röntgenprax. 17, 264 (1948).
HAUGEN, J. A., and C. J. EHRENBERG: Diaphragm. hernia in the newborn infant. Amer. J. Obstetr. 43, 502 (1942).
HAYER, E.: Seltenere Formen von Zwerchfellhernien und ihre röntgenologische Erfassung. Fortschr. Röntgenstr. 48, 165 (1933).
HEDBLOM, C. A.: Diaphragmatic hernia. Surg. Clin. N. Amer. 4, 543 (1924). — Ann. Int. Med. 8, 156 (1934).
HELSBY, R., and C. WELLS: Subcostosternal hernia (Hernia through the foramen of Morgagni). Brit. J. Surg. 42, 274 (1954).
HERRMANN, W. G.: A case of right-sides atypical diaphragmatic hernia. Radiology 22, 241 (1934).
HEYDEMANN, E. R., u. H. DORFMEYER: Zbl. Chir. 64 (1937). Zit. nach SCHMID.
HITZENBERGER, K.: Bewegungsstörungen des Zwerchfells. Klin. Wschr. 1928, 315.
HOBBINS: Incarcerated diaphragm. hernia of the colon occurring during pregnancy. New England J. Med. 249, 19 (1953).
HODGE, K.: Zwerchfellhernie, kompliziert durch Magengeschwür und Schwangerschaft. Brit. J. Radiol. 23, 573 (1950). Ref. Fortschr. Röntgenstr. 74, 373 (1951).
HOFFMANN, K. F., and A. J. CHILKO: Subcostosternal diaphragmatic hernia. Ann. Int. Med. 41, 616 (1954).
HOFFMANN, R.: Rechtsseitige LARREYsche Hernien. Dtsch. med. J. 1954, 522.
— W., M. L. LEVY, E. SOLE and A. LEWITAN: Strangulated diaphragmatic hernia with gangrene of stomach. Arch. Surg. 69, 125 (1954).
HOLLANDER, A. G., and D. J. DUGAN: Herniation of the liver. J. Thorac. Surg. 29, 357 (1955).
HUET u. VAN SLOOTEN: Diaphragmatic hernia with displacement of right lobe of liver into thorax, complicated by intestinal tuberculosis. Nederl. Tijdschr. Geneesk. 95, 2614 (1952).
HUGHES, F., E. B. KAY, R. H. MEADE, T. R. HUDSON and J. JOHNSON: Traumatic diaphragmatic hernia. J. Thorac. Surg. 17, 99 (1948).
HUGUIER, J., CRÉPY et DJIAN: Hernies diaphragm. étranglées. Mém. Acad. Chir. 75, 737 (1949).
HUNGER: Diss. Halle 1936. Zit. nach KÜMMERLE.
HURLEY, G. A.: Right-sided diaphragmatic hernia. Canad. Med. Assoc. J. 60, 614 (1949).
HUME: Brit. J. Surg. 10, 207 (1922). Zit. nach LÜSCHER.
ISAAC, F., F. B. WILKINS and J. WEINBERG: Traumatic and related types of diaphragm. hernia. Radiology 55, 527 (1950).
JAUBERT DE BEAUJEU, A., et R. DIDIER: J. de Radiol. 30, 161 (1949). Zit. nach KOSS u. Mitarb.
JENKINSON, E. L.: Diaphragmatic hernia. Amer. J. Roentgenol. 62, 185 (1949).
JOHNSON, E. K., and J. L. MANGIARDI: Diaphragmatic hernia in the newborn. Amer. J. Dis. Childr. 84, 436 (1952). — Amer. J. Surg. 84, 245 (1952).
JOHNSTON jr., J. H., and G. E. TWENTE: Perforated gastric ulcer in acute diaphragmatic hernia. Case report. Surgery 31, 742 (1952).
KAISER, R.: Beitrag zur Kenntnis der Zwerchfellbrüche. Rechtsseitige parasternale Zwerchfellhernie mit Magen als Bruchinhalt. Röntgenprax. 12, 180 (1940).
KATSCH, G., u. H. PICKERT: Die Krankheiten des Magens. In Handbuch der inneren Medizin, Bd. III/1. Berlin 1953.
KEITH: Diaphragmatic hernia. Brit. Med. J. 11, 1297 (1910).
— Human embryology and morphology, 5. Aufl. Baltimore 1933.
KERNAU, TH.: Beitrag zur Kenntnis der Zwerchfellbrüche. Ein seltener Fall von beidseitiger, parasternaler Zwerchfellhernie. Röntgenprax. 12, 28 (1940).
KIRKLIN, B. R., and J. R. HODGSON: Roentgenologic characteristics of diaphragmatic hernia. Amer. J. Roentgenol. 58, 77 (1947).
KLEINE, H. O.: Die Bedeutung der intrathorakalen Nierenendystopie für die Entstehung kongenitaler Zwerchfellslücken. Beitr. path. Anat. 80, 609 (1928).

KLEINSORGE, H.: Pilzförmiger Leberprolaps in einer kongenitalen Zwerchfellhernie. Fortschr. Röntgenstr. **74**, 238 (1951).

KLEITSCH, W. P., A. D. MUNGER and W. J. JOHNSON: Diaphragmatic hernia with complete evisceration of liver. Ann. Surg. **130**, 1079 (1949).

KNOEPP, L. F.: Unusual diaphragmatic hernia with displaced liver. J. Thorac. Surg. **21**, 4 (1950).

KOCH, E.: Die traumatisch entstandene Zwerchfellhernie und ihre kriegschirurgische Bedeutung. Med. Klin. **1944**, 100.

KOENNECKE, W.: Zwerchfellhernie durch stumpfe Bauchverletzung. Zbl. Chir. **68**, 2246 (1941).

KOSS, F. H., H. VIETEN u. K. H. WILLMANN: Morphologie, Diagnose und Therapie der Zwerchfellbrüche. Langenbecks Arch. u. Dtsch. Z. Chir. **266**, 488 (1950).

KÜMMERLE, F.: Zur Inkarzeration traumatischer Zwerchfellhernien. Zbl. Chir. **78**, 496 (1953).

— Zur Klärung der Anaemie bei Zwerchfellbrüchen. Dtsch. med. Wschr. **1953**, 487.

KUSHLAN, S. D.: Strangulated right diaphragmatic hernia with surgical cure. Gastroenterology **18**, 466 (1951).

LACHER, L.: Über Zwerchfellhernien. Dtsch. Arch. klin. Med. **27**, 268 (1880).

LADD, W. E., and R. E. GROSS: Abdominal surgery of infancy and childhood. Philadelphia 1941.

LADENDORF, M.: Rechtsseitige angeborene Zwerchfellhernie. Fortschr. Röntgenstr. **74**, 342 (1951).

LANDOIS: Die Chirurgie des Zwerchfells und des N. phrenicus. In KIRSCHNER-NORDMANN, Die Chirurgie. Berlin u. Wien 1941.

LAPOINTE, H.: Diaphragmatic hernia. J. Canad. Ass. Radiol. **2**, 65 (1951).

LESZLER, A.: Mit Magenileus komplizierter rechtsseitiger Zwerchfellbruch. Röntgenprax. **13**, 267 (1941).

LEWALD, L. T.: Thoracic stomach. Radiology **3**, 91 (1924).

LIAN, C., F. SIGUIER et J. J. WELTI: Le syndrome „Hernie diaphragm. ou éventration diaphragm. et thromboses veineuses". Presse méd. **1953**, 8.

LIEBSCHNER, K.: Die Bedeutung des diagnostischen Pneumoperitoneum. Chirurg **24**, 12 (1953).

LIEPMAN, W.: Arch. Gynäk. **68**, 780 (1903). Zit. nach SCHMID, GRUBER.

LÜSCHER, M.: Über die parasternale Zwerchfellhernie. Langenbecks Arch. u. Dtsch. Z. Chir. **269**, 183 (1951).

MARKS, CH.: Diaphragmatic hernia. S. Afric. Med. **28**, 850 (1954).

— J. H.: Diaphragmatic hernia. Amer. J. Surg. **54**, 306 (1941).

MATTINA, M.: Parasternaler Zwerchfellbruch des rechten Dickdarmwinkels bei einer Frau mit linksseitigem tuberkulösem Fibrothorax. Zbl. inn. Med. **88**, 480 (1937).

McGEE, H. H.: Thoracic stomach. A case report. Amer. J. Roentgenol. **45**, 69 (1941).

MENGER, W.: Zur Deutung pathologischer Substrate des Mittelschattens im Röntgenbild. (Dextropositio cordis durch hepar lobatum bei parasternaler Zwerchfellhernie.) Fortschr. Röntgenstr. **82**, 266 (1955).

MEYENBURG, H. V.: Die quergestreifte Muskulatur. In HENKE-LUBARSCH' Handbuch der Pathologie, Bd. IX/1. 1921..

MEYER, .H W.: Diaphragmatic hernia. J. Thorac. Surg. **20**, 235 (1950).

MICHON, J.: L'étranglement des hernies diaphragmatiques. J. de Chir. **65**, 25 (1949).

MILLER, G. F., and H. P. DOUR: Ulcer associated with diaphragm. hernia. Amer. J. Roentgenol. **62**, 368 (1949).

MILONE, S.: L'hernia diaframmatica del fegato. Minerva chir. (Torino) **1952**, 231.

NAGAI, S.: Scripta Soc. Radiol. Jap. **15**, 249 (1937). Zit. nach STUCKI-V. MURALT.

NEAL, J. W.: Traumatic right diaphragm. hernia with evisceration of stomach, transverse colon and liver into the right thorax. Ann. Surg. **137**, 281 (1953).

NEVILLE: Congenital absence of hemidiaphragm and use of a lobe of liver in its surgical correction. Arch. Surg. **69**, 3 (1954).

ORR, J. M.: Acute diaphragmatic hernia associated with intestinal obstruction. Brit. J. Surg. **34**, 97 (1946).

PEARSON u. Mitarb.: Eingeklemmte Zwerchfellhernie. J. Amer. Med. Assoc. **144**, 22 (1950). — Arch. Surg. **66** (1953). Ref. nach Zbl. Radiol. **42**, 325 (1954).

PICARD, R., J. CORNIERE et M. HARDY: Sur un cas de hernie diaphragm. antérieur. Arch. des Mal. Appar. digest. **41**, 100 (1952).

PONTI, C. DE: Ernia diaframmatica di Morgagni. Nuntius radiol. (Firenze) **20**, 390 (1954).

POPPE, E.: Hernia diaphragmatica dextra. Acta radiol. (Stockh.) **27**, 505 (1948).

— H.: Die sternocostale Enterocele. Fortschr. Röntgenstr. **80**, 723 (1954).

POPPEL, M. H., R. M. ABRAMS, J. HANDELSMAN and A. SEGAL: Diaphragmatic herniation of the pancreas. Radiology **63**, 91 (1954).

POZZAN, A.: Contributo alla conoscenza della ernie diaframmatiche congenite. Ernie diafr. „pseudocongenite". Ref. Zbl. inn. Med. **80**, 344 (1935).

PRESMANES-MORAL, A.: Anormalidades diafragmáticas y su diagnostico radiológico. Rev. españ. Enferm. Apar. digest. **9**, 160 (1950).

PUGLIONISI, A.: Ernie diaframmatiche subcosto-sternali. Chir. Torac. 4, 73 (1953).

QUÉNU, J.: Députage des hernies diaphragmatiques. Radiodiagnostic extemporané. Presse méd. 1947, 642.

RABE, P. A.: Totalersatz des linken Zwerchfells. Chirurg 25, 359 (1954).

RAMSTRÖM, S., and S. ALSEN: Diaphragmatic rupture following abdominal injuries. Acta chir. scand. (Stockh.) 107, 304 (1954).

RANSDELL, H. T., and R. G. ELLISON: Volvulus of a lobe of the lung as a complication of diaphragm. hernia. J. Thorac. Surg. 25, 341 (1953).

RASPE, R.: Über Mißbildungen des peripheren Zwerchfells. Dtsch. med. Wschr. 1935 I, 703.

RAVELLI, A.: Zur Indikation des diagnostischen Pneumoperitonaeums bei Zwerchfellbrüchen. Klin. Med. (Wien) 2, 428 (1947).

RAVITCH, M. M., and J. C. HANDELSMAN: Defects in right diaphragm of infants and children with herniation of liver. Arch. Surg. 64, 794 (1952).

REICH, L.: Zur Kasuistik der Zwerchfellhernien. Fortschr. Röntgenstr. 30, 305 (1922).

RICHARDS, L. G.: Non-traumatic hernia of the diaphragm, on embryologic vieuwpoint. Amer. Otol. Rhin. a. Laryng. 32, 1145 (1923).

RICKHAM, P. P.: Strangulated diaphragmatic hernia in the neonatal period. Thorax (Lond.) 10, 104 (1955).

RIEDER: Die traumatischen Zwerchfellbrüche. Zbl. Chir. 1938, 2632.

RIKER, W. L.: Congenital diaphragmatic hernia. Arch. Surg. 69, 291 (1954).

RITCHEY and WINSAUER: Anemia and its relation to diaphragmatic hernia. Amer. J. Med. Sci. 214, 476 (1947).

ROBBINS, L. L.: The roentgenologic diagnosis of parasternal omental hernia. Radiology 41, 378 (1943).

ROEHM, CH.: Über angeborene Zwerchfelldefekte und ihre Folgezustände. Diss. Berlin 1935.

ROGERS, J. V., and T. F. LEIGH: Differential diagnosis of right cardiophrenic angle masses. Radiology 61, 871 (1953).

ROLLANDI, A.: Diaphragmatic hernia of the spleen. Radiol. med. (Milano) 36, 642 (1950).

ROOT, J. C., and C. P. PRIKETT: Diaphragmatic hernia. Cleveland Clin. Quart. 5, 203 (1938).

SAEGESSER, F.: Hernie diaphragmatique congénitale postérieure droite du hiatus pleuro-péritoneale (for. de Bochdalek). Gastroenterologia (Basel) 80, 99 (1953).

SALTZSTEIN, H. C., L. M. LINKNER and S. R. SCHEINBERG: Subcostosternal (Morgani) diaphragm. hernia. Arch. Surg. 63, 750 (1951).

SAMUELSON, S.: Zur Frage der traumatischen Zwerchfellhernien und zur Bedeutung des Röntgenverfahrens für den Nachweis. Dtsch. med. Wschr. 1932, 332.

SAUERBRUCH, F.: Chirurgie der Brustorgane. 1928.

SCHLECHT, H., u. P. WELS: Zur Röntgendiagnose der Relaxatio diaphragmatica (Eventration diaphr.). Fortschr. Röntgenstr. 27, 244 (1921).

SCHMID, F.: Kongenitale Zwerchfellhernien. Fortschr. Röntgenstr. 71, 67 (1949).

SCHMIDT, G.: Zit. nach SAUERBRUCH.

SCHOEN, E.: Über Zwerchfellhernien. Röntgenprax. 7, 95 (1935).

SCHULTE-TENKHOFF, G.: Diss. Bonn 1956.

SCHWAIGER, M.: Zur Operation angeborener großer Zwerchfelldefekte und der Aplasie des Zwerchfells. Langenbecks Arch. u. Dtsch. Z. Chir. 277, 417 (1953).

SHOSHKES, M., and F. J. LOVELOCK: Post-traumatic diaphragmatic herniation of a segment of the liver simulating an anomalous lobe of the liver. Amer. J. Roentgenol. 70, 572 (1953).

SIELMANN: Zit. nach GOLDSTEIN.

SMITH, R. A., and S. SARKISSIAN: Strangulation in a diaphragmatic hernia from indirect violence. Brit. J. Surg. 41, 73 (1953).

SNODGRASS, J. J.: Transdiaphragmatic duplication of the alimentary tract. Amer. J. Roentgenol. 69, 42 (1953).

SOUTHBY: Zit. nach Koss u. Mitarb.

SPENNATI, D.: Due casi di ernia diaframmatica del forame di Morgagni. La Chir. gen 3, 239 (1954).

SPILLANE, R. J., and G. C. PRATHER: High renal ectopy; case report. J. of Urol. 62, 441 (1949). Zit. nach GONDOS.

STEIN, J., H. P. COLMORE and R. A. GREEN: Diaphragmatic pericardial tear with intrapericardial herniation of the transverse colon. Radiology 60, 417 (1953).

STEWART, J. S.: The roentgenologic manifestations of parasternal omental hernia. J. Thorac. Surg. 11, 399 (1950).

STOLL, H. F.: A case of diaphragmatic hernia in which marked cyanosis and dyspnoea were the predominating symptoms. Ann. Int. Med. 10, 395 (1936).

STOREY, C. F., and L. D. KURTZ: Congenital hernia through the dome of the right diaphragm in an adult. Amer. J. Surg. 81, 363 (1951).

STRODE, E. C., and C. A. VANCE: Herniation of the right diaphragm secondary to trauma. Ann. Surg. 137, 609 (1953).

Stucki-v. Muralt, P.: Die Abdominalhernien im Röntgenbild. Radiol. clin. (Basel-New York) Suppl. **24** (1955).

Sussi: Totale rechtsseitige angeborene Zwerchfellhernie des Magens mit callösem Pylorusulcus. Zit. Boas Arch. **53**, 117.

Tandler: Wien klin. Wschr. **1908**. Zit. nach Lüscher.

Tennant: Zit. nach Gruber.

Tesler, J., M. Scimeca and W. Goldstone: Traumatic diaphragmatic hernia with gastric obstruction and jaundice. Rev. Gastroenterol. **16**, 635 (1949).

Thoma, R.: Vier Fälle von Hernia diaphragmatica. Virchows Arch. **88**, 515 (1882).

Thomas, C. C.: Non-traumatic hernia, with a report of a case of congenitale right-sided hernia. Radiology **28**, 608 (1937).

Thomsen, G.: Case of unilateral pulmonary agenesis with ipsilateral absence of the diaphragm. Acta radiol. (Stockh.) **30**, 191 (1948).

Tolins, S. H.: Congenital diaphragm. hernia in the newborn. Amer. Surg. **137**, 276 (1953).

Toupet, Dariaux, Cassan et Orsoni: Un cas d'aplasie du diaphragm avec rotation de l'estomac. J. de Radiol. **23**, 162 (1939).

Udaondo, C. B., V. d'Alotto et E. Cabanne: Hernie diaphragmatique et volvulus de l'estomac. Acta gastroenterol. belg. **13**, 709 (1950).

Uffreduzzi, O.: Diaphragmatische Hernie des foramen Morgagni. Boll. Soc. piemont. Chir. **5**, 1 (1935).

Unger, S. M.: Right-sided traumatic diaphragmatic hernia simulating a pleural diffusion. J. Amer. Med. Assoc. **151**, 734 (1953).

Vogel, F.: Extrahiatal diaphragmatic hernia. Gastroenterologia (Basel) **75**, 9 (1949).

Wagner, A.: Four cases of diaphragmatic intumescence. Acta radiol. (Stockh.) **26**, 239 (1945).

Waskins, D. H., F. R. Harper and W. B. Condon: Diaphragmatic hernias with visceral complications. Arch. Surg. **65**, 95 (1952).

Weens, H. S., and M. J. Johnston: Thoracic renal ectopia. Amer. J. Roentgenol. **70**, 793 (1953).

Wells, L., R. Williams and J. Householder: Anat. Rec. **100**, 233 (1948). Zit. nach Gudbjerg.

Wieting: Über die Hernia diaphragmatica. Dtsch. Z. Chir. **82**, 315, 342 (1905).

Willard, J. H.: Congenital diaphragmatic hernia. Amer. J. Digest. Dis. **7**, 447 (1940).

Williams, R. G., and A. J. Tillinghast: Diaphragmatic herniation of the kidney. Radiology **53**, 566 (1949).

Wilson, A. K., W. R. Rumel and O. L. Ross: Amer. J. Roentgenol. **57**, 42 (1947). Zit. nach Stucki-v. Muralt.

Wolfson, S. A., and A. Goldman: Strangulating diaphragmatic hernia of the liver. Surgery **24**, 846 (1948).

Zuckschwerdt, L., W. Hahn u. J. Petersen: Die Behandlung der Massenblutung des peptischen Geschwürs. Dtsch. med. Wschr. **1953**, 1725.

Zuppinger: Das Zwerchfell. In Schinz-Baensch-Friedl-Uehlinger, Lehrbuch der Röntgendiagnostik, Bd. III. Stuttgart 1952.

Zwicker, A.: Ein Fall von Hernia diaphragm. dextra hepatis nebst Beispielen zur Differentialdiagnose. Fortschr. Röntgenstr. **40**, 51 (1929).

X. Hiatushernien

Vor Erörterung der speziellen Form der Zwerchfellbrüche im Bereich des Hiatus oesophageus ist es notwendig, auf die anatomischen Verhältnisse und physiologischen Funktionen der unteren Speiseröhrenabschnitte und ihres Übergangs in den Magenfornix näher einzugehen. Die Ergänzung zur Topographie des Hiatus oesophageus, wie sie im anatomischen Eingangskapitel dargestellt wurde, stützt sich auf die Untersuchungen von Anders und Bahrmann, Neumann, v. Hayek, Lerche, Allison, Templeton.

Danach kann man einen oberen Verschlußmechanismus im Bereich der muskulären Hiatuszwinge (Cardia superior, diaphragmatica) und einen unteren am Mageneingang (Cardia inferior, anatomica) gegenüberstellen. Zwischen diesen beiden Verschlüssen ist der Arnoldsche Vormagen oder Antrum cardiacum (Luschka) oder Vestibulum gastrooesophageale (Lerche) gelegen, das sich röntgenologisch infradiaphragmal als spindel- oder kugelförmige Erweiterung des abdominalen Speiseröhrenabschnitts darstellt (Cocchi) und anatomisch durch zwei Furchen begrenzt wird. Die untere ist nur links deutlich markiert und wird vom Sulcus cardiacus (Arnold) gebildet, der von der Incisura cardiaca ringförmig verläuft (Heister) und den sog. Hisschen Winkel zwischen dem oberen Fornixrand und der linken Oesophaguswand bildet; ihr entspricht in der Regel die Grenze zwischen Magen- und Speiseröhrenschleimhaut (Ora serrata). Die obere Begrenzung des Antrum cardiacum, auch Sulcus hiaticus genannt, liegt im Hiatus selbst oder bis 4 cm oberhalb davon (Reich; Anders und Bahrmann) und ist durch eine wechselnd stark verdickte Muskelmanschette der Oesophaguswand gekennzeichnet (unterer Oesophagus-Sphincter, LERCHE). Die individuelle Höhenverschiedenheit dieser oberen Grenze des Antrum cardiacum macht es im Einzelfall schwierig, die funktionelle Erweiterung des epiphrenischen Speiseröhrenabschnitts davon abzugrenzen, die als Ampulla phrenica (HASSE und STRECKER; SCHATZKI; TEMPLETON) oder LUSCHKAscher Vormagen sich nach kranial anschließt. BERNING hat daher angesichts der Unmöglichkeit einer morphologisch einwandfreien Trennung zwischen den beiden mehr funktionell charakterisierten als anatomisch bestimmten Teilen des Antrum cardiacum und der Ampulla phrenica in Anlehnung an HAYEK vorgeschlagen, die beiden Bildungen gemeinsam als „Ampulla oesophagea" zu bezeichnen. Es sei vorweg genommen, daß sich röntgenologisch eine Trennung jedoch als zweckmäßig erweist, um nicht den einzigen Anhaltspunkt für die Abgrenzung funktioneller epiphrenischer Oesophaguserweiterungen im Bereich der Ampulla phrenica (Pseudo-hernie, BARSONY) von diaphrenischen Verlagerungen der abdominellen Speiseröhre oder des Magen-fornix (Hiatusinsuffizienz, BERG) zu verlieren. Die Schwierigkeit einer röntgenanatomisch eindeutigen Definition der Speiseröhren-Magengrenze bleibt allerdings nicht zu leugnen und wird uns noch zu beschäftigen haben.

Zum Peritonealverlauf im Hiatus-Fornixbereich sei darauf hingewiesen, daß die Pars abdominalis oesophagi nicht ganz vom Bauchfell überzogen wird (LUSCHKA, v. HAYEK, BERNING). Der hintere Umfang des Antrum cardiacum, der angrenzende Teil der hinteren Magenwand und ein kleines Stück der Zwerchfellunterfläche, unmittelbar links und unterhalb des Hiatus, haben keine Peritoneal-bekleidung (AKERLUND). Trotz individueller Verschiedenheiten kann daran festgehalten werden, daß ein bestimmter Speiseröhrenabschnitt und der Magenfornix also extra- bzw. retroperitoneal liegen (vgl. Abb. 7). Das vordere Bauchfellblatt überzieht die ganze Vorderseite des Magens und der abdomi-nalen Speiseröhre, um dann auf das Zwerchfell überzugehen; das hintere Blatt geht jedoch schon im Bereich des Umschlags der großen Kurvatur in das parietale Peritoneum über. Die Rückseite des Fornix bzw. Fundus des Magens liegt dadurch dem Zwerchfell unmittelbar an und ist im Raum zwischen den beiden Bauchfellblättern mit ihm durch das Aufhängeband des Lig. phrenico-gastricum eng verbunden. Zwischen diesem recht verschieblichen Peritonealüberzug, der abdominalen Speise-röhre und dem Magenfornix befindet sich lockeres Fettgewebe mit Lymphknoten, Gefäßen und Nerven. Röntgenologisch läßt sich dies ganze Gebiet mittels eines Pneumoperitoneum besonders gut darstellen (ZAINO und Mitarbeiter) und in besonderen Einzelheiten gelegentlich auch durch ein Pneumo-retroperitoneum erfassen (vgl. Kap. IV); zur optimalen Darstellung ist überhaupt eine vielfältige, elastisch variierte Untersuchungstechnik erforderlich (BERNING; POPPEL und Mitarbeiter).

1. Allgemeines

Bis vor etwa einem Vierteljahrhundert galt die Hiatushernie im Vergleich zu den anderen Zwerchfellhernien und -prolapsen als außerordentlich selten. Seit den Unter-suchungen von AKERLUND und HARRINGTON ist sie in ihren verschiedenen Formen aber in rasch wachsender Häufigkeit beobachtet worden, so daß sie seit fast zwei Jahrzehnten den Hauptanteil aller mitgeteilten diaphrenischen Verlagerungen von Baucheingeweiden abgeben dürfte und ihre Kasuistik unübersehbar geworden ist. Die Häufigkeit aller Formen der Hiatushernie insgesamt geht daraus hervor, daß sie bei rund 3 % aller Routine-Magenuntersuchungen angetroffen werden (EVANS; BAENSCH; HAFTER; KIRKLIN und Mitarbeiter); WETTSTEIN und Mitarbeiter; ROBB haben eine Frequenz von 6—7 %, BRICK sogar von 9 % errechnet. Im oesophagoskopischen Material von ALLISON (2500 Fälle) finden sie sich zu 15 %. Hiatushernien machen etwa 95 % aller Zwerchfellbrüche und -vorfälle überhaupt aus.

Es ist auffallend, daß die wissenschaftliche Diskussion des hier für die Klinik und Röntgenologie gestellten Problems zwei Höhepunkte aufweist. Die erste Kontroverse entwickelte sich im Anschluß an die Untersuchungen von AKERLUND, dessen Typenein-teilung von der SAUERBRUCH-Schule heftig angegriffen und von der BERG-Schule ebenso heftig verteidigt wurde. Die Differenzen waren im wesentlichen anatomisch-röntgeno-logischer Natur und konnten seit der Monographie BERNINGs als zugunsten der Auf-fassung von AKERLUND und BERG entschieden gelten. In den letzten Jahren ist das Problem der Hiatushernie (und -insuffizienz) besonders von ausländischen Autoren erneut zur Diskussion gestellt worden, wobei jetzt die klinische Bedeutung der in Frage stehenden pathologischen Zustände im Zusammenhang mit ihrer röntgenologischen Interpretation in den Vordergrund gerückt ist (ALLISON; EVANS; HAFTER; KIRKLIN und

Mitarbeiter; MARCOZZI; DELOYERS und V. D. STRICHT). Diese klinisch-röntgenologische Diskussion ist noch nicht abgeschlossen.

Die klassische Einteilung der Hiatushernien unterscheidet drei Typen. Beim Typ I handelt es sich um die seltenen Fälle von *kongenital kurzem Oesophagus*, bei denen Speiseröhre und Magen nicht in der gewöhnlichen Weise in die Bauchhöhle hinabgestiegen sind (thoracic stomach). Typ II umfaßt die *paraoesophagealen* Hernien im eigentlichen Sinn, wo der Magen vor oder neben dem nicht verkürzten Oesophagus in den Thoraxraum verlagert, die Kardia unterhalb des Zwerchfells an normaler Stelle geblieben und die Speiseröhre selbst nicht im Bruch enthalten ist. Als Typ III *(oesophago-gastrisch)* werden alle übrigen Fälle bezeichnet, bei denen der Oesophagus nicht primär verkürzt, sein abdominaler Anteil aber zusammen mit der Kardia und einem wechselnd großen Anteil des Fundus thorakal verlagert ist und einen Teil des Bruchinhalts bildet; diese Hernienform ist im allgemeinen akquiriert, während Typ I und II kongenital zu deuten sind. Um diesen letzten, dritten Typ der Hiatushernie entwickelte sich die frühere Diskussion, die um so heftiger war, als in dieser Gruppe die überwiegende Mehrzahl aller Hiatushernien und ihre Frühformen zusammengefaßt sind. Die Abgrenzung der Hiatusinsuffizienz als Bruchanlage für den Typ III trennte die „Zustände eines temporären Emporsteigens kardianaher Magenabschnitte über den Schnürring des Hiatus" von den voll ausgebildeten Hernien ab (BERG, BERNING). Allerdings bestehen zu diesen fließende Übergänge, zumal auch große Hernien dieses Typs durchaus reponibel und lageabhängig sein können. Diese Klassifizierung wird durch die anatomischen Untersuchungen von NEUMANN und ANDERS u. BAHRMANN gestützt, nach denen die Hiatusinsuffizienz zur Ausbildung einer „epiphrenalen Glocke" führt. Sie ist mit dem Antrum cardiacum identisch, wenn es durch einen erweiterten Hiatus nach oben getreten ist und über dem Zwerchfell erscheint; es muß zum Unterschied von der funktionellen Erweiterung der Ampulla phrenica (Pseudohernie) vom Magen aus füllbar sein (BERNING; COCCHI u. a.). Schon AKERLUND hat aber darauf hingewiesen, daß weder die Größe noch die Wandbeschaffenheit dieser Teilverlagerung eine eindeutige Unterscheidung der Hiatusinsuffizienz von der Hiatushernie (Typ III) gestattet. Die Angabe, daß die Hernie bei einer mandarinen- oder apfelgroßen epiphrenischen Magenektopie beginne, ist rein konventionell und im Einzelfall oft wertlos. Andererseits ist nicht nur die Hiatusinsuffizienz bzw. die epiphrenale Glocke ohne peritonealen Überzug, sondern auch große Abschnitte des Magenfundus können sich unter Ablösung vom Bauchfell (Deperitonisierung, AKERLUND) thorakalwärts entwickeln, womit ein Prolaps, nicht eine Hernie gegeben ist.

Die neuerliche Diskussion der Hiatushernie und ihrer Vor- oder Parallelformen zieht diese anatomischen Gesichtspunkte weniger in Betracht, um dafür die klinische Bedeutung der einzelnen Hiatusalterationen näher zu analysieren. Dabei spielen die Kardiainsuffizienz mit dem Reflux von Magensaft in die unteren Abschnitte der Speiseröhre, die konsekutive Refluxoesophagitis und die sekundäre Oesophagusverkürzung die wichtigste Rolle (ALLISON, EVANS, DONNELLY, JOHNSTONE, NEMOURS-AUGUSTE, HUSFELDT, BARRAYA, DAWSON, NISSEN, HERSHENSON). Es steht außer Zweifel, daß mit der Berücksichtigung dieser früher vernachlässigten Begleit- und Folgeprozesse die Frage der Hiatushernie und -insuffizienz zu einem klinisch-röntgenologischen Problem ausgeweitet ist, das zur Zeit viel weniger geklärt sein dürfte, als es nach den abschließenden Arbeiten der dreißiger Jahre der Fall zu sein schien. Unsere eigene Darstellung muß daher vorzugsweise in diese Richtung orientiert sein. Dabei wird sich zeigen, daß die klassische Einteilung nach AKERLUND und BERG nur wenig Einschränkungen, aber mehrere Ergänzungen zu erfahren hat. Völlig von ihr abzugehen — wie BAUMEL und Mitarbeiter; BECK u. a. vorgeschlagen haben —, erübrigt sich auch deshalb, weil die im angloamerikanischen Schrifttum jetzt gebräuchliche Einteilung von ALLISON in die paraoesophagealen Hiatushernien und die Gleitbrüche (sliding type) in etwa mit der Trennung in die AKERLUND-Typen II und III übereinstimmt und die kongenitale Brachyoesophagie in beiden Klassifikationen eine Sonderstellung einnimmt.

13*

2. Kongenital kurzer Oesophagus (mit Thoraxmagen)

Die kongenital kurze Speiseröhre (Brachyoesophagus) mit einem thorakalen Übergang in dem zum Drittel oder Viertel oberhalb des Zwerchfells gelegenen Magen ist eine große Seltenheit. BERNING hat die bis 1937 beschriebenen Fälle zusammengestellt, mußte aber offen lassen, ob nicht ein Teil von ihnen auch später erworben sei. Die Schwierigkeiten, einen primär kurzen von einem sekundär verkürzten Oesophagus abzugrenzen, können im Einzelfall unüberwindlich sein, wie noch zu zeigen ist. Das hat zur Folge, daß im Schrifttum sehr viel häufiger von dieser seltenen „Bruch"form die Rede ist, als es den tatsächlichen Gegebenheiten entspricht. Dazu kommt, daß die Terminologie auch auf diesem Gebiet nicht klar genug angewandt wird und Fehleinstufungen weiten Spielraum läßt.

Die Pathogenese des kurzen Oesophagus mit Thoraxmagen ist noch umstritten. AKERLUND hielt die Persistenz der embryonalen Recessus pneumoenterici längs der Speiseröhre für das primäre, die Kürze der Speiseröhre für das sekundäre pathogenetische Moment. Dieser Annahme fehlt jedoch die anatomische Bestätigung, weil beim Menschen bisher nur die Persistenz der rechten Bursa infracardiaca nachgewiesen werden konnte (BERNING). Da die „Bruch"sacköffnung in den beschriebenen Fällen aber stets an der Vorderseite des Magens bzw. dem ventralen Hiatusumfang gelegen war — was mit der topographischen Beziehung der Bursa omentalis und infracardiaca nicht übereinstimmt —, ist von TONNDORF die Vorstellung entwickelt worden, daß die primäre Ursache der Fehlbildung auf einem unvollständigen Längenwachstum und Descensus der Speiseröhre beruhe, an deren unterem thorakalem Ende das Septum transversum normal angesetzt habe und dann unter Ausbildung eines länglichen blinden Bruchsackes mit begrenztem Ausbleiben des diaphragmalen Muskelwachstums caudalwärts in normale Zwerchfellhöhe abgestiegen sei. Ob dieser „Bruch"sack teilweise aus den Elementen der Membrana diaphragmatico-oesophagea allein bestehen kann oder immer in ganzer Größe mit Peritoneum ausgekleidet ist, scheint nicht geklärt. Eine kongenitale Erweiterung des Hiatus selbst dürfte pathogenetisch keine wesentliche Rolle spielen.

Da beim kongenital kurzen Oesophagus der Magen zu keiner Zeit unterhalb des Zwerchfells im Bauchraum gelegen hat, darf sensu strictiore nicht von einer Hernie gesprochen werden. Die angelsächsische Literatur bedient sich daher folgerichtig nur hier des Begriffs des „Thoraxmagens bei kurzem Oesophagus" (BAILEY, LE WALD). Das hat außerdem den Vorteil, eine terminologisch klare Abgrenzung gegenüber der (echten) hiatalen Herniierung mit sekundär verkürztem Oesophagus zu erlauben. Diese Trennung ist nach anatomischen Kriterien allerdings oft schwierig und in der röntgenologischen Praxis häufig ganz unmöglich. Die Angaben über die statistische Häufigkeit der kongenitalen Brachyoesophagie differieren daher erheblich und reichen von weniger als 1% aller „Hiatusbrüche" (KIRKLIN und Mitarbeiter), 2% (SAEGESSER) bis zu 4% (OLSON und HARRINGTON; SWEET) und sogar 9% (COCCHI).

Ein Beispiel für den Thoraxmagen bei kongenital kurzem Oesophagus gibt Abb. 146 wieder. In solchen Fällen setzt der Magen im hinteren Mediastinum unmittelbar an die gestreckte Speiseröhre an, zeigt mit zylindrischer Form meist einen noch geringeren Durchmesser als im obigen Beispiel und kann vom Oesophagus vielfach erst durch genaue Darstellung des Schleimhautreliefs abgegrenzt werden. Die Differentialdiagnostik bereitet im allgemeinen keine Schwierigkeiten und ist auch gegen die Gleithernie mit unverkürztem Oesophagus leicht (ROSSIEN und Mitarbeiter); daß die Abgrenzung der sekundär verkürzten Speiseröhre bei ausgeprägter Gleithernie aber unmöglich sein kann, ist allgemein anerkannt (KIRKLIN und Mitarbeiter, PROUX und Mitarbeiter). Ein striktur- oder sphincterähnlicher Kardiamechanismus deutet sich oft stärker als hier in Form einer Enge nur bei der Untersuchung im Stehen an. Im Liegen erweist sich die Kardia fast immer als insuffizient, so daß das klinische Bild von den Folgeerscheinungen des gastrooesophagealen Refluxes beherrscht wird. Entzündungen, Ulcerationen und Narbenbildungen am thorakalen Speiseröhrenende sind daher nicht selten (BERNING, BEUTEL). Während die früheren

Beobachtungen fast ausschließlich ältere Menschen betrafen, sind in den letzten Jahren eine ganze Reihe von Thoraxmägen mit kongenitalem Brachyoesophagus beim Neugeborenen und Kleinkind beobachtet worden (OLSON und Mitarbeiter, PUTNEY, WAMBERG, WANKE). Das oft als Pylorospasmus fehlgedeutete Hauptsymptom ist hier das Erbrechen (PETTERSON; CARRÉ und Mitarbeiter; FORSHALL; SILVERMAN; STENGER), das durch eine meist gleichzeitig an oder über der Kardia vorhandene Striktur verstärkt sein kann. Geringgradige thorakale Magendystopien haben CARRÉ und Mitarbeiter bei über 100 Säuglingen und Kleinkindern als Ursache eines „Pylorospasmus" festgestellt; inwieweit hier statt eines Brachyoesophagus auch kleine Gleitbrüche bei normaler oder sekundär verkürzter Speiseröhre vorlagen, ist nicht ganz klar. Die erwähnten und topographisch nicht immer mit der dystopischen Kardia identischen Strikturen (PROUX und Mitarbeiter) können unmittelbar postnatal schon in Erscheinung treten oder sich als Entzündungsfolge erst später ausbilden. Als weitere Komplikationen werden die Blutung und das peptische Geschwür angegeben; beide Alterationen treten im distalen Oesophagus, seltener auch im thorakalen Magenabschnitt auf und sind gleichfalls auf die Refluxoesophagitis bzw. auf mechanische Momente zurückzuführen (EFFLER und Mitarbeiter; NEMOURS-AUGUSTE und Mitarbeiter).

Die Erfahrungen der jüngsten Zeit haben gezeigt, wie wichtig die Frühdiagnose des kongenitalen Brachyoesophagus ist: Therapeutische Dilatationen der Striktur oder chirurgische Mobilisationen der Speiseröhre mit abdominaler Verlagerung der Kardia sind mehrfach erfolgreich gewesen (RIKER; HALONEN und Mitarbeiter; PETTERSON; WANKE; REHBEIN), obschon früher diese Anomalien für nicht operabel

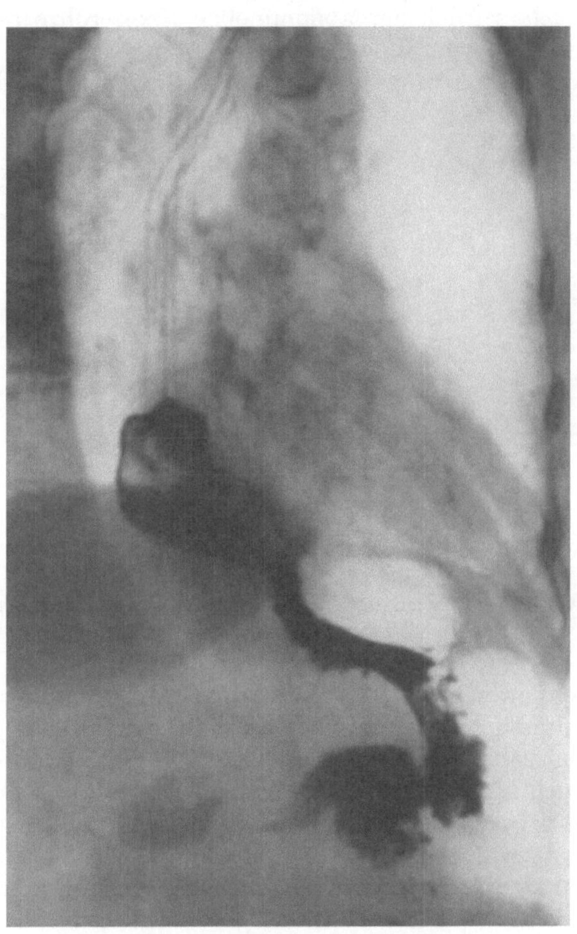

Abb. 146. Thoraxmagen bei kongenital kurzem Oesophagus. Aufnahme Dr. P. SCHNEIDER, Chirurgische Klinik Bonn

galten (HARRINGTON, OLSON). Diese negative Einstellung besteht für die Fälle des Erwachsenenalters nach wie vor zu Recht, weil hier infolge der lange Zeit bestehenden Regurgitation eine irreparable narbige Fixation der Speiseröhre eingetreten ist. Allerdings kann mitunter erst bei der Thorakotomie entschieden werden, ob ein kongenital kurzer und nicht mehr korrigibler oder ein sekundär verkürzter und vielleicht noch dehnbarer Oesophagus vorliegt (KIRKLIN und HODGSON); die Röntgenuntersuchung allein erlaubt daher ein Urteil über die Operabilität nicht.

3. Paraoesophageale Hernien

Als paraoesophageale Hernien werden die Brüche bezeichnet (EPPINGER), die sich neben dem in die Bauchhöhle hinabgestiegenen, unverkürzten Oesophagus nach oben in das Mediastinum entwickeln (Typ II, AKERLUND). Die Kardia liegt dabei stets unterhalb des Zwerchfells und bleibt funktionell intakt, womit der charakteristische Unterschied zu allen anderen Hiatusalterationen gegeben ist. Bei dem ersten genauer untersuchten Fall (SCHWALBE) lag der Bruchsack *vor* dem normal gelegenen Oesophagus, war an der Rückseite mit ihm verwachsen und von parietaler Pleura und vorn von Perikard überzogen. Seine Innenhaut bestand aus parietalem Peritoneum, sein Inhalt aus Netzteilen und der Funduskuppe des Magens; seine Entstehung wurde bei angeborener Hiatuserweiterung als später erworben angenommen. Die beiden von EPPINGER genauer untersuchten paraoesophagealen Hernien waren durch einen halbmondförmigen Spalt *rechts* seitlich der abdominellen Speiseröhre ausgetreten, der sich aus dem Fehlen des rechten, vom linken medialen Lumbalschenkel des Zwerchfells gebildeten Muskelrandes der Hiatuszwinge ergab. Die pathogenetische Bedeutung dieser Variante im Muskelverlauf ist zwar bestritten, von STADTMÜLLER und BERNING aber anerkannt worden. Da nur

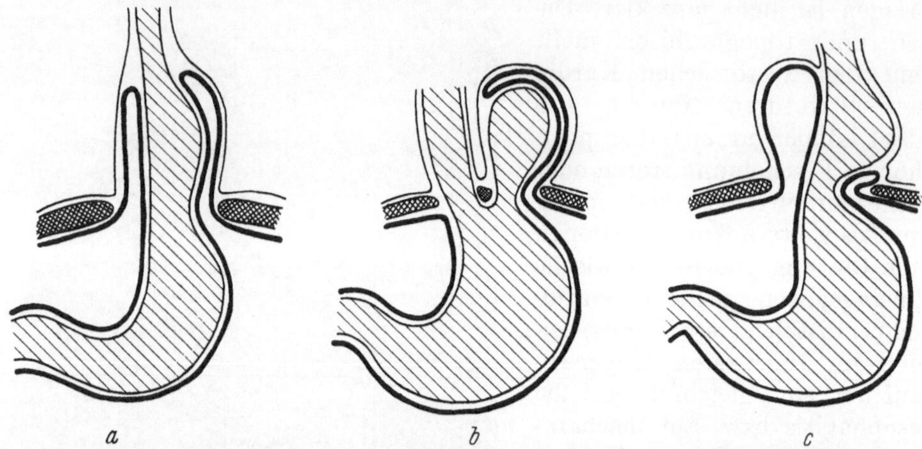

Abb. 147. Schema der Hiatus-„Brüche", modifiziert nach SWEET (*a* kongenital kurzer Oesophagus mit Thoraxmagen, *b* paraoesophageale bzw. parahiatale Hernie, *c* Gleitbruch)

sehr wenig paraoesophageale Hiatushernien anatomisch eingehend in dieser Hinsicht untersucht worden sind, ist diese Frage nicht geklärt. Es ist sicher, daß diese Hernien sich sehr oft auch *links* und hinter der Speiseröhre entwickeln können. Ob dabei regelmäßig auch ein diaphragmales Muskelbündel zwischen der Speiseröhrenwand und dem Bruchsack bzw. der Bruchpforte erhalten bleibt, wie es die im amerikanischen Schrifttum synonym gebrauchte Bezeichnung „parahiatale" Hernie impliziert und wie es auch im SWEETschen Schema der Abb. 147 (b) angedeutet ist, kann daher nicht mit Sicherheit beantwortet werden. Das gleiche gilt für die Annahme BERNINGs, daß die Membrana diaphragmatico-oesophagea stets einen wesentlichen Bestandteil des Bruchsackes bilde.

Die paraoesophageale Hiatushernie ist relativ selten. Ihre Häufigkeit ist von SWEET mit 5% und von KIRKLIN und Mitarbeitern im Material der Mayo-Klinik mit 7,5% aller Hiatusbrüche angegeben worden. ALLISON hat eine Frequenz von 9%, HUSFELDT von 20%, COCCHI von 25% errechnet, und im operativen Beobachtungsgut von DUBOURG überwiegen diese Brüche sogar die Gleithernien (Typ III, AKERLUND) erheblich. Diese statistischen Differenzen sind darauf zurückzuführen, daß die chirurgische Terminologie nicht einheitlich ist und außerdem Kombinationsformen möglich sind und nicht genügend abgetrennt werden. Es ist auch nach unseren eigenen Erfahrungen, wo 3 paraoesophageale Hernien 40 oesophagogastrischen Brüchen gegenüberstehen, sehr wahrscheinlich, daß dieser Hernientyp höchstens 10% aller Hiatusalterationen ausmacht. Nach AKERLUND ist der paraoesophageale Bruch praktisch immer kongenital angelegt oder ausgebildet. Damit stimmt überein, daß wie beim Thoraxmagen mit kongenital kurzem Oesophagus eine Geschlechtsdifferenz in der Häufigkeit nicht besteht.

Ein Beispiel gibt Abb. 148 wieder. Die Schleimhautaufnahme zeigt neben dem Oesophagus, dessen Faltenverlauf sich ober- und unterhalb des Zwerchfells gut verfolgen läßt, einen epiphrenischen Fundusteil, dessen Zusammenhang mit dem Magenfornix nur angedeutet ist (Abb. 148a). Nach Auffüllung des Magens zeigt sich im Stehen eine kleine halbkugelige und lufthaltige Ausstülpung des parakardialen Fornixteiles, deren rechter Rand sich über den normal gelegenen Abdominalteil der Speiseröhre projiziert (Abb. 148b, links). In Kopftieflage erscheint die nach links vorn entwickelte kleine Hernie oberhalb der Zwerchfellkontur und ist mit einer kleinen Incisur gegen den angelagerten Oesophagus abgesetzt (Abb. 148b, rechts); die Ampulla phrenica ist dabei unter neuer Breigabe von oben her dargestellt (kein Reflux!).

Prinzipiell gleiche Befunde ergeben sich bei größeren paraoesophagealen Hernien. EPPINGER schon hat bei einem seiner beiden Fälle den Bruch röntgenologisch an einer konstanten rundlichen Luftaufhellung im Herzbasisschatten diagnostizieren können; dieses Zeichen ist hier anscheinend noch häufiger als bei den Gleitbrüchen (O'CONNOR und RITVO). Die Bildung eines Flüssigkeitsspiegels ist dabei selten, weil im allgemeinen nur eine kraniale Parallelverschiebung des supradiaphragmalen Fundusabschnitts ohne Rotation erfolgt. Dem entspricht, daß die parahiatalen Hernien meist reponibel bleiben und nur gelegentlich und erst sehr spät durch nachbarliche Entzündungsprozesse fixiert werden. Die im ausgetretenen Bruch angesammelte Fornixluft steht ohne Spiegel mit der infradiaphragmalen Fornixluft in Verbindung. Der Verschlußmechanismus der Kardia ist ungestört wie im Fall der Abb. 148. Gerade auf diesen funktionellen Unterschied zu den Verhältnissen beim Thoraxmagen (mit kongenital kurzer Speiseröhre) und zur viel häufigeren, erworbenen oesophagogastrischen Hiatushernie (Gleitbruch) gründet sich die klinische Berechtigung, diesem paraoesophagealen Bruchtyp eine Sonderstellung einzuräumen.

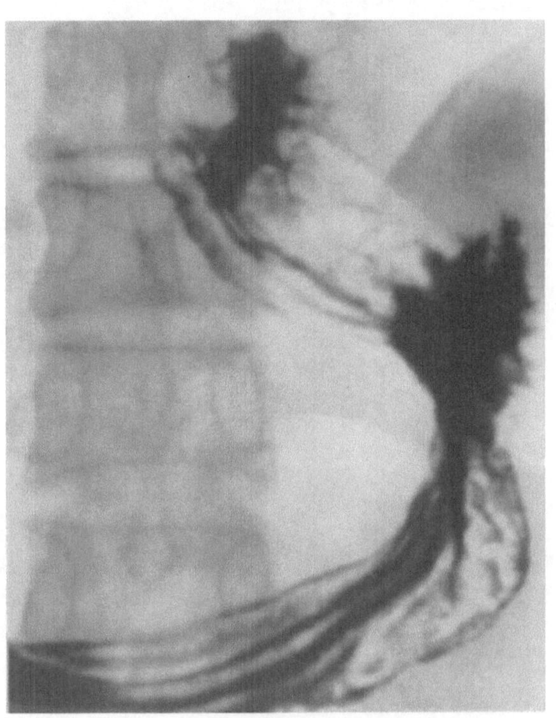

Abb. 148a. Paraoesophageale Hiatushernie, Schleimhautaufnahme

Nach ALLISON fehlt ein gastrooesophagealer Reflux immer und selbst dann, wenn größere Anteile der Magenvorderwand unter Mitnahme des Netzes sich vor der Kardia durch eine weite Hiatusanlage in die peritoneale Ausbauchung hinein „abrollen". Die gleiche Ansicht vertreten SWEET, EVANS, HUSFELDT nach ihren Erfahrungen an einem sehr großen, operativ gesicherten Beobachtungsgut. Wenn eine Regurgitation nach dem klinischen Symptomenbild wahrscheinlich oder nach der Röntgenuntersuchung sicher ist, muß demnach stets eine sog. Kombinationsform angenommen werden, also ein Übergang zur Gleithernie mit scheinbarer Oesophagusverkürzung und epiphrenischer Kardiaverlagerung. Es ist schon darauf hingewiesen, daß derartige Zwischenformen nicht selten und auch für die statistischen Differenzen über die Häufigkeit der paraoesophagealen Brüche verantwortlich sind.

Ein Beispiel für diese Kombinationsformen ist Abb. 149. Im linken Füllungsbild erscheint die Kardia noch unterhalb des Zwerchfellniveaus und gegen den seitlich hochgetretenen Hiatusbruch abgesetzt. Im Bereich der „parahiatalen" Bruchpforte deutet sich ein ulceröses Kontrastdepot mit zirkulärem Schleimhautwall an. In Kopftieflage — rechtes Füllungsbild — wird nicht nur der herniierte Fundusabschnitt größer, sondern es erfolgt auch ein Reflux des Mageninhalts über die Ampulla phrenica hinaus in den

kranial anschließenden Teil der Speiseröhre, die im distal-thorakalen Ende entzündliche
Wandveränderungen aufweist. Die anatomischen und funktionellen Unterschiede dieses
Falls zum reinen Typ der paraoesophagealen Hernie ergeben sich aus dem Vergleich der
Abb. 148 und Abb. 149 ohne weiteres. Billigerweise muß betont werden, daß nicht immer
die Sachlage so klar ist wie in diesen Beispielen, und daß fließende Übergänge beobachtet
werden können (FLOOD und Mitarbeiter). Das kann die Erfahrung erklären, daß ein Teil
der (kombinierten) paraoesophagealen Brüche einen Reflux mit allen Folgeerscheinungen
der Oesophagitis aufweist (HILLEMAND; BROMBART und Mitarbeiter), und hat zu der
Anschauung geführt, daß alle Hiatusalterationen nur verschiedene Entwicklungsstadien

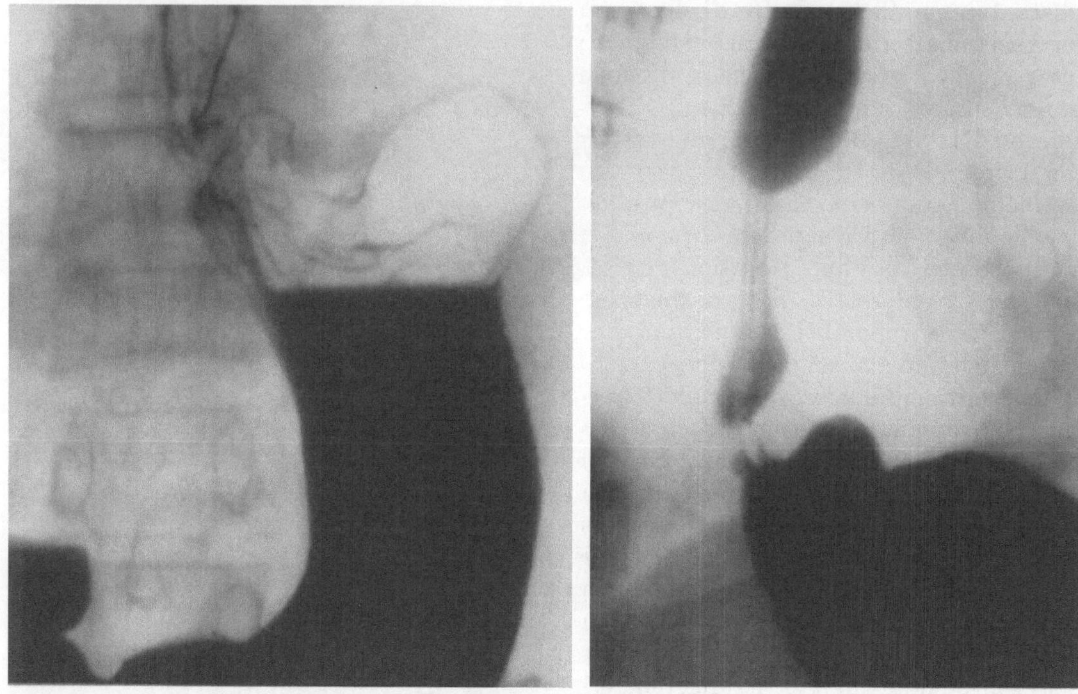

Abb. 148b. Gleicher Fall. Links: Der kleine epiphrenische Magenteil ist im Stehen lufthaltig. Rechts: In
Kopftieflage (1. Schräger) Auffüllung mit Kontrastbrei; Ampulla phrenica gleichzeitig von oben gefüllt
(kein Reflux)

des gleichen pathologischen Prozesses darstellen (BECK, NEMOURS-AUGUSTE; ROBB). Dazu
kommt, daß die Entwicklung oesophagogastrischer Hernien aus der paraoesophagalen
Bruchform durch Muskelfaserriß oder -degeneration im Hiatus möglich ist (HARRINGTON;
MONGES und Mitarbeiter), und beide Formen als Spätfolge nach diaphrenischen Magenoperationen beobachtet sind (GUGLIELMINI und Mitarbeiter). Es ist jedoch nach den
erörterten spezialanatomischen Befunden alter und neuer Autoren berechtigt, an der
nosologischen Sonderstellung der Parahiatalhernie festzuhalten, zumal sie in ihrer reinen
Form auch einen klinischen Sondertyp darstellt.

Das subjektive und klinische Bild der paraoesophagealen Hernie ist von Lage, Größe
und Inhalt des Bruches weitgehend unabhängig. Netzanteile können ohne einen Fundusabschnitt mitunter allein vorfallen oder herniiert werden, was röntgenologisch nur schwer
und indirekt an einer Drehung und Raffung des Magenkorpus festgestellt werden kann.
Vielleicht sind gewisse Fälle von sog. idiopathischem Magenvolvulus auf derartige parahiatale Netzhernien zurückzuführen; beim reponiblen Charakter dieser Brüche ist der
Operationsbefund meist negativ (KNOTHE). Gelegentlich finden sich außer einem Fundus-
und Netzanteil auch Teile des Dickdarms, seltener Milz oder Dünndarm in einer großen
parahiatalen Hernie (DUBOURG, WILDEGANS), ohne daß dann entsprechend stärkere

Oppressionssymptome vorhanden sein müßten. Kleinere Brüche können stärkere Beschwerden verursachen, die von geringen epigastrischen Schmerzen bis zur schwersten Schmerzattacke nach Art einer Incarceration reichen (ALLISON). Strangulationszeichen sind überhaupt recht häufig, obschon komplette Incarcerationen bzw. Obstruktionen zu den Ausnahmen zählen. NISSEN hat unlängst betont, daß die Incarcerationsgefährdung zusammen mit der Stärke der Beschwerden und der Wahrscheinlichkeit ständiger Größenzunahme einen genügenden Grund für die elektive Operationsindikation darstellt; in ihrer technischen Eleganz und ihrem funktionellen Dauerergebnis scheint sich dafür die Gastropexie nach NISSEN, BOEREMA besonders zu empfehlen. Die Incarceration erfolgt meist

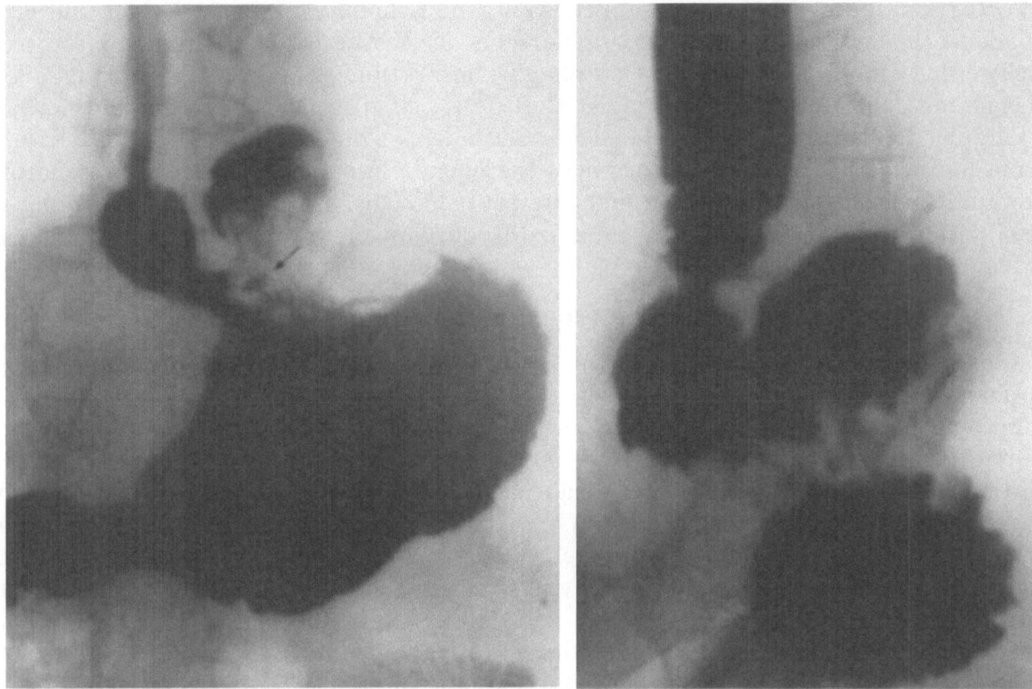

Abb. 149. „Kombinationsform." Links: Kardia noch unterhalb des Zwerchfells; Ulcus in der parahiatalen Bruchpforte. Rechts: In Kopftieflage Vergrößerung der Hernie und gastrooesophagealer Reflux

unter dem Bild des „upside-down stomach" (FLYNN); bei fixierter Kardia ist der Magen um die Längsachse rotiert und die große Kurvatur bildet den höchsten Teil des Incarcerats. Die völlige Abschnürung mit konsekutiver Gangrän des eingeklemmten Magenabschnitts ist klinisch schwer von Passagestörungen ohne Wandnekrose abzugrenzen, weil das parietale Peritoneum spät oder nicht mitentzündet wird und so die Zeichen der Oberbauchperitonitis fehlen (NISSEN).

Schleimhautentzündungen im herniierten Magenabschnitt, Erosionsblutungen und Anämien verschiedensten Grades stehen mit inkompletten bzw. passageren Einklemmungen im Zusammenhang, und Ulcerationen sind gerade bei diesem Hernientyp nicht selten. Die diaphragmale Konstriktion der Magenwandung in der Bruchpforte erklärt die Vorzugslokalisation des Begleitulcus im Bereich der Durchtrittsstelle (RUDE), wie es auch das Beispiel der Abb. 149 zeigt. Aber auch für die Ulcera an der Kardia selbst und im Verlauf der kleinen Kurvatur können mechanische Entstehungsmomente, Zug und Drehung der Magenwand mit Gefäßalterationen angenommen werden, obschon diese Vorbedingungen bei den fixierten Gleitbrüchen viel stärker ins Gewicht fallen (KIRKLIN und Mitarbeiter). Es ist auffällig, daß — im Gegensatz etwa zu den Verhältnissen bei nichthiatalen Zwerchfellhernien und -prolapsen — hier beim Jugendlichen die gastrointestinalen, beim Erwachsenen die kardiopulmonalen Symptome stärker ausgeprägt

sind (Husfeldt). Für die klinische Symptomatologie scheint die Seitenlokalisation keine
wesentliche Bedeutung zu haben. Nach Berning sollen die meisten Hernien dieses
Typs rechts in Erscheinung treten; nach Allison; Evans; Kirklin und Mitarbeitern;
Cocchi und bei unseren Fällen überwiegen die links seitlich vor oder hinter der Speiseröhre in das hintere Mediastinum entwickelten Brüche deutlich. Der von Teschendorf
mitgeteilte Fall einer *vor* dem Herzen gelegenen paraoesophagealen Hernie fällt ganz aus
diesem Rahmen heraus und bleibt ohne nähere Angaben topographisch nicht verständlich.

Das klinische Bild erhält einen anderen Charakter, wenn eine Kombinationsform
vorliegt, oder wenn sich die parahiatale (-oesophageale) Hernie zu einem Gleitbruch des
Akerlund-Typs III entwickelt hat. Hier stehen die Erscheinungen der Regurgitation
im Vordergrund, die sich in Sodbrennen, Würgen, Erbrechen, epigastrischen und retrosternalen Schmerzattacken in Abhängigkeit von der Körperlage und in stenokardischen
Beschwerden infolge verstärkter Oesophaguskontraktionen äußern. Ihre Folgen entsprechen mit den Sekundärprozessen der Refluxoesophagitis, der Ulceration und narbigen
Verkürzung der Speiseröhre weitgehend den Befunden bei der primär oesophagogastrischen
Hernie und sind prognostisch ebenso schwerwiegend. Auf Einzelheiten dieser anatomischen und klinischen Erschwerung und ihre röntgenologische Abgrenzung gegenüber der
reinen paraoesophagealen Hiatushernie ohne Regurgitation wird noch näher eingegangen
werden müssen.

4. Gleitbruch (oesophagogastrische Hernie)

Alle partiellen (oder auch totalen) Verlagerungen des Magens durch den Hiatus
oesophageus nach kranial, die weder zur Gruppe des angeboren kurzen Oesophagus mit
Thoraxmagen noch zur Gruppe der paraoesophagealen bzw. -hiatalen Magenbrüche
gehören, hat Akerlund als Typ III zusammengefaßt. Nach dieser Definition „gehören
alle diese übrigen Hiatusbrüche, bei denen der Oesophagus nicht verkürzt ist, aber das
distale Oesophagusende einen Teil des Bruchsackinhalts bildet", pathogenetisch zusammen. Diese Auffassung ist schon sehr früh von Sauerbruch, Chaoul und Adam
mit dem Hinweis abgelehnt worden, daß eine Trennung gegenüber den paraoesophagealen
Hernien grundsätzlich nicht möglich sei, und daß die Mehrzahl dieser Hiatusalterationen
keine echten Brüche, sondern Vorfälle darstelle oder sogar nur eine passagere Funktionsänderung im abdominalen Speiseröhrenabschnitt von oft artefiziellem Charakter sei.
Die Abgrenzung der Hiatusinsuffizienz als Bruchanlage oder bruchsackloses Vorstadium
durch Berg und ihre anatomische Fundierung durch Anders u. Bahrmann und Neumann ließen die Pathogenese und Anatomie der strittigen Hauptgruppe der Hiatushernien wenig später als im wesentlichen geklärt erscheinen (Berning). Zwei Probleme
blieben aber damit ungelöst: Die diagnostische, d. h. röntgenologische Differenzierung
von Hiatusinsuffizienz und kleiner, nicht paraoesophagealer Hiatushernie ist willkürlich,
solange nur die Bruchgröße als Kriterium gilt und eine Routinemethode zur Darstellung
des Bruchsackes noch fehlt. Zum andern ermangelt die Trennung in Hiatusinsuffizienz
und -hernie eines kongruenten Unterschiedes im klinischen Bild. Die Röntgendiagnostik
der Hiatushernie vom Akerlundschen Typ III und der Hiatusinsuffizienz mußte fast
zwangsläufig in Mißkredit geraten, weil sie den klinischen Befund des Einzelfalls nicht
objektivieren und therapeutisch wie auch prognostisch nicht interpretieren konnte. Die
neuerliche Inangriffnahme des Problems durch Allison, Donnelly, Sweet, Evans,
die Harrington-Schule, Stensrud von klinischen Gesichtspunkten aus nun hat wertvolle
und zum Teil überraschende Ergebnisse gezeigt. Das wichtigste davon ist der Nachweis,
daß die Kardiainsuffizienz gerade bei dieser Gruppe überaus häufig ist und ihr Vorkommen das klinische Bild und die Prognose des Einzelfalls entscheidend bestimmt, wie
noch näher auszuführen sein wird. Ein anderes Ergebnis ist der Nachweis, daß als Folge
dieses gestrooesophagealen Refluxes auf dem Weg über eine Entzündung, Geschwürs- und
Narbenbildung im distalen Oesophagusanteil schließlich eine sekundäre Verkürzung der
Speiseröhre eintreten kann, die von dem primär bzw. kongenital kurzen Oesophagus nicht

abgrenzbar ist und außerdem eine chirurgische Reposition der Hernie unmöglich werden läßt. Damit ist auch, gewissermaßen als Nebenresultat, die Definition von AKERLUND insofern korrigiert worden, als auch die Hiatushernien mit (sekundär) verkürztem Oesophagus pathogenetisch zum sog. Typ III gehören, in dessen Rahmen sie eine zahlenmäßig große Rolle nicht nur beim Erwachsenen, sondern auch im Kindesalter spielen (THOMSEN).

Aus den dargelegten Gründen ist die im angloamerikanischen Schrifttum jetzt durchweg gebräuchliche Einteilung der Hiatushernien nach vorwiegend funktionellen Kriterien für die klinische Praxis brauchbarer und daher berechtigt. Den Ausnahmefällen des Thoraxmagens bei kongenitaler Brachyoesophagie und den seltenen paraoesophagealen Hiatushernien mit abdominal gebliebener Kardia und fehlender Regurgitation steht somit die Hauptgruppe der Hiatushernien mit thorakal verlagerter Kardia und fakultativem gastrooesophagealem Reflux gegenüber; sie schließt die Hiatusinsuffizienz bzw. den kleinen Prolaps als Vorstadium und die sekundäre Oesophagusverkürzung als Folgestadium ein. Von den zahlreichen Benennungen des Schrifttums — Gleitbruch (sliding hiatal hernia, ALLISON, EVANS, HUSFELDT), Rollbruch (ALLISON), kardiooesophageale Hernie (BAUMEL und Mitarbeiter), oesophageale Hernie (KIRKLIN und HODGSON; ROBB; WILDEGANS), oesophagogastrische Hernie (MONGES und Mitarbeiter), kurzer Oesophagus (WOLF und Mitarbeiter), Hiatusinsuffizienz mit axialer Hernie (BECK) — erscheint die Bezeichnung „Gleitbruch" am zweckmäßigsten und hat sich in den letzten Jahren weitgehend durchgesetzt; es ist angezeigt, sie in das deutsche Schrifttum allgemein zu übernehmen.

Wenn zunächst als Vorstadien des Gleitbruchs die Hiatusinsuffizienz oder der kleine axialhiatale Magenprolaps besprochen werden sollen, so muß betont werden, daß es in praxi keine eindeutigen klinischen und röntgenologischen Kriterien gibt, diese anatomischen Zustände von der kleinen Gleithernie abzutrennen. Die Angaben des Schrifttums über die Häufigkeit dieser Vorstadien in Relation zum ausgebildeten Gleitbruch und zu ihren nur innerhalb fließender Grenzen abschätzbaren reversiblen Zwischenformen sind daher wenig einheitlich. Der Gesamtanteil der ganzen Gruppe im Rahmen aller Hiatusalterationen beträgt rund 90%. Die Altersverteilung der Gleithernien bevorzugt die höheren Lebensalter, wie seit langem bekannt ist, und ihre Häufigkeitskurve zeigt einen Gipfel zwischen 55 und 65 Jahren (KIRKLIN und Mitarbeiter, COCCHI u. a.). In der Geschlechtsverteilung überwiegen die Frauen im Verhältnis 2:1 bis 4:1. Für das Vorstadium der *Hiatusinsuffizienz* gilt nach ANDERS und BAHRMANN, daß die anatomischen Hiatusveränderungen mit zunehmendem Alter immer stärker ausgeprägt werden. Die Altersinvolution des linken Leberlappens und des infradiaphragmalen Fettringes bewirkt zusammen mit der Zwerchfellabflachung im Greisenalter eine Erweiterung des hiatalen Zwerchfellschlitzes, durch den der abdominale Oesophagusanteil mit der Cardia anatomica und dem benachbarten Magenabschnitt kranialwärts hindurchtritt (Abb. 150). Der Thoraxsog und der abdominale Druck unterstützen diesen Vorgang, weshalb ein gleichzeitiges Lungenemphysem und eine Steigerung des Abdominaldrucks wie bei Obesitas, Tumoren und künstlicher bzw. diagnostischer Drucksteigerung mitbestimmende Entstehungsfaktoren sind (NEUMANN). Auf die pathogenetische Bedeutung des pyknischen Habitus hat BERG hingewiesen; die Gravidität ist als Entstehungsfaktor seit langem anerkannt (HARRINGTON; ALLISON; HILLEMAND; DUTTON und Mitarbeiter), während der pathogenetische Zusammenhang von Hiatushernie und Wirbelsäulendeformierung noch umstritten ist (ZAWADOWSKI; COMOLLI und Mitarbeiter) und vertebrale Phrenicusalterationen durch Spondylarthrosen oder Knochenverletzungen ebenso wie endokrine Störungen als ätiologische Faktoren (HILLEMAND und BARRÉ) sehr hypothetisch erscheinen. Nach PÄTIÄLÄ begünstigen umschriebene Pleuraadhäsionen die Bruchentstehung. — Die physiologische Erweiterung des Hiatus im Alter genügt zur Entwicklung der „epiphrenalen Glocke" (= verlagertes Antrum cardiacum) allein nicht. Das hat HARRINGTON daran demonstriert, daß er bei 1000 Bauchoperationen digital die Hiatusweite geprüft hat. Er fand sie in 55% der Fälle eng und in 33% für einen, in 8% für zwei

und in 2% für drei zwischen Oesophaguswand und Muskelring eingeführte Finger durch-
gängig; die röntgenologische Nachuntersuchung der letzten beiden Gruppen ergab aber
nur bei den wenigsten Fällen mit weitem Hiatus auch einen kleinen Bruch. Dieser Befund
zeigt sehr eindringlich, daß die an der Leiche erhobenen Befunde der vorher genannten
Anatomen nur Auskunft über die morphologischen Grundzüge der Bruchanlage geben
können, die am Lebenden darstellbare Hiatusinsuffizienz bzw. kleine Gleithernie aber
nur recht bedingt diesem anatomischen Substrat entsprechen und zu ihrer Entstehung
noch andere Faktoren benötigen (BERNING).

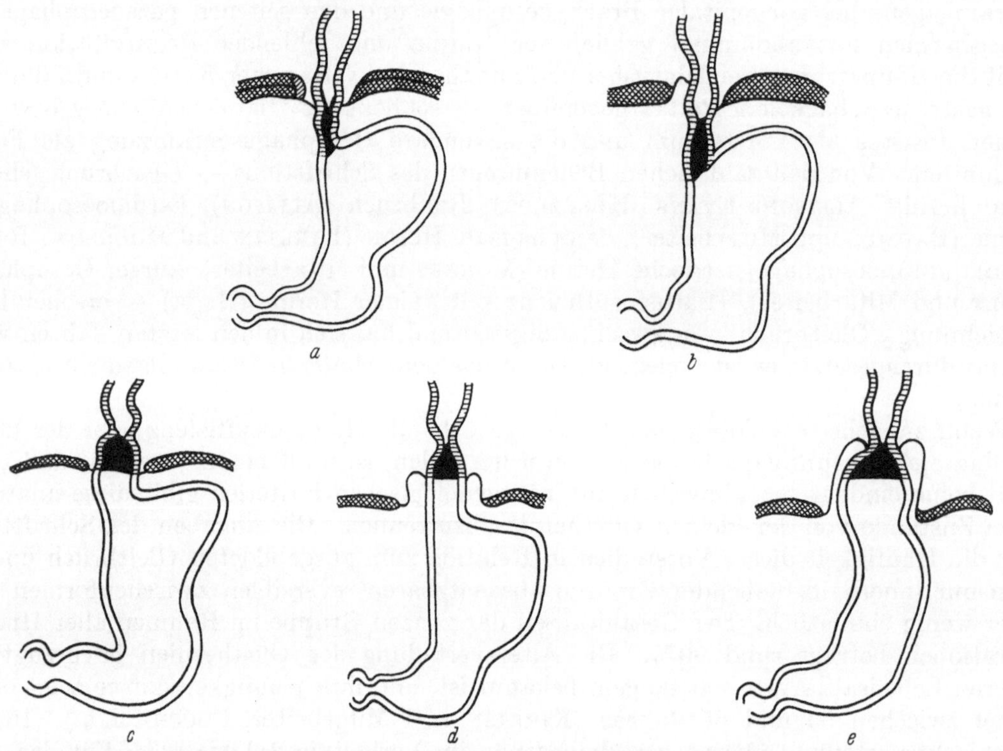

Abb. 150. Hiatusinsuffizienz und Gleitbruch, modifiziertes Schema nach ANDERS und BAHRMANN (*a* normaler
Hiatus oesophageus, *b* angeborene Bruchanlage bzw. weiter Hiatus, *c* Hiatusinsuffizienz bzw. Prolaps,
d Übergang zum Gleitbruch, *e* ausgeprägter Gleitbruch)

Den typischen Röntgenbefund der Hiatusinsuffizienz gibt Abb. 151 wieder. Im linken
Teilbild ist im Stehen oberhalb des Zwerchfells die Ampulla phrenica der Speiseröhre im
Relief sichtbar; die Lage der Kardia ist nicht sicher normal. Das rechte Teilbild im Liegen
zeigt das Antrum cardiacum in die Zwerchfellkuppe projiziert, also jetzt supradiaphragmal
durchgetreten, da der Hiatus zwischen ihr und dem prall gefüllten Magenfundus liegen
muß. Die Ampulla phrenica ist jetzt geschlängelt bzw. ausgebogen und setzt seitlich an
der verlagerten Kardia an. Diese Verhältnisse sind in anderen Fällen weniger klar, wenn
das epiphrenisch verlagerte Antrum oder der Kardiateil des Magenfundus selbst nicht
kuglig ausgeweitet erscheinen, sondern wie eine leicht erweiterte oder faltenvergröberte
Ampulla phrenica aussehen; oder wenn umgekehrt das thorakale Oesophagusende deutlich
in Hiatushöhe abgeschnürt ist und ein magenähnliches Faltenrelief aufweist. Die röntgenologische Bestimmung der Grenze zwischen Speiseröhre und Magen ist nicht nur für diese
Fälle ein methodisches Problem, wie HAFTER jüngst näher ausgeführt hat. Endoskopisch
ist die Schleimhautgrenze als scharfe Trennlinie zwischen der blaß-gelblichroten Oeso-
phagusschleimhaut und den hochroten Falten der Magenschleimhaut am besten lokalisierbar; an der Leiche besteht diese Farbdifferenz nicht mehr, so daß oft nur eine histologische Trennung möglich ist. Bei der operativen Inspektion ist die gleiche Grenze von der
Serosaseite aus häufig nicht erkennbar, und bei der Röntgenuntersuchung schließlich

kann das Faltenrelief des unteren Oesophagus den anschließenden Magenfalten völlig gleichen, zumal die ventrale Speiseröhrenfalte viel breiter ist. Dazu kommt, daß individuelle Variationen der Schleimhautgrenze bestehen, die mit der anatomischen Kardia nicht übereinzustimmen braucht und suprakardiale oder auch epiphrenische Lage haben kann. In solchen Fällen müßte bei normal weitem unterem Oesophagus von einer Heterotopie der Magenschleimhaut, bei vergrößertem Kaliber von einer Hiatushernie oder -insuffizienz gesprochen werden (ALLISON, HAFTER). Die Schwierigkeiten einer röntgenologischen Differenzierung von Speiseröhren- und Magenschleimhautfalten im Hiatusbereich und damit einer exakten Lokalisation der Kardia als Vorbedingung für die

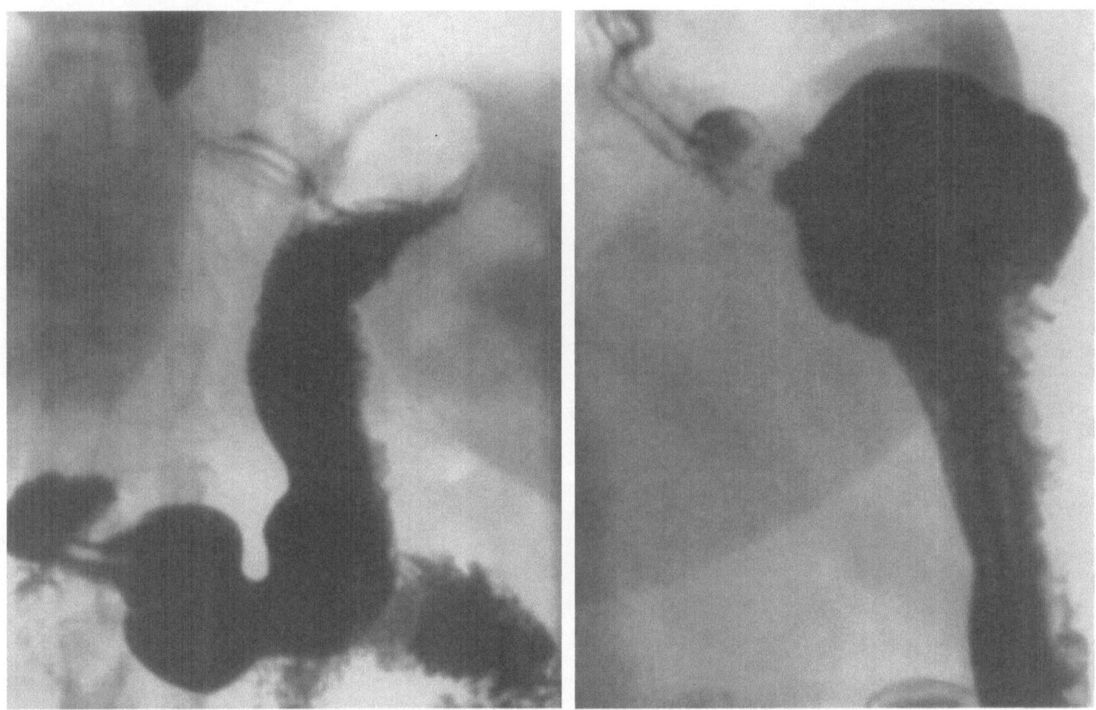

Abb. 151. Hiatusinsuffizienz, Aufnahmen im Stehen und Liegen (s. Text)

Röntgendiagnostik der hiatalen Magenverlagerung werden eindrucksvoll auch durch die Untersuchungen von PALMER bestätigt. Durch die transoesophagoskopische Biopsie und endoskopische Anbringung kleiner Metallclips an der Schleimhautgrenze konnte er nachweisen, daß diese Grenze sich bei der anschließenden Röntgenuntersuchung am Faltencharakter nicht ablesen ließ, stets weit über dem Zwerchfell gelegen war und so die bestehende Hiatusinsuffizienz bzw. engkalibrige Gleithernie dem röntgenologischen Nachweis entgehen mußte. Danach ist außerdem in Bestätigung früherer anatomischer Befunde als sicher anzunehmen, daß die Magenschleimhaut normalerweise sogar recht häufig in das Antrum cardiacum hinaufreicht und die Kardiaschleimhaut einer „rhythmischen Wanderung von der Hiatushöhe zur Fundusgrenze fähig" ist. LERCHE hat gezeigt, daß die Schleimhautfalten des Antrum cardiacum auch magenähnlich transversal verlaufen können, wenn dieser abdominale Oesophagusabschnitt in der Kontraktionsphase steht. Diese Verhältnisse erschweren die röntgenologische Abgrenzung der anatomischen Kardia außerordentlich (CATALANO, EBERL, BECK). Schon die früheren Untersuchungen hatten kein einheitliches Ergebnis gebracht, da nach ANDERS und Mitarbeitern die anatomische Kardia innerhalb der „epiphrenischen Glocke", d. h. im Antrum cardiacum, nach BERG und BERNING aber oberhalb davon liegen sollte. Neuere Untersuchungen haben gezeigt, daß tief epiphrenische Kontraktionsringe am Oesophagus vorkommen können, welche die Kardia vortäuschen (SCHATZKI; INGELFINGER und Mitarbeiter; BECK);

Variationen der Beziehung von Ampulle und Antrum bedingen mit einem ganz anderen
Innendruck nach SANCHEZ und Mitarbeitern eine funktionelle Autonomie der distalen
Oesophagusabschnitte.

Die Fornixincisur ist ein anderes Kriterium für die röntgenanatomische Bestimmung
der Kardia. Sie gibt eine brauchbare, aber keineswegs immer deutlich ausgeprägte
Markierung durch den HISschen Winkel ab; für die Diagnostik der kleinen Hiatushernien ist sie oft wertvoll (KUIJPERS). Im Beispiel der Abb. 151 ist diese Incisur
nur noch angedeutet (Hiatusinsuffizienz), um im Beispiel der Gleithernie von Abb. 152
ganz aufgehoben zu sein. Die Fornixincisur kann aber auch in normalen Fällen ohne
Hiatusalteration fehlen, so daß im Einzelfall aus ihrer Abflachung oder ihrem Fehlen

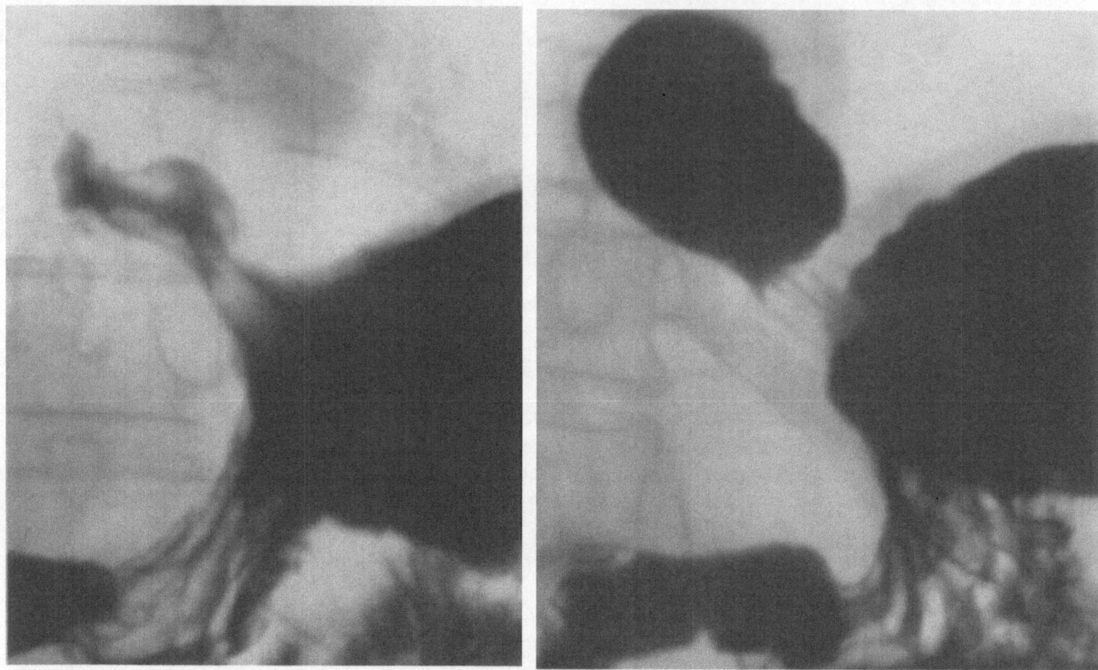

Abb. 152. Typischer Gleitbruch bei 54jähriger Frau, der während der Untersuchung größer wird

nicht ohne weiteres ein Gleitbruch oder ein Vorstadium abgeleitet werden darf. LORTAT-
JAKOB, ROBERT und HOFFMANN haben von einer „Cardia-Fornix-Fehlanlage" in solchen
Fällen gesprochen, deren klinische Symptomatologie mit dem Bild der Gleithernie mit
Regurgitation in etwa übereinstimmt. Sie ist anatomisch durch eine mangelhafte Fixation
der Kardia bedingt, röntgenologisch durch den Verlust des HISschen Winkels und das
Fehlen einer thorakalen Magenverlagerung charakterisiert und chirurgisch relativ einfach
zu korrigieren. Mit dieser Definition ist nichts anderes als das Bild der Kardia- und Hiatus-
insuffizienz ohne Hernie umrissen, wie es von DONELLY und später von BEACONSFIELD;
BROMBART und Mitarbeitern; COCCHI; HILLEMAND und Mitarbeitern beschrieben worden
ist. Ihre Pathogenese ist noch nicht völlig geklärt. Anatomisch spielt die Abstumpfung des
HISschen Winkels sicher eine große Rolle (DONELLY; BEACONSFIELD; ROBERT und HOFF-
MANN; COLLIS und Mitarbeiter; CREAMER), vielleicht auch muskuläre Variationen der
Hiatuszwinge. Neurovegetative Störungen (NEMOURS-AUGUSTE), entzündliche Bauch-
krankheiten und endokrine Störungen (HILLEMAND und Mitarbeiter), Duodenalulcera
(RUDSTRÖM) und alle mit häufigem Würgen und Erbrechen einhergehenden Krankheiten
(DAWSON) fallen für die Entstehung einer Kardiainsuffizienz beim Erwachsenen weiter
ins Gewicht; bei Kindern und Säuglingen ist sie häufiger (ASTLEY und Mitarbeiter,
NEMOURS-AUGUSTE, BEACONSFIELD, SILVERMAN, FORSHALL). Die Bedeutung des habi-
tuellen Aufstoßens ist von DONELLY nachgewiesen worden, der ebenso wie COCCHI

besonders betont, daß eine Kardiainsuffizienz stets auch mit einer Hiatusinsuffizienz verbunden sei. Da eine Inkompetenz des Kardiasphincters klinisch nur bei gleichzeitiger Insuffizienz des muskulären Hiatusverschlusses in Erscheinung treten und röntgenologisch nachweisbar werden kann, erübrigt sich der Versuch, eine isolierte Kardiainsuffizienz bei intaktem Hiatus abtrennen zu wollen. Entscheidend dürfte sein, daß eine Insuffizienz des komplexen Hiatus-Kardiamechanismus, nicht nur der diaphragmalen Muskelzwinge allein („diaphragmatic pinchcock") vorliegt, wie unter anderem ZAINO und Mitarbeiter, PETERS besonders betont haben. Auf den röntgenologischen Nachweis der Kardiainsuffizienz bei kleinen und großen Gleitbrüchen und auf das klinische Bild der konsekutiven Refluxoesophagitis wird später noch im Zusammenhang eingegangen werden.

Vorher sei eine kurze Erörterung der röntgenologischen Differentialdiagnostik der Hiatusinsuffizienz und kleinen Gleithernie eingeschaltet. Praktisch am wichtigsten ist

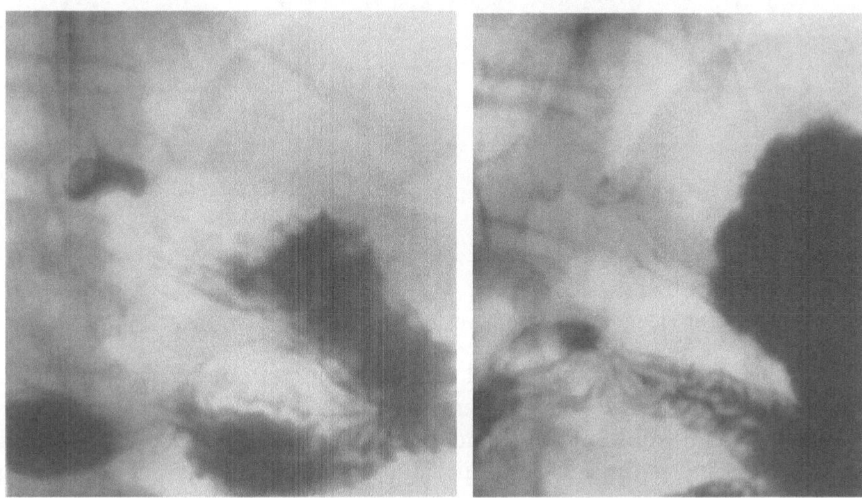

Abb. 153. BARSONYsche Pseudohernie, nur von oben her füllbar (s. Text)

die Abgrenzung einer erweiterten Ampulla phrenica, die nach BARSONY als Pseudohernie bezeichnet wird, um den topographischen Unterschied zu den sog. funktionellen Divertikeln in höheren Abschnitten der Speiseröhre zu charakterisieren. Abb. 153 gibt dafür ein typisches Beispiel. Im linken Bildteil stellt sich die erweiterte Ampulle als epiphrenisch letztes Stück des Oesophagus dar, vor deren Verwechslung mit einem hiatal verlagerten Antrum cardiacum oder Fornixteil ihr Verschwinden bei Rückenlage des Patienten bewahrt (Abb. 153, rechter Bildteil). Kennzeichnend ist, daß eine Füllung dieser Pseudohernie nur von oben her möglich ist und ihre Darstellung vom Magen her auch bei Kopftieflagerung, forcierter Ausatmung und manueller oder sonstiger Druckerhöhung vom Abdomen her nicht gelingt. Die mundwärts spitze Dreiecksform der von oben gefüllten und im Inspirium durch den Muskelring des Hiatus passager geschlossenen Pseudohernie gilt nach BARSONY als weiteres typisches Zeichen. Damit unterscheidet sie sich klar von der kleinen reversiblen Gleithernie bzw. von der Hiatusinsuffizienz (vgl. Abb. 151), die sich vom Magen wie von der Speiseröhre aus ohne Atemmanöver füllen lassen muß, mundwärts meist abgerundet ist und in horizontaler Rücken- oder Schräglage und bei verstärktem Abdominaldruck am größten wird oder überhaupt erst in Erscheinung tritt; nur fakultativ sind das gastrische Schleimhautrelief und die auch bei der Exspiration supradiaphragmale Lage (AKERLUND, BERG, KNOTHE, BERNING, SCHATZKI, EVANS u. a.).

Die differentialdiagnostische Abgrenzung echter Divertikel im unteren Oesophagusabschnitt ist im allgemeinen nicht schwer. Größere epiphrenische Divertikel können mit herniierten Magenanteilen verwechselt werden, wenn sie Luft oder Barium und Luft enthalten (AKERLUND), sind aber bei sorgfältiger Durchleuchtungstechnik stets erkennbar.

Kleinere Divertikel können gelegentlich eine paraoesophageale Hiatushernie vortäuschen
(GOODMAN und Mitarbeiter, BECK), dürften bei der Kontrastmitteluntersuchung aber
gleichfalls nach ihrer Form und ihrem Zusammenhang mit der Speiseröhre abgrenzbar
sein. Im Beispiel der Abb. 154 ist das kleine Divertikel dicht oberhalb des Zwerchfells

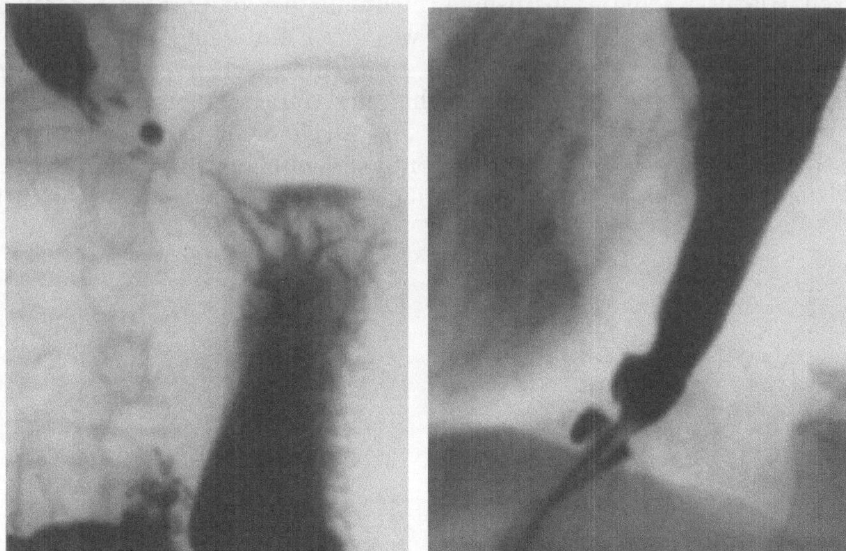

Abb. 154. Kleines epiphrenisches Oesophagusdivertikel

der Speiseröhre mit kurzem Stiel angelagert und mit seiner runden Form und exzentrischen
Lage ebenso unverkennbar wie das größere Divertikel in Abb. 155 mit längerem Stiel
und dicht oberhalb einer wohl entzündlichen Oesophagusstriktur. Die Füllung derartiger
epiphrenischer Divertikel gelingt bereits im Stehen. Der Verlauf der Schleimhautfalten

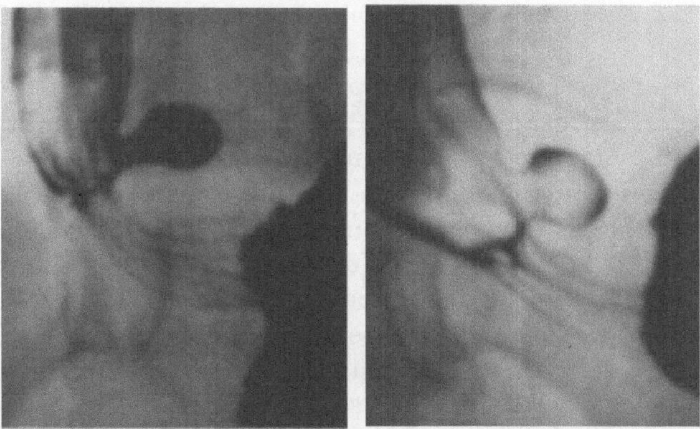

Abb. 155. Größeres epiphrenisches Oesophagusdivertikel mit entzündlicher Striktur

im Divertikel ist nicht immer darstellbar und oft durch entzündliche Folgeprozesse verändert, so daß die Abbildung deutlicher Schleimhautfalten in den fraglichen Gebilden
eher für eine Hiatusinsuffizienz oder kleine parahiatale Hernie zu sprechen scheint (BERG,
BERNING, ERBACH, STARCK, TESCHENDORF, BECK). Das klinische Bild des epiphrenischen
Oesophagusdivertikels kann wie in den beiden Fällen der Abb. 154 und 155 recht weitgehend dem Bild einer Hiatusalteration entsprechen; vor allem können, wenn das
Divertikel entzündet und ulcerös oder narbig verändert ist, die subjektiven Erscheinungen
eine Refluxoesophagitis auf dem Boden einer Kardiainsuffizienz beim Gleitbruch vortäuschen. Da diese Beschwerden aber nicht wie beim Bruch lageabhängig sind, besteht
auch ein klinisch deutlicher Unterschied.

Die Röntgendiagnose des *ausgebildeten Gleitbruches* ist im allgemeinen sehr viel leichter als die ihrer Vorstadien. Es galt lange als Faustregel, daß die Verlagerung von Magenanteilen ab Mandarinen- oder Kleinapfelgröße als Hernie vom AKERLUND-Typ III zu bezeichnen sei, während alle kleineren Verlagerungen unter den Begriff der Hiatusinsuffizienz (ohne Ausbildung eines Bruchsackes) fallen müßten. Ganz abgesehen davon, daß die röntgenologisch festgestellte Größe des Hiatusbruches im Einzelfall inkonstant ist und von Tag zu Tag wechseln kann (BERNING), bedeutet diese Unterscheidung eine konventionelle Trennung ohne entsprechende Differenz der klinischen Symptome; darauf kann nicht nachdrücklich genug hingewiesen werden. Vielleicht ist sogar die kleine Gleithernie klinisch wesentlich eindrucksvoller als große Brüche des gleichen Typs — eine mit der Enge der Bruchpforte zusammenhängende Erscheinung. Nach KIRKLIN und Mitarbeiter erreichen dreiviertel aller Gleitbrüche nicht die Ausdehnung von 8 cm; nur ein Fünftel wird 8—13 cm groß, und nur jeder zwanzigste Gleitbruch hat ein Magenstück von mehr als 13 cm Länge zum Inhalt. Die meisten Hernien sind also von einer Größenordnung, die im Bereich der in früherer Zeit definierten Grenze zur Hiatusinsuffizienz liegt. Wenn sie trotzdem diagnostisch meist von den prolapsartigen Vorstadien abgetrennt werden, so nur deshalb, weil sie röntgenologisch eindeutiger bestimmbar scheinen.

Bei der Kontrastmitteluntersuchung findet sich der herniierte Magenabschnitt in Kugel-, Zwiebel- oder Eiform oberhalb des Zwerchfellschattens gelegen und mit dem distalen Magenabschnitt durch eine mehr oder minder breite Verbindung in Zusammenhang. Dadurch resultieren sanduhrähnliche Magenformen wie in Abb. 156 und 157. Größe und Form des Hiatusbruches sind dabei von der Lagerung des Patienten und den Druckverhältnissen abhängig und wechseln häufig nicht nur von Tag zu Tag, sondern auch im Laufe der Untersuchung. Die Auffüllung des Bruches muß vom Magen aus

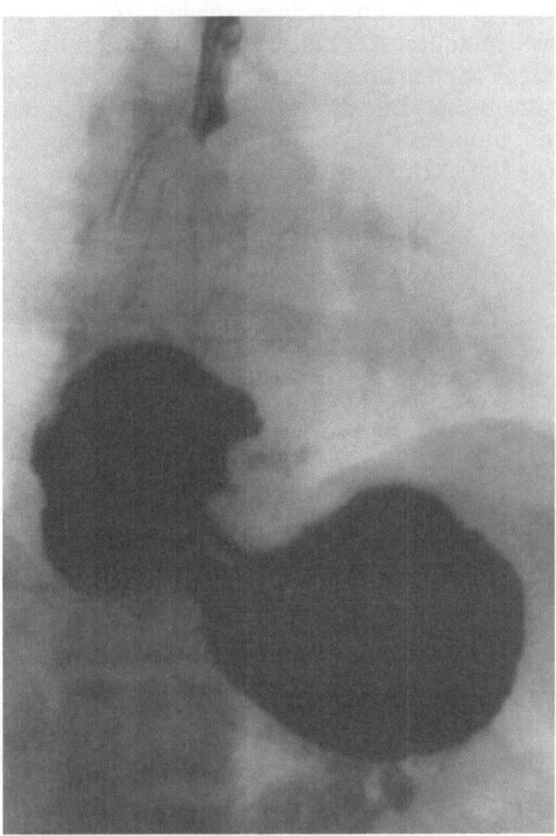
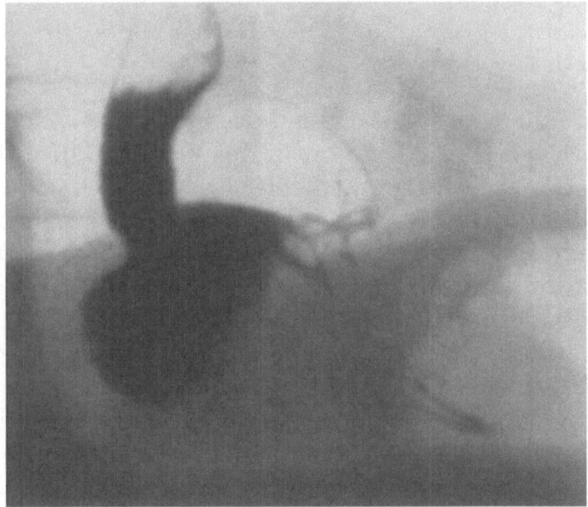

Abb. 156. Gleitbruch im Liegen (oben) und im Stehen (unten, mit Spiegelbildung)

möglich sein, der um den ektopierten Betrag verkürzt erscheint. Größere Brüche stellen sich bereits im Stehen dar, wobei das Kontrastmittel sich oft mit einem Spiegel absetzt (Abb. 156). Kleinere und reponible Brüche treten mitunter bei der Rumpfbeuge aus (JOHNSTONE), was sich oft in einem plötzlich auftretenden epigastrischen Schmerz anzeigt

(„signe du lacet de soulier"). Vielfach kommen sie erst in horizontaler Lage zur Ansicht, wobei je nach ihrer topographischen Beziehung zum Oesophagus, zur Kardia und zur Bruchpforte die Rücken-, Schräg- oder Bauchlage eingenommen werden muß, um eine optimale Füllung zu erreichen. Kopftieflagerung und Bauchkompression bringen manche kleine Hernie noch überraschend zutage, wenn die Magenuntersuchung schon beendet werden sollte. Die zusätzliche Druckerhöhung mittels retrograder Luftfüllung des Dickdarms (Schatzki) wird als Routinemethode jetzt abgelehnt, weil sie starke gastrokardiale Symptome (Roemheld) hervorrufen und zum Vorfall von Netz- oder Dickdarmteilen und damit zu weiteren, klinisch schweren Erscheinungen führen kann (Chaumerliac, Hafter). Entscheidend für die Diagnose ist die Bestimmung der Kardia getrennt und

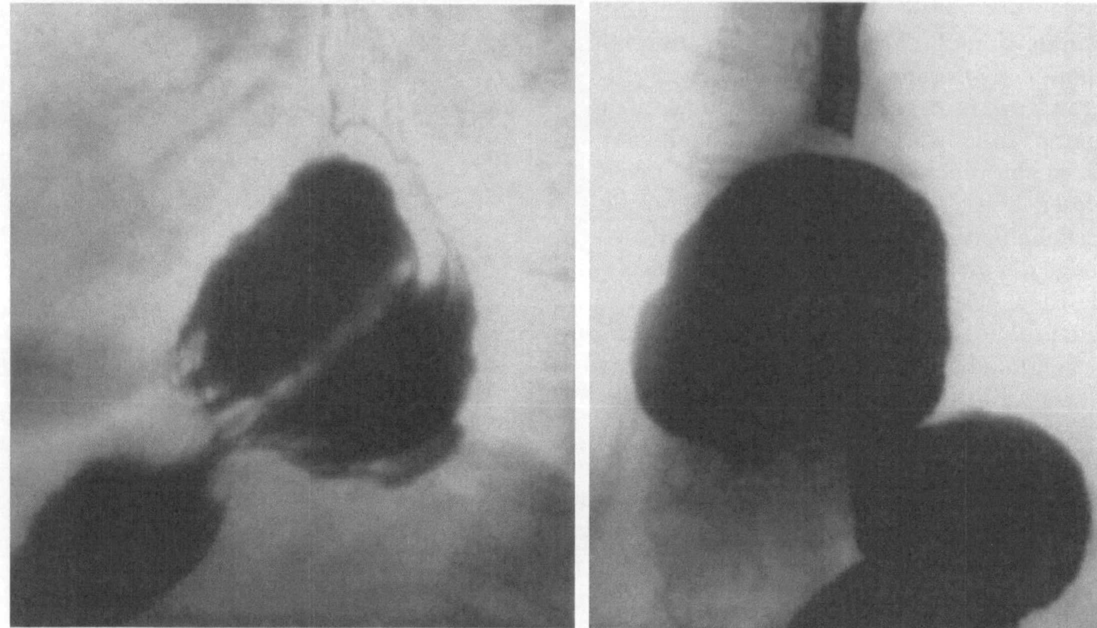

Abb. 157. Abknickung und Kompression der Speiseröhre durch großen Gleitbruch

oberhalb der Hiatusenge (Akerlund, Berg), was mitunter außerordentlich schwierig ist und einer sorgfältigen fließenden Durchleuchtung bedarf. Das Oesophagusende projiziert sich bei Rückenlage oft in den prall gefüllten Bruch hinein, so daß eine Verkürzung vorgetäuscht wird, wenn nicht Schrägaufnahmen die Sachlage klar stellen. Da sich die meisten Gleitbrüche in der Richtung nach links vorn entwickeln, stellen sich der distale Oesophagus und seine Beziehung zur Kardia meistens in erster Schrägstellung am besten dar. Starke Auffüllung des herniierten Fundusabschnitts kann die Speiseröhre abdrücken, stärker verlagern und vorübergehend unpassierbar machen (Abb. 157). Besteht gleichzeitig eine Kardiainsuffizienz, so kann der gastrooesophageale Reflux durch verstärkte Exspiration oder zusätzliche Oberbauchkompression dann aber trotzdem ausgelöst werden. Durch Wiederaufrichten oder sonstigen Lagewechsel fließt das Kontrastmittel in den infradiaphragmalen Magenteil ganz oder teilweise zurück, so daß dann die Darstellung degastrischen Faltenreliefs im Bruch möglich ist. Dieser Nachweis gehört obligat zur Röntgendiagnose des Gleitbruches und ist bei mittleren und großen Hernien wie im Beispiel der Abb. 158 leicht zu erbringen, bei der kleinen Hernie aber oft schwierig, wie bereits ausgeführt ist. Als weiteres röntgendiagnostisches Kriterium wird die verzögerte Entleerung des distalen Oesophagusendes in den epiphrenischen Fundusteil angegeben, die bei raschem Trinken der Kontrastflüssigkeit in sehr vielen Fällen zu beobachten ist (Morrison). Die nicht verkürzte Speiseröhre schließlich erfährt eine Drehung und Schlängelung am unteren Abschnitt (Kirklin und Mitarbeiter), weil sie „überflüssig"

lang geworden ist, wie es in den Abb. 156—158 sichtbar und am stärksten bei den noch
zu besprechenden sog. Rotationsbrüchen ausgeprägt ist. In diesem Zusammenhang
verdienen einzelne Fälle Erwähnung, in denen der unterste, kardianahe Oesophagusabschnitt nach Art einer Invagination in den herniierten Fornix eingestülpt scheint; sie
sind reversibel, obschon sie durch bridenartige Verwachsungen bedingt sein sollen
(SARASIN und Mitarbeiter). Ähnliche „prograde" Schleimhautprolapse von der Speiseröhre
in den Magenfornix und umgekehrt („retrograder Prolaps") hat PALMER oesophagoskopisch und röntgenologisch festgestellt. Beim Megaoesophagus (mit Kardiospasmus) kann

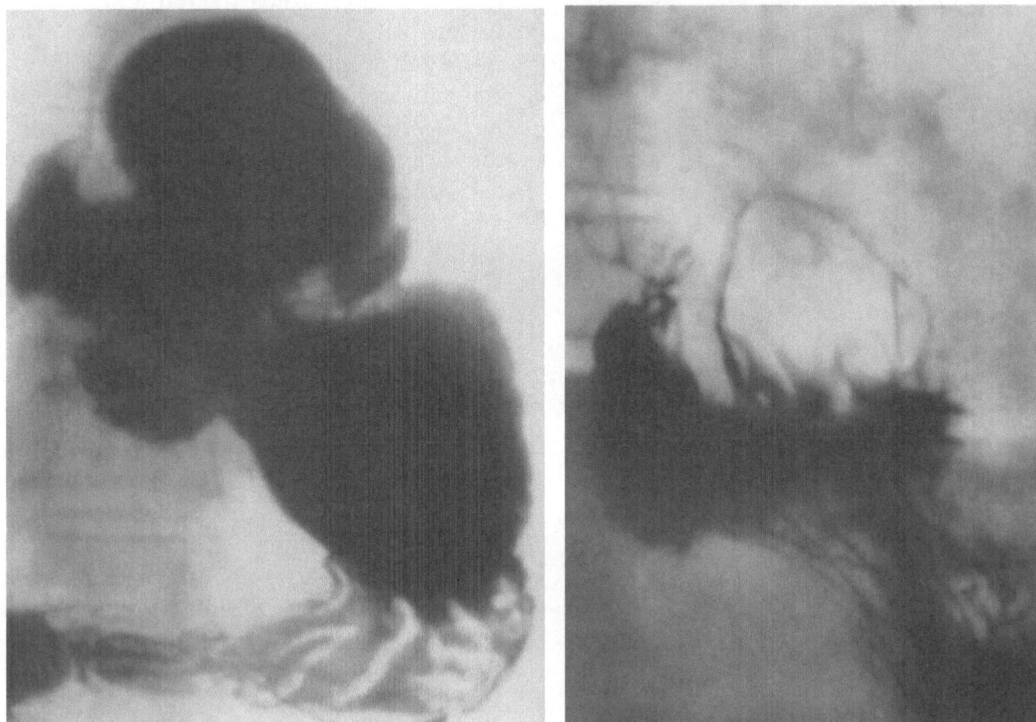

Abb. 158a. Große Gleithernie im Liegen (links) und Stehen (rechts), mit verdrängter Speiseröhre und Luftdepot

die relative Verlängerung der Speiseröhre in sehr seltenen Fällen umgekehrt zu einer
thorakoabdominalen Verlagerung des distalen Thoraxteiles des Oesophagus unter das
Zwerchfell führen. Diese „oesophageale Gleithernie" kann bei kardioaxialer Richtung mit
einer Invagination der Kardia in den Fornix verbunden sein (HILSCHER) oder es kann
sich um eine „paragastrale Hernie" mit erhaltener paraphrenischer Fixation der Kardia
und parakardialer, taschenartiger Oesophagushernie handeln (BALL und Mitarbeiter).
　　Nicht immer kann mit einer einmaligen Untersuchung entschieden werden, ob die
Gleithernie reponibel ist oder nicht. Schwellungen der Magenschleimhaut im Bereich
der Bruchpforte, stärkerer abdominaler Gegendruck wie bei der Gravidität und andere
Faktoren können einen nicht adhäsiv fixierten Bruch vorübergehend oder für längere Zeit
über dem Zwerchfell festhalten. Wenn bei mehrfacher Kontrolle trotz wiederholter
Lageänderung ein kleiner Bruch irreversibel erscheint, kann eine adhäsive Fixation angenommen werden; größere Brüche können in jeder Lage ausgestülpt bleiben, ohne daß
sie im oder am Bruchsack adhärent sein müßten, wie sich an ihrer Reponibilität dann bei
der Operation gelegentlich erweist (BERNING, HARRINGTON, KNOTHE, BARRETT). Die
röntgenologische Größe der Bruchpforte ist ebenso wenig für die Frage der Reponibilität
entscheidend. So erscheint der kleine Hiatusbruch der Abb. 159 oberhalb eines besonders
breiten und in großer Ausdehnung von Magenschleimhautfalten durchzogenen Zwerchfellschlitzes, war aber nicht reversibel. Große Gleithernien, die schon im Stehen an einer

14*

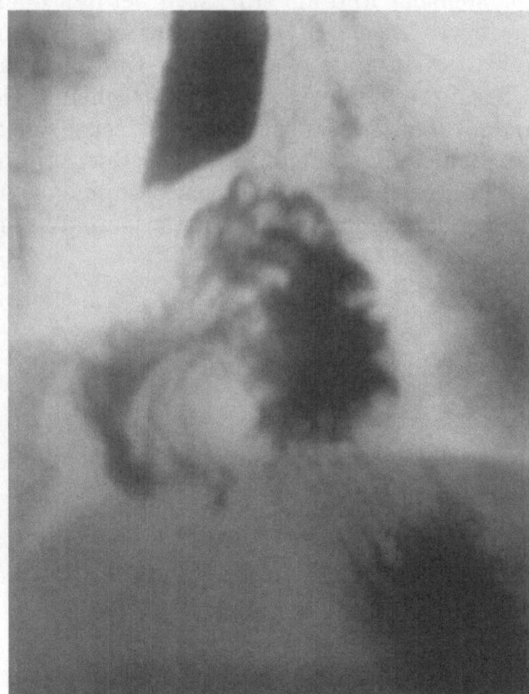

Abb. 158b. Gleicher Fall. Nachweis der Magenschleimhautfalten im verlagerten Magenabschnitt

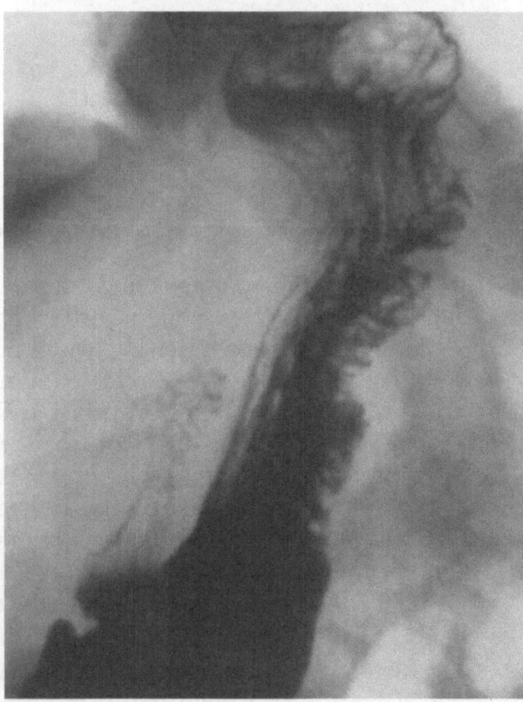

Abb. 159. Kleine, trotz auffallend breiter Bruchpforte
nicht reponible Gleithernie

konstanten mediastinalen Luftblase erkennbar sind und nach Einnahme von
Kontrastmittel einen Flüssigkeitsspiegel
aufweisen, imponieren leicht als paraoesophageale Hiatusbrüche (BERNING, GOD-
LEWSKI); die epiphrenische Lage der
Kardia klärt wie im Fall der Abb. 160 dann
aber die Verhältnisse. Da der Oesophagus
in solchen Fällen tief und nur wenig oberhalb des Zwerchfells in den Magen einzu-
treten pflegt, bleibt das Luftdepot erhalten, auch wenn eine sichere Kardiainsuffizienz besteht. In der Horizontal- oder
Kopftieflage tritt die Luft in den infradiaphragmalen Korpusabschnitt über und
der Bruch wird mit der Kontrastflüssigkeit
von unten her aufgefüllt. Diese regelmäßig
bei allen Hiatusbrüchen zu beobachtende
Inhaltsverlagerung sollte man nicht als
„Rückfluß" (ROBERT und HOFFMANN)
bezeichnen, um nicht zu Verwechslungen
mit einem gastrooesophagealen Reflux
(Regurgitation) Anlaß zu geben.

Die Besprechung dieser klinisch und
prognostisch allerwichtigsten Komplikation vieler Gleitbrüche bildet den Angel-
punkt auch der Röntgendiagnostik.
Abb. 160 (unten) zeigt im gleichen Fall
mit der großen, im Stehen als Mediastinal-
aufhellung konstanten Luftblase, daß bei
Horizontallagerung der von unten her auf-
gefüllte Hiatusbruch seinen Inhalt durch
die insuffiziente Kardia in den Oesophagus
weiterfließen läßt. Dieser *gastrooesophageale
Reflux* kann wie im vorstehenden Beispiel
relativ langsam erfolgen und die unteren
Abschnitte der Speiseröhre für längere Zeit
füllen, weil ihnen der herniierte Magen
dicht anliegt und den Ab- und Zufluß durch
die insuffiziente Kardia zu drosseln vermag; auch können Verzögerungen der
Oesophagusentleerung dadurch zustande
kommen, daß die Wandung der Speiseröhre sekundär geschwürig oder narbig
verändert und funktionell geschädigt ist.
Das deutet sich auch im Fall der Abb. 160
bei schon langer Anamnese mit Regurgitation an. Bei kleineren oder anamnestisch
jüngeren Gleithernien oder bei der Kardia-
und Hiatusinsuffizienz ohne sicher nachweisbare thorakale Magenverlagerung
tritt der Reflux plötzlicher auf und ist rascher wieder vorbei. Dabei ergießt sich die
Bariumflüssigkeit meist sehr schnell und im Schwall nach oben, so daß oft wie in Abb. 161

die ganze Speiseröhre bis in Clavikelhöhe schlagartig, gleichmäßig breit und mit glatten Rändern
gefüllt ist (ALLISON; DONELLY; FLOOD und Mitarbeiter). Bald einsetzende verstärkte Oesophaguskontraktionen schieben die Kontrast-
mittelsäule zurück, wodurch ein Bild entstehen
kann, als ob die Speiseröhre ausgewrungen werde
(COCCHI); im Unterschied zum Brechakt besteht
dabei am Magen keine Retroperistaltik.

Bei mehr als der Hälfte aller Gleitbrüche ist
diese Regurgitation vorhanden (DONELLY;
DAWSON; FLOOD und Mitarbeiter; HUSFELDT;
BROMBART). Sie läßt sich oesophagoskopisch
unmittelbar beobachten. Mit dieser Methode
sind auf Grund umfangreicher Untersuchungen
in Übereinstimmung mit den neueren röntgenologischen Ergebnissen die große Häufigkeit und
die Lageabhängigkeit der Regurgitation erwiesen
und ihre Folgeerscheinungen überprüft worden
(DUBOURG, DONELLY, PALMER, SERRANO). Dabei hat sich klar gezeigt, daß die subjektiven
Symptome des Gleitbruches praktisch ausschließlich davon bestimmt werden, ob eine
Kardiainsuffizienz besteht oder nicht. Saures
Aufstoßen, Sodbrennen, epigastrische, retrosternale, kardiale Schmerzen und retrokardiales
Brennen (heartburn) bis hoch in den Hals oder
Mund hinauf zeigen einen Reflux an, besonders
wenn diese Beschwerden nach dem Essen verstärkt und beim Bücken oder Liegen vornehmlich auftreten. Dementsprechend gelingt der
Nachweis der Regurgitation aus dem thorakal
verlagerten Magenabschnitt auch bei der Röntgenuntersuchung oft nur nach Bücken, Oberbauchkompression, Kopftief- oder Bauchlage-
rung, wobei die akute Schmerzsteigerung eine
Angina pectoris vortäuschen kann. DONELLY
hat gezeigt, daß die Symptome einer Steno-
kardie ohne klinisch-elektrokardiographischen
Herzbefund beim Gleitbruch dadurch ausgelöst
werden, daß eine verstärkte Oesophaguskon-
traktion dem Reflux entgegenarbeitet. Gleithernien bei alten Patienten ohne stenokardische
Symptome sind zwar oft mit einer Kardiainsuffizienz kombiniert, lassen aber nur schwache
Kontraktionen der Speiseröhre erkennen, so daß
die bei erhöhtem Abdominaldruck regurgitierten
Speisen nur stark verzögert wieder in den Magen
zurücktreten; dies trifft bei etwa 40% der von
DONELLY untersuchten Hiatushernien mit Reflux zu. Die früher immer neu diskutierte Frage

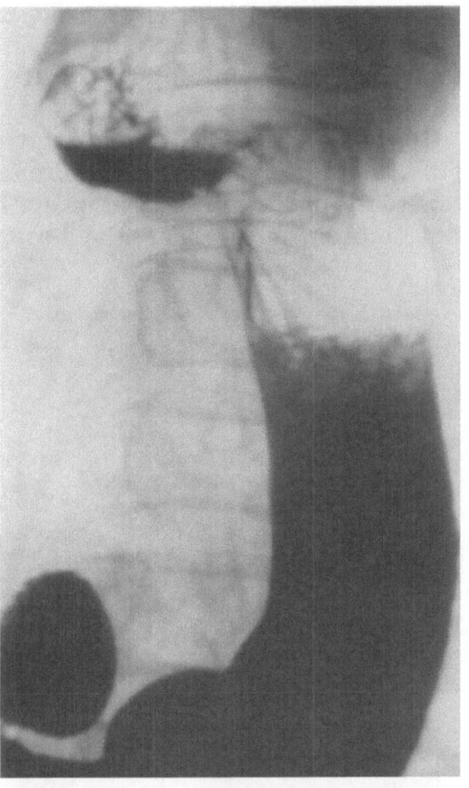

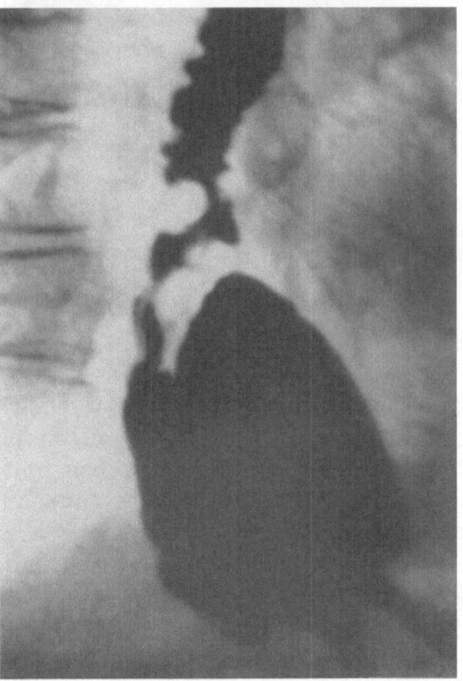

Abb. 160. Älterer Gleitbruch mit mediastinalem
Luftdepot und Spiegelbildung bei 71jähriger
Frau, Aufnahme im Stehen (oben). Bei Rückenlagerung gastrooesophagealer Reflux und narbig-
entzündliche Oesophaguskontur (unten)

des Zusammenhangs zwischen Hiatushernie und anginösen Beschwerden erhält durch diese
Befunde ein entscheidend anderes Gesicht. Offenbar spielen die Weite der Bruchpforte,

die mechanische Alteration des Perikards oder der Vagusnerven im Hiatus, die Adhäsion im Bruchsack und ähnliche, immer wieder ätiologisch diskutierte Faktoren eine vergleichsweise recht untergeordnete Rolle gegenüber der Regurgitation von saurem Mageninhalt.

Die konsekutive Refluxoesophagitis bestimmt nicht nur die Entwicklung des klinischen Bildes, sondern auch die Änderungen im röntgenologischen und endoskopischen Befund. Der Röntgennachweis der Oesophagitis ist nicht allzu schwierig und braucht hier nicht näher erörtert zu werden. Die Darstellung der häufigen Ulcera im unteren oder auch

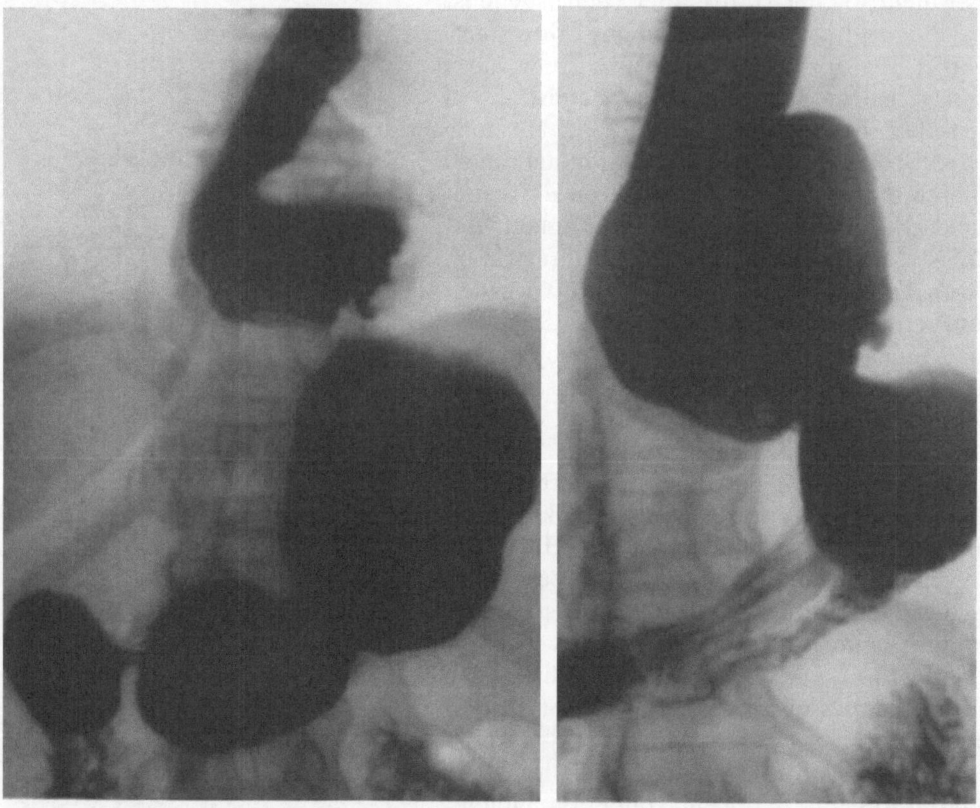

Abb. 161. Gleitbruch bei 51jähriger Frau, gastrooesophagealer Reflux noch ohne Zeichen der Oesophagitis

mittleren Oesophagusabschnitt dagegen gelingt durchaus nicht immer; die endoskopische Untersuchung ist hier methodisch überlegen. WOLF und Mitarbeiter haben bei allen ihren 29 Fällen von Gleitbrüchen (mit sekundär verkürzter Speiseröhre) ein Oesophagusulcus im Bereich des untersten Abschnitts endoskopisch feststellen können, dessen marginaler Charakter sich durch die Probeexcision histologisch ergab. Röntgenologisch fand DAWSON bei 9 von 16 Gleithernien mit Reflux ein Geschwür an der Speiseröhre, und ähnliche Frequenzen sind von ALLISON, EVANS, BARRAYA angegeben worden, während BROMBART und Mitarbeiter nur selten ein Ulcus feststellen konnten. Perforationen von Geschwüren des verlagerten Magenabschnitts in Lungengefäße, Mittelfell, Aorta und Herzbeutel hat BARRETT beobachtet; sie müssen nach der sonstigen Literatur aber als recht selten gelten.

Der chronische Entzündungsreiz führt auf die Dauer zu einer Verkürzung der Längsmuskulatur, später unter den narbigen Reparationsprozessen der Ulceration zu einer reellen Verkürzung der Speiseröhre und schließlich zu einer höhergradigen und fixierten Verlagerung des Magens, an dessen oberem Pol die sekundär verkürzte Speiseröhre dann einmündet. Dieses Bild gleicht dann dem Befund eines Thoraxmagens mit kongenital kurzem Oesophagus so weitgehend, daß vielfach weder durch die Röntgenuntersuchung noch bei der Operation eine Trennung dieser sekundären von der primären Brachyoesophagie möglich ist; endoskopisch gilt eine Oesophaguslänge unter 36 cm als Zeichen der Verkürzung (DUBOURG). Nach KIRKLIN und HODGSON macht dieser Spätzustand der Gleithernie sogar 26 % aller Hiatusbrüche überhaupt aus, was dazu geführt hat, den Begriff des kurzen (= verkürzten) Oesophagus dem des Gleitbruches gleichzusetzen. Ein eigenes Beispiel von sekundärer Oesophagusverkürzung gibt Abb. 162 wieder. Auch darin stimmen diese pathogenetisch so verschiedenen Alterationen überein, daß sich als Endstadium der Refluxoesophagitis bei der Gleithernie oft eine fibröse Stenose entwickelt, die der narbigen Striktur des primär kurzen Oesophagus beim Thoraxmagen völlig entspricht (WOLF und Mitarbeiter; KIRKLIN und Mitarbeiter) und einen Röntgenbefund ergibt, der gegen ein malignes Neoplasma nur schwer abzutrennen sein kann (DAWSON). Ähnliche Bilder können auch die Oesophagusverkürzungen durch ein Skleroderm aufweisen (KIRKLIN und Mitarbeiter, MC GLONE und Mitarbeiter). Alle diese Folgeerscheinungen der Regurgitation können nach KIRKLIN und Mitarbeiter umgekehrt auch aus einer primären Kardiainsuffizienz schließlich sekundär eine Hiatushernie dadurch entstehen lassen, daß die narbige Verkürzung der Speiseröhre den Magenfundus durch den Hiatus nachzieht („Traktionsluxation", WEGMANN und Mitarbeiter); bei eng bleibendem Hiatus imponiert der thorakal verlagerte Magenabschnitt so lange nicht als Hernie, wie er engkalibrig bleibt (BARRET, WURNIG). Die Pathogenese ist naturgemäß in diesen Fällen nachträglich kaum zu klären. HARRINGTON und seine Schule haben darauf hingewiesen, daß eine scheinbare Oesophagusverkürzung durch ein primäres Carcinom der Speiseröhre oder durch einen großen Mediastinaltumor mit Ausbiegung des Oesophagus sekundär einen Magenteil

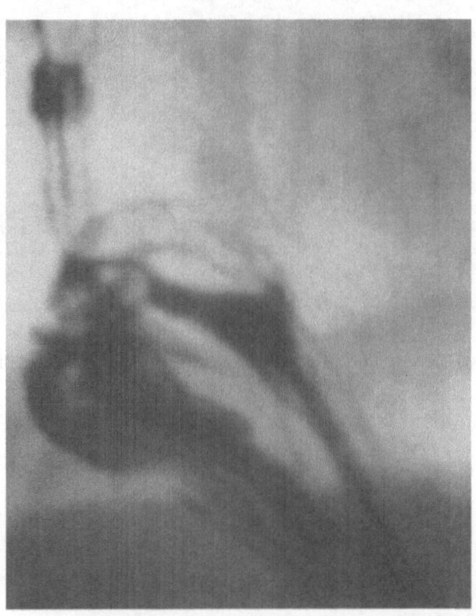

Abb. 162. Sekundäre Oesophagusverkürzung bei altem Gleitbruch

durch den Fundus austreten lassen kann, wenn durch Alter, Fettleibigkeit oder Anlage der Hiatus genügend weit geworden ist. Die Frage, ob das gleichzeitige Vorkommen von Speiseröhren- oder Magencarcinom und Hiatushernie in ätiologischem Zusammenhang steht — bisher sind rund 100 solcher Fälle beobachtet —, ist nach DAWSON; BRICK; FELDMAN und Mitarbeitern; R. A. SMITH; SMITHERS; PATTINSON und Mitarbeitern; WURNIG noch nicht sicher zu verneinen.

Eine anatomisch-röntgenologische Sonderform der großen Gleithernie stellt der sog. *Rotationsbruch* des Magens dar. Da er in ausgeprägten Fällen auch recht charakteristische Abweichungen im subjektiven und klinischen Bild von der Symptomatologie der üblichen Gleithernie aufweist und prognostisch sehr viel ungünstiger erscheint, ist eine besondere Besprechung gerechtfertigt. Eine Rotation des thorakal verlagerten Magenabschnitts innerhalb des Bruchsackes ist bei großen Hiatushernien mit unverkürztem Oesophagus sowohl vom paraoesophagealen wie vom axialhiatalen Typ möglich (BERNING). Sie ist nach unseren Erfahrungen besonders oft bei den an sich selteneren Brüchen nachzuweisen, die sich nach rechts ins Mediastinum entwickelt haben. So zeigt die große rechtsgelagerte Hernie der Abb. 163 am linken Rand zwar eine fundustypische Konturzähnelung, in überdrehter rechter Schrägstellung erscheint aber die große Kurvatur rotiert und der verlagerte Magenabschnitt um fast 180° gedreht. Ähnliche Rotationen ließen sich auch in den Fällen der Abb. 164 nachweisen. Die Hernie ist im ersten Fall rechts, im zweiten nach links und rechts entwickelt; beide Male überragt sie ebenso im Fall der Abb. 163 den Herzrand und ist schon ohne Kontrastmittelgabe im Übersichtsbild auffällig. Ist die Rotation des herniierten Magenabschnitts hochgradig und wirken sich Zusatzfaktoren wie z. B. eine adhäsive Fixation im Bruchsack, dauernd gesteigerter Abdominaldruck oder

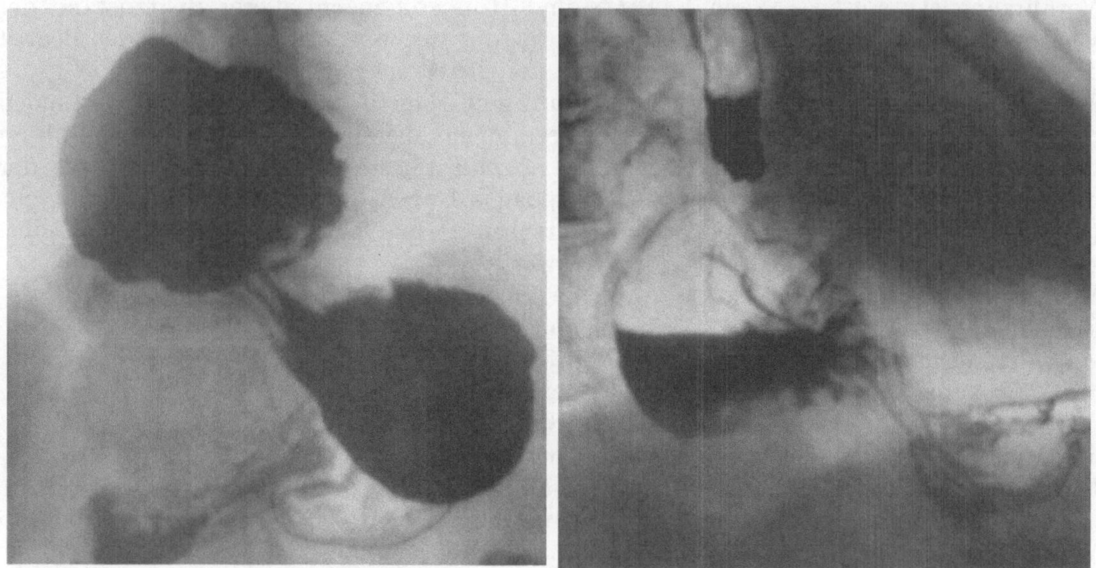

Abb. 163. Großer, vorwiegend nach rechts entwickelter Gleitbruch (links) mit Rotation des verlagerten Magenabschnitts (rechts) bei 69jährigem Mann

ein verringerter Thoraxsog aus, dann vermag der einmal ausgetretene Magenabschnitt auch den übrigen Korpusanteil nachzuziehen, so daß schließlich der ganze Magen in der

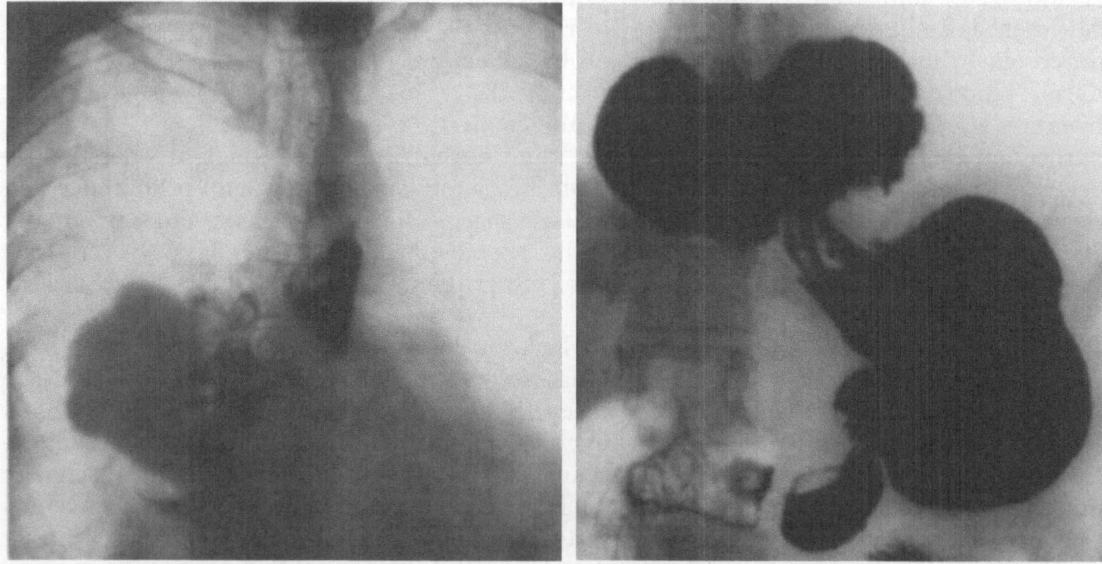

Abb. 164. Große, über den Herzrand hinausreichende Hiatushernien (Gleittyp) mit partieller Rotation

Hernie liegt. Er reicht dann bis zur Bifurkation der Trachea hinauf und wird in seiner Ausdehnung nach lateral nur vom Gefäßkomplex der Lungenwurzeln behindert. BERNING hat für die Entstehung solcher als Rarität bezeichneten Extremfälle eine angeborene Erweiterung des Hiatus angenommen, obschon der von ihm besprochene Fall von MAKKAS unter die erworbenen, langsam entstandenen Gleitbrüche eingeordnet worden ist.

Inzwischen konnte eine ganze Reihe derartiger Hernien mit *kompletter Magenektopie* durch den Hiatus und mit totaler Inversion beobachtet werden (BOWEN; GARDINER; VORHAUS und Mitarbeiter; MARKS; WEBER; CARLO und Mitarbeiter; SANTY; ROLLANDI). Sie alle betrafen bis auf zwei Fälle beim Kleinkind nur ältere Personen, so daß ihr Charakter als meist erworbene Veränderung kaum zu bezweifeln ist. Neuerdings haben auch ADAMS und LOBB über acht Fälle von großer, rechtsseitiger Hiatushernie mit unverkürztem Oesophagus berichtet, bei denen die Operation einen Verlust der schlingenförmigen Muskulatur zwischen dem Hiatus aorticus und oesophageus aufdeckte, so daß aus den beiden Hiatus eine einzige große Öffnung entstanden war; in allen Fällen war die Hernie in das rechte Mediastinum entwickelt und zweimal war dabei der ganze Magen ektopiert und invers. Der Defekt der diaphragmalmuskulären Trennwand zwischen den beiden Hiatus ist bei dieser „*oesophago-aortalen*" Hiatushernie nach ADAMS und Mitarbeiter erworben und als Folge einer Degeneration bzw. Druckatrophie zu deuten. Besonderes Gewicht erhalten diese neueren Beobachtungen dadurch, daß die klinische Symptomatologie hier mit vorwiegend pulmokardialen Erscheinungen (Kombination asthmatoider und pektanginöser Beschwerden) deutlich vom klinischen Bild der üblichen großen Gleithernie abweicht, daß diese Hernien nach den genannten Autoren eine absolute Operationsindikation abgeben, und daß sie schließlich eine sehr

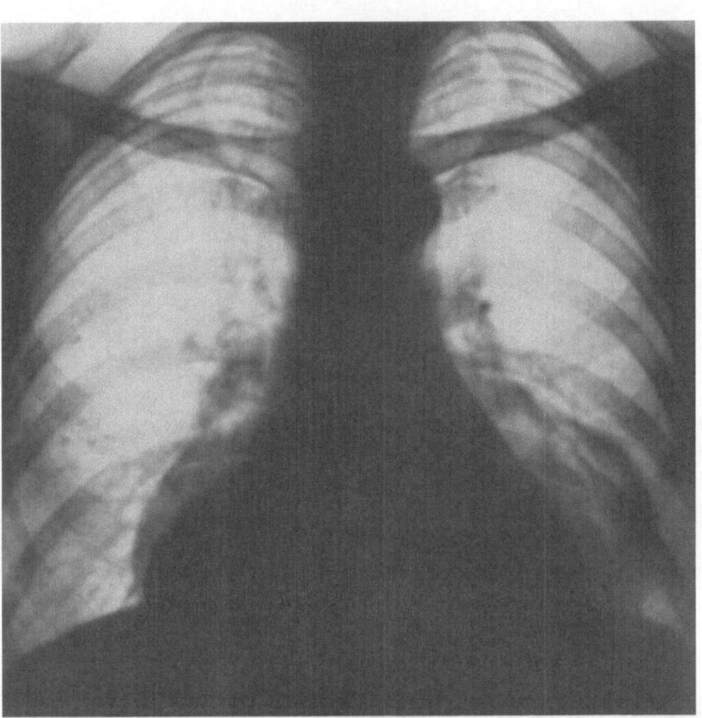

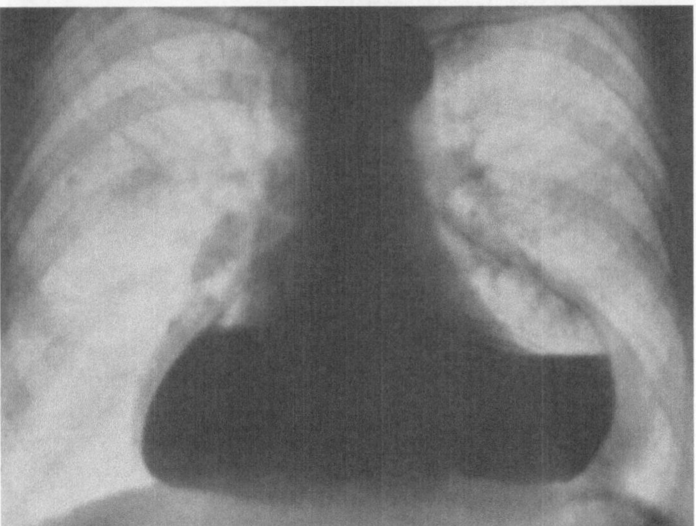

Abb. 165a. Totale transhiatale Magenektopie mit kompletter Rotation im Übersichtsbild (oben) und nach Breimahlzeit (unten); beide Aufnahmen im Stehen

viel bessere chirurgische Prognose haben. Einen eigenen Fall von totaler hiataler Magenektopie mit kompletter Inversion gibt Abb. 165 wieder. Im Übersichtsbild (oberer Teil von Abb. 165a) ist die beiderseits in breiter Ausdehnung den Herzrand überragende Hernie schon gut als excessiv groß erkennbar, um bei der Kontrastmahlzeit (unterer Bildteil, Abb. 165a) unverkennbar zu werden. In Rückenlage stellt sich die komplette Inversion

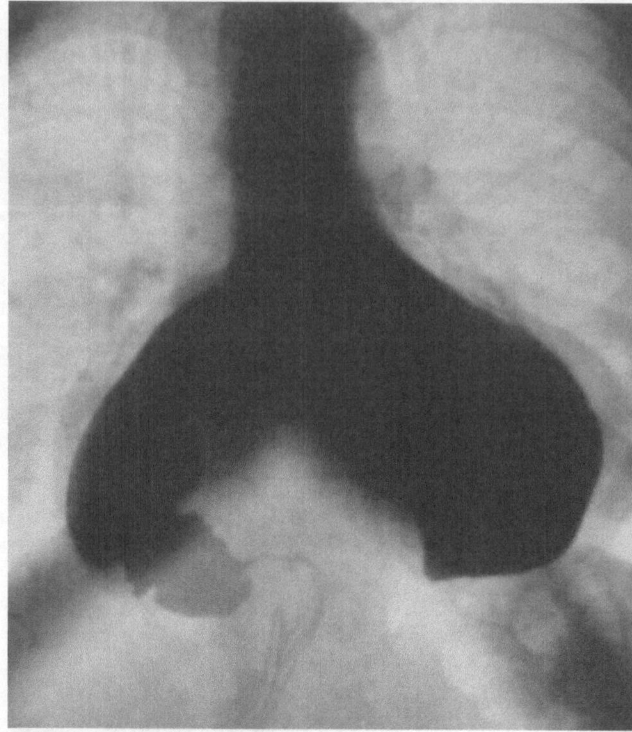

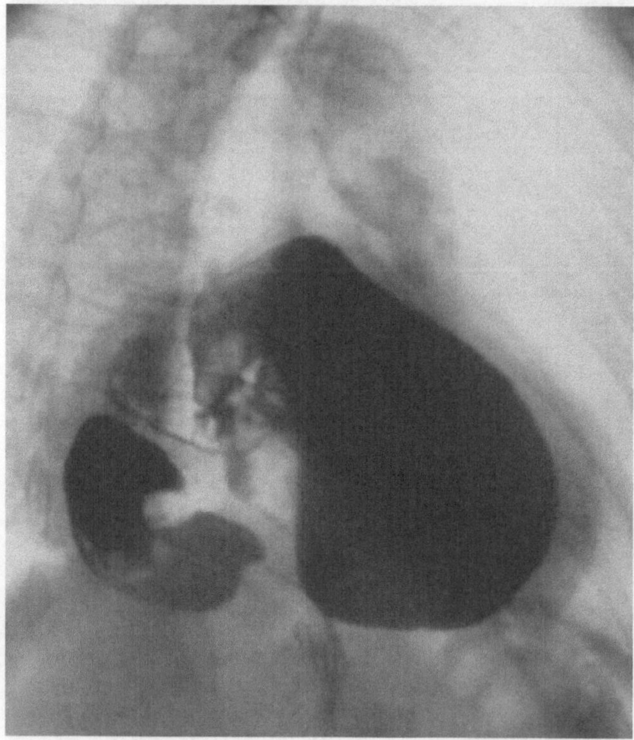

Abb. 165 b. Gleicher Fall. Die Aufnahmen in Rücken- und erster
Schräglage zeigen die Inversion des Magens um 180°

um die Längsachse deutlich dar, wobei die Speiseröhre von median hinten unten unverkürzt in den links vorn unten liegenden Fundus eintritt (Abb. 165 b). Die direkte Darstellung der zweifellos sehr großen Bruchpforte ist auch in diesem Fall nicht möglich; die unmittelbare Lagebeziehung des Bruchsackes und seiner Pforte zum unteren Abschnitt der sklerosierten Aorta geht jedoch aus der Schrägaufnahme hervor. Der operative Nachweis, daß in diesem Fall die Hiatus oesophageus und aorticus kommunizieren und somit eine oesophago-aortale Hiatushernie vorliegt, steht aus, da ein chirurgischer Eingriff bei der 63jährigen Patientin wegen einer erheblichen Myopathie nicht vertretbar erschien. Die Symptomatologie entsprach hier im übrigen ganz den oben dargelegten Befunden bei den im Schrifttum mitgeteilten Fällen von komplettem Rotationsbruch der oesophagoaortalen Untergruppe.

Die übrigen, röntgenanatomisch geringergradigen Gleitbrüche weisen demgegenüber — sofern ein gastro-oesophagealer Reflux mit seinen bereits besprochenen Erscheinungen noch fehlt — eine recht wenig einheitliche *klinische Symptomatologie* auf, so daß HARRINGTON sie als „masquerader of the upper abdomen" bezeichnet hat. Am charakteristischsten ist noch die Abhängigkeit der Beschwerden von der Körperlage und von Änderungen der thoraco-abdominalen Druckverhältnisse. Immerhin wird die Zahl der völlig symptomlosen und beschwerdefreien Gleitbrüche im Schrifttum auf 20—35% geschätzt. v. BERGMANN hat die von Fall zu Fall und auch beim gleichen Patienten stark wechselnden Beschwerden unter der Bezeichnung „epiphrenales Syndrom" zusammengefaßt, dessen Hauptzüge gastrokardial bestimmt und schon früher bei den anderen Hiatusalterationen besprochen sind. Keineswegs stehen die dysphagischen Symptome immer im Vordergrund; Schluckstörungen sind sogar selten. Sehr häufig werden aber Schmerzen nach der Mahlzeit angegeben, die epigastrisch, retrosternal, retrokardial, im Rücken und im Schultergürtel lokalisiert werden, deutlich lageabhängig sind und mitunter eine ausgesprochene Angst vor der Nahrungsaufnahme bedingen (food-fear, HARRINGTON). Brechreiz, Würgen, Aufstoßen und Erbrechen sind nicht selten und werden oft willkürlich hervorgerufen, weil dadurch mitunter eine Schmerzlinderung erzielbar ist. Das trifft aber nicht nur für die Fälle mit enger Bruchpforte zu, bei denen während des Essens durch die Auffüllung des supradiaphragmatischen Magenabschnitts eine Passagebehinderung entsteht (BERNING),

sondern auch für die erst während der Mahlzeit austretenden Hernien. Wichtig ist dabei, daß durch derartige Gegenaktionen (Würgen, Aufstoßen u. ä.) der Entstehung einer Kardiainsuffizienz Vorschub geleistet werden kann oder umgekehrt sich ein bereits vorhandener gastro-oesophagealer Reflux darin klinisch andeutet. Die andere Hauptgruppe der angegebenen Beschwerden ist kardialen Charakters und gipfelt in stenokardischen Zuständen bis zum Kollaps. Da fast alle Kranken mit Gleitbrüchen in höherem Alter stehen, ist im Einzelfall kaum zu entscheiden, ob eine Angina pectoris durch die Hiatushernie verstärkt oder gar wesentlich bedingt wird. Dies Problem ist seit v. BERGMANN oft erörtert worden, ohne daß eine Klärung erreicht wäre (KAISER; DIETRICH und SCHWIEGK; ZDANSKY und Mitarbeiter; MOSLER und Mitarbeiter; BERNING; MASTER und Mitarbeiter; NUZUM; DIETZE; WARMOES und Mitarbeiter; EVANS; LA BREE und

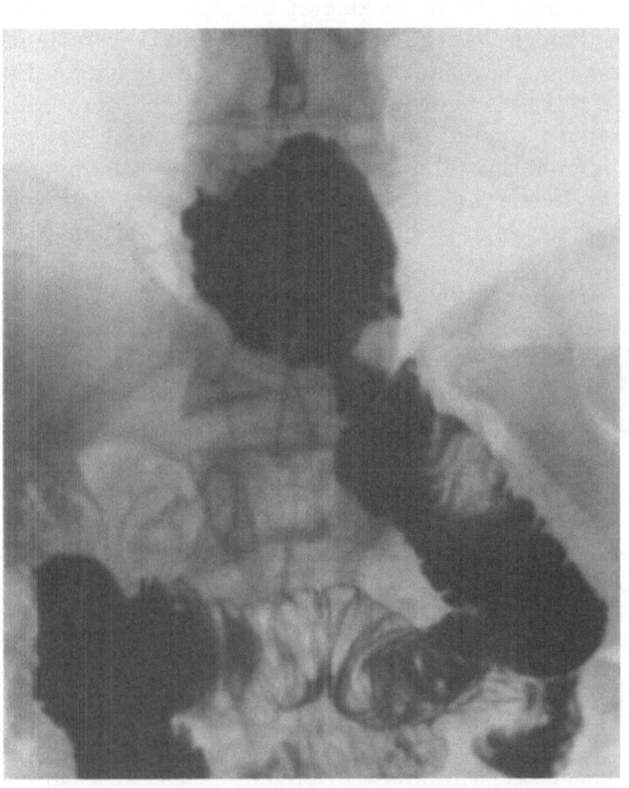

Abb. 166. Hernienähnlicher Zustand nach Oesophago-Jejunostomie, noch ohne Refluxoesophagitis

Mitarbeiter; LEATHER). Wie vorher schon dargelegt, scheinen klare Verhältnisse nur dort vorzuliegen, wo ein anginöser Beschwerdekomplex sich auf eine Refluxoesophagitis beziehen läßt, weil gleichzeitig klinisch faßbare, objektive Befunde einer coronaren Störung fehlen. Im Einzelfall kann auch aus der Anamnese und dem Effekt einer Coronartherapie der ätiologische Zusammenhang einmal beurteilbar werden (SCHMID und BIÖRCK). Respiratorische bzw. pulmonale Symptome sind nur recht selten bei einer Gleithernie anzutreffen und dürften im großen ganzen auf die Fälle mit besonders großem Bruch vom oesophago-aortalen Typ beschränkt sein.

Alle anderen klinischen Symptome hängen von der Größe der Hiatushernie nicht ab. Es ist eine alte Erfahrung, daß vielfach gerade die kleinen und reponiblen Gleithernien auffälliger sind als große und irreversible Brüche. Diese Erfahrung wird durch die chirurgische Beobachtung bestätigt, daß die Folgeerscheinungen der Oesophago-Gastrostomie und -Jejunostomie beim Speiseröhren- oder Magencarcinom nicht durch die mechanische Oppression der mediastinal verlagerten Magen-Darmabschnitte bedingt sind, sondern so gut wie ausschließlich durch die konsekutive Refluxoesophagitis (NISSEN); solange diese fehlt, bleibt der postoperative Zustand symptomfrei wie im Fall der Abb. 166. Die Weite der Bruchpforte spielt für die Symptomatologie sicherlich oft eine größere Rolle

als die ihr keineswegs immer kongruente Größe der Hernie, dürfte aber in ihrer Bedeutung früher überschätzt worden sein (KAISER, BERNING). Incarcerationen sind im Gegensatz zu den nichthiatalen Zwerchfellhernien und -prolapsen außerordentlich selten
(NISSEN) und nur bei den wenigen echten, bisher beobachteten traumatischen Hiatushernien vielleicht häufiger (HARRINGTON, BERNING, OBERDALHOFF, VIDAKOVITS). Im
allgemeinen kommt es nur zu leichten intermittierenden Einklemmungserscheinungen.
Als weitere Faktoren für den Schweregrad und Charakter des subjektiven und klinischen
Bildes sind die adhäsive Fixation im Bruchsack, die Mitverlagerung von Netz- oder Dickdarmteilen und nicht zuletzt die Anämie anzuführen, die sich infolge von Kongestionen
der Schleimhaut, Entzündungen und Ulcerationen im abgeschnürten Magenteil oder
distalen Oesophagus entwickelt. Die Anämie kann hochgradige Formen annehmen,
mit rezidivierenden extraintestinalen Thrombosen verbunden sein und schließlich eine
absolute Operationsindikation für die Hiatushernie abgeben. Für die Fragen ihres besonderen Entstehungscharakters, ihrer Abhängigkeit von der Reponibilität der Hernie,
ihrer Besserung durch präoperative oder alleinige Phrenicusausschaltung u. ä. muß auf
das einschlägige Schrifttum verwiesen werden (BINGOLD; SCHILLING; KATSCH und Mitarbeiter; SANTY; SIMMONS und Mitarbeiter; BRÜGGER und Mitarbeiter; SCHWARTZ und
Mitarbeiter; BOWDEN und Mitarbeiter; FREY; MANDART und Mitarbeiter; MENDELSOHN;
COCCHI; DITTRICH und Mitarbeiter; KOSSMANN und Mitarbeiter; ZUCKSCHWERDT und
Mitarbeiter; CREYX; WEGMANN und Mitarbeiter; WEISSENBORN; IDE und Mitarbeiter).

Als Begleitkrankheiten des Gleitbruches — oder auch als klinisch allein wichtige
andere Krankheiten bei symptomloser Hiatushernie! — sind in erster Linie die Cholelithiasis und die Divertikulose höherer oder tieferer Abschnitte des Intestinaltraktes zu
erwähnen, wenn von dem Emphysem, den organischen Herzkrankheiten und der Fettleibigkeit abgesehen wird (HARRINGTON; BERNING; KIRKLIN und Mitarbeiter; KLINE
FELTER; GASPAROV; SMULEWICZ; KOHLI und Mitarbeiter; MELVILLE; PALMER). Die
Kombination einer Hiatushernie mit Colondivertikulose und Cholelithiasis ist nicht selten;
sie wird im neueren Schrifttum als „Saint's Triad" zunehmend beschrieben und als
konstitutionelle Anlage gedeutet (PALMER; KLEEBERG und Mitarbeiter). Das gleichzeitige
Vorkommen von Situs inversus und Hiatushernie (mit Coronarsklerose) in einem Fall
von ROSENBERG und Mitarbeitern ist eine Rarität.

Es bestand lange Zeit Einigkeit darüber, daß die Therapie der Gleithernie möglichst
konservativ sein müsse. Dem entspricht, daß unter einer vom Patienten selbst erprobten
oder vom Arzt angegebenen Regelung der Nahrungsaufnahme und unter Einhaltung einer
bestimmten Körperlage nach den Mahlzeiten viele Gleitbrüche jahrelang leidlich beschwerdefrei gehalten werden können. Da die Einklemmungsgefahr als relativ gering
veranschlagt werden kann, erschien diese konservative Haltung berechtigt. Eine chirurgische Indikation war danach nur bei erfolgter Incarceration oder wiederholten temporären
Strangulationen sowie bei der hochgradigen Blutungsanämie gegeben; sie blieb im Einzelfall jedoch wegen des meist hohen Alters der Kranken und der wenig befriedigenden Operationsresultate stets problematisch (SAUERBRUCH; HARRINGTON; BERNING; KATSCH
und Mitarbeiter; STEINHOFF; BARRAYA; WASKINS und Mitarbeiter; SANTY und Mitarbeiter). Die an einem großen Beobachtungsgut gewonnene Erkenntnis, daß die Schwere
des klinischen Bildes und die Gefährdung durch ernste Komplikationen nicht nur von der
progressiven Größenzunahme des Gleitbruches (SPRAFKA und Mitarbeiter; NISSEN),
sondern vor allem von den Folgen der häufigen Refluxoesophagitis bestimmt werden,
läßt jetzt die Frage einer präventiven Operation in anderem Licht erscheinen. Die
Operationsresultate konnten außerdem mit modifizierter Technik wesentlich verbessert
werden. Für Einzelheiten dieser Entwicklung muß auf ALLISON; SWEET; EVANS; HUS
FELDT; LAM und Mitarbeiter; LORTAT-JAKOB; ROBERT und Mitarbeiter; CLERF und Mitarbeiter; MERENDINO und Mitarbeiter; MÖBIUS; PICKHARD; COLLIS und Mitarbeiter; WELLS
und Mitarbeiter sowie auf BARRETT; BLADES; CAREY und HOLLINSHEAD; ROBB; TANNER;
WEIDENMANN; NISSEN; BOEREMA und GERMS verwiesen werden. Nur HARRINGTONs

jüngster Erfolgsbericht sei näher angeführt, der sich auf das außerordentlich große Beobachtungsgut von 489 selbst operierten Hiatushernien stützt. In 39 Fällen mit schlechtem Allgemeinzustand oder schwerer Begleitkrankheit wurde nur der N. phrenicus ausgeschaltet, wobei etwa die Hälfte aller Patienten symptomfrei wurde. In 450 Fällen konnte die Hernie — mit einer Operationsmortalität von 1,3% — radikal operiert werden. Rezidive traten hier bei 13 Operierten auf; 6mal wurde eine zweite Operation durchgeführt. Bei den 450 Radikaloperationen mußte 29mal gleichzeitig ein anderer Eingriff vorgenommen werden (Magenresektion bei Ulcus oder Carcinom, Verschluß einer Magenperforation, Splenektomie o. ä.). Entscheidend für den chirurgischen Erfolg ist nach HARRINGTON, daß erst nach Versagen aller konservativen Maßnahmen und nur dort zu operieren ist, wo das klinische Bild tatsächlich von der Hiatushernie selbst bestimmt wird; der lokale Röntgenbefund allein darf die chirurgische Indikation nicht bestimmen — ein ganz wesentliches Postulat, an dem mit allem Nachdruck festgehalten werden muß.

Literatur

ADAMS, H. D., and A. W. LOBB: Esophagoaortal hiatus hernia. New England J. Med. 250, 143 (1954).

AKERLUND, A.: Der Hiatusbruch. Verh. dtsch Röntgen-Ges. 17, 111 (1926).

— Zur Frage der „reponiblen Hiatushernien". Dtsch. med. Wschr. 1932 II, 1713, 1794.

— Die anatomische Grundlage des Röntgenbildes der sog. „erworbenen Hiatusbrüche". Acta radiol. (Stockh.) 14, 523 (1933).

ALLISON, P. R.: Reflux esophagitis, sliding hiatal hernia and anatomy of repair. Surg. etc. 92, 419 (1951).

— Non-malignant disorders of the gastro-oesophageal junction. Gastroenterologia (Basel) 78, 333 (1952).

— The esophagus lined with gastric mucous membrane. Thorax (Lond.) 8, 2 (1953).

ANDERS, H. E., u. E. BAHRMANN: Über die sog. Hiatushernien des Zwerchfells im höheren Alter und ihre Genese. Z. klin. Med. 122, 763 (1932).

ASTLEY, R., and J. J. CARRÉ: Gastro-oesophageal incompetence in children. Radiology 62, 3 (1954).

BAENSCH, W. E.: In SCHINZ-BAENSCH-FRIEDL-UEHLINGER.

BAILEY, P.: A case of thoracic stomach. Anat. Rec. 17, 107 (1919). Zit. nach KIRKLIN u. Mitarb.

BALL, R. P., and A. C. CRUMP: Mega-eosophagus (cardiospasm). Report of a case with subdiaphragmatic herniation of the esophagus. Radiology 36, 575 (1941).

BARRAYA, L., D. MINICONI et R. LEBERT: Les hernies diaphragmatiques par glissement. Hypothèses physio-pathologiques et traitement. Arch. des Mal. Appar. digest. 41, 321 (1952).

— Hernies hiatales. Arch des Mal. Appar. digest. Suppl. 1953, Nr 5, 43.

BARRETT, N. R.: Hiatus hernia. Brit. J. Surg. 38, 175 (1951).

— Hiatus hernia. A review of some controversial points. Brit. J. Surg. 42, 231 (1954).

BARSONY, TH.: Lit. bei BERNING.

BAUMEL, J., et E. FASSIO: Les hernies hiatales de l'estomac étude clinique et radiologique. Montpellier méd. 96, 271 (1953).

BEACONSFIELD, P.: Reflux oesophagitis: its diagnosis and treatment. Gastroenterology 24, 369 (1953).

BECK, H. R.: Beitrag zur Röntgenologie der Hiatushernie und der Hiatusinsuffizienz. Fortschr. Röntgenstr. 81, 276 (1954.

BERG, H. H.: Über die verborgenen Brüche und die Insuffizienz des Hiatus oesophageus. Röntgenprax. 3, 443 (1931).

— Röntgenuntersuchungen am Innenrelief des Verdauungskanals, 2. Aufl. Leipzig 1931.

BERGMANN, G. V.: Das „epiphrenale" Syndrom, seine Beziehung zur Angina pectoris und zum Kardiospasmus. Dtsch. med. Wschr. 1932 I, 605.

BERNING, H.: Die Hiatusbrüche (Herniae diaphragmaticae hiatus oesophagei). Erg. inn. Med. 53, 523 (1937).

— Zur Pathologie und Klinik der Hiatusbrüche. Fortschr. Röntgenstr. 63, 195 (1941).

BEUTEL, A.: Thoraxmagen (thoracic stomach). Röntgenprax. 4, 40 (1932).

BLADES, B.: Hiatal hernia. Amer. J. Gastroenterol. 24, 233 (1955).

BOEREMA, J., and R. GERMS: Fixation of the lesser curvature of the stomach to the anterior abdominal wall after reposition of the hernia through the oesophageal hiatus. Arch. chir. neerl. 7, 351 (1955).

BOWDEN, L., and C. J. MILLER: Massive hematemesis from hiatus hernia. Report of four cases with discussion of etiology. Arch. Surg 63, 143 (1951).

BOWEN, A.: Volvulus of an inverted intrathoracic stomach complicating diaphragmatic hernia. Case report. Amer. J. Digest. Dis. 3, 923 (1937).

BRICK, J. B.: Hiatus hernia and carcinoma of the stomach and esophagus. Gastroenterology 13, 47 (1949).

— Invidence of hiatus hernia and associated lesions diagnosed by Roentgen-Ray. Arch. Surg. 58, 419 (1949).

BROMBART, M., J. GOUTKINE et Y. LAURENT: Les protrusions gastriques à travers l'hiatus oesophagien. Acta gastroenterol. belg. **13**, 222 (1950).
— R. v. LERBERGHE, Y. LAURENT et C. HINS: Nouvelle contribution à l'étude du reflux gastro-oesophagien. Acta gastro-enterol. belg. **16**, 21 (1953).
BRÜGGER, Y., R. DELLA SANTA u. R. S. MACH: Hernies diaphragmatiques et anemies. Gastroenterologia (Basel) **78**, 264 (1952).
CAREY, J. M., and W. H. HOLLINSHEAD: Anatomy of the esophageal hiatus related to repair of hiatal hernia. Proc. Staff. Meet. Mayo Clin. **30**, 223 (1955).
CARLO, D. DI, e F. GALLINA: L'importanza della imagine radiologica nel riconoscimento, nella interpretazione patogenetica e nella classificazione delle sindromi digestivohiatali. Radiologia (Roma) **10**, 353 (1954).
CARRÉ, J. J., R. ASTLEY and J. M. SMELLIE: Minor degrees of partial thoracic stomach in childhood. Lancet **1952 II**, 1150.
CATALANO, D.: Aspetti radiologici dell'esofago inferiore: l'ampolla frenica e l'antro cardiale. Radiol. med. (Gennaio) **15**, 1 (1954).
CHAUMERLIAC, H. J.: Le diagnostic radiologique différentiel des hernies hiatales. Arch. des Mal. Appar. digest. Suppl. **1953**, Nr 5, 21.
CLERF, L. H., T. A. SHALLOW, F. J. PUTNEY and K. E. FRY: Esophageal hiatal hernia. J. Amer. Med. Assoc. **143**, 169 (1950).
COCCHI, U.: Hiatushernie, Hiatusinsuffizienz und Cardiainsuffizienz. Fortschr. Röntgenstr. **82**, 184 (1955).
COLLIS, J. L., T. D. KELLY and A. M. WILEY: Anatomy of the crura of the diaphragm and the surgery of hiatus hernia. Thorax (Lond.) **9**, 175 (1954).
COMOLLI, A., u. E. BAGGIO: Neue Gesichtspunkte in der pathogenetischen Beurteilung der Hiatushernien. Ref. Boas Arch. **58**, 76 (1936).
CREAMER, B.: Oesophageal reflux. Lancet **1955 I**, 279.
CREYX, M.: L'anemie des hernies diaphragmatiques transoesophagiennes. Essai d'interpretation physiopathologique. Semaine Hôp. **29**, 1437 (1953).
DAWSON, J., and H. G. RICHARDS: Cardiakrebs in einer Hiatushernie mit gleichzeitigem kurzem Oesophagus. Brit. J. Radiol. **23**, 270 (1950). Ref. Zbl. Radiol. **132**, 269 (1951).
— Refluxoesophagitis and its radiological differential diagnosis. Brit. J. Radiol. **26**, 306 (1953).
DELOYERS, L., et J. VAN DER STRICHT: Pathologie du diaphragme. Acta chir. belg. Suppl. **5** (1952).
DIETRICH, S., u. H. SCHWIEGK: Das Schmerzproblem bei der Angina pectoris. Klin. Wschr. **1933 I**, 135.
DIETZE, A.: Zur Frage des aetiologischen Zusammenhangs zwischen Zwerchfellhernie und Angina pectoris. Münch. med. Wschr. **1954**, 29.
DITTRICH, J. K., u. OEHME: Hiatushernie als Ursache schwerer Anaemie im Kindesalter. Dtsch. med. Wschr. **1954**, 393.
DONELLY, B.: Gastro-oesophageal regurgitation and oesophageal hiatus hernia. Brit. J. Radiol. **26**, 441 (1953).
DUBOURG, M. G.: Hernies diaphragmatiques de l'hiatus oesophagien, diagnostic et indications. Arch. des Mal. Appar. digest. Suppl. **1953**, Nr 5, 35.
DUTTON, W. A., and H. J. BLAND: Hiatus hernia and pregnancy. A review of nine cases and the literature. Brit. Med. J. **1953**, No 4841, 864.
EBERL, J.: Zur röntgenologischen Darstellung und Analyse des Diaphragmas und Foramen oesophagicum. Fortschr. Röntgenstr. **81**, 270 (1954).
EFFLER, D. B., and CH. BALLINGER: Complications and surgical treatment of hiatus hernia and short esophagus. J. Thorac. Surg. **22**, 235 (1951).
ERBACH, CH.: Die oesophagealen Pulsionsdivertikel unter Berücksichtigung der epiphrenalen. Arch. Verdgskrkh. **53**, 243 (1933).
EVANS, J. A.: Sliding hiatus hernia. Amer. J. Roentgenol. **68**, 754 (1952).
— Oesophageal contraction and cardiac pain. Lancet **1952 II**, 6745.
FELDMAN, M., and PH. MYERS: The coexistence of carcinoma and esophageal hiatus gastric hernia. Amer. J. Med. Sci. **224**, 519 (1952).
FLOOD, C. A., J. WELLS and D. BAKER: Insufficiency of cardia in hiatus hernia. Gastroenterology **25**, 364 (1953).
FLYNN, R.: Upside-down stomach in parahiatal hernia. Med. J. Austral. **1953 I**, 925.
FORSHALL, I.: The cardio-oesophageal syndrome in childhood. Arch. Dis. Childh. **30**, 46 (1955).
FREY, E.: Schwere Anämien bei Zwerchfellhernien. Med. Klin. **43**, 650 (1948).
GARDINER, H.: Diaphragmatic hernia with torsion of the stomach and acute obstruction. Brit. Med. J. **1944**, 114.
GASPAROV, A.: Diaphragmale Hernien des Magens mit gastrooesophagealem Reflux. Med. Rev. (Novi Sad) **7**, 89 (1954).
GODLEWSKI, S.: Toujours autour du cardia. Fréquence des hernies diaphragmatiques. Les „hyperclartés juxtacardials". Arch. des Mal. Appar. digest. **41**, 309 (1952).

GOODMAN, H. J., and J. H. PARNES: Epiphrenic diverticula of the esophagus. J. Thorac. Surg. **23**, 145 (1952).

GUGLIELMINI, G., e F. CALUZZI: L'ernia diaframmatica complicazione dell'intervento per cardiospasmo. Considerazioni su quattro casi. Ann. Laring. ecc. **53**, 19 (1954). Ref. Zbl. Radiol. **47**, 197 (1955).

HAFTER, E.: Die Hiatushernie als differentialdiagnostisches Problem. Schweiz. med. Wschr. **1954**, 267.

— Zur Diagnose der kleinen und reversiblen Hiatushernien (ihre Abgrenzung von der Norm). Gastro-enterologia (Basel) **82**, 76 (1954).

HALONEN, P. J., O. PERÄSALO and S. J. VIIKARI: Diaphragmatic hernia and eventration. Developmental studies and clinical report of 93 cases. Ann. chir. et gynaec. fenn. **41**, Suppl. 4 (1952).

HARRINGTON, ST. W.: Diaphragmatic hernia. J. Amer. Med. Assoc. **101**, 987 (1933).

— Diagnosis and treatment of various types of diaphragmatic hernia. Amer. J. Surg. **50**, 381 (1940).

— Roentgenologic considerations in diagnosis and treatment of diaphragmatic hernia. Amer. J. Roentgenol. **49**, 185 (1943).

— Various types of diaphragmatic hernia treated surgically. Surg etc. **86**, 735 (1948).

— Esophageal hiatal diaphragmatic hernia. Surg. etc. **100**, 277 (1955).

—, and B. R. KIRKLIN: Clinical and roentgenologic manifestations and surgical treatment of diaphragmatic hernia, with review of 181 cases. Radiology **30**, 147 (1938).

HASSE, C., u. F. STRECKER: Der menschliche Magen. Arch. f. Anat. **1905**, 33. Zit. nach BERNING.

HAYEK, H. V.: Z. Anat. u. Entw.gesch. **100**, 218 (1933). Zit. nach EVANS.

HERSHENSON, M. A.: Reflux esophagitis. Amer. J. Gastroenterology **23**, 205 (1955).

HILLEMAND, P.: Hernie diaphragmatique et grossesse. Ses rapports avec le pyrosis de la femme. Bull. Soc. méd. Hôp. Paris **69**, 229 (1953).

—, et Y. BARRÉ: A propos de l'étiologie de certaines hernies diaphragmatiques par l'hiatus oesophagien. Presse méd. **1954**, 1791.

— R. WATTEBLED et BENNET: A propos du reflux gastrooesophagien de l'adulte. Presse méd. **1954**, 111.

HILSCHER, W. M.: Neue Gesichtspunkte zur Frage der Hiatushernien. Die oesophageale und para-gastrale Hernie. Fortschr. Röntgenstr. **82**, 195 (1955).

HUSFELDT, E.: Hiatal hernia. Acta chir. scand. (Stockh.) **103**, 467 (1952).

IDE, L. W., and J. R. MCDANIEL: Hiatushernie als Ursache massiver Blutungen aus dem oberen Verdauungstrakt. Amer. J. Digest. Dis. **19**, 151 (1952). Ref. Zbl. Radiol. **42**, 98 (1953).

INGELFINGER, F. J., and P. KRAMER: Dysphagia produced by a contractile ring in lower esophagus. Gastroenterology **23**, 419 (1953).

— — The gastroesophageal vestibule, its normal function and its role in cardiospasm and gastroeso-phageal reflux. Amer. J. Med. Sci **228**, 417 (1954).

JOHNSON, TH. A.: Paraesophageal hiatus hernia and related conditions. Amer. J. Digest. Dis. **6**, 106 (1939).

JOHNSTONE, A. S.: Radiological diagnosis of hiatus hernia. Amer. J. Roentgenol. **78**, 346 (1952).

— The diagnosis of early gastric herniation at the oesophageal hiatus. London 1953.

— Oesophagitis and peptic ulcer of the oesophagus. Brit. J. Radiol. **28**, 229 (1955).

KAISER, G.: Das klinische Bild der Hiatushernie. Fortschr. Röntgenstr. **60**, 51 (1936).

KATSCH, G., u. H. PICKERT: Krankheiten des Magens. In Handbuch der inneren Medizin, Bd. III/1. 1952.

KIRKLIN, B. R., and J. R. HODGSON: Roentgenologic characteristics of diaphragmatic hernia. Amer. J. Roentgenol. **58**, 77 (1947).

KLEEBERG, J., a. S. SCHORR: Hiatus hernia, cholelithiasis and diverticulosis of the colon (Saint's Triad). Radiol. clin. (Basel) **25**, 32 (1956).

KLEITSCH, W. P.: Catastrophic complications of hiatus hernia. Arch. Surg. **65**, 665 (1952).

KLINEFELTER, E. W.: Combined hiatus hernia and jejunal diverticulum: report of a case and review of the literature. Amer. J. Roentgenol. **74**, 472 (1955).

KNOTHE, W.: Die Hiatushernien vom Standpunkt des Röntgenologen. Dtsch. med. Wschr. **1932** I, 609.

— Zur Differentialdiagnostik der Veränderungen im Bereich der Cardia. Strahlenther. **90**, 314 (1953).

KOEPPEN, S., u. P. FRANK: Anatomische Untersuchungen über Hernien des Hiatus oesophageus. Dtsch. med. Wschr. **1933** I, 211.

KOHLI, D. R., and C. C. PEARSON: A study of hiatus hernia. Gastroenterology **23**, 294 (1953).

KOSSMANN, F., u. REINHARDT: Zum Krankheitsbild der Hiatusoesophagushernien mit Anaemie. Medizinische **1952**, 6.

KUIJPERS, C.: Hernia hiatus oesophagei. J. belg. Radiol. **38**, 595 (1955).

LA BREE, R. H., and J. FULLER: Esophageal hiatus hernia. Minnesota Med. **39**, 141 (1956).

LAM, C. R., and L. J. KENNEY: The problem of the hiatus hernia of the diaphragm. J. Thorac. Surg. **27**, 1 (1954).

LEATHER, H. M.: The symptoms of hiatus hernia. Brit. Med. J. **1955**, 934.

LERCHE, W.: The esophagus and pharynx in action. Springfield 1950.

LE WALD, L. T.: Congenital absence of left half of the diaphragm; differential diagnosis from even-
    tration, hernia and thoracic stomach (3 cases). Arch. Surg. 14, 332 (1927).
LORTAT-JACOB, J. R., et F. ROBERT: Arch. des Mal. Appar. digest. 42, 750 (1953). Zit. nach ROBERT
    u. HOFFMANN.
MANDART, M., et J. SONNET: La forme anémique de la hernie de l'hiatus oesophagien. Acta gastro-
    enterol. belg. 14, 536 (1951).
MARCOZZI, G.: Problemi patogenetici, clinico-radiologici sulle ernie gastriche attraverso lo iatus
    diaframmatico (ernie iatali). Ann. ital. Chir. 31, 505 (1954). Ref. Zbl. Radiol. 47, 63 (1955).
MARKS, J. H.: Diaphragmatic hernia and associated conditions. Amer. J. Roentgenol. 37, 613 (1937).
— Esophageal hiatus hernia with inversion of the stomach. Amer. J. Roentgenol 60, 63 (1948).
MASTER, A. M., S. DACK, J. STONE and A. GRISHMAN: Differential diagnosis of hiatus hernia and
    coronary disease. Amer. J. Roentgenol. 58, 428 (1949).
McGLONE, F. B., and K. C. SAWYER: Klinische Erscheinungen und Behandlung der Hiatushernie.
    J. Amer. Med. Assoc. 152, 567 (1953).
MELVILLE, A. G.: An unusual case of hiatus hernia associated with a large diverticulum of the fornix
    ventriculi. Gastroenterology 17, 99 (1936).
MENDELSOHN, E. A.: Hiatus hernia of the stomach as a source of intestinal bleeding. Radiology 46,
    502 (1946).
MERENDINO, K. A., R. L. VARCO and O. H. WANGENSTEEN: Displacement of the esophagus into a
    new diaphragmatic orifice in the repair of paraesophageal and esophageal hiatus hernia. Ann.
    Surg. 129, 185 (1949).
MÖBIUS, W.: Das Krankheitsbild der Hiatushernie und ihre konservative Behandlung. Medizinische
    1955, 996.
MONGES, H., et L. GLEIZE-RAMBAL: Diagnostic radiologique des hernies hiatales. Arch. des Mal.
    Appar. digest. Suppl. 1953, Nr 5, 16.
MORRISON, L. B.: Diaphragm hernia of the fundus of the stomach through the esophageal hiatus.
    J. Amer. Med. Assoc. 84, 161 (1925).
MOSLER, Dr., u. Dr. HAAS: Hiatushernien und Angina pectoris. Dtsch. med. Wschr. 1933, 1353.
NEMOURS-AUGUSTE, S.: L'extrémité inférieure de l'oesophage normal. Presse méd. 1949, 960.
— Reflux gastro-oesophagien de posture. Brûlure oesophagienne. Hernie gastrique par l'hiatus
    oesophagien. Presse méd. 1953, 927.
— Klinische und röntgenologische Bemerkungen über 9 Fälle von Wiederkäuern. Semaine Hôp.
    1953, 4139. Ref. Zbl. Radiol. 43, 191 (1954).
— GILBRIN et BORGIDA: Sur deux cas d'ulcère peptique chez les malades atteints de la malformation
    dite oesophage court et estomac partiellement thoracique. Presse méd. 1955, 1305.
NEUMANN, R.: Hiatusinsuffizienzen und sog. „Hiatushernien". Anatomische Untersuchungen und
    mechanische Prüfungen im Gebiet des Hiatus oesophageus des Zwerchfells. Virchows Arch. 289,
    270 (1933).
NISSEN, R.: Funktionelle und organische Störungen nach gastro-ösophagealen Anastomosen. Helvet.
    chir. Acta 19, 314 (1952).
— Die chirurgisch-klinische Bedeutung der Reflux-Oesophagitis. Thoraxchirurgie 1, 199 (1953).
— Der pathologisch veränderte Oesophagus. Dtsch. Röntgen-Ges. 36. Kongr. 1954.
— Die Hiatushernie und ihre chirurgische Indikation. Dtsch. med. Wschr. 1955, 467.
— Chirurgisch-klinische Erfahrungen mit der Röntgenologie des pathologisch veränderten und
    operierten Oesophagus. Schweiz. med. Wschr. 1955, 669.
— Die Gastropexie als alleiniger Eingriff bei Hiatushernien. Dtsch. med. Wschr. 1956 I, 185.
NUZUM, F. R.: Relationship of esophageal hiatus hernia to angina pectoris. J. Amer. Med. Assoc. 148,
    1174 (1952).
OBERDALHOFF, H.: Beitrag zur traumatischen Genese eines Hiatusbruches. Röntgenprax. 13, 288
    (1941).
O'CONNOR, F. J., and M. RITVO: Diagnosis of hiatus hernia on plain roentgenograms of thorax and
    abdomen. J. Amer. Med. Assoc. 157, 113 (1955).
OLSON, A. M., and ST. W. HARRINGTON: Esophageal hiatal hernias of the short esophagus type;
    etiologic and therapeutic considerations. J. Thorac. Surg. 17, 189 (1948).
PÄTIÄLÄ, J., O. KUOSMANEN and H. SALMENKALLIO: Esophageal hiatus hernia related to sequelae of
    artifical pneumothorax or pleurisy. Ann. chir. et gynaec. fenn. 44, 77 (1955).
PALMER, E. D.: An attempt to localize the normal esophagogastric junction. Radiology 60, 825 (1953).
— Saint's Triad: Hiatus hernia, diverticulosis coli and gallstones. Amer. J. Digest. 18, 240 (1951).
— Hiatus hernia: the problem of diagnosis. J. Thorac. Surg. 27, 271 (1954).
— Mucosal prolaps at the esophagogastric junction. Amer. J. Gastroenterol. 23, 530 (1955).
— Saint's Triad (Hiatus hernia, gall stones and diverticulosis coli): The problem of properly directing
    surgical therapy. Amer. J. Digest. Dis. 22, 314 (1955).
PATTINSON, J. U., G. OSBORNE and B. C. MORSON: Hiatus hernia with adenocarcinoma arising in the
    region of the cardia. J. Fac. Radiol. (Lond.) 7, 90 (1955).

Peters, P. M.: Closure mechanisms at the cardia with special reference to the diaphragmatico-oesophageal elastic ligament. Thorax (Lond.) 10, 27 (1955).

Petterson, G.: Hiatal hernia, Brachy-Oesophagus and incompetence of the cardia in children. J. Amer. Med. Assoc. 102, 321 (1952).

Pickhard, O. C.: Zit. nach Möbius.

Poppel, M., C. Zaino and W. Lentino: Roentgenologic study of the lower esophagus and the esophagogastric junction. Radiology 64, 690 (1955).

Proux, Ch., et J. A. Hummel: Röntgenologische Symptome des Brachy-Ösophagus und der Hernia diaphragmatica beim Kleinstkind. Semaine Hôp. 28, 1131 (1952). Ref. Dtsch. med. Wschr. 1952, Nr 31.

Putney, F. J.: Thoracic stomach produced by oesophageal hiatus hernia and congenital short esophagus. Ann. Int. Med. 28, 1094 (1948).

Rehbein, F.: Dringliche Operationen beim Neugeborenen und Säugling (einschl. Brachyoesophagus und Hiatushernie). Dtsch. med. Wschr. 1954, 1299.

Reich, L.: Die Funktion, Anatomie und Pathologie der Kardia. Fortschr. Röntgenstr. 56, 38 (1937).

Richards, G. G., and K. A. Crockett: Hiatus hernia. Arch. Surg. 58, 411 (1949).

Riker, W. L.: Congenital diaphragmatic hernia. Arch. Surg. 69, 291 (1954).

Robb, D.: Oesophageal hiatus hernia. A clinical study based on 138 cases, of which 96 were treated surgically. Austral. a. New Zealand J. Surg. 24, 18 (1954).

Robert, F., u. Th. Hoffmann: Zur Frage der Hiatusanomalien und des Kardiarefluxes. Kardia-Fornix-Fehlanlagen. Fortschr. Röntgenstr. 81, 255 (1954).

Rollandi, A.: L'ernia dello iato esofageo. Radiol. (Torino) 39, Nr 10 (1953).

Rosenberg, H. N., and I. N. Rosenberg: Simultaneous association of situs inversus, coronary heart disease and hiatus hernia: report of a case and review of literature. Ann. Int. Med. 30, 851 (1949).

Rossien, A. X., J. R. Reuling and A. Stanton: A study of hiatus hernia. Amer. J. Digest. Dis. 17, 69 (1950).

Rude, J. C.: Healed gastric ulcer with associated inflammatory fibrotic changes in a diaphragmatic hernia. Radiology 38, 729 (1942).

Rudström, P.: Benign esophagus strictures caused by reflux esophagitis in cases of duodenal ulcer. Acta chir. scand. (Stockh.) 10, 107 (1954).

Saegesser, M.: Der Zwerchfellbruch. Langenbecks Arch. u. Dtsch. Z. klin. Chir. 278, 1 (1954).

Sanchez, G. C., P. Kramer and F. J. Ingelfinger: Motor mechanism of the esophagus, particulary of its distal portion. Gastroenetreology 25, 321 (1953).

Santy, P., et R. Margotten: Traitement chirurgical des hernies diaphragmatiques de hiatus oesophagien. Rev. de Chir. 69, 129 (1950).

— Les hernies gastriques de l'hiatus oesophagien. Concours méd. 76, 7 (1954).

Sarasin, R., et A. Hoch: Les invaginations oesophago-gastriques. Arch. des Mal. Appar. digest. 41, 434 (1952).

Sauerbruch, F., H. Chaoul u. A. Adam: Anatomisch-klinischer und röntgenologischer Beitrag zur „Hiatushernie". Dtsch. med. Wschr. 1932 II, 1391.

Schatzki, R.: Die Beweglichkeit von Ösophagus und Magen innerhalb des Zwerchfellschlitzes beim alten Menschen. Fortschr. Röntgenstr. 45, 177 (1932).

— Die Hernien des Hiatus oesophageus. Dtsch. Arch. klin. Med. 173, 85 (1932).

—, and J. E. Gary: Dysphagia due to a diaphragm-like localized narrowing in the lower esophagus („lower esophageal ring"). Amer. J. Roentgenol. 70, 911 (1953).

Schilling, V.: Über Blutungen bei paraoesophagealen Hernien. Dtsch. med. Wschr. 1933 I, 247.

Schmid, H., u. G. Biörck: Hiatushernie und Angina pectoris. Klin. Wschr. 1955 II, 928.

Schwalbe, E.: Zit. nach Berning.

Schwartz, S. O., and S. A. Blumenthal: Diaphragmatic hiatus hernia with severe iron-deficient anemia. Amer. J. Med. 7, 501 (1949).

Serrano, J. M.: Hernias del hiato esofágico. Pediatr. Amer. (Mexico) 10, 193 (1953).

Silverman, F. N.: Gastroesophageal imcompetence, partial intrathoracic stomach, and vomiting in infancy. Radiology 64, 664 (1955).

Simmons, E. E., R. S. Long, H. B. Hunt and R. C. Moore: Hiatus hernia. Analysis of 25 cases. Arch. Int. Med. 85, 253 (1950).

Smith, R. A.: Cancer in the thoracic stomach. J. Thorac. Surg. 29, 568 (1955).

Smithers, D. W.: The association of cancer of the stomach and oesophagus with herniation at the oesophageal hiatus of the diaphragm. Brit. J. Radiol. 28, 554 (1955).

Smulewicz, J.: Über einen Fall von Kombination einer Hiatushernie mit einem cardianahen echten Magendivertikel. Radiol. clin. (Basel) 22, 469 (1953); 23, 273 (1954).

Sprafka, J. L., M. Azad and I. D. Baronofsky: Fate of esophageal hiatus hernia: a clinical and experimental study. Surgery 36, 519 (1954).

Starck, H.: Die Krankheiten der Speiseröhre. Darmstadt 1952.

STEINHOFF, F.: Bemerkungen zur Diagnose der Zwerchfellbrüche mit Magen- und Dickdarmektopien an Hand der Röntgen-Reihenuntersuchung in Niedersachsen. Beitr. Klin. Tbk. 112, 265 (1954).

STENGER, K.: Klinik und Röntgendiagnostik der oesophagealen Hiatushernie und Hiatusinsuffizienz beim Säugling und Kleinkind. Mschr. Kinderheilk. 103, 153 (1955).

STENSRUD, N.: Hiatus hernias. Acta chir. scand. (Stockh.) 107, 58 (1954).

STUCKI-V. MURALT, P.: Die Abdominalhernien im Röntgenbild. Radiol. clin. (Basel). Suppl. 24 (1955).

SWEET, R. H.: The repair of hiatus hernia of the diaphragm by the supradiaphragmatic approach. New England J. Med. 238, 649 (1948).

— Thoracic surgery. Philadelphia 1950.

— Esophageal hiatus hernia of the diaphragm: the anatomical characteristics, technic of repair and results of treatment in 111 consecutive cases. Ann. Surg. 135, 1 (1952).

— Analysis of 130 cases of hiatus hernia treated surgically. J. Amer. Med. Assoc. 151, 376 (1953).

TANNER, N. C.: Treatment of oesophageal hiatus hernia. Lancet 1955 II, 1050.

TEMPLETON, F. E.: X-ray examination of the stomach. Chicago 1944.

THOMSEN, G.: Hiatus hernia in children. Acta radiol. (Stockh.) Suppl. 129 (1955).

TONNDORF, W.: Zit. nach BERNING.

VIDAKOVITS, K.: Über Zwerchfellhernien. Orv. Hetil. (ung.) 1935, 22.

VORHAUS, M. G., and W. DE STETTEN: Volvulus and incarceration of stomach in a diaphragmatic hernia with complete acute gastric obstruction. Gastroenterology 2, 307 (1944).

WAMBERG, E.: Sur le brachy-oesophage. Acta paediatr. (Stockh.) 34, 293 (1947).

WANKE, R.: Brachy-Oesophagus und Hiatushernie. Zbl. Chir. 77, 1332 (1952).

WARMOES, F., et M. PENNEWAERT: Hernie de l'hiatus oesophagien. Acta gastro-enterol. belg. 11, 242 (1948).

WASKINS, D. H., E. R. HARPER and W. B. CONDON: Diaphragmatic hernias with visceral complications. A. M. A. Arch. Surg. 65, 95 (1952).

WEBER, H. H.: Seltene Formen von congenitaler Magenektopie. Gastroenterologia (Basel) 77, 93 (1951).

WEGMANN, T.: Beitrag zur Differentialdiagnose der Hiatushernien: recidivierende Thrombosen als Symptom einer Hiatushernie. Schweiz. med. Wschr. 1954, 1292.

—, u. P. HOCHSTRASSER: Klinik und Therapie der Hiatushernie. Schweiz. med. Wschr. 1954, 1294.

WEIDENMANN, W.: Zur operativen Behandlung der kongenitalen Zwerchfellhernie mit einem Beitrag zur Hiatushernie. Chirurg 26, 399 (1955).

WEISSENBORN, W.: Die chirurgische Behandlung der Hiatus-Oesophagushernien mit Anämie. Medizinische 8, 262 (1954).

WELLS, CH., and J. H. JOHNSTON: Hiatus hernia: surgical relief of reflux oesophagitis. Lancet 1955 II, 937.

WETTSTEIN, P., et P. BARDET: Quelques problèmes posés par les hernies à travers le hiatus oesophagien. Radiol. clin. (Basel) 24, 266 (1955).

WILDEGANS, H.: Die Hernien des foramen oesophagicum. Med. Klin. 1953, 878.

WOLF, B. S., M. SOM and R. H. MARSHAK: Short esophagus with esophagogastric or marginal ulceration. Radiology 61, 473 (1953).

WURNIG, P.: Die intrathorakale Verlagerung der Cardia ohne Hiatushernie. Thoraxchirurgie 3, 111 (1955).

ZAINO, C., M. H. POPPEL and C. F. BLAZSIK: Roentgenologic study of the abdominal segment of the esophagus in the presence of pneumoperitoneum. Amer. J. Digest. Dis. 22, 121 (1955).

ZAWADOWSKI, W.: Hernie des Hiatus oesophageus. Medycyna 33, 25 (1934). Ref. Gastroenterologia (Basel) 56, 95 (1935).

ZDANSKY, E., u. E. ELLINGER: Zur Frage der Häufigkeit der Hiatushernien und ihrer Beziehung zur Angina pectoris. Med. Klin. 1933 I, 47.

ZUCKSCHWERDT, L., W. HAHN u. I. PETERSEN: Die Behandlung der Massenblutung des peptischen Geschwürs. Dtsch. med. Wschr. 1953, 1725.

XI. Zwerchfellähmung

Kaum ein anderes Kapitel der Zwerchfellpathologie bietet einer übersichtlichen Darstellung so viele Schwierigkeiten wie die Zwerchfellähmung. Das liegt weniger an Besonderheiten der röntgenologischen Semiologie oder Schwierigkeiten der Differentialdiagnostik, sondern daran, daß der Begriff der Zwerchfellähmung im weiteren Sinne eine Reihe von Zuständen einschließt, die in ihrer Pathophysiologie und Pathogenese noch nicht völlig geklärt sind und vielfach in einer willkürlichen und irreführenden Weise benannt und gedeutet werden. So sind hier außer der relativ eindeutigen Röntgenologie der kompletten Zwerchfellähmung nach chirurgischer, traumatischer oder tumoröser Unterbrechung der peripheren Nervenleitung auch die Erscheinungen der inkompletten Lähmung oder Parese durch periphere, radikuläre und spinale Traumen verschiedenster Art oder während der Restitution einer kompletten Lähmung zu besprechen. Zum andern wird außer der Röntgendiagnostik der hemidiaphragmalen Lähmung auch die partielle Lähmung an umschriebenen Teilen einer Zwerchfellhälfte zu erörtern sein, die ihrerseits sowohl als Paralyse wie als Parese oder als partielle „Relaxation" erscheinen kann. Und schließlich bedarf die sog. Relaxation einer Darstellung nicht nur nach den bekannten Gesichtspunkten ihres augenfälligen Erscheinungsbildes, sondern auch nach ihrem pathogenetischen und röntgenfunktionellen Zusammenhang mit vorgenannten Zuständen. Es wird sich zeigen, daß gerade für die sog. Relaxatio (hemi-)diaphragmatica nicht nur eine ganz erhebliche terminologische Verwirrung besteht — die als Ausdruck großer Differenzen in der pathogenetischen Deutung dieses Zustands gelten kann —, sondern auch anatomisch, röntgenologisch und klinisch vielfache Überschneidungen und Gemeinsamkeiten mit anderen Erscheinungen der mangelnden diaphragmalen Kontraktionsfähigkeit gegeben sind. Diese aber bildet den Oberbegriff für alle krankhaften Abweichungen in Stand und Bewegung des gelähmten Zwerchfells, die im folgenden dargestellt werden. Sie sind nach röntgenanatomischen und klinischen Gesichtspunkten gruppiert, wodurch eine pathogenetisch ganz konsequente Anordnung verhindert ist; das macht es auch notwendig, in den einzelnen Abschnitten auf Fragen der Entstehung näher einzugehen.

1. Zwerchfellparalyse

Die komplette Lähmung einer Zwerchfellhälfte ist im Röntgenbild an den Zeichen der Erschlaffung — Hochstand und Verlust der aktiven Bewegung — leicht erkennbar. Über die Art der zugrunde liegenden Schädigung kann durch den Zwerchfellbefund selbst kein Aufschluß gegeben werden. Nur die Dauer der Lähmung läßt sich insofern beurteilen, als lange bestehende Paralysen mit hochgradiger Überdehnung und Atrophie mehr oder minder starke graduelle Unterschiede im Zwerchfellstand und in den Bewegungsabweichungen gegenüber der frischen Lähmung zeigen.

Histologisch ist die Zwerchfellähmung durch das Bild der *einfachen* Atrophie gekennzeichnet (HITZENBERGER, V. MEYENBURG). Während die klinischen und röntgenologischen Erscheinungen der Lähmung z. B. nach künstlicher Unterbrechung des Phrenicus bereits innerhalb von 24 Std voll nachweisbar sind, entwickeln sich die anatomischen Muskelveränderungen der betreffenden Zwerchfellseite erst nach einem Intervall von mehreren Tagen. Der Beginn der Faserverschmälerung ist für den 10.—12. Tag post laesionem, der Beginn der amitotischen Kernvermehrung für den 10.—14. Tag anzusetzen. Die Entwicklung der Atrophie geht je nach Art der zugrunde liegenden Alteration und nach dem Grad der Dehnung des gelähmten Muskels verschieden schnell vonstatten. Im allgemeinen dauert es mehrere Monate (STANBURY), bis nach Durchtrennung oder Druckschädigung des Phrenicus das typische Bild der Zwerchfellatrophie ausgebildet ist, das durch ein Nebeneinander von atrophischen und hypertrophischen Muskelfasern mit Vermehrung des interstitiellen Bindegewebes gekennzeichnet ist (Abb. 167). Es kann aber auch Jahre dauern, bis die neurogene Atrophie zum völligen Schwund der Muskulatur derart ausgeprägt ist, daß allein eine bindegewebige Platte zurückbleibt, in der nur noch vereinzelte Muskelfasern oder neuromuskuläre Bündel erhalten sind (LORENZ) und mitunter erhebliche Fetteinlagerungen stattgefunden haben (Lipomatose). Bei der makroskopischen Betrachtung sieht solch ein Zwerchfell je nach Art und Umfang der Einlagerung von Fett oder Pigmentzellen weißlich oder dunkelbraun aus, ist stark verdünnt und läßt die Gefäße sehr deutlich hervortreten; doch kann besonders in Anfangsstadien das gelähmte Zwerchfell auch durch Ödembildung oder Schwellung der serösen Häute pseudohypertrophisch aussehen und dicker als normal erscheinen (HITZENBERGER). Im ganzen ist der makroskopische und mikroskopische Befund abhängig von der Dauer der Lähmung und entspricht dem üblichen Bild der Inaktivitätsatrophie. *Degenerative* Veränderungen stehen nicht nur bei neuritischen Alterationen (Diphtherie, Tuberkulose und andere akute Infektionskrankheiten, STEMMLER) oft im Vordergrund. Es ist wichtig, daß z. B. wachsartige Degenerationen des Zwerchfells auch nach Phrenicusverletzungen vorkommen, und daß degenerative Atrophien gerade für besonders rasch fortschreitende Prozesse ebenso wie als Endstadien eines sehr langsamen Druckmuskelschwundes vom Typ der einfachen Atrophie gesichert sind (VIRCHOW), wie LORENZ mit Nachdruck bestätigt hat; bei der Besprechung der vollentwickelten Zwerchfellrelaxation wird auf diese Tatsache noch zurückzukommen sein.

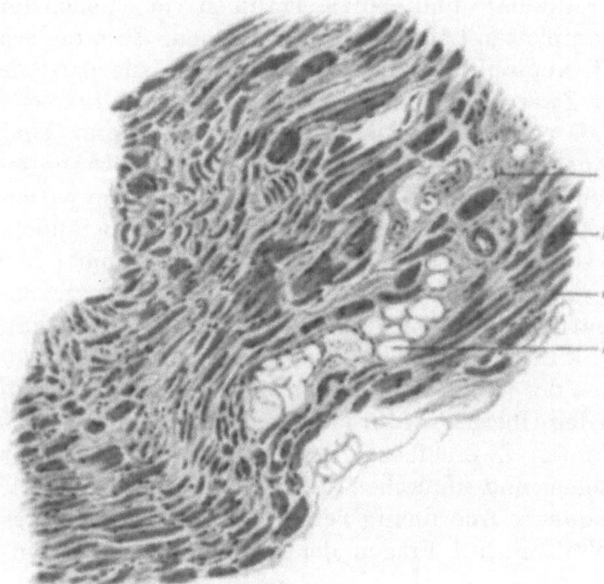

Abb. 167. Zwerchfellatrophie (Lähmung nach Kompression des N. phrenicus durch Aortenaneurysma) nach HITZENBERGER (*B* Bindegewebswucherung, *F* Fetteinlagerung; *a* atrophische, *h* hypertrophische Muskelfaser)

Die Röntgenzeichen der einseitigen Zwerchfellähmung nach künstlicher Phrenicusunterbrechung sind am übersichtlichsten (HAUKE; NAEGELI und Mitarbeiter). Zunächst ist bei der Durchleuchtung der Zwerchfellhochstand deutlich, der im Durchschnitt 3—5 cm beträgt (HITZENBERGER). Nach einfacher Phrenicotomie soll nach SCHULTE-TIGGES das linke Zwerchfell durchschnittlich um 2,5 cm, das rechte um 3,8 cm höher stehen, während nach der Phrenicusexhairese die entsprechenden Werte 5,9 cm und 7,6 cm betragen. Nach LENGGENHAGER steigt nach einer Phrenicusquetschung die betreffende Zwerchfellhälfte um rund 2,8 cm höher. Diese Unterschiede machen eine bis drei Rippenhöhen aus und sind offenbar zum Teil durch Differenzen im Tonusverlust bzw. Erhaltung von sympathischen Nerveneinflüssen bedingt, zum Teil auch von Unterschieden in den Druck- und Zugeinflüssen vom Abdomen und Thorax her abhängig. Durch adhäsive Fixationen des Zwerchfellrandes nach

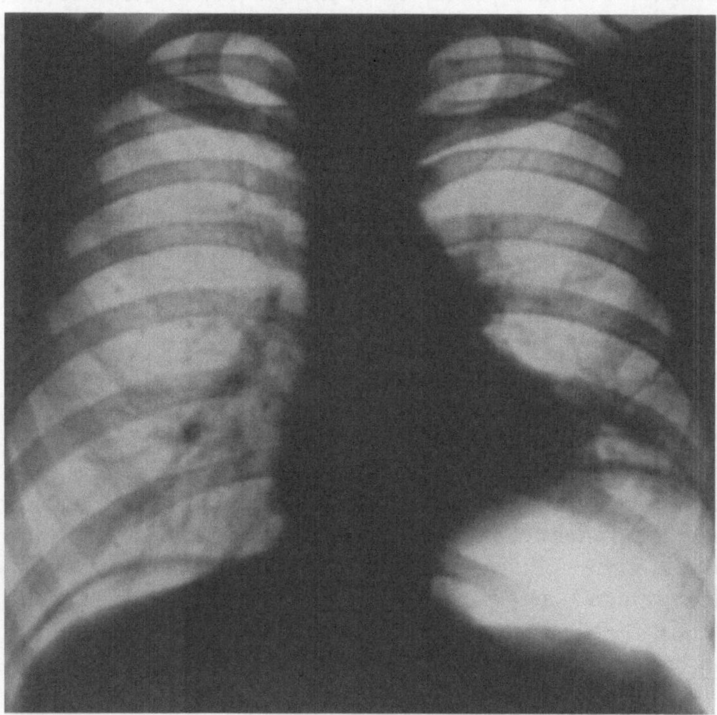

Abb. 168. Hochstand des gelähmten Zwerchfells links, 5 Monate nach Phrenicusexhairese

entzündlichen pleuralen und peritonealen Prozessen kann diese Hochstellung teilweise oder ganz verhindert werden, so daß die Volumenverringerung der Lunge (nach BRUNNER ein Drittel bis ein Sechstel des Gesamtvolumens, 400—800 cm³) und die Reduktion der

Vitalkapazität (nach Heine und Mitarbeiter um ein Viertel bis ein Sechstel) wesentlich kleiner bleiben. In den anderen Fällen resultiert aus dem Zwerchfellhochstand auch eine stär-kere Wölbung, die beider-seits jeweils das ganze Hemi-diaphragma betrifft, aber durch infiltrative Prozesse der Lungenbasis im Einzel-fall recht ungleichmäßig sein kann (del Torre). Erst nach längerer Zeit kann sich links eine vorn stärkere Wölbung und Konturerhöhung oberhalb der Magenblase einstellen. Wenn einzelne Partien des Zwerchfells nach der Phre-nicusdurchtrennung Tonus und Beweglichkeit behal-ten, so handelt es sich um eine dissoziierte Lähmung, die praktisch immer durch Nichterfassung eines Ne-benphrenicus bzw. von Ne-benwurzeln bedingt ist. Infolge inkompletter Phre-nicotomie kann auch die Hochstellung der ganzen Zwerchfellhälfte weniger ausgesprochen sein (Pseu-doparese). Nach der Ex-hairese aber kann im allge-meinen eine gleichmäßige Beteiligung und Erschlaf-fung aller Muskelpartien des betreffenden Hemidia-phragma mit deutlichem Niveauunterschied gegen-über der gesunden Seite erwartet werden. Voll aus-gebildet ist der Zwerchfell-hochstand nach artefizieller Unterbrechung eines Phre-nicus erst nach durch-schnittlich einem halben Jahr, wie Schwatt an Se-rienuntersuchungen bei 138 Fällen errechnet hat; doch sind auch später noch manchmal extreme Höher-stellungen zu verzeichnen, wie wir sehen werden.

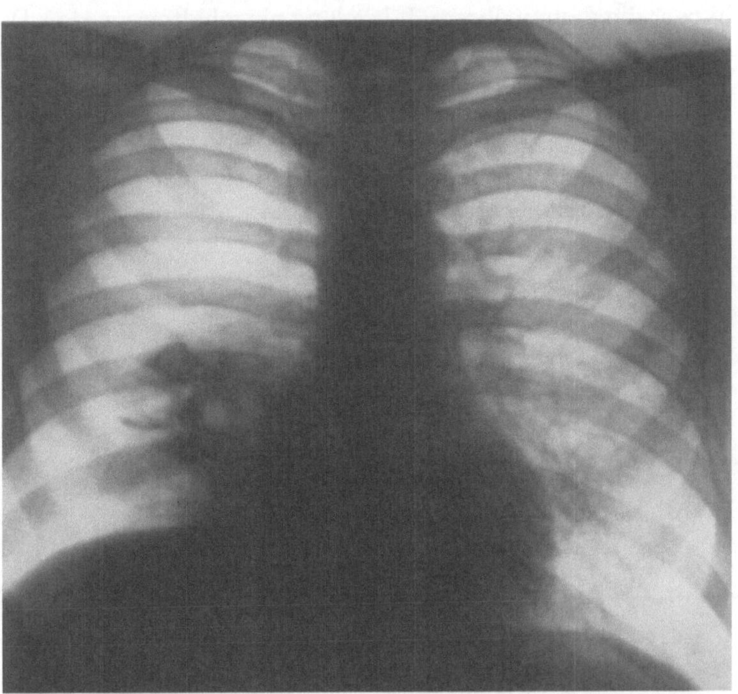

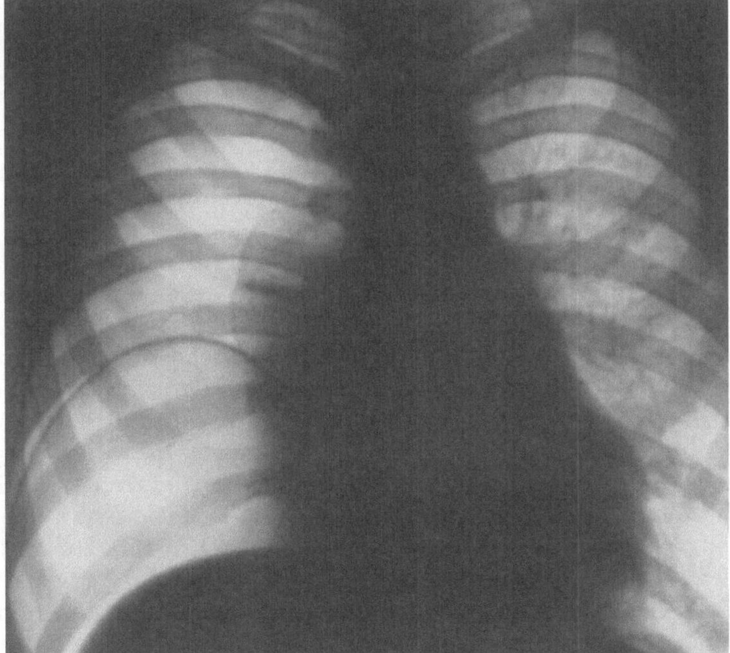

Abb. 169. Oben: Nur angedeuteter Zwerchfellhochstand rechts im Pneu-mothorax, 10 Tage nach Phrenicusexhairese. Unten: Endstellung bereits nach 1 Monat erreicht

Ein Beispiel für den Hochstand des paralytischen Zwerchfells nach Phrenicusexhairese gibt Abb. 168 wieder, wo fünf Monate nach der Operation das linke Zwerchfell gut hand-breit höher getreten ist und im Pneumoperitoneum leicht pleuritisch verdickt erscheint.

Im Fall der Abb. 169 ist nach einer Phrenicusexhairese rechts das Zwerchfell 10 Tage
p. op. unter einem Pneumothorax noch kaum höher getreten, um nach einem Monat
dann im gleichzeitigen Pneumoperitoneum bereits praktisch die Endstellung erreicht zu
haben, die dann mehrere Jahre lang eingehalten wurde. Die Vervollständigung durch ein
längere Zeit unterhaltenes Pneumoperitoneum ist jetzt die Regel; früher waren bei der
Therapie der Lungentuberkulose noch häufiger andere Ergänzungsoperationen üblich.
Die Bildserie eines solchen Falls (Abb. 170) läßt dadurch bedingte Variationen in der
Entwicklung der Zwerchfellähmung und Atrophie erkennen. Im ersten Teilbild der
Abb. 170a steht die linke Zwerchfellhälfte einen Monat nach der Phrenicusexhairese mehr
als handbreit höher als vorher, so daß die Lähmung voll ausgeprägt scheint, obschon

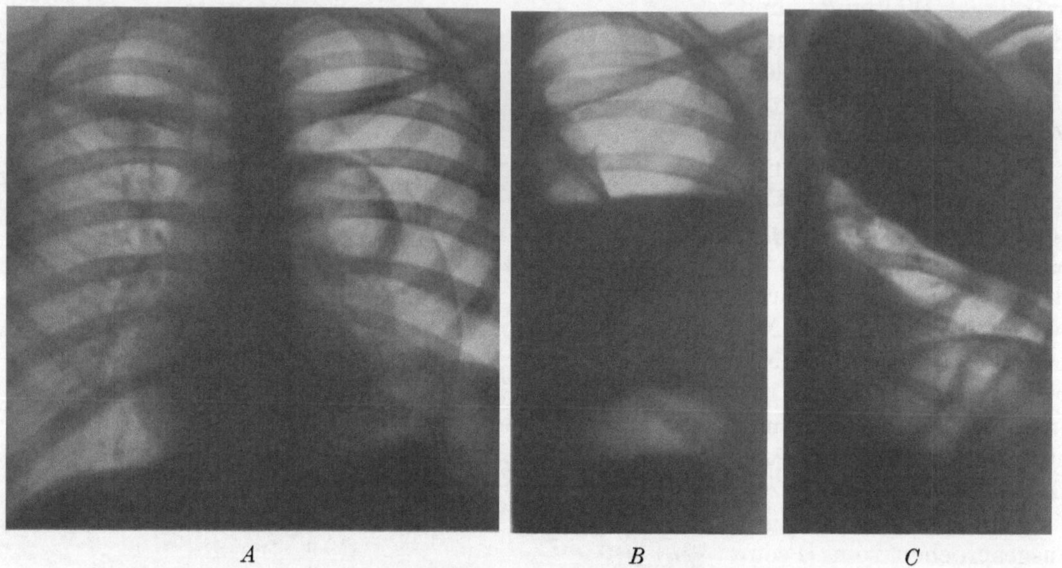

A   B   C

Abb. 170a. Entwicklung einer Zwerchfellähmung und Atrophie nach Phrenicusexhairese (*A* 1 Monat post op.;
B 2 Monate post op., Zwerchfell durch Pleuraerguß tiefer gedrückt; *C* vorläufige Endstellung unter Ölplombe
nach 8 Monaten erreicht, Aufnahme 3 Jahre später)

durch den gleichzeitigen und -seitigen Pneumothorax ein Gegendruck ausgeübt wird.
Die Zunahme des intrapleuralen Druckes durch einen großen Erguß drückt einen Monat
später das gelähmte Zwerchfell wieder tiefer, wie am Stand der Magenblase auf dem
zweiten Teilbild ablesbar ist. Weitere acht Monate später steht nach Anlage einer
Ölplombe das Zwerchfell wieder höher, um dann für lange Zeit in dieser vorläufigen Endstellung zu verharren. Nach acht Jahren (Abb. 170b, linkes Teilbild) ist sein Niveau unverändert, nur hat sich statt des Dickdarms jetzt der Magen breit an die Unterfläche
angelegt. Weitere 12 Jahre später (Abb. 170b, rechtes Teilbild) erscheint das gelähmte
Zwerchfell nach Entfernung der Ölplombe um eine zweite Handbreit höher nach oben
gedrückt; das Herz ist jetzt sehr stark nach rechts zur gesunden Seite verdrängt — ein
Beweis dafür, daß ein Schrumpfungszug auf der lungen- und zwerchfellkranken Seite
nicht besteht. Die Differenz zwischen dem unter der Plombe jahrelang eingehaltenen
Hochstand und der zuletzt erreichten Zwerchfellhöhe entspricht also offenbar der nach
völliger Lähmung und sicherlich längst weitgehender Atrophie noch möglichen Dehnungs-
fähigkeit des paralytischen Hemidiaphragma. Sie kann als Spätrelaxation bezeichnet
werden, zumal sie einen Grad erreicht, wie er für die „gewöhnliche" oder „idiopathische"
Zwerchfellrelaxation typisch ist.

Weniger protrahiert entwickelt sich der Zwerchfellhochstand bei einer Nervendegene-
ration infolge Einmauerung, Druck und Infiltration durch einen Tumor im Hals- oder
Thoraxbereich. Derartige Zwerchfellähmungen sind außerordentlich häufig und werden

bei vielen Prozessen beobachtet. Die Tumoren des Mediastinum und des Lungenwurzel-
bereiches stehen dabei zahlenmäßig im Vordergrund; hier sind die verschiedenen Sarkome,
die Bronchialcarcinome, Lymphogranulome, sonstige Lymphome und Drüsenmetastasen,
aber auch Aneurysmen und mediastinale Schwarten zu nennen. Extrathorakale Phrenicusschädigungen werden vorwiegend durch traumatische Läsionen bedingt, die vom
Geburtstrauma bis zur Stich- und Schußverletzung im Halsgebiet reichen; aber auch
cervicale Drüsentumoren verschiedener Genese und Strumen können eine Zwerchfelllähmung zur Folge haben. Nach LENK ist bei den intrathorakalen Nervenalterationen die
rechte Seite aus anatomischen Gründen häufiger betroffen; wir haben wie FELIX eine

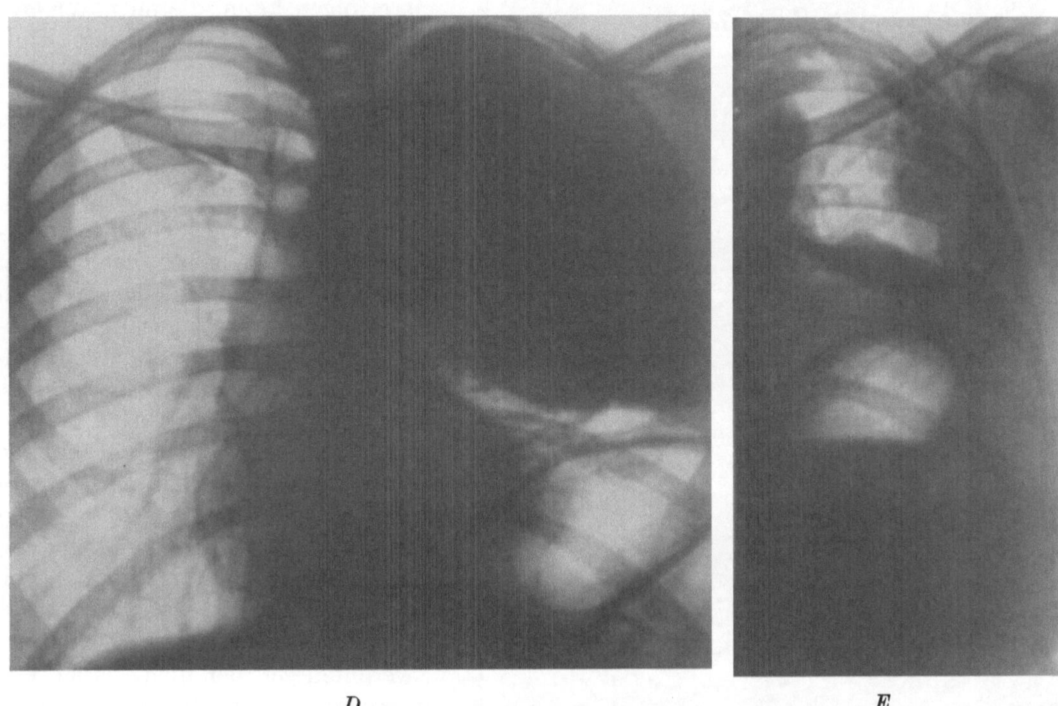

D   E

Abb. 170b. Gleicher Fall. 8 Jahre post op. Zwerchfellstand unverändert (*D*); 20 Jahre post op. steht die
linke Zwerchfellhälfte ohne Ölplombe noch wesentlich höher (*E*)

Seitendifferenz nicht feststellen können. Die alte Angabe, daß die Vergrößerung des
linken Vorhofs bei Mitralfehlern imstande sei, durch Druck oder Überdehnung eine
Schädigung des N. phrenicus mit anschließender Zwerchfellähmung hervorzurufen, konnte
schon von HITZENBERGER nicht bestätigt werden und ist auch an unserem recht großen
Beobachtungsgut von Mitralvitien nicht ein einziges Mal zu verifizieren gewesen.
      Ein typisches Beispiel für die Zwerchfellähmung durch mediastinale Geschwülste
gibt Abb. 171 wieder. Hier waren unter der Bestrahlung eines großen lymphogranulomatösen Mediastinal- und Hilustumors links nach vier Monaten eine mäßige Erhebung
der linken Zwerchfellhälfte und eine zeitliche Versetzung der Atembewegung erkennbar,
die sich im Lauf der folgenden zwei Monate rasch zu einem erheblichen Hochstand mit
typischer paradoxer Zwerchfellatmung entwickelten. Die Verlaufsbeobachtung des
hilären Bronchialcarcinoms der Abb. 172 ist vielleicht noch eindrucksvoller, weil sie die
Entwicklung einer tumorbedingten Zwerchfellähmung über 16 Monate hin kontinuierlich
wiedergibt. Die Einzelaufnahmen sind in vierteljährlichen Abständen angefertigt und
zeigen, daß hier der Zwerchfellhochstand sich recht protrahiert steigert. Das bedeutet
zweierlei: Erstens hat sich hier die Paralyse langsam auf dem Weg über eine Parese entwickelt, und zweitens ist nach Eintritt der völligen Lähmung eine Nachdehnung und
weitergehende Hochstellung des Zwerchfells erfolgt. Die Atmungsprüfungen, über die

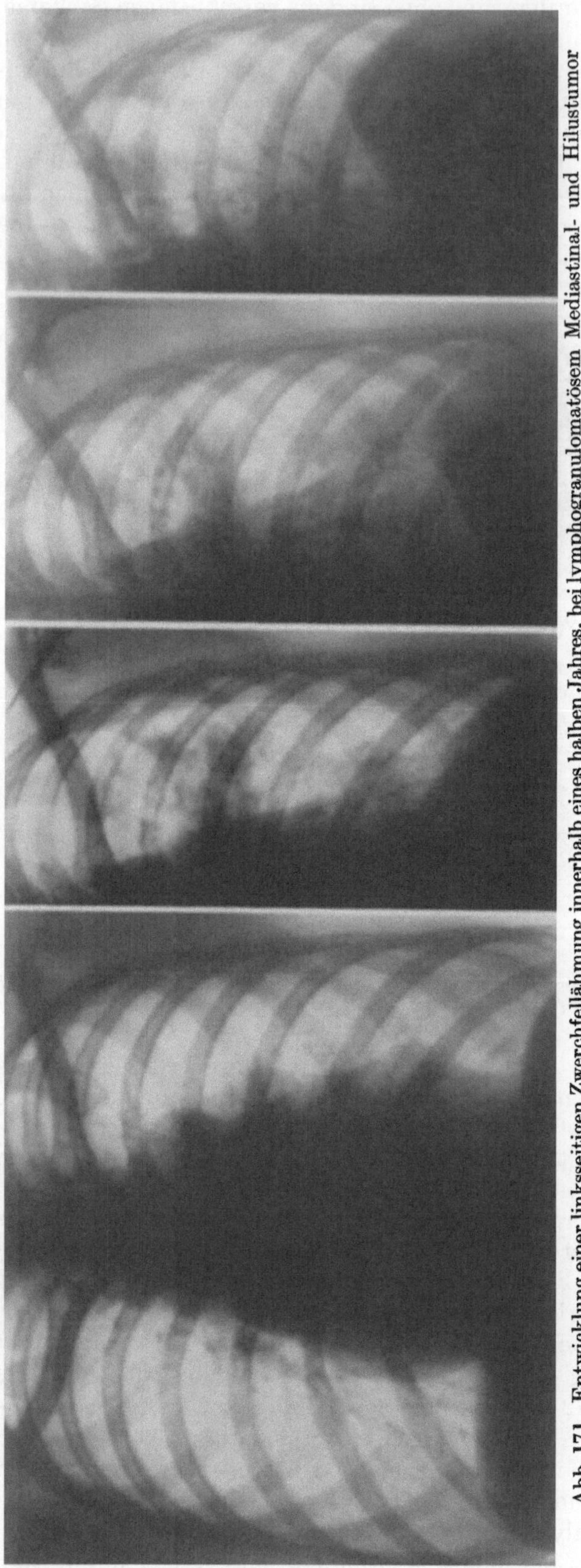

Abb. 171. Entwicklung einer linksseitigen Zwerchfellähmung innerhalb eines halben Jahres, bei lymphogranulomatösem Mediastinal- und Hilustumor

im folgenden noch eingehender zu sprechen ist, ergaben nämlich nach wenig mehr als sechs Monaten mit dem Nachweis einer paradoxen Zwerchfellbewegung links, daß die Lähmung schon verhältnismäßig früh funktionell komplett war. Es ist dies ein Beispiel dafür, daß mit zunehmender Muskelatrophie eine Nachdehnung des relaxierten Hemidiaphragma erfolgen kann, die mitunter erst nach noch längerer Zeit die Endstellung erreicht (vgl. Abb. 170). Extradiaphragmale Faktoren, wie z. B. der Schrumpfungszug einer Lungenatelektase, können den Zwerchfellhochstand verstärken. Die letzten, hier nicht wiedergegebenen Aufnahmen unseres Beispiels nach einem weiteren halben Jahr zeigten jedoch mit einer Rechtsverlagerung des Herzens an, daß der erhebliche Hochstand des gedehnten Zwerchfells über der stark vergrößerten Magenblase trotz der hier entstandenen Lappenatelektase allein der atrophischen Erschlaffung zur Last gelegt werden mußte. Auf die Magenverlagerung und die Frage einer von der erweiterten Magenblase ausgeübten Druckdehnung am erschlafften Zwerchfell sei hier nicht näher eingegangen, weil später die Folgeprozesse der Zwerchfellähmung an den paraphrenischen Organen [noch im Zusammenhang dargestellt werden.

Die Bewegungsphänomene bei der Zwerchfellähmung sind seit langem bekannt. Die Verschieblichkeit der betroffenen Zwerchfellhälfte ist stark verringert, durchaus nicht immer aufgehoben, und die Bewegungsrichtung ist oft bei ruhiger Atmung normal oder nicht merklich verändert. Die kymographischen Untersuchungen haben ergeben, daß eine echte paradoxe Bewegung bei der gewöhnlichen Atmung zumeist fehlt und es sich nur um eine zeitliche Versetzung der diaphragmalen Bewegungskurven im Vergleich zur gesunden Seite handelt (DAHM). Die inspiratorische Abwärtsbewegung setzt auf der kranken Seite später ein, und die Exspiration kann hier anfänglich beschleunigt sein (KIENBÖCK, DILLON). Nach dem Vorschlag DAHMs sollte man sich aber darauf beschränken, eine zeitliche Versetzung oder Pseudoparadoxie als Lähmungszeichen bei ruhiger Atmung zu konstatieren, statt von einem Nachhinken oder Vorauseilen der Bewegung zu sprechen. Die zeitliche Zuordnung der Zwerchfellbewegung zum Ende und Beginn der

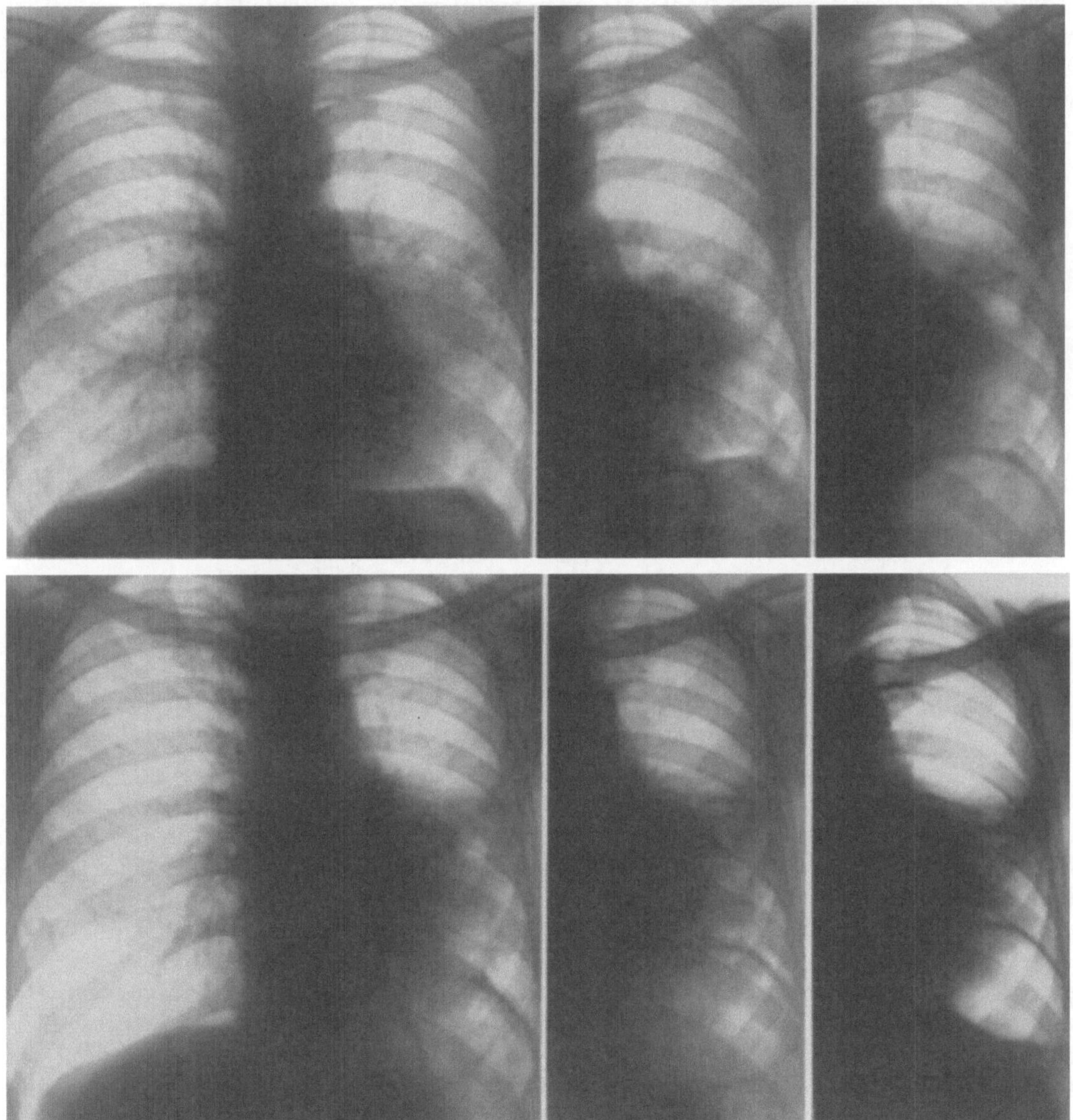

Abb. 172. Entwicklung einer Zwerchfellparese und -paralyse innerhalb von 16 Monaten bei Bronchialcarcinom; Aufnahmen in vierteljährlichem Abstand

Rippenbewegung ist nämlich in solchen Fällen nicht möglich, weil das atonische Zwerchfell der Einwirkung so verschiedener Kräfte wie dem abdominellen Druck, dem Thoraxsog und der Rippenbewegung ausgesetzt ist. Bei langsamer Atmung ist die Dauer der Zwerchfellbewegung auf der kranken Seite kürzer; beim schnellen Atmungsablauf fehlt zumeist eine Seitendifferenz. Bei der tiefen Atmung tritt als charakteristisches Bewegungssymptom schon häufiger eine echte Paradoxie zutage, wie Abb. 173 bei einem Zustand nach Phrenicusexhairese demonstriert; hier tritt inspiratorisch die Zwerchfellkuppe höher und senkt sich exspiratorisch. Die Amplitude der gegensinnigen Bewegung ist fast immer

gegenüber der gesunden Seite herabgesetzt. Bei forcierter Atmung und im MÜLLERschen
Versuch (BITTORF und WELLMANN) wird die Paradoxie häufiger und deutlicher, und im
Schnupfversuch ist sie auf der gelähmten Seite immer nachweisbar. Es kann als Grund-
satz festgehalten werden, daß nur dann eine komplette Zwerchfellähmung vorliegt, wenn
sich das Zwerchfell zumindest beim Schnupfen paradox bewegt (HITZENBERGER). Diese
Funktionsprüfung ist außerordentlich empfindlich und liefert regelmäßig mit der Feststellung einer Paradoxie den Nachweis einer bestehenden Zwerchfellähmung, weil sie die
beste Methode darstellt, eine hochgradige und plötzliche Verringerung des intrathorakalen
Druckes herbeizuführen, durch die das Zwerchfell auch bei geringsten Graden der muskulären Schädigung „überrumpelt" und in den Thoraxraum angesogen wird.

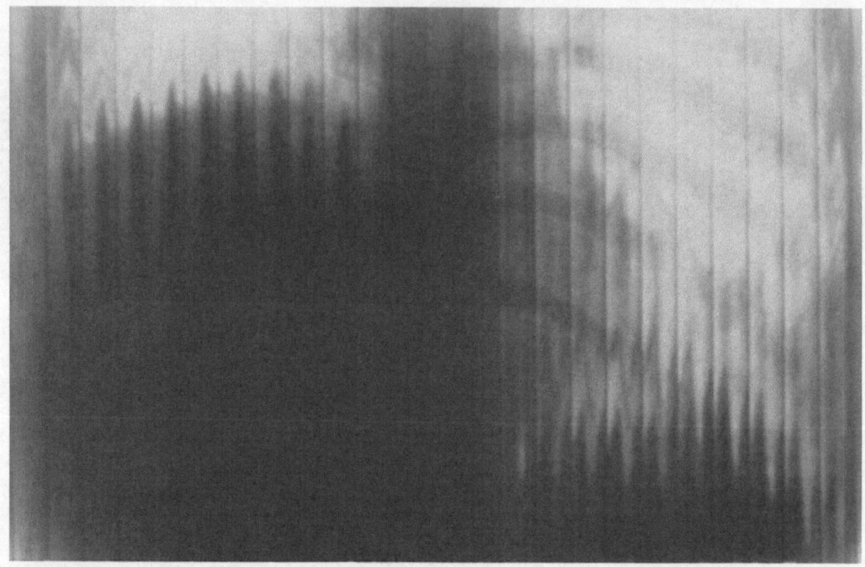

Abb. 173. Respiratorische Bewegungsparadoxie nach Phrenicusexhairese rechts

Gleichzeitig mit der paradoxen Aufwärtsbewegung des gelähmten Zwerchfells erfolgt
in den meisten Fällen ein inspiratorisches Wandern der Mittelfellorgane zur gesunden
Seite. Auch dieses Phänomen kann im Einzelfall bei ruhiger und sogar bei tiefer Atmung
fehlen, um beim Schnupfen aber dann in Erscheinung zu treten. Es läßt sich dadurch
erklären, daß die durch Zwerchfellhochstand und paradoxe Bewegung eingeengte Thoraxseite den inspiratorischen Luftausgleich schneller vollzieht als die gesunde Seite, wo länger
eine Druckminderung besteht. Diese Druckdifferenz zwischen der kranken und der
zwerchfellgesunden Thoraxseite wird durch die Mediastinalwanderung „ausreguliert"
(HOLZKNECHT, ASSMANN) — oder anders ausgedrückt, das gelähmte Zwerchfell wird
über das Mediastinum vom gesunden, tieftretenden Zwerchfell der anderen Seite nach oben
gezogen. Dazu sind noch mechanische Momente in Rechnung zu stellen, wie sie durch die
paradoxe, inspiratorische Hochschleuderung des gelähmten Zwerchfells als Druckfolge
gegeben sind (HITZENBERGER); auch eine Scher- oder Zugwirkung der gesunden Zwerchfellseite über das Centrum tendineum mittels des Herzens ist angenommen worden (LEEN-
DERTZ), und außerdem spielen vielleicht die Elastizitätsverhältnisse des Thorax eine
Rolle, so daß z. B. beim starren Thorax des älteren die Mittelfellwanderung deutlicher in
Erscheinung tritt (MORITZ).

Die inspiratorische Verlagerung des Herzens und der anderen Mediastinalorgane kann
aber trotz sicherer Zwerchfellähmung erheblich beeinträchtigt sein oder auch umgekehrt
in die Seite der gelähmten Zwerchfellhälfte erfolgen. Dies ist bei Phrenicusunterbrechung
durch hilusnahe Lungen- oder Mediastinaltumoren gar nicht selten, weil hier die Bronchostenose eine inspiratorische Ansaugung der Mittelfellorgane auf die Tumorseite bedingt.

Je nach dem Grad der Stenose einerseits und dem Grad der zwerchfellparalytischen
Hochstellung, atonischen Nachgiebigkeit und paradoxen Schleuderung andererseits
werden sich sehr verschiedene Bilder ergeben, was die Kombination der Bewegungs-
symptome der Zwerchfellähmung und der Bronchostenose im Einzelfall anbelangt;
DAHM hat diese Verhältnisse kymographisch eingehender untersucht. Im Beispiel der
Abb. 174, wo bei einem großen hilusnahen Bronchialcarcinom das linke Zwerchfell gering

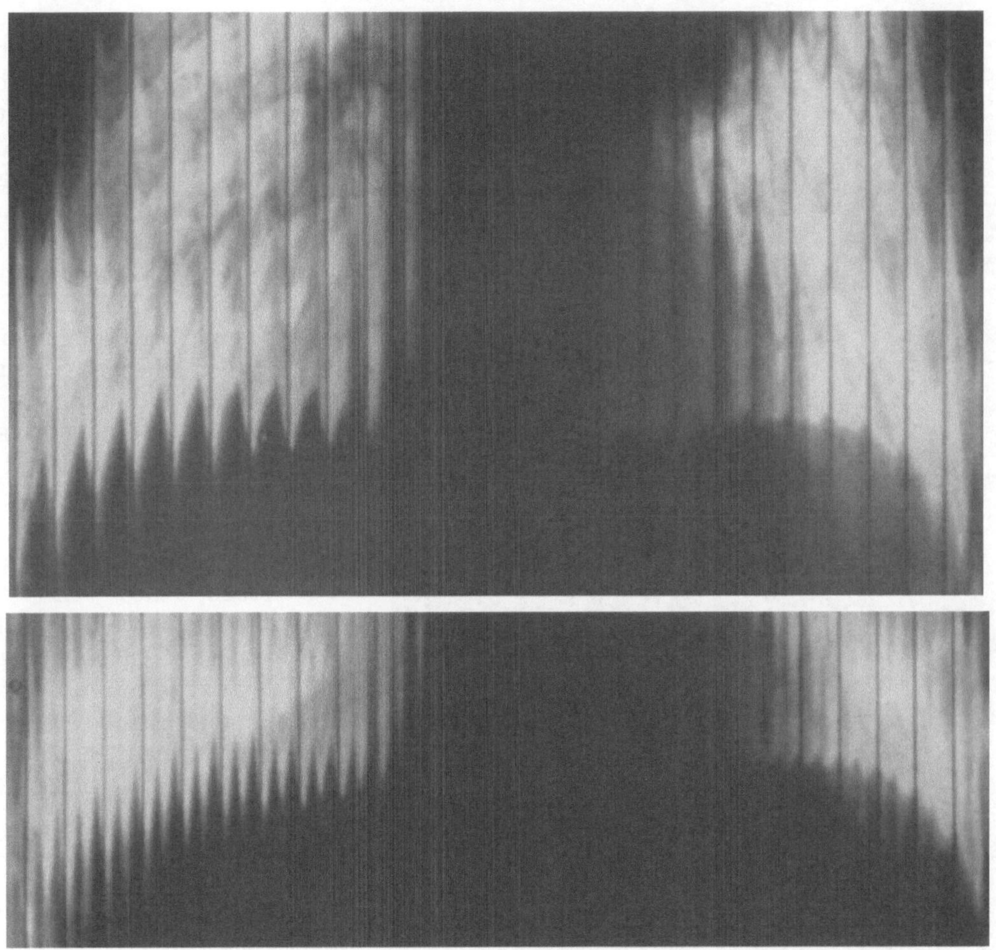

Abb. 174. Geringer Hochstand und Bewegungsparadoxie der linken Zwerchfellhälfte im Atmungs- und Schnupfkymogramm bei hilärem Bronchialcarcinom. Infolge Bronchostenose inspiratorische Mittelfellwanderung zur
Seite der Zwerchfellähmung

hochgestellt ist und kleine paradoxe Bewegungsausschläge zeigt, erfolgt die Mittelfellwanderung inspiratorisch zur Tumorseite. Die Frage, ob die Bewegungsparadoxie, die
hier in tiefer Atmung wie im Schnupfversuch deutlich zu erkennen ist, durch eine echte
Zwerchfellähmung zustande kommt oder auf einer Ansaugung infolge der Bronchostenose
beruht, kann aus den Röntgenzeichen allein nicht sicher entschieden werden und wurde
erst mit dem autoptischen Nachweis einer Zwerchfellatrophie links zugunsten der tumorösen Phrenicusschädigung geklärt. In der Abb. 174 findet sich in allen Atemproben eine
echte Paradoxie, die nur durch herzsystolische Einflüsse überlagert ist und daher noch
relativ eindeutig für die Phrenicuslähmung spricht. Es gibt jedoch Fälle, wo ein Mehrtaktrhythmus auf der Tumorseite besteht und die Feststellung einer gleichzeitigen
Zwerchfellähmung sehr viel schwieriger ist. DAHM hat gezeigt, daß in solchen Tumorfällen
der Befund eines diaphragmalen Mehrtaktrhythmus mit gleichzeitigem Mittelfellwandern

in die Tumorseite während der Dauer der normalsinnigen Bewegung beider Zwerchfellhälften auf eine Bronchostenose zurückzuführen ist, während echte komplette Zwerchfelllähmungen einen derartigen Mehrtaktrhythmus vermissen lassen. Diese Beziehungen sind also recht verwickelt, und die Symptome der Zwerchfellparalyse und der Bronchostenose überschneiden sich in oft nicht endgültig differenzierbarer Weise.

So häufig und gut bekannt diese Zwerchfelllähmungen nach peripheren Phrenicusschädigungen sind, so selten und wenig bekannt waren bislang Paralysen durch anatomisch höher gelegene Alterationen der Zwerchfellinnervation. Bevor auf spinale Zwerchfellstörungen eingegangen sei, müssen die radikulären Lähmungen abgehandelt werden. GRZAN gebührt das Verdienst, die Aufmerksamkeit auf einen Typ von Zwerchfellparesen und -paralysen gelenkt zu haben, die sehr wahrscheinlich durch osteochondrotische Knochenprozesse der mittleren und unteren Halswirbelsäule, also im Phrenicuswurzelgebiet, hervorgerufen werden und daher als radikuläre Störungen bezeichnet werden können. Sie sind mit anderen Muskelatrophien aus dem Bezugsbereich der gleichen Spinalwurzeln kombiniert und führen am Zwerchfell totale oder partielle bzw. umschriebene „Relaxationen" herbei. Auf ihre Stellung im Rahmen des Pathogeneseproblems der sog. idiopathischen Relaxation

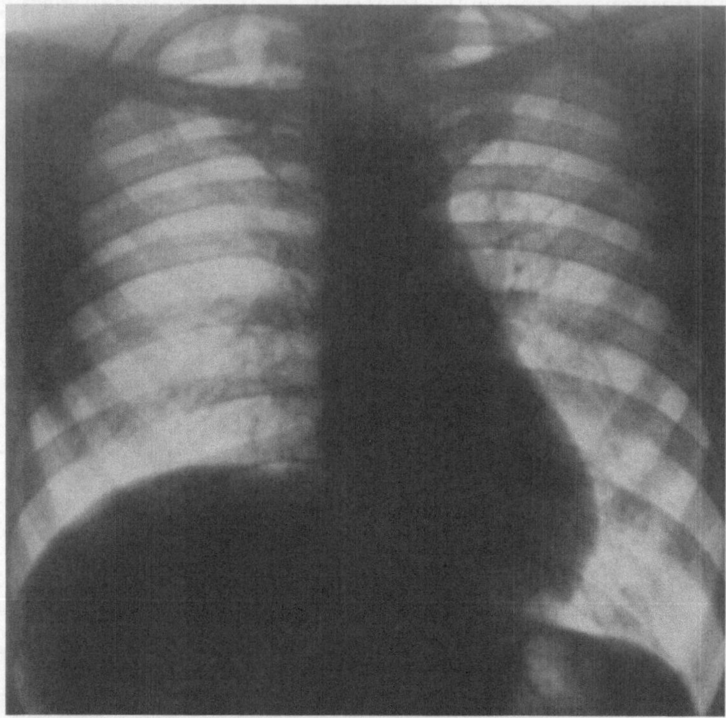

Abb. 175a. Zwerchfellähmung rechts mit Hochstand (oben), Paradoxie und Mittelfellwanderung zur Gegenseite im Schnupfversuch (unten); kein Anhalt für periphere Phrenicusschädigung; radikuläre Lähmung?

wird noch einzugehen sein, wenn die totalen (hemidiaphragmalen) und partiellen Relaxationen besprochen werden; hier sollen vorerst zwei eigene Beobachtungen von funktionell sicheren Paralysen einer ganzen Zwerchfellhälfte wiedergegeben und ihr pathogenetischer Zusammenhang mit der Osteochondrose der Halswirbelsäule erörtert werden.

Im Fall der Abb. 175 ergab sich anamnestisch (Vergiftung), klinisch und röntgenologisch kein Hinweis für eine periphere Phrenicusschädigung. Der deutliche Hochstand des ganzen rechten Hemidiaphragma (Abb. 175a) ist im Schnupfversuch mit einer paradoxen Bewegung und mit einer Mittelfellwanderung zur anderen Seite hin verbunden, wodurch er sich als paralytische Erschlaffung erweist. Die Aufnahmen der Halswirbelsäule zeigen eine osteochondrotische Einengung und Deformation der unteren intervertebralen Nervenaustrittslöcher, die auf der rechten Seite bis C 4, links bis C 3 hinaufreicht (Abb. 175b); die Osteochondrose ist auf der diaphragmal unauffälligen Seite also stärker ausgeprägt. Im anderen Beispiel mit im übrigen gleichermaßen negativem anamnestisch-klinischem Bild ist der Zwerchfellhochstand rechts noch deutlicher (Abb. 176a). Hier findet sich die osteochrondrotische Einengung der intervertebralen Foramina stärker seitendifferent; rechts betrifft der Knochenprozeß alle Nervenaustrittsstellen von C 4 ab (Abb. 176b). Daß wiederum eine echte Zwerchfelllähmung vorliegt, beweisen die Atmungsversuche: Bei tiefer Atmung ist rechts nur die Amplitude verringert, die Bewegungsrichtung normalsinnig; im Schnupfversuch tritt aber eine echte Paradoxie rechts zutage (Abb. 176a, unteres Bild). Es liegt auf der Hand, daß die Röntgenbefunde an der Halswirbelsäule in solchen Fällen nicht immer eine eindeutig stärkere und segmental „passende" Veränderung an den Zwischenwirbellöchern der diaphragmal erkrankten Seite aufdecken können. Ein geringer Knochenbefund kann in einem Fall einer stärkeren Kompression entsprechen als ein auffälligerer Knochenbefund in einem anderen Fall, und das Beispiel der Abb. 175 zeigt sogar die Osteochondrose auf der Seite der Zwerchfellähmung geringer als auf der Gegenseite. Die diaphragmalen Zeichen der radikulären Phrenicusschädigung gehen mit anderen Worten dem Umfang der sichtbaren osteochondrotischen Wirbelsäulenprozesse keineswegs immer parallel. GRZAN hat in diesem

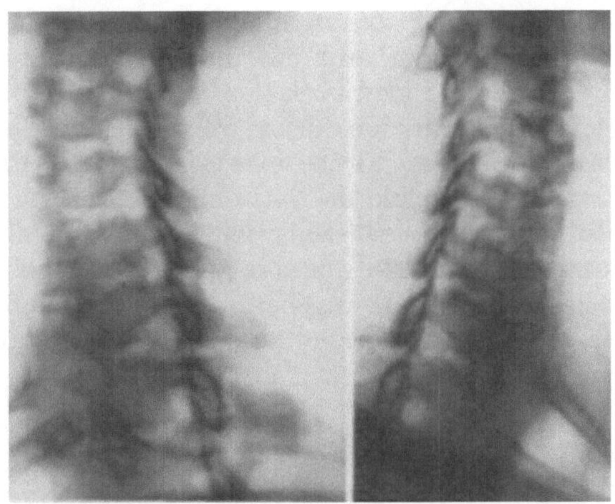

R   Abb. 175b. Gleicher Fall. Osteochondrose der   L
Halswirbelsäule, links stärker ausgeprägt

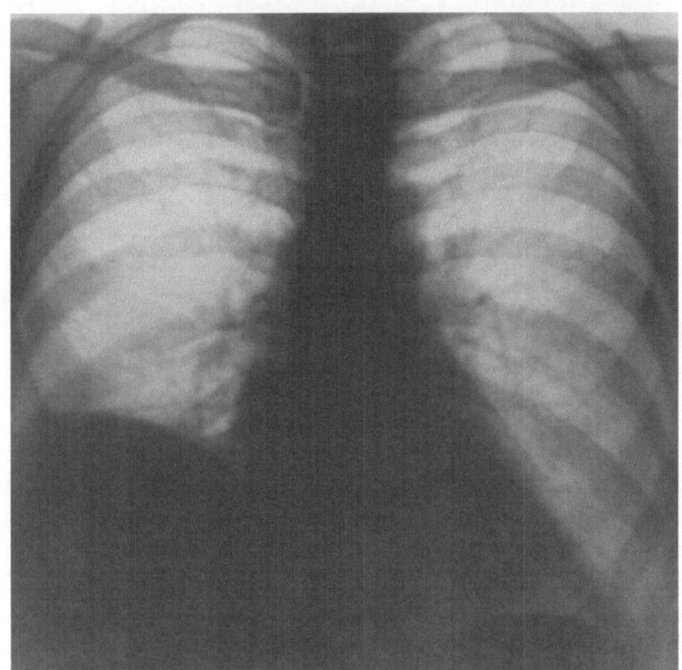

Abb. 176a. Zwerchfellähmung rechts mit Paradoxie im Schnupfkymogramm (unten; rechts 5, links 4 exspiratorische Zacken), wahrscheinlich radikulär bedingt

Zusammenhang darauf hingewiesen, daß die Wurzelbezüge beider Seiten in ihrer Höhe häufig differieren, und daß andererseits röntgenologische Veränderungen an der mittleren und unteren Halswirbelsäule vor allem dann nicht unbedingt einer Wurzelkompression gleichgesetzt werden dürfen, wenn sonstige klinische Wurzelsymptome fehlen. Dazu kommt, daß die Osteochondrose vorwiegend im höheren Alter auftritt, wo eine emphysembedingte Zwerchfellatrophie ohnedies nicht selten ist. Im Einzelfall bleibt also der Befund einer Osteochondrose der Halswirbelsäule für die Pathogenese der Zwerchfellähmung problematisch und sollte nur mit genügender Skepsis interpretiert werden. Trotz dieser Einschränkungen darf angenommen werden, daß derartige radikuläre, halbseitige Zwerchfellparalysen und -paresen vorkommen und tatsächlich in kausaler Beziehung zu den erörterten Knochenveränderungen im Cervicalbereich stehen können. Die notwendige Überprüfung dieser Befunde von pathologisch-anatomischer Seite steht aber noch aus.

Die Frage, ob es sich im Einzelfall dabei um eine „wirkliche" Paralyse der jeweils im ganzen betroffenen Zwerchfellhälfte oder nur um eine Parese mit Erhaltung einer gewissen Kontraktilität handelt, könnte für solche Beobachtungen erhoben werden, die einen nur mäßigen Hochstand oder einen im Schnupfversuch nur angedeuteten pathologischen Atmungsablauf zeigen; sie berührt das Problem der Charakteristik der Zwerchfellparese im Unterschied zur kompletten Lähmung überhaupt und wird uns noch zu beschäftigen haben. GRZAN spricht von Paralysen nur bei seinen fünf

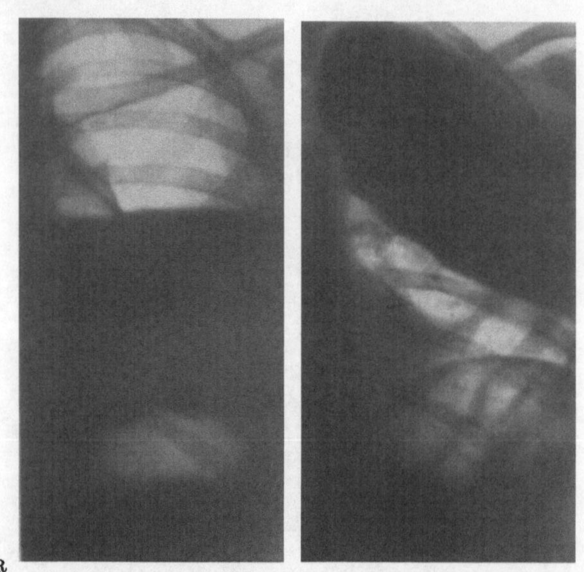

Abb. 176b. Gleicher Fall. Fast ausschließlich rechtsseitige osteochondrotische Einengung der unteren Zwischenwirbellöcher

Fällen von linksseitigen, hemidiaphragmalen „Relaxationen" bei Osteochondrose, denen unsere rechtsseitigen Beispiele radikulärer Halbseitenlähmung des Zwerchfells entsprechen; seine häufigeren Befunde von partiellen bzw. circumscripten Zwerchfellhochständen aber bezeichnet er als Paresen. Diese Unterscheidung basiert also auf dem lokalen Umfang der Lähmung am muskulären Erfolgsorgan der radikulären Schädigung. Mit größerem Recht kann die Parese aber als inkomplette Lähmung einer ganzen Zwerchfellhälfte mit nur graduellem Unterschied zur hemidiaphragmalen Paralyse definiert werden. Das führt konsequenterweise dazu, nicht nur bei der Lähmung einer ganzen Zwerchfellhälfte eine einseitige Parese und eine einseitige Paralyse zu unterscheiden, sondern auch bei lokal umschriebenen Relaxationen nach partieller Parese und partieller Paralyse zu trennen. Dies wird sich kaum in allen Fällen eindeutig ermöglichen lassen, ist aber im Hinblick auf eine exakte Begriffsbestimmung notwendig. Einzelbeispiele auch bei anderen Lähmungsursachen werden diese Anschauung noch belegen.

Als Ursache von spinalen Zwerchfellähmungen sind Verletzungen der Halswirbelsäule, Frakturen und Luxationen gelegentlich beschrieben worden; auch destruktive Prozesse wie die Caries und metastatische Knochentumoren können zur Halsmarkkompression mit nachfolgender Zwerchfellähmung führen. Blutungen ins cervicale Rückenmark (NORRIS), die Syringomyelie (BURKHART) und meningitisch-luische Prozesse (HITZENBERGER) können als weitere seltene Ursachen betrachtet werden. Einen Fall von spinaler Halbseitenlähmung des Zwerchfells bei disseminierter Myelitis mit einem kleinen Herd im Bereich der Vorderhornzellen und Fasern der vorderen Commissur von C 3 und C 4 hat BARDENHOFER mitgeteilt. Daß auch die Poliomyelitis mitunter den Phrenicus ausschaltet, ist seit langem bekannt (KRAUS, EPPINGER, HITZENBERGER), wenn auch der Befall der Bauchdecken und der intercostalen Atemmuskulatur ungleich häufiger ist (ED. MÜLLER, PETTE). In neuerer Zeit haben JACOBSON und Mitarbeiter an einem großen Untersuchungsmaterial (205 Fälle mit Bulbärsymptomen aus 1119 Poliomyelitiserkrankungen) 53 Fälle mit pulmonalen Begleitprozessen genauer analysiert und dabei eine Zwerchfellähmung 39mal, eine Intercostalmuskellähmung 41mal festgestellt; für wenigstens einen Teil dieser Fälle mit Zwerchfellähmung muß aber dahingestellt bleiben, ob nicht eine „direkte", entzündlich-muskuläre diaphragmale Störung vorlag.

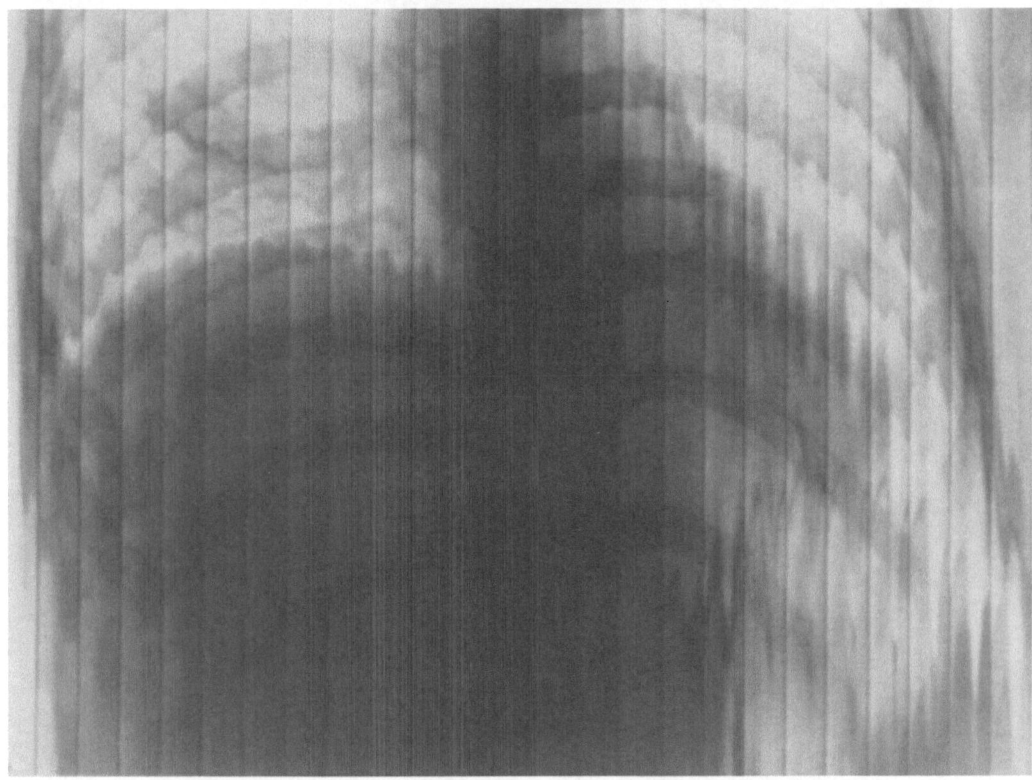

Abb. 177a. Zwerchfellähmung rechts, 1 Jahr nach Poliomyelitis. Paradoxe Atmung lateral, pseudoparadoxe Bewegung medial rechts

Bei der poliomyelitischen Zwerchfellähmung handelt es sich meist um Paresen oder um circumscripte bzw. partielle Paralysen, wofür später noch entsprechende Beispiele angeführt werden; doppelseitige Lähmungen sind mit dem Leben nicht vereinbar. Daß auch echte diaphragmale Halbseitenparalysen vorkommen, belegt ein eigener Fall. Ein Jahr nach der Erkrankung an Poliomyelitis ist hier die rechte Zwerchfellhälfte handbreit höher gestellt und ihre Bewegungsamplitude stark verringert. Die Kymogramme bei tiefer Atmung (Abb. 177a und b) ergeben an den lateralen und ventralen Abschnitten der rechten Zwerchfellhälfte echte paradoxe, an den medialen und dorsalen Abschnitten pseudoparadoxe Bewegungen. Könnte dieser Befund auch einer Parese entsprechen bzw. einen Grenzfall darstellen, so beweist die spätere Untersuchung nach einem weiteren Jahr, daß unterdes mit einer erheblichen Zunahme des Zwerchfellhochstandes und paradoxer Bewegung der ganzen rechten Seite auch bei der Durchleuchtung die Zeichen der echten Lähmung deutlich ausgesprochen sind; die basale Plattenatelektase im rechten Lungenunterfeld stellt ein weiteres, indirektes Zeichen der länger bestehenden diaphragmalen Bewegungsstörung dar (Abb. 177c).

Zentrale Zwerchfellähmungen sind bisher nicht sicher nachgewiesen. Der Fall von HARVIER mit einer linksseitigen Zwerchfellparalyse, die 17 Jahre nach der Erkrankung

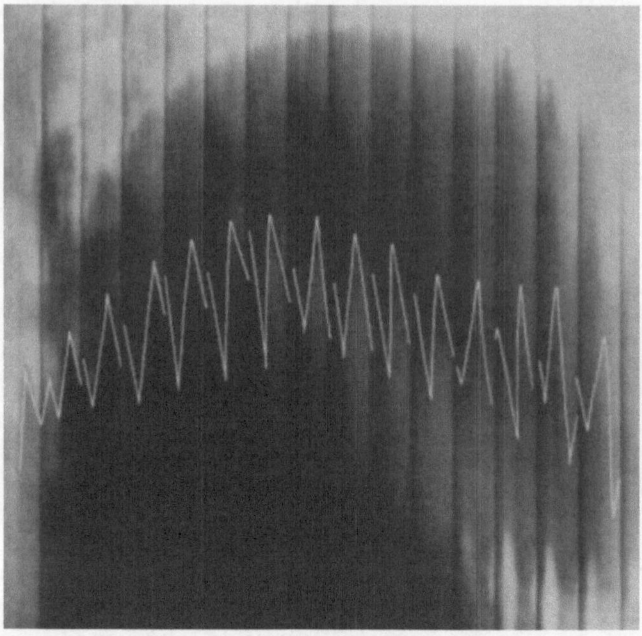

Abb. 177 b. Seitenkymogramm des gleichen Falles: Paradoxie ventral, Pseudoparadoxie dorsal

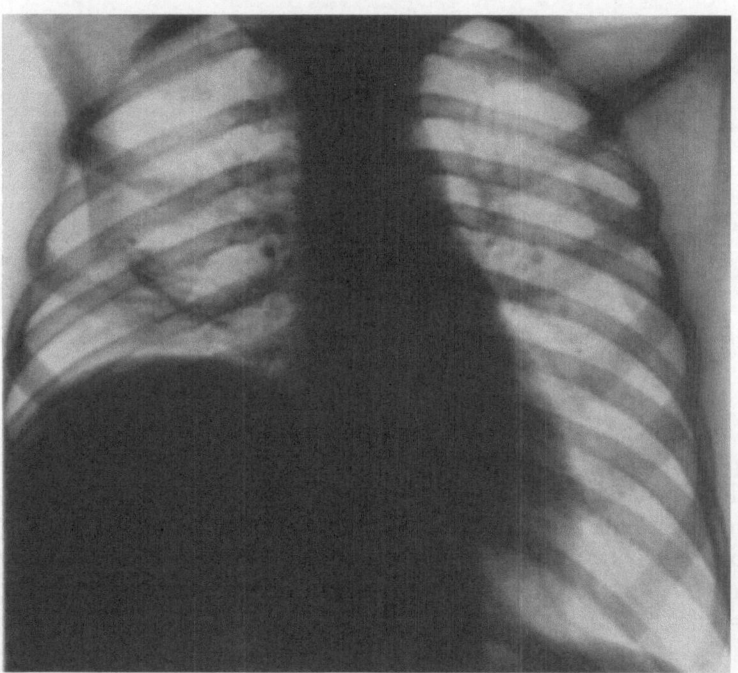

Abb. 177 c. Gleicher Fall. Der Zwerchfellhochstand rechts nach 2 Jahren entspricht einer Paralyse (s. Text)

an einer epidemischen Encephalitis und im Anschluß an zwischenzeitlich entstandene andere linksseitige Muskellähmungen auftrat, stellt eine Rarität dar. Ergänzend sei vermerkt, daß toxische periphere Lähmungen des Zwerchfells früher häufiger beobachtet wurden (Blei-, Alkohol-, Ammoniakvergiftungen). Sie führen wie die infektiösen Neuritiden des Phrenicus meist zu einer verhältnismäßig rasch ausgebildeten und vorwiegend degenerativen Atrophie der betroffenen Zwerchfellhälfte, sind mitunter aber auch reversibel; so sind Rückbildungen postdiphtherischer Zwerchfellähmungen von Bennhold-Thomsen und von Knapp mitgeteilt worden. Zwerchfellparalysen durch direkte diaphragmale Muskelkrankheiten bei intaktem Phrenicus sind bei der Dystrophia myotonica (Caughey und Gray) und bei der progressiven Muskelatrophie (Hitzenberger) beschrieben worden. Sie fallen gegenüber denjenigen direkten oder muskulären Zwerchfelllähmungen aber nicht ins Gewicht, die bei Entzündungen von Nachbarorganen, vor allem der Pleura und des Peritoneum (Stockes), durch eine Diaphragmatitis entstehen oder durch eine totale nachentzündliche Anheftung des hochgestellten Zwerchfells an die Rumpfwand mit konsekutiver Inaktivitätsatrophie bedingt sind. Derartige Zwerchfellschädigungen sind bereits besprochen (vgl. Kap. V—VII).

2. Zwerchfellparese

Die Frage, ob zum Unterschied von den bisher dargestellten Paralysen des Zwerchfells röntgenologisch auch Paresen erkannt werden können, ist bisher negativ beantwortet worden. Hitzenberger hat als „theoretisch konstruierte Symptome einer Zwerchfellparese" von einem geringen Hochstand, Nachschleppen bei der Respiration und Andeutung von paradoxer Bewegung im Schnupfversuch gesprochen, diese Symptomatologie aber nicht ein einziges Mal vorgefunden — sicherlich deshalb, weil er mittels der Durchleuchtung allein

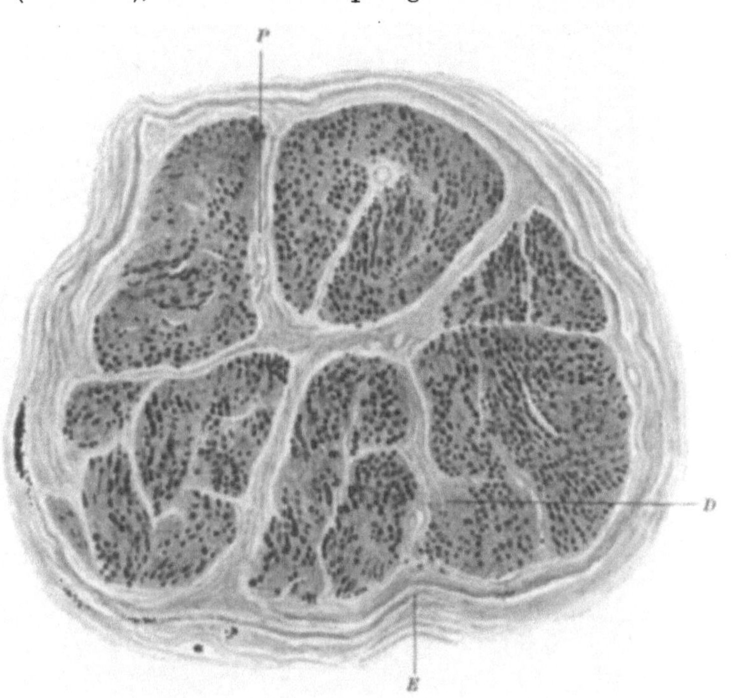

Abb. 178. Degeneration des N. phrenicus mit Zwerchfellähmung links bei Bronchialcarcinom. Querschnitt nach Hitzenberger (*P* Perineurium, *E* Endoneurium, *D* Markscheidendefekt)

eine feinere Analyse der Bewegungsabweichungen, wie sie im Kymogramm möglich ist, nicht betreiben konnte. Dahm fügt hinzu, daß es beim Fehlen eines klinisch oder röntgenologisch signifikanten Unterschiedes in der Symptomatologie nicht möglich sein dürfte, graduelle Differenzen nur funktioneller Abweichungen zum Kriterium einer Unterscheidung zu machen. Diese negative Anschauung kann nicht mehr aufrechterhalten werden. Bei der artefiziellen temporären Phrenicusausschaltung durch Vereisung z. B. sind von Balderry kurzdauernde und graduell geringe Einschränkungen der Zwerchfellbewegung beobachtet worden, die nur als Paresen bezeichnet werden können; Cassinis und Mitarbeiter haben sogar in mehreren Fällen ein Jahr nach der Phrenicusexhairese am gelähmten Zwerchfell wieder eine normale Bewegung beobachten können und den Operationseffekt daher als Parese bezeichnet. Altschul hat von einem „Diaphragma molle" bei Fällen von temporärer Relaxation des Zwerchfells infolge Druckes infiltrierter Drüsen auf den Phrenicus gesprochen. Passagere Bewegungsminderungen mit geringem Zwerchfellhochstand werden auch bei entzündlichen paraphrenischen Prozessen häufig beobachtet; nach der Art der Bewegungsänderung kann es sich dabei nicht nur um reflektorische Ruhig- oder Schonstellungen handeln, sondern es müssen mitunter auch Paresen vorliegen. Und schließlich entstehen die kompletten Zwerchfellähmungen

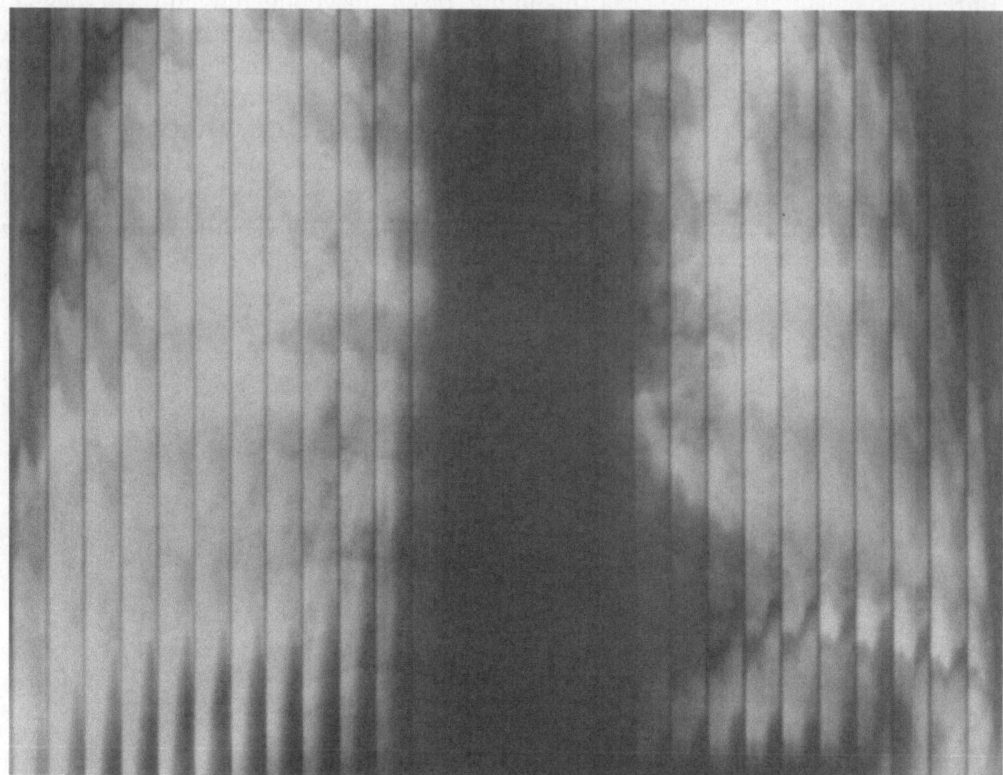

Abb. 179. Zwerchfellparese links bei Bronchialcarcinom (Hochstand, kleine Amplitude und zeitliche Versetzung der Bewegungszacken links)

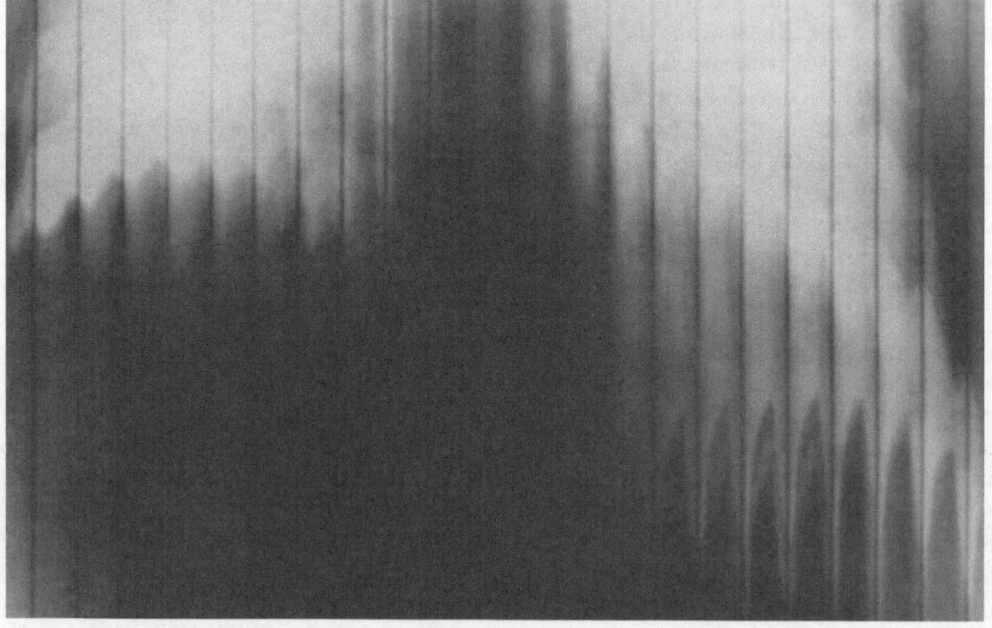

Abb. 180. Zwerchfellparese rechts bei Hilustumor (Hochstand, kleine Amplitude und zeitliche Versetzung rechts, inspiratorische Mittelfellwanderung zur gesunden Seite)

durch tumoröse Kompression im Hals- oder Thoraxbereich des N. phrenicus oft genug auf dem Weg über eine graduell geringere und röntgenologisch weniger auffällige Bewegungsstörung und Hochstellung, die nur als Paresen aufgefaßt werden können (vgl. Abb. 172), obschon HITZENBERGER annahm, daß alle diese Drucklähmungen sofort komplett seien. Das ist sicher nicht zutreffend und widerspricht zudem den experi-

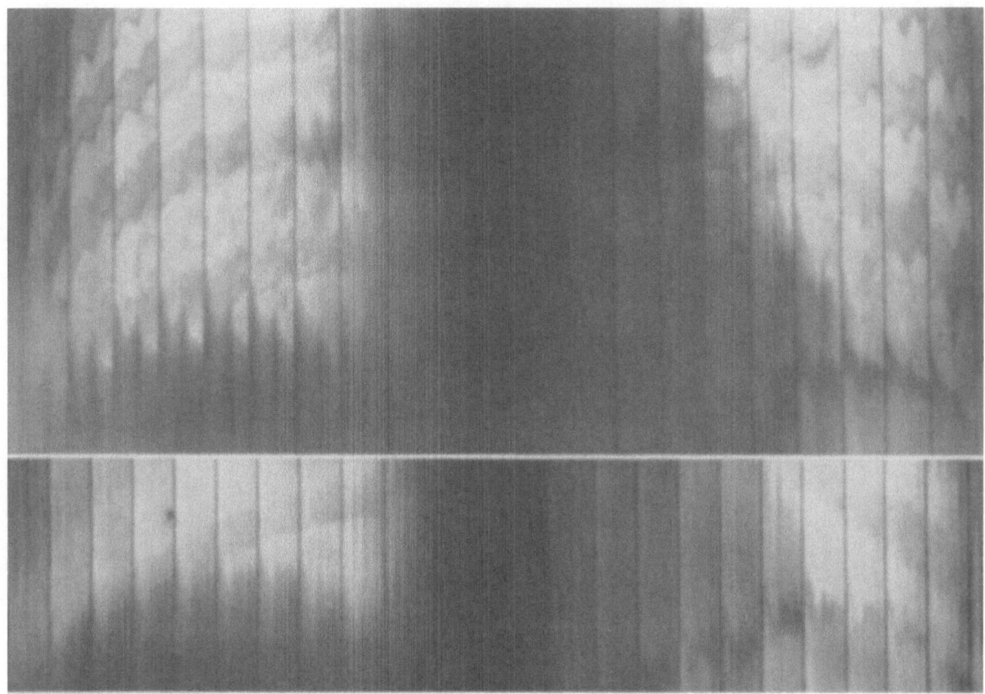

Abb. 181. Beginnende Zwerchfellparese links bei mediastinaler Lymphogranulomatose (s. Text)

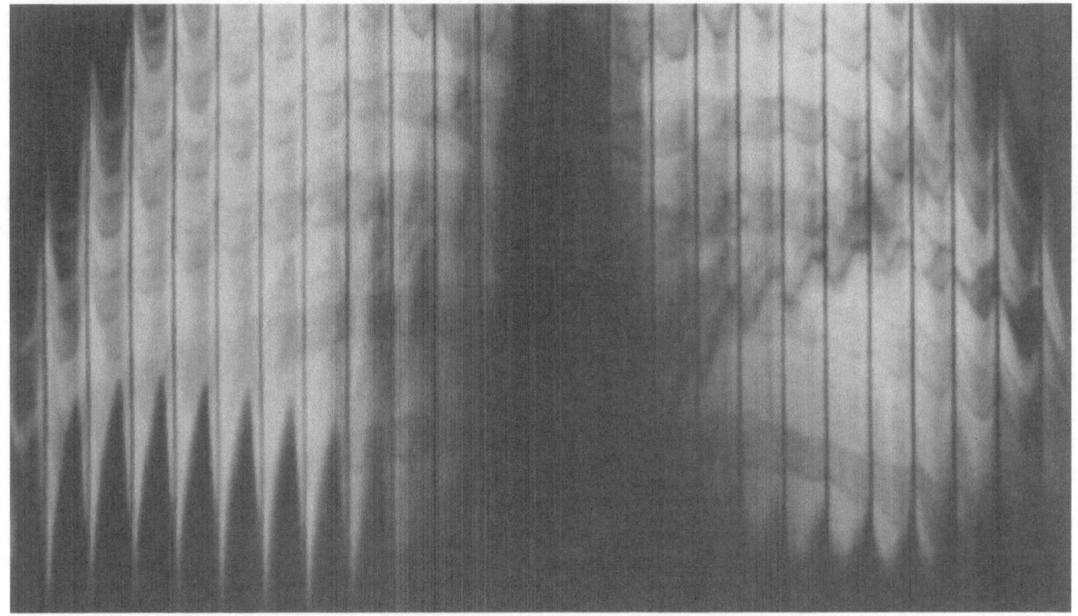

Abb. 182. Zwerchfellparese bei pleuroperikardialer Mediastinalschwiele (Hochstand, verkleinerte und zeitlich versetzte Bewegung links)

mentellen Befunden, welche die Entwicklung von Lähmungen an anderen peripheren Nerven betreffen. GASSER und ERLANGER haben nachgewiesen, daß die dickeren Nervenfasern leichter einer Kompression erliegen als die dünnen Fasern (im Kälteversuch ist es umgekehrt); da der Phrenicus recht verschieden dicke Fasern aufweist, wird er bei

einer Tumorkompression schon deshalb nicht schlagartig in allen Faseranteilen ausgeschaltet werden. Wird der Nerv in die Tumormasse „eingebacken", so kann er tumorös
infiltriert und so zerstört werden, daß er im Geschwulstgewebe nicht mehr auffindbar
wird; die Kontinuität kann in anderen Fällen aber unter Verschmälerung durchaus

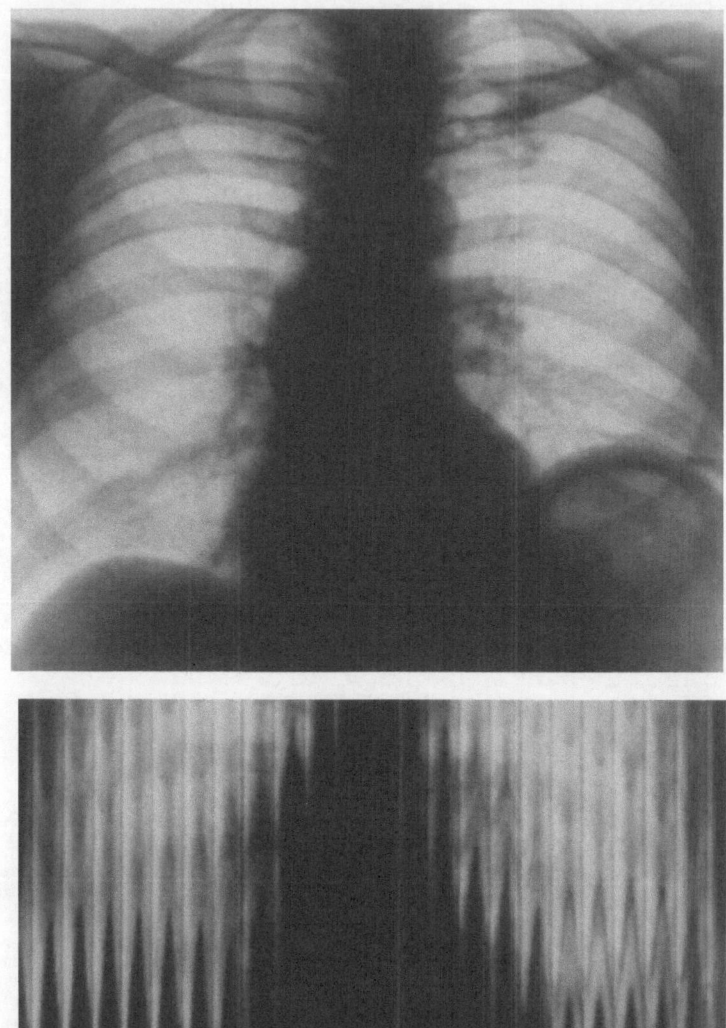

Abb. 183a. Zwerchfellparese nach Thoraxschußverletzung (Hochstand und verkleinerte Bewegung der linken
Zwerchfellhälfte mit Plattenatelektase in der Lungenbasis und Mediastinalwanderung)

erhalten bleiben, wobei die funktionelle Integrität einzelner oder zahlreicher Fasern unterstellt werden kann. Ein Beispiel für eine derartige inkomplette tumoröse Nervendegene-
ration gibt Abb. 178 wieder. Schließlich kann auch auf die gar nicht seltenen Beobachtungen verwiesen werden, wo unter der Bestrahlung oder nach der Operation eines kompri-
mierenden Lungen- oder Mediastinaltumors sich die Zeichen einer Zwerchfellähmung
teilweise oder ganz zurückbilden oder die Entwicklung einer kompletten Zwerchfell-

paralyse trotz bereits bestehender geringer diaphragmaler Stellungs- und Bewegungsabweichungen (Parese) für längere Zeit hinausgezögert wird. In all diesen Fällen erscheint
es nicht angängig, eine komplette Lähmung anzunehmen. Wenn auch experimentell die
Erzeugung einer Phrenicusparese nicht gelungen ist — HITZENBERGER vermerkt mit
Recht, daß die Versuche von FELIX in dieser Frage verfehlt sind, weil nach sukzessiver
Durchtrennung der einzelnen Phrenicuswurzeln nicht eine hemidiaphragmale Parese,
sondern nur eine komplette Lähmung umschriebener Teile des Zwerchfells erwartet werden
darf —, so kann doch klinisch wie röntgenologisch recht oft von einer Halbseitenparese
gesprochen werden.

Die Röntgensemiologie der einseitigen Zwerchfellparese entspricht sehr genau dem
zitierten theoretischen Postulat von HITZENBERGER. So zeigt Abb. 179 bei einem Fall
von Bronchialcarcinom links mit Mediastinal-
metastasen einen geringen Zwerchfellhochstand
mit verkleinerter Amplitude und zeitlich ver-
setzter Bewegung. Beide Bewegungsanomalien
betreffen die linke Zwerchfellhälfte gleichmäßig;
die im Kymogramm außerdem noch erkennbare
Plattenatelektase in der linken Lungenbasis stellt
ein weiteres Zeichen der diaphragmalen Bewegungsstörung dar. Bei dem rechtsseitigen Hilustumor der Abb. 180 — gleichfalls ohne Symptome
einer Bronchostenose — ist das rechte Zwerchfell
höher gestellt und seine Bewegungsausschläge
sind verkleinert; der Bewegungsablauf ist gering
versetzt, da sich in beiden Atmungsphasen eine
initiale Paradoxie andeutet. Die paretische Erschlaffung drückt sich außerdem in einer herz-
systolischen Zackenüberlagerung aus, und schließlich kann die deutliche inspiratorische Mittelfellwanderung zur gesunden Seite hier als weiteres
Lähmungszeichen gewertet werden.

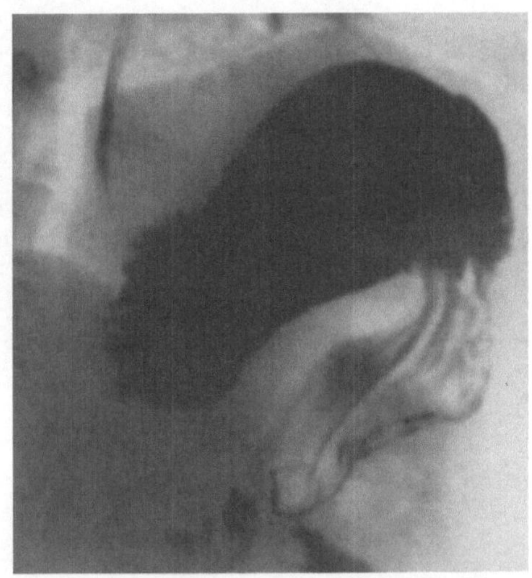

Abb. 183 b. Gleicher Fall. Magenvolvulus bei
paretischem Zwerchfellhochstand

Geringer, aber doch schon charakteristisch sind die Zeichen der Parese bei dem
lymphogranulomatösen Mediastinaltumor der Abb. 181. Die linke Zwerchfellhälfte ist
niveaugleich mit der rechten, also leicht hochgestellt. Bei tiefer Atmung (oberer Bildteil)
deutet sich links eine diaphragmale Mehrtaktbewegung mit gerade erkennbarer zeitlicher
Versetzung der eingeschalteten exspiratorischen Zwischenzacke an; im Schnupfkymogramm (unterer Bildteil) ist die Zahl der Bewegungszacken beiderseits zwar gleich, die
zeitliche Versetzung aber noch etwas deutlicher. Beide Atemproben zeigen links eine
verminderte Bewegungsamplitude an.

Eine Zwerchfellparese nach inkompletter Perikardektomie eines Panzerherzens liegt
im nächsten Fall vor, der als Beispiel für die Phrenicusschädigung durch den Zug einer
pleuroperikardialen Mediastinalverschwartung wiedergegeben wird; eine direkte operative
Phrenicusläsion kann in ähnlichen Fällen naturgemäß nicht immer ausgeschlossen werden.
Hier ist das Zwerchfell links mehr als handbreit höhergestellt, seine Atemamplitude
ist verkleinert. Die Analyse der zugehörigen Kymogramme (Abb. 182) ergibt außerdem
eine zeitliche Versetzung der Zwerchfellatmung auf der paretischen Seite dergestalt,
daß wiederum zu Beginn der Inspiration und der Exspiration eine kurze paradoxe Gegen-
bewegung erfolgt. Da eine adhäsive Zwerchfellfixation hier fehlt, kann diese Bewegungs-
anomalie nur mit einer inkompletten Lähmung der ganzen linken Zwerchfellhälfte
(Pseudoparadoxie) erklärt werden. Derartige Befunde sind nach traumatischer oder
exsudativer Mediastinalverschwielung gar nicht so selten und immer dann auf eine
Phrenicusalteration zu beziehen, wenn costopleurale Zwerchfellverschwartungen fehlen.
Aus dem gleichen Grund muß auch der linksseitige Zwerchfellhochstand der Abb. 183 a

als Parese angesehen werden. Die große basale Plattenatelektase oberhalb des nicht
lateral fixierten Zwerchfells kann als indirektes Zeichen der Bewegungsstörung gelten,
dem sich im Atmungskymogramm eine Verkleinerung der Bewegungsamplitude und eine
inspiratorische Mittelfellwanderung zur gesunden Seite als direkte Zeichen hinzugesellen.
Die Verlagerung des Magens (Abb. 183 b) unter dem in allen Partien relaxierten Zwerchfell

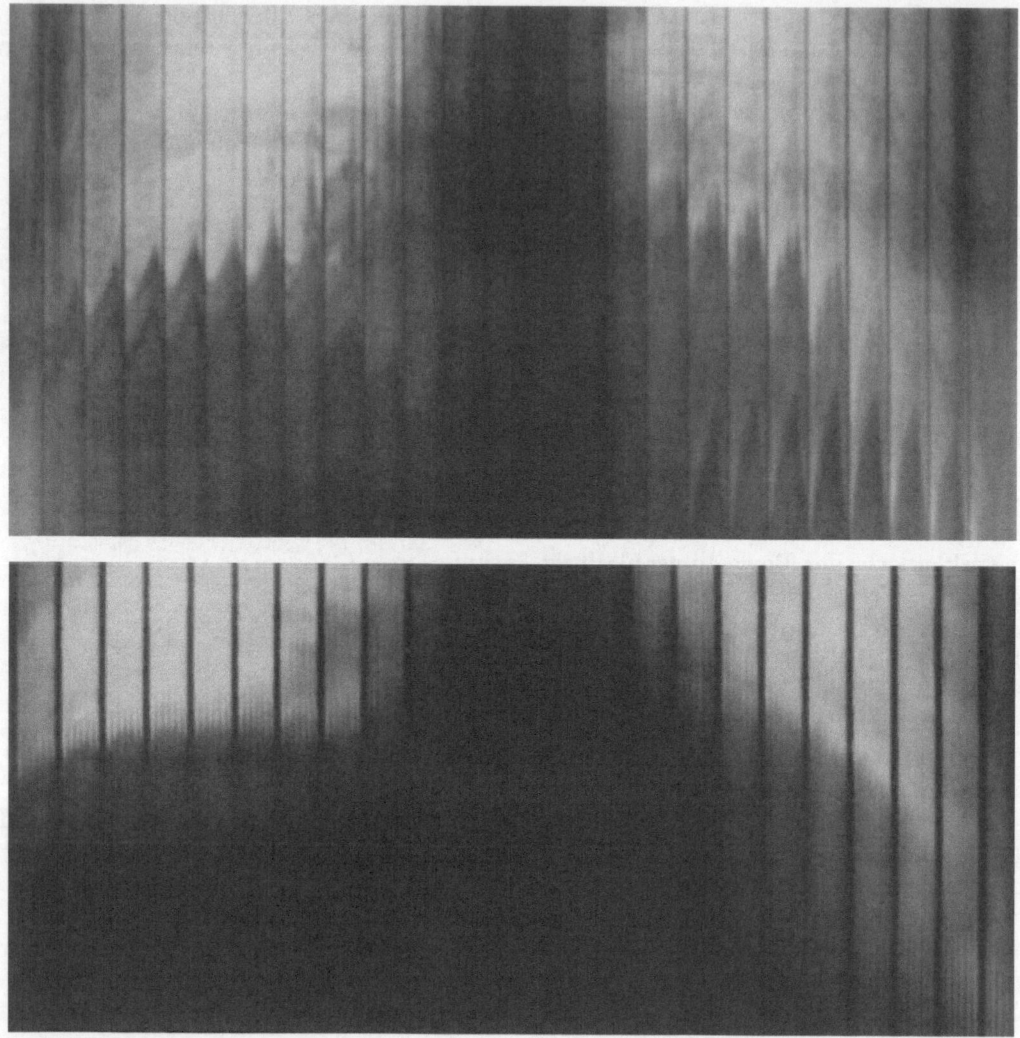

Abb. 184. Rechtsseitige Zwerchfellparese nach schwerer Rumpfkontusion, s. Text

entspricht ganz den Befunden, wie sie bei den höhergradigen Zwerchfellerschlaffungen gut
bekannt und noch zu erörtern sind.

Für eine Parese typisch ist auch der folgende Fall, wo es sich um einen Zustand nach
schwerer Kontusion der rechten Rumpfseite handelt. Die rechte Zwerchfellhälfte ist
hochgestellt und erscheint weniger gewölbt. Bei forcierter Atmung ist ihre Amplitude
stark verringert und das Mittelfell wandert zur gesunden Seite (Abb. 184, obere Hälfte).
Sprechen diese Zeichen bereits für eine Zwerchfellähmung, so wird die Diagnose der
traumatischen Parese gesichert durch das Schnupfkymogramm (unterer Teil der Abb. 184).
Beiderseits sind fünf Exspirationszacken sichtbar, die jedoch rechts nicht nur kleiner,
sondern auch stark versetzt, fast paradox gegenüber der linken Seite erscheinen, wie am
links größeren Abstand der ersten aufwärts gerichteten Zacke vom Rasterrand erkennbar
ist. Es sei dahingestellt, ob hier eine „direkte" bzw. muskuläre Parese des Zwerchfells

durch eine traumatische diaphragmale Pleuritis vorliegt — was drei Monate nach dem Unfall wenig wahrscheinlich ist — oder ob eine indirekte bzw. neurogene Parese infolge Phrenicusläsion besteht. Zum andern kann diese Beobachtung als Beispiel für die Schwierigkeit dienen, den Begriff der hemidiaphragmalen Parese immer eindeutig gegen eine paralytische Zwerchfellalteration abzugrenzen. Es ist fast Geschmackssache, ob man bei so deutlichem Hochstand, erheblicher Reduktion der Bewegungsamplitude und fast echter Bewegungsparadoxie noch von einer Parese oder schon von einer Paralyse spricht. Jedenfalls können alle hier aufgezählten Zwerchfellzeichen auch bei der sog. Relaxation oder bei einer lang dauernden und sicher mit starker muskulärer Atrophie einhergehenden Zwerchfellähmung in völlig gleicher Weise vorgefunden werden, selbst wenn ihre Irreversibilität sie dann als Zeichen der Paralyse erweist. Damit wird nur unterstrichen, daß bei der Zwerchfellähmung einer Differenzierung bleibende Grenzen dadurch gesetzt sind, daß sich Parese und Paralyse nur graduell in ihrer Röntgensemiologie unterscheiden. Der Hinweis, daß die paradoxe Schleuderung mitunter viel ausgesprochener ist, wenn die ursächliche Schädigung über Jahre zurückliegt, betrifft nur einen Teil der Zwerchfellähmungen (DAHM) und hilft vor allem dort nicht weiter, wo der Zwerchfellhochstand sehr stark ist und Übergänge zur sog. hemidiaphragmalen Relaxation mit erheblicher Überdehnung und Verdünnung des Zwerchfells anzunehmen sind.

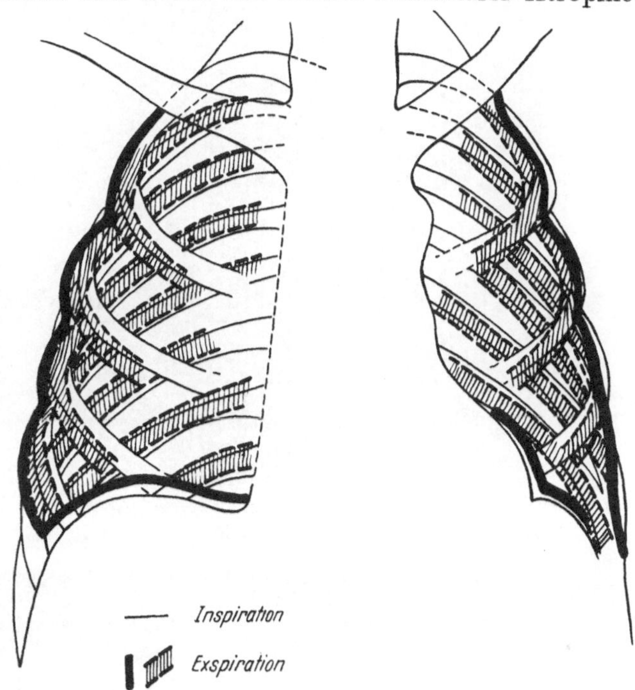

Abb. 185a. Parese der Intercostalmuskeln und der linken Zwerchfellhälfte bei Poliomyelitis (Aufnahmen in Inspiration und Exspiration übereinander kopiert)

Außer den Paresen durch periphere Muskel- oder Nervenschädigungen werden auch inkomplette spinale Lähmungen beobachtet. Sie sind nach Poliomyelitis häufiger als komplette Halbseitenparalysen, die mit dem Leben im allgemeinen nicht vereinbar sind, weil fast immer gleichzeitig Lähmungen der costalen Atemmuskulatur und der Bauchdecken bestehen. Im Fall der Abb. 185 bestand mehrere Monate nach der Erkrankung eine Parese der Intercostalmuskulatur und der linken Zwerchfellhälfte, die nach langwöchiger Behandlung in der eisernen Lunge röntgenologisch untersucht werden konnte. Die Aufnahmen in tiefer Inspiration und tiefer Exspiration zeigten nur sehr geringe Differenzen, die aber doch deutlich zutage traten, wenn man die Bilder aufeinanderkopierte, wie Abb. 185a schematisch wiedergibt. Bei der Exspiration steht die linke Zwerchfellhälfte etwas tiefer als die rechte, bleibt aber inspiratorisch deutlich zurück; außerdem ist die Rippenbewegung merklich gestört. Die Anfertigung von Kymogrammen war aus klinischen Gründen zu diesem Krankheitstermin noch nicht möglich. Fünf Monate später hat sich das paretische Zwerchfell links sehr viel stärker hochgestellt und zeigt im Schnupfkymogramm verkleinerte, zeitlich versetzte bzw. fast paradoxe Ausschläge (Abb. 185b, oben). Bei tiefer Respiration ist diese pathologische Bewegung gleichfalls ausgesprochen, die Rippenbewegung noch beiderweits stark reduziert, eine Mittelfellwanderung tritt nicht ein (Abb. 185b, unten). Es kann kein Zweifel daran bestehen, daß hier eine langdauernde Parese der Intercostalmuskeln zusammen mit einer im Lauf der Beobachtungszeit zunehmenden Zwerchfellparese (und vielleicht schon

-paralyse) vorliegt, die in ihrem klinischen Verlauf und ihrer Röntgensemiologie zu
diesen wohl selten derart faßbaren Erscheinungen geführt hat. Im allgemeinen herrschen
als Folgen der Poliomyelitis indirekte Störungen der Zwerchfelltätigkeit durch eine

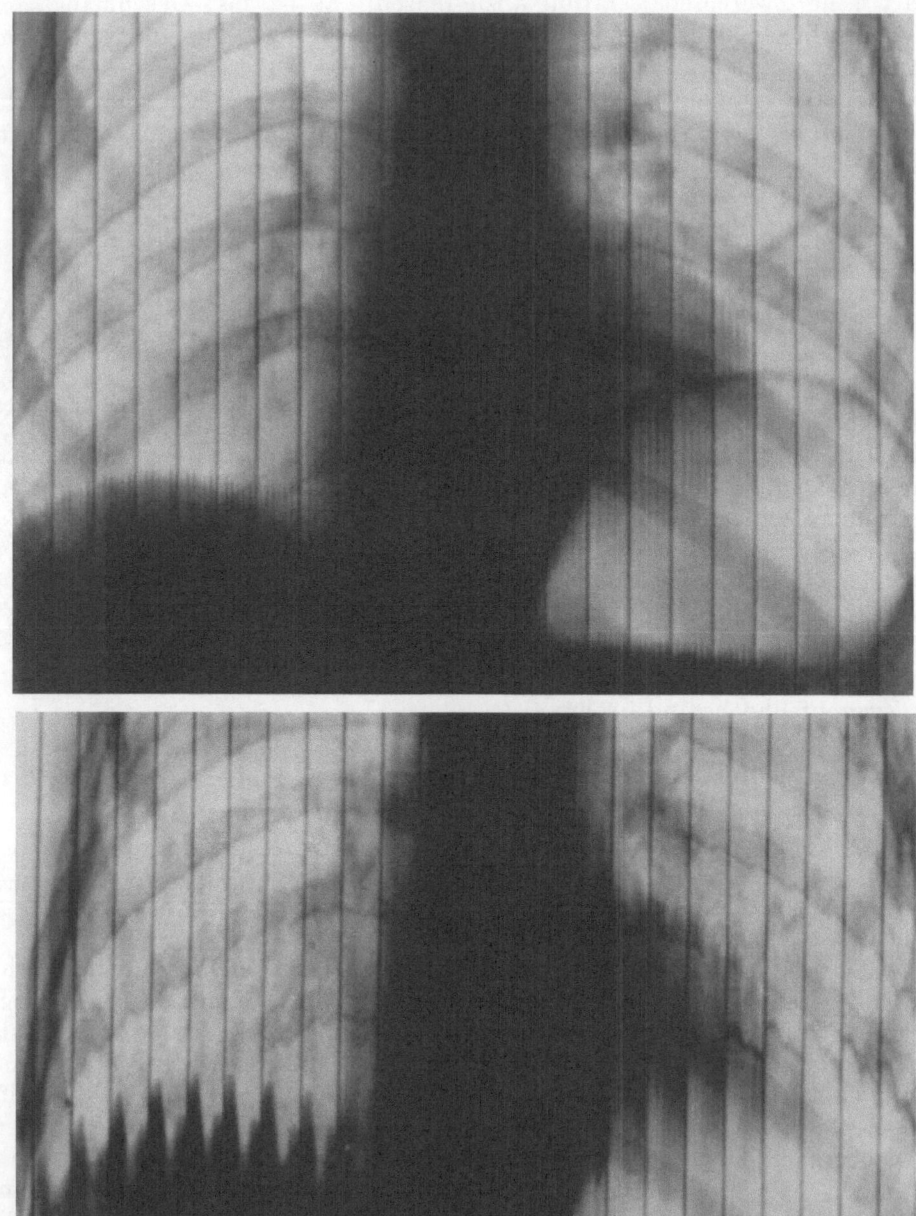

Abb. 185b. Gleicher Fall. 5 Monate später Zwerchfellhochstand stärker; Schnupfversuch und forcierte
Atmung: kleinere und paradoxe bzw. stark versetzte Zwerchfellbewegung links (Parese, fast schon Paralyse)

Bauchdeckenlähmung vor (DAHM). So fanden sich als poliomyelitische Lähmungsresiduen
im Fall der Abb. 186 klinisch eine Bauchdeckenparese und röntgenologisch eine Bewegungseinschränkung an der rechten Zwerchfellhälfte, wie sich an kleinen, etagenartig
übereinanderliegenden Plattenatelektasen in der Lungenbasis (in der Reproduktion nicht
erkennbar) und an der nach lateral abnehmenden diaphragmalen Bewegungsbreite
andeutet. Im Schnupfversuch ist dementsprechend der laterale Zwerchfellanteil rechts

in seiner Bewegung zeitlich versetzt, weil die Gegenwirkung zur costalen Respiration mangels normaler Bauchdeckenspannung abgeschwächt wird. Hier sind außerdem die Bewegungsverhältnisse dadurch kompliziert, daß eine links stärkere Intercostalparese

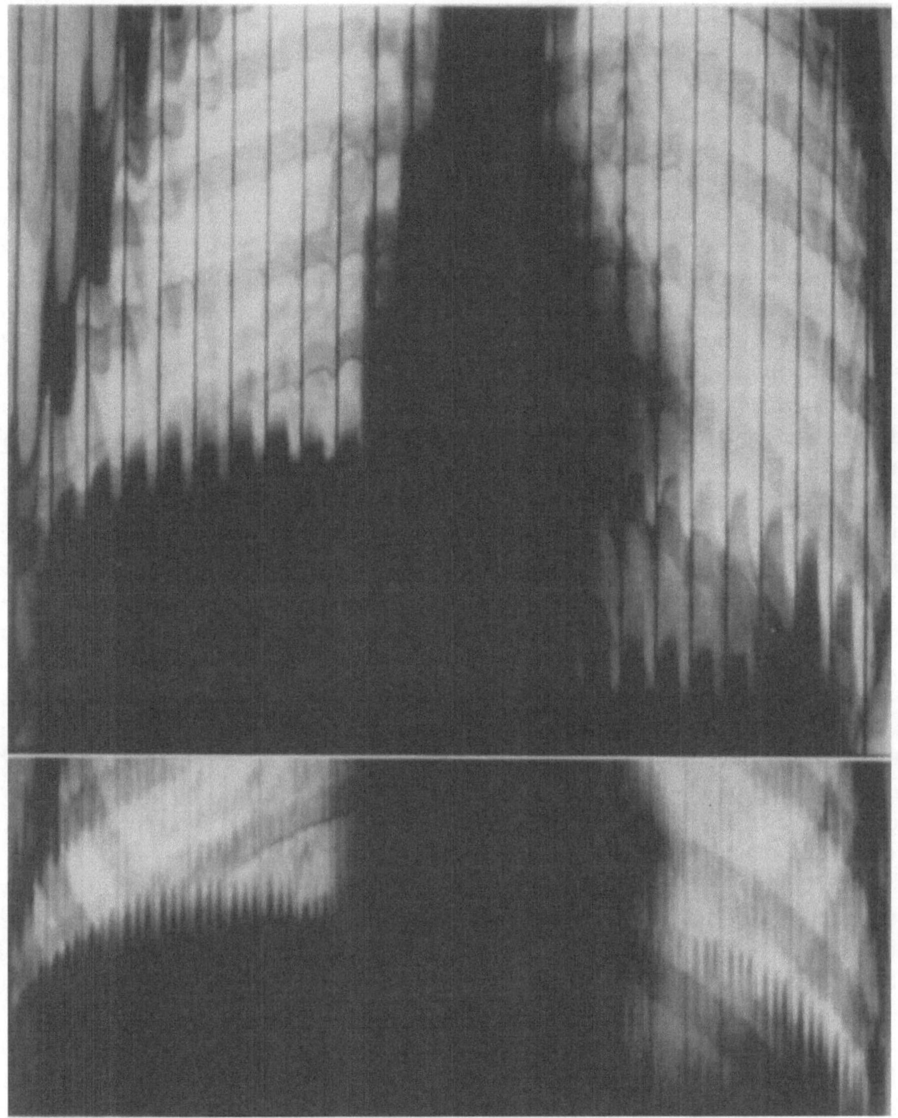

Abb. 186. Leichte Zwerchfellparese rechts lateral und beidseitige (links stärkere) Intercostal-Parese mit Bauchdeckenlähmung nach Poliomyelitis, s. Text

vorliegt; sie drückt sich röntgenologisch in einer Verkleinerung der linksseitigen Rippenhebung und einem Mittelfellwandern in die linke, costal weniger belüftete und diaphragmal unauffällige Seite aus.

3. Die sog. Relaxatio hemidiaphragmatica (totalis)

Die unter der Bezeichnung Zwerchfellrelaxation laufenden Zustände einer erheblichen Kontraktionsstörung mit hochgradiger Verdünnung und Hochstellung einer ganzen Zwerchfellhälfte umfassen ätiologisch recht verschiedenartige Prozesse mit klinisch und röntgenologisch allerdings weitgehend übereinstimmender Symptomatologie. Das pathogenetische Problem der Relaxation drückt sich schon in einer Vielzahl von Benennungen aus, die zum Teil ätiologische Ansichten, zum Teil klinische Symptome implizieren. PETIT und CRUVEILHIER nannten in der ersten Hälfte des 18. bzw. 19. Jahrhunderts den Zustand ,,Eventratio diaphragmatica''. LEICHTENSTERN sprach von ,,Zwerchfellhochstand'' (1874), KÖNIGER von ,,idiopathischem Hochstand'' (1909), FRANCK von ,,Zwerchfellinsuffizienz'' (1911), GIFFIN von einer ,,high position'' oder ,,elevation'' (1912); WIETING führte die Bezeichnung ,,Relaxatio diaphragmatica'' ein (1906), die sich allgemein durchgesetzt hat. DILLON hat dagegen eingewandt, daß der Begriff der Relaxation einen ursprünglich vorhandenen Tonus voraussetzt bzw. einen Verlust früherer Kontraktilität einschließt, obwohl WIETING den Zustand selbst für angeboren gehalten habe. Dieser Widerspruch löst sich auf, wenn die Relaxation als Folgezustand einer Phrenicusläsion aufgefaßt wird, die sowohl unter der Geburt wie im frühen Kindesalter oder noch später erworben sein kann. Diese Annahme hat alle Wahrscheinlichkeit für sich, wie vorweggenommen sei. Sie schließt nur die sehr seltenen Fälle von echter Mißbildung aus, wo eine ,,embryonale Zwerchfellrelaxation'' bei Fehlen des N. phrenicus oder bei fehlender bzw. rudimentärer Muskelbildung im Septum transversum vorliegt. Alle übrigen Zustände neurogener und muskulärer Degeneration können als postfetale Relaxationen bezeichnet und als erworben charakterisiert werden. Die Auffassung der Relaxation als eines Folgezustandes nach neurogener oder muskulärer Degeneration entspricht auch einem klinischen Bedürfnis, da die atrophische Erschlaffung und Hochstellung der betroffenen Zwerchfellhälfte im Spätstadium weder klinisch noch röntgenologisch von dem Befund der sog. idiopathischen s. kryptogenen Relaxation getrennt werden kann (SAUERBRUCH; BRUNNER; FELIX; REED und Mitarbeiter; WYNN-WILLIAMS). Aber auch die histologischen Untersuchungen, deren Ergebnisse von HITZENBERGER und v. MEYENBURG zusammengestellt sind, lassen zwei dieser Auffassung entsprechende Tatsachen klar erkennen. Einmal gibt es fließende Übergänge vom histologischen Bild der einfachen Atrophie nach Phrenicusläsion zum Bild der für die Relaxation als typisch angesehenen degenerativen Atrophie mit völligem Verlust von Muskelfasern und Sehnengewebe, wie in Anlehnung an v. MEYENBURG bereits ausgeführt ist und wie von zahlreichen Autoren bestätigt wurde. Zum andern hat sich bei allen genauer untersuchten Fällen von postembryonaler Relaxation eine Phrenicusschädigung umschriebenen oder diffusen Typs nachweisen lassen (HITZENBERGER, DILLON, FELIX, BRUNNER).

Für das Pathogeneseproblem spielen außerdem einige andere Tatsachen eine wichtige, wenn auch zum Teil umstrittene Rolle. So scheint es sicher, daß typische Relaxationen sich an einem Zwerchfell entwickeln können, das vorher normal und funktionstüchtig war (GRZAN); bei einigen dieser Fälle hat sich eine Ursache für die vorgefundene Nervenalteration nicht auffinden lassen. Zum andern wurde die totale Relaxation einer Zwerchfellhälfte früher praktisch ausschließlich links beobachtet. Entsprechende Befunde auf der rechten Seite wurden fehlgedeutet oder grundsätzlich aus dem Formenkreis der Relaxation ausgeschlossen (s. auch KATSCH und PICKERT). Noch HITZENBERGER statuierte, daß es eine echte rechtsseitige Relaxation nicht gäbe. Diese Annahme schien durch die tierexperimentellen Befunde von KURÉ und seiner Schule gestützt, nach denen sich eine Relaxation nur links und nur bei Ausschaltung des Phrenicus *und* des Sympathicus (Plexus coeliacus) hatte erzeugen lassen, so daß HITZENBERGER zu der Annahme neigte, die Relaxation entwickle sich beim Menschen nur dann, wenn die Phrenicusläsion zu einer bereits bestehenden Anomalie des Sympathicus hinzuträte. Diese Meinung steht jedoch in Widerspruch zu einer ganzen Reihe neuerer Beobachtungen, denen zufolge die rechtsseitige Zwerchfellrelaxation ebenso häufig ist (GRZAN, BINGHAM). Diese Befunde betreffen nicht nur die partielle Relaxation, wo vielleicht sogar die rechtsseitigen Teilerschlaffungen überwiegen, sondern auch die hemidiaphragmale Relaxation. GRZAN hat in Übereinstimmung mit WYNN-WILLIAMS u. a. darauf hingewiesen, daß die augenfälligeren Symptome der Halbseitenerschlaffung links dadurch gegeben sind, daß die zunehmend vergrößerte Magenblase und ausgeweitete Colonflexur das Zwerchfell ,,hochtreiben'' und den Befund unverhältnismäßig viel eindrucksvoller machen, als es die anatomischen Verhältnisse auf der rechten Seite zulassen. Trotzdem sind mehrfach Coloninterpositionen und andere Verlagerungen rechts unter dem Zwerchfell beobachtet worden — nicht nur bei gleichzeitigem Situs inversus —, denen ein gleichermaßen relaxiertes Hemidiaphragma mit den gleichen Funktionsstörungen auflag. Die relative Seltenheit der Relaxation im Kindesalter ist seit langem bekannt; auch dabei überwiegen die linksseitigen Befunde erheblich. Die Mitteilung über echte rechtsseitige Zwerchfellrelaxationen häufen sich jedoch in den letzten Jahren seit HITZENBERGERs strikt verneinender Auffassung (MORRIS; FELDMAN; NAYER; G. SCHMID; MONOHAN; MAGGI und Mitarbeiter; GUDBJERG; NAEF u. a.) und betreffen alle Altersklassen. Die Literaturübersicht ergibt an die 50 sichere und bioptisch-operativ oder autoptisch bestätigte Fälle. BECK und MOTSAY haben unter 15000 Routineuntersuchungen des Thorax 32 Fälle meist erheblicher „Eventrationen" beim Erwachsenen festgestellt; von 2500 untersuchten Neugeborenen hatten etwa 4% eine „Zwerchfellschwäche", die von geringer Hochstellung bis zu letal endender Respirationsinsuffizienz reichte und rechts meist klinisch schwerer erschien. KINZER und COOK fanden unter 400000 Thoraxuntersuchungen außer 30 linksseitigen auch fünf Relaxationen der rechten Zwerchfellseite, wovon bei drei Fällen eine Magen- und Dünndarminterposition bestand. Es darf unterstellt werden, daß die Zahl der rechtsseitigen Totalrelaxationen ohne Interposition, d. h. mit weniger auffälligem Röntgenbefund noch sehr viel höher ist. Ein Teil dieser Fälle besonders des angloamerikanischen Schrifttums konnte operativ gebessert werden. Es ist nach all dem nicht mehr angängig, die klinisch häufigere Festellung der linksseitigen Relaxation beim Erwachsenen als Ausdruck eines reellen Seitenverhältnisses zu werten und daraus weitgehende pathogenetische Theorien abzuleiten.

Eine Erklärung für die scheinbare Seitendifferenz in der Häufigkeit der totalen Relaxation, welche die pathogenetische Diskussion immer wieder stark belastet hat, ist kürzlich von BINGHAM gegeben worden; sie stützt unsere eigene Auffassung um so mehr, als sie von der auffallenden Tatsache ausgeht, daß beim Neugeborenen die allermeisten Relaxationen gerade rechts beobachtet werden. Diese zunächst überraschende Festellung, die im Gegensatz zu allen bisherigen Befunden beim Erwachsenen und älteren Kind steht, ist aber ebenso nur als scheinbare Seitendifferenz anzusehen. BINGHAM weist darauf hin, daß eine rechtsseitige Relaxation des Zwerchfells beim Neugeborenen klinisch sehr viel dramatischer in Erscheinung treten muß, weil die Mediastinalverdrängung durch ein solides Organ (Leber) sich stärker auswirkt und weniger leicht zu kompensieren ist als die Verdrängung von der anderen Seite her durch ein hochgetretenes Hohlorgan (Magen, Dickdarm). Nicht nur beim Erwachsenen, sondern auch beim Kind bleibt die linksseitige Relaxation bekanntlich meist über Jahre oder Jahrzehnte subjektiv unauffällig, bis sie als Zufallsbefund entdeckt wird; die rechtsseitige Relaxation dagegen führt nach BINGHAM entweder beim Neugeborenen zu erheblicher und klinisch nicht übersehbarer Respirationsstörung und überwiegt daher zahlenmäßig im pädiatrischen Beobachtungsmaterial — oder sie ist überhaupt sogleich tödlich. Das heißt mit anderen Worten, daß die numerische Prävalenz der rechtsseitigen Relaxation beim Neugeborenen und Kleinstkind ebenso wie die der linksseitigen beim Erwachsenen nicht reell, sondern vorgetäuscht ist. Die Häufigkeit ist für beide Seiten gleich, entsprechend der Annahme, daß es sich pathogenetisch bei praktisch allen Relaxationsfällen um neurogene Zwerchfellatrophien handelt. Geburtsraumen in und ohne Kombination mit ERBscher Lähmung müssen danach als ätiologischer Hauptfaktor gelten, was auch von vielen anderen früheren Untersuchern an Einzelfällen bereits nachgewiesen worden ist. Dem entspricht des weiteren die pädiatrische Erfahrung, daß viele kindliche (linksseitige) Zwerchfellrelaxationen noch weniger stark ausgeprägt sind als im allgemeinen beim Erwachsenen. Offenbar ist hier die konnatale Nervenschädigung nur inkomplett oder erst unvollkommen restituiert; Zeichen dafür sind geringgradige Hochstellung und nur angedeutete Bewegungsabweichungen, welche Zeichen in gleicher Weise zwanglos auf die wieder normal gewordene Innervation eines Teiles der diaphragmalen Muskulatur zu beziehen sind. Bleibt die frühkindlich traumatische oder degenerative Zwerchfellähmung komplett, so

muß als Spätstadium im Erwachsenenalter — aus den angeführten anatomischen
Voraussetzungen — ein stark verdünntes, hochgestelltes und überdehntes Zwerchfell
resultieren. Seine histologische Struktur ist infolge des frühen Eintritts der Paralyse
höchstgradig atrophisch verändert und mit den fakultativen Zeichen völliger Degeneration
dann identisch mit dem Bild der „idiopathischen" Relaxation, für die Abb. 187 ein typisches Beispiel wiedergibt. Damit wird die histologische Grundlage der von vielen als
willkürlich oder nicht genügend eindeutig betrachteten Unterscheidung (THOMA, v. MEYEN-
BURG u. a.) in die neurogene Zwerchfellähmung und die idiopathische Relaxation gegen-
standslos. Hinzugefügt sei, daß nach der für alle quergestreiften Muskeln gültigen Deh-
nungstheorie von TILMANN die Atrophie um so schneller eintritt und um so eher degenerativen Charakter erhält, je stärker die Dehnung ist, die der erschlaffte Muskel erfährt. Auch

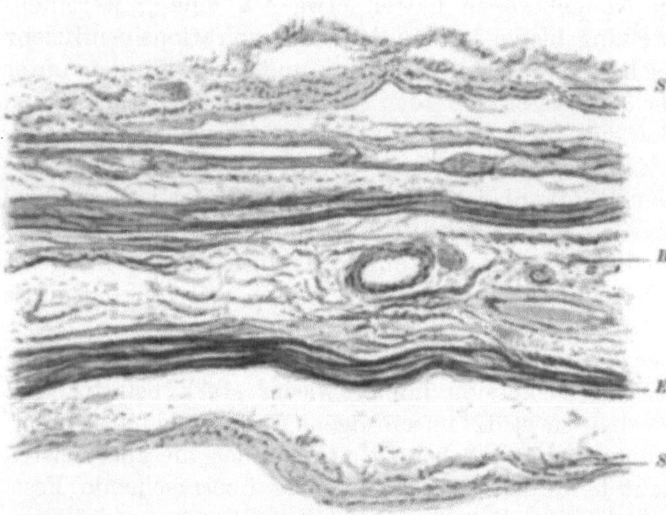

dies Moment spielt für die Verhältnisse im hypophrenischen
Raum links eine größere Rolle
als auf der Gegenseite — allerdings nur als konkurrierender
Faktor, nicht als allein ursächliche
Bedingung, wie im Gegensatz zur
Anschauung von HOFFMANN u. a.
noch erörtert werden muß.

Wenn nach dieser pathogenetischen Diskussion nun einige
„Relaxationen" demonstriert werden, die mit gleicher oder wahrscheinlich größerer Berechtigung
auch in dem Abschnitt über hemidiaphragmale (totale) Paralysen
dargestellt werden konnten, so

Abb. 187. Vollständiges Fehlen der diaphragmalen Muskulatur
bei Relaxatio diaphragmatica nach HITZENBERGER (*S* Serosae,
E elastische Substanz, *B* Bindegewebe)

geschieht dies aus dem Unvermö-
gen, hier anamnestisch die ursächliche Nervenlähmung verifizieren
zu können, sowie wegen der Be-
sonderheiten in der Kontraktionsstörung der Relaxation. Um auf die röntgenologische
Semiologie der hemidiaphragmalen Relaxation oder paralytischen Spätzustände überzugehen, so sei vorausgeschickt, daß im folgenden nur linksseitige Fälle demonstriert werden;
gesicherte Relaxationen der ganzen rechten Zwerchfellhälfte ohne anamnestisch-klinisch
nachweisbare Ursache, wie es dem alten Begriff der „idiopathischen Relaxation" entspricht, fehlen hier. Aus den eingangs erörterten Gründen sind die auch als Relaxation
anzusprechenden Fälle von wahrscheinlich radikulärer oder jahrzehntelang bestehender
artefizieller, peripher-neurogener Paralyse des rechten Hemidiaphragma (vgl. Abb. 175
und 176) bereits früher abgehandelt.

Was zunächst den Zwerchfellstand anbelangt, so zeigt Abb. 188, daß die linke Zwerchfellhälfte ganz gleichmäßig hochgestellt ist. Das Herz ist leicht nach rechts verdrängt,
die Magenblase vergrößert, der Magen unter Achsendrehung der ganzen medial-ventralen
Zwerchfellunterfläche angelegt. Das ist allgemeine Regel, weil zur Ausfüllung des vergrößerten Hypophrenium der nachgiebige, gut bewegliche und „dehnungsfähige Magen
am geeignetsten" ist (HITZENBERGER). Die Atembewegung ist hier paradox, wie es — im
Gegensatz zu höhergradigen Relaxationen — bei weniger ausgeprägten Formen häufiger
vorkommt.

In anderen Fällen ist der Zwerchfellhochstand stärker und führt im Liegen oft zu einer
„Eventration" des Magens bis in Höhe des Aortenknopfes; im Stehen läßt sich nicht
selten ein Magenvolvulus erkennen wie in Abb. 188 und ähnlich wie bei der Zwerchfellparese von Abb. 183b, oder noch stärker ausgeprägt. Das erschlaffte Zwerchfell spannt

sich dann über dem in mehrere spiegelbildende Abschnitte unterteilten Magen mit vergrößerter Fornixblase als nirgends unterbrochene, stufenlose Grenzlinie zum Thoraxraum
aus. Dieser Befund gilt seit langer Zeit als eines der wichtigsten differentialdiagnostischen
Kriterien gegenüber der Zwerchfellhernie bzw. dem Prolaps, kann aber auch irreführen
wie anfangs bei dem traumatischen Magenvorfall der Abb. 145. Eine Doppelbogenbildung
in der Frontalansicht entspricht dabei einer verschieden starken Dehnung der einzelnen,
nach oben involvierten Fundus- und Kardiaanteile, die je nach Strahlengang dann
Niveaudifferenzen der zugehörigen Zwerchfellabschnitte bedingen (ASSMANN, HITZEN-
BERGER). Solche Bilder zeigen als einen für diesen Typ der Magenverlagerung charakteristischen Verlauf, daß der Oesophagus tief einmündet, der Magen gedreht und die
Pylorusregion vorn oben links gelegen ist. Diese Abknickung der unteren Speiseröhre

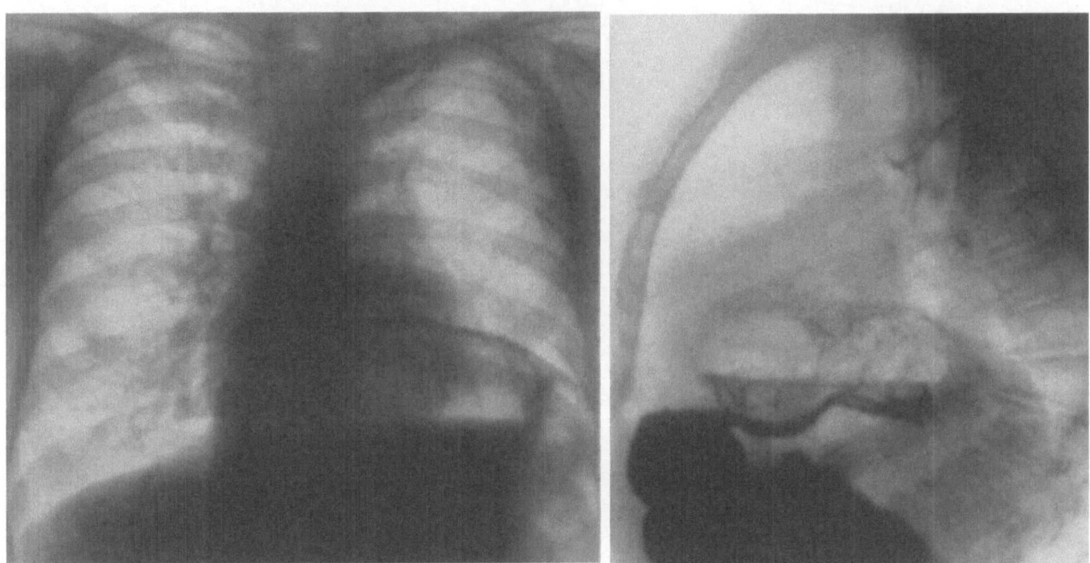

Abb. 188. „Idiopathische" Zwerchfellrelaxation links mit Magenvolvulus

kann zu einem Ventilverschluß führen (BAETGE) und die fast obligate Repulsionsinsuffi-
zienz solcher Fälle erklären; die sog. Dysphagia paradoxa (LEICHTENSTERN) ist weniger
häufig. Die Unmöglichkeit, zu erbrechen oder aufzustoßen, ist im Zusammenhang mit
der Caudalverlagerung der Kardia eine wichtige Vorbedingung für die zunehmende
Ausdehnung der Magenblase, die nicht nur zu erheblichen Herzsensationen (ROEMHELD,
SIEBERT) bis zur anginösen Herzangst, sondern schließlich indirekt auch zum Bild des
akuten Magenvolvulus oder der Incarceration durch Magentorsion führen kann (BERG-
MANN; KATSCH und PICKERT; SCHNEIDER). Es läßt sich eine ganze Skala der relaxations-
und lähmungsbedingten Magenverlagerungen aufstellen, die vom „einfachen" Kaskaden-
magen bis zum Volvulus reicht (VOGT). Ein Überblick über das gesamte Schrifttum des
Magenvolvulus ergibt, daß die Relaxation mindestens zu einem Achtel, wahrscheinlich
aber noch sehr viel häufiger die Ursache für eine hochgradige vordere idiopathische
Magenverwälzung abgibt (SONNTAG).

Den Extremfall der möglichen Organverlagerungen im Raum unterhalb der relaxierten
linken Zwerchfellhälfte stellt die totale Inversion des Magens dar. Dafür liefert der
nächste Fall ein Beispiel, das gleichzeitig die subjektive Symptomarmut selbst hochgradiger Relaxationen widerspiegelt. Die Diagnose wurde hier erst gestellt, nachdem der
Patient ohne irgendwelche Beschwerden den Krieg als Infanterist mitgemacht hatte und
seit kurzer Zeit Magenschmerzen verspürte. Abb. 189a (oben) zeigt die saubere und
gleichmäßig gewölbte Kontur des relaxierten Zwerchfells an der Grenze des oberen
Lungenfeldes; das Herz ist kaum verlagert. Bei tiefer Exspiration tritt das Zwerchfell

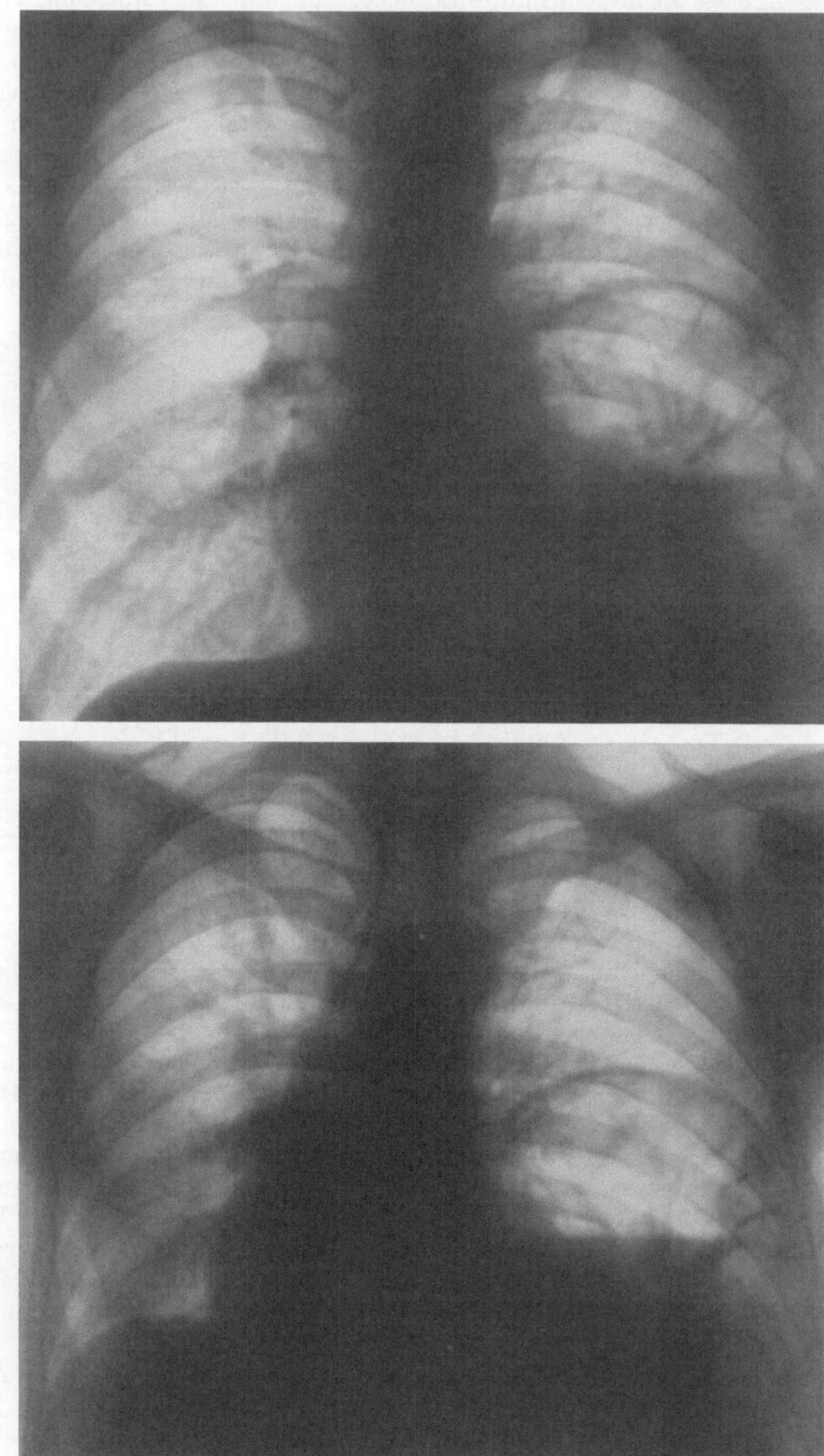

Abb. 189a. Hochgradige Relaxation links, in Inspirationsstellung (oben); bei tiefer Exspiration verkleinerte,
normalsinnige Zwerchfellbewegung links mit starker Herzverdrängung und passagerer Lungenstauung rechts
(unten)

links um einen halben Intercostalraum höher; die Herzverlagerung zur gesunden Seite
ist jedoch jetzt sehr viel stärker und bedingt dort eine passagere Lungenstauung, eher
durch Abknickung der venösen Herzzuflüsse (Abb. 189a, unten) als infolge des auf der
zwerchfellgesunden Seite exspiratorisch höheren Druckes. Im Seitenbild (Abb. 189b)
zeigt sich, daß der lumbale Zwerchfellabschnitt an der Relaxation nur geringen Anteil
nimmt. Wichtig ist, daß bei einer früheren auswärtigen Untersuchung (JUNG) die Mittelfellwanderung im Gegensatz zu unserem Befund inspiratorisch nach rechts, also zur
gesunden Seite hin erfolgte und die Zwerchfellbewegung bei tiefer Inspiration links
paradox war. Jetzt ist auch bei forcierter Atmung und beim Schnupfen nur eine Ver-

kleinerung der Amplitude am
hochgestellten Zwerchfell sichtbar, während die Bewegungsrichtung gleichsinnig mit der
gesunden Seite ist und das Mittelfell inspiratorisch zur kranken
Seite wandert (Abb. 189c). Diese
zeitliche Diskrepanz der funktionellen Untersuchungsbefunde bei
dem gleichen Patienten muß
deshalb besonders betont werden, weil der differentialdiagnostische Rang der nachweis-
lichen Bewegungsabweichungen
bei der Relaxation gegenüber der
Zwerchfellhernie nach wie vor
umstritten ist. Seit HERZ und
KIENBÖCK die Auffassung vertreten haben, daß paradoxe Bewegungen *nur* bei Zwerchfellhernien anzutreffen seien und die
Relaxation allenfalls zur exspiratorischen Beschleunigung der
Zwerchfellbewegung (Pseudoparadoxie) führe, haben außer Ass-
MANN auch DAHM u. a. darauf

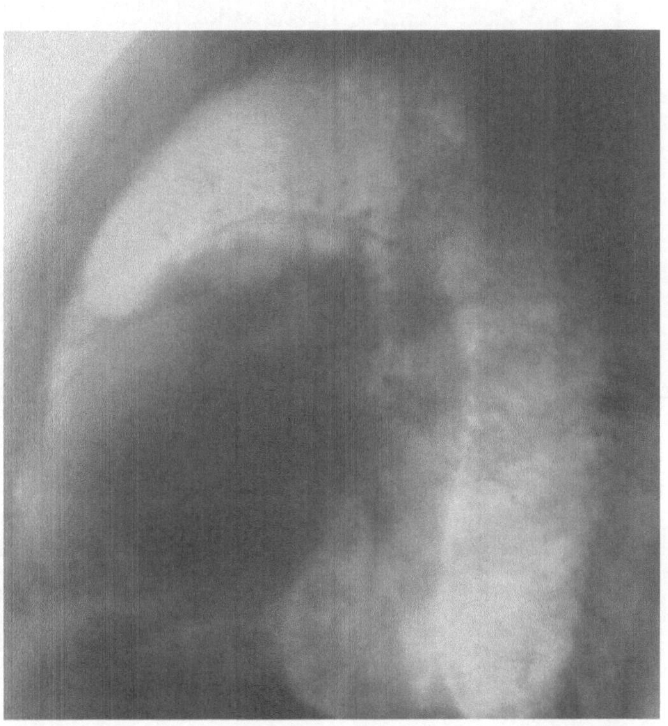

Abb. 189b. Gleicher Fall. Relaxation im lumbalen
Zwerchfellabschnitt geringer

hingewiesen, daß eine inspiratorische Hebung des relaxierten Zwerchfells sehr wohl vorkommt, und HITZENBERGER hat festgestellt, daß — ähnlich dem wechselnden Befund unseres Beispiels — eine Paradoxie bei ein und demselben Patienten vorhanden sein oder fehlen
kann. Offenbar erklärt sich diese Erscheinung aus einem Wechsel des Atemtypus, wie er vor
allem wohl durch den zeitlich wechselnden Füllungszustand der hypophrenischen Hohlorgane
gegeben ist. Die Paradoxie bedarf keiner besonderen dynamischen Erklärung, da sie die
Kontraktionsschwäche und den Tonusverlust des gelähmten und des „relaxierten" Zwerchfells ganz allgemein kennzeichnet. Normalsinnige inspiratorische Senkungen der relaxierten
Zwerchfellhälfte dagegen können zu anderer Zeit beim gleichen Patienten oder permanent
in anderen Fällen dann erscheinen, wenn infolge der Mitbewegung durch das gesunde Hemidiaphragma die kranke Seite eine medial andere Bewegung ausführt als lateral, also eine
Seitenverschiebung mitspielt. Diese Verhältnisse werden von der Größe der Magenblase
und dem Ausmaß der Flexurenblähung abhängig sein. Es kann jedenfalls daran festgehalten werden, daß das Ergebnis der Atemprüfung bei der Relaxation einer differentialdiagnostischen Beweiskraft gegenüber der Zwerchfellhernie ermangelt. Zwar wird häufiger
die Paradoxie fehlen, doch ist damit nicht mehr als ein gewisser Hinweis zur Abgrenzung
gegenüber den großen Hernien und Prolapsen gegeben; im übrigen ist schon im Kapitel
über die Zwerchfellhernien näher auf diese Differentialdiagnostik eingegangen worden.

Dieser Erörterung der Bewegungsphänomene sei der Befund von ASSMANN und HITZEN-
BERGER angefügt, daß sich am Leuchtschirm eine Überlagerung des relaxierten Zwerchfells

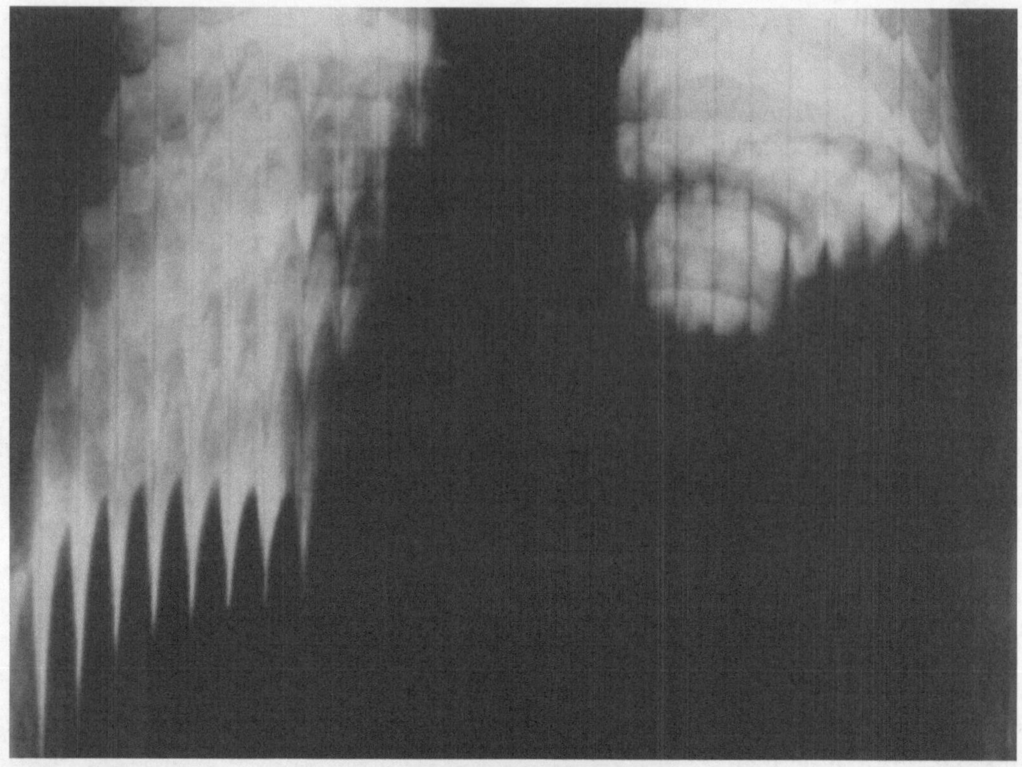

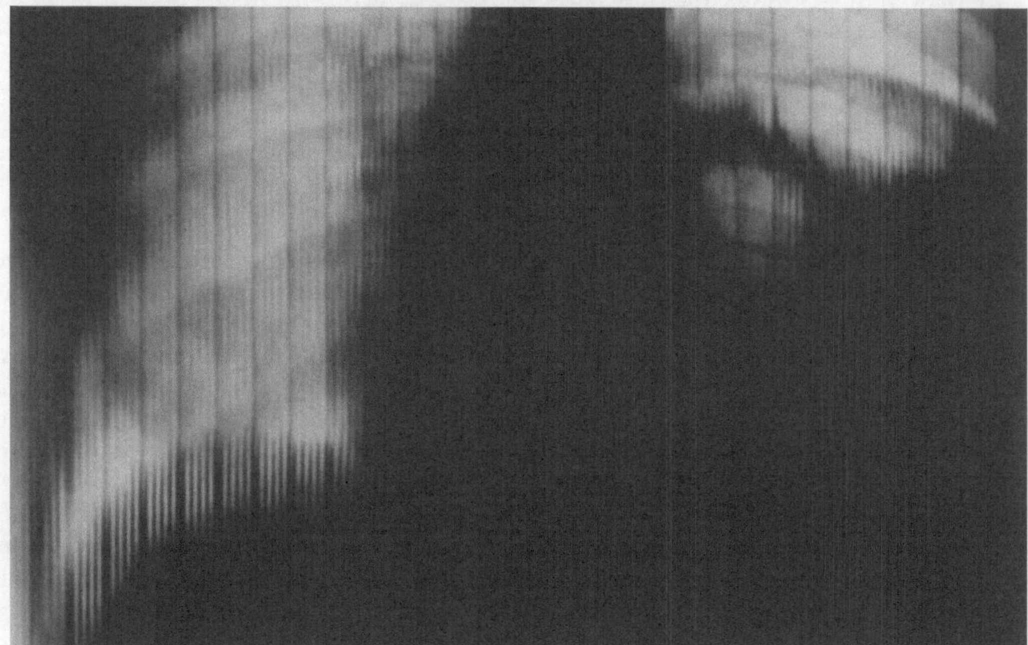

Abb. 189c. Gleicher Fall. Bei forcierter Atmung und im Schnupfversuch links kleine Bewegung, aber keine
Paradoxie! Inspiratorische Mittelfellwanderung zur kranken Seite

durch die Magenperistaltik beobachten läßt, die zeitlich von lateral nach medial abläuft
und von DAHM kymographisch festgehalten worden ist. Diese Feststellung läßt sich noch

durch die Beobachtung ergänzen, daß auch die Herzaktion sich in aufgelagerten Systole-spitzen am relaxierten und paralytischen Zwerchfell ausdrückt (vgl. Abb. 174).

Eine Interpretation der Abb. 189d möge die Wiedergabe von Relaxationsbeispielen abschließen. Hier hat der Magen eine totale Inversion um 180⁰ erfahren, wie sie auch für die im Liegen extremen Grade der Zwerchfellrelaxation sehr selten ist; gleichzeitig stellt sich ein Ulcus an „typischer" Stelle als Faltenstern dar, womit die Beschwerden des Kranken erklärt werden. Nach ROSENFELD und PECK u. WEBER ist diese „mit der Relaxation angeborene" Ma-genverlagerung im ganzen bisher nur in sechs Fällen be-obachtet worden. Es verdient erwähnt zu werden, daß dabei fast immer eine normale Ma-genfunktion mit regelrechter Verweildauer erhalten ist; das gleiche trifft für diesen eigenen Fall von totaler Inversion bei Zwerchfellrelaxation zu.

Damit sind wir wieder auf die Frage zurückgeführt, in-wieweit sich die Relaxation und die Magenverlagerung und -umformung wechselseitig bedingen. Die im vorigen wiedergegebenen Beispiele de-monstrieren bereits, daß das Ausmaß der Zwerchfellre-xation dem Grad der Magen-veränderungen nicht immer adäquat ist. Zwar läßt sich eine Stufenleiter von „ein-facher" Kaskadenbildung bis zum hochgradigen Volvulus oder sogar der Inversion auf-stellen, doch zeigt die Erfah-rung, daß der höhere Zwerch-fellstand des einen Falls mit geringerer Magenalteration verbunden sein kann als der tiefere Stand in anderen Fällen. Die Ausweitung des oberen Magenanteils wechselt außer-

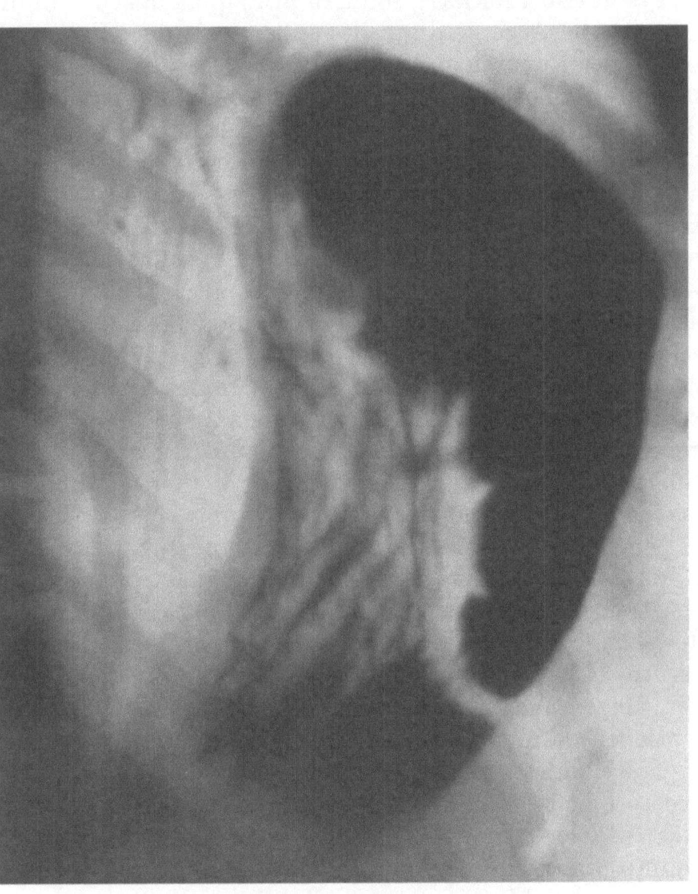

Abb. 189d. Gleicher Fall. Totale Mageninversion um 180⁰, mit Ulcus an der kleinen Kurvatur

dem je nach dem Ausmaß der simultanen Colonblähung und ist bei ein und demselben Patienten zu verschiedenen Zeiten verschieden stark. Schon diese Beobachtungen sollten zur Skepsis gegenüber der Meinung mahnen, die Relaxation sei pathogenetisch durch die Dehnung der Magenblase allein oder wesentlich bestimmt. Die alte Theorie HOFFMANNs (1905) vom Druck der „chronischen Magenblase" und von der „rudimentären Eventration" oder die Modifikation KALBFLEISCHs (1933) von der Magendilatation bei Pylorusstenose ist schon von HITZENBERGER mit dem Hinweis abgelehnt worden, daß noch aus keinem einzigen Fall von Pneumatosis ventriculi (Aerophagie) nachweislich eine Relaxation entstanden sei. DAHM hat hinzugefügt, daß ein noch so erheblicher Zwerchfellhochstand bei der Aerophagie in den Atemprüfungen doch stets normale Kontraktilitätsverhältnisse ergebe; gleiches ist an einzelnen Beispielen von uns früher dargestellt. Wenn von den sehr seltenen Fällen einer „embryonalen Relaxation" mit meist gleichzeitig vorhandenen Ent-wicklungsanomalien der Intestinalorgane infolge inkompletter Drehung des Darmrohres oder mit einer Lungenlappenagenesie abgesehen wird, so muß als sicher angenommen werden, daß sich im Gefolge der postfetalen Zwerchfellrelaxation eine Verlagerung des Magens einstellt, die nach mehr oder minder langer Zeit zur Ausweitung der kranialen Magenabschnitte dadurch führt, daß der Magen den vergrößerten Raum unter dem Zwerchfell ausfüllt und aus topographischen und funktionellen Gründen sich die physiologische Magenblase zur pathologisch großen Luftansammlung entwickelt. Die Annahme eines umgekehrten Kausalzusammenhangs im Sinne HOFFMANNs ist nicht nur unbefriedigend (KATSCH und PICKERT), sondern prinzipiell falsch. An dieser Feststellung können auch so gewaltsame Argumente nichts ändern wie der Hinweis, in einem stark gedehnten Magen mit hypertrophischer Muskulatur bzw. im luftgeblähten Dickdarm könne der Innendruck mehrere Atmosphären betragen (REICH); eine entsprechende Auswirkung dieses Binnendrucks auf ein supraventrikulär angelagertes Organ wie das Zwerchfell zu folgern, ist ebenso absurd wie zu glauben, daß ein prall gefüllter Automobilreifen einen stetigen Druck auf ein darauf gelegtes Stück Papier ausübe. Natürlich spielt die Magenblase bei der Relaxation eine gewisse Rolle, die darin besteht, daß in der Entwicklung des Zwerchfellhochstandes ein circulus vitiosus entsteht; eine Zunahme der Relaxation bedingt auch eine Zunahme der Magenabwinkelung, die einer zunehmenden Erschwerung der Luftentleerung aus der Kardia wie auch in den Dünndarm gleichzusetzen ist. Zum andern ist es wahrscheinlich, daß gerade auch die Anfangsstadien der Relaxation bzw. der muskulären Atrophie durch Überdehnung beschleunigt werden können (TILMANN). Die Aufhängevorrichtung des Magens ist naturgemäß bei frühkindlicher Entstehung der Relaxation gleichfalls erheblich verändert (ACUÑA u. a.), was die Befunde einer wechselnden Gruppierung von Magen und Dickdarm unter dem Zwerchfell erklärt und auch verständlich machen kann, warum nach Rückbildung einer noch nicht lange bestehenden Lähmung der Magen trotz Tieferstellung des Zwerchfells wieder zum Bild des Volvulus zurückkehrt. BUCHTALA hat einen derartigen Fall von „Relaxation" mitgeteilt, wo nach Operation der ursächlichen Struma eine Tiefstellung des (paretischen) Zwerchfells erreicht wurde, die Magenverlagerung aber wieder eintrat.

An sekundären pathologischen Magenprozessen bei der Relaxation sind Kongestionen der Magenschleimhaut, venöse Thrombosen (LIAN und Mitarbeiter) und Ulcera beschrieben worden (KIENBÖCK, HITZENBERGER), also die gleichen Alterationen, wie sie als Folge anderer Magenverlagerungen und echter Eventrationen für die Magen-Zwerchfellprolapse und vor allem die Hiatushernien nicht selten beobachtet werden. Daß umgekehrt ulceröse oder tumoröse Magenprozesse eine Relaxation hervorrufen sollen (KALBFLEISCH, BUONO), ist kaum denkbar; selbst wenn sich bei gleichzeitiger peripylorischer, adhäsiver Fixation des Magenausgangs die Magendilatation vorzugsweise nach oben entwickelt, resultieren nur ähnliche Verhältnisse wie bei der Pneumatosis ventriculi. Die klinische Symptomatologie ist in solchen Fällen oft uncharakteristisch und wird erst beim Auftreten größerer Blutungen auffälliger. Die Diagnose des Magenulcus kann bei der Relaxation röntgenologisch ebenso schwierig wie beim Ulcus in einem prolabierten oder herniierten Magenabschnitt sein und ist gelegentlich trotz aller diagnostischen Sorgfalt erst bei der Operation zu stellen. Unser eigenes Beispiel mit dem Ulcus an der kleinen Kurvatur des total inversen Magens stellt klinisch und pathogenetisch aus mechanischen Gründen einen Sonderfall dar; es sei hinzugefügt, daß hier sechs Jahre später ein Rezidiv an gleicher Stelle mit callöser Umwandlung des bei der Erstuntersuchung frischen Geschwürs unter der üblichen internen Therapie gut gebessert werden konnte.

Von den anderen Abdominalorganen ist bei der linksseitigen Relaxation besonders der Dickdarm mitverlagert. Die linke Flexur erscheint meist lateral und ventral des vergrößerten kranialen Magenabschnitts, doch kann der Befund je nach Füllungsgrad der beiden Organe stark wechseln. Manchmal nimmt die linke Flexur „interpositionell" außer dem lateralen auch den medialen Abschnitt der Unterfläche des Zwerchfells ein, das sich dann extrem dünn darstellt oder ganz überlagert und nicht mehr sicher abgrenzbar ist. Abb. 190 demonstriert außer dem Dickenunterschied des Zwerchfellbogens über der

Magen- und Dickdarmwandung bei einer Atrophie nach Phrenicusexhairese (linke Bildhälfte) zum Vergleich auch einen solchen Interpositionsbefund bei einer Relaxation
(rechte Bildhälfte), wo ein Zwerchfellschatten nicht zu differenzieren ist und so eine
Zwerchfellhernie vorgetäuscht wird. Colon ascendens und transversum verlaufen oft
von rechts unten nach links oben, ohne daß sich die Leberflexur in typischer Weise darstellt. Funktionelle Dickdarmstörungen (Obstipation) fehlen dabei praktisch immer.
Die Interposition des Colon kann bei der rechtsseitigen Relaxation als die Regel angesehen
werden, während Magen oder Dünndarm als „Füllorgane" hier im allgemeinen keine
Rolle spielen (MAGGI und Mitarbeiter). Die gleiche Coloninterposition kommt bei der

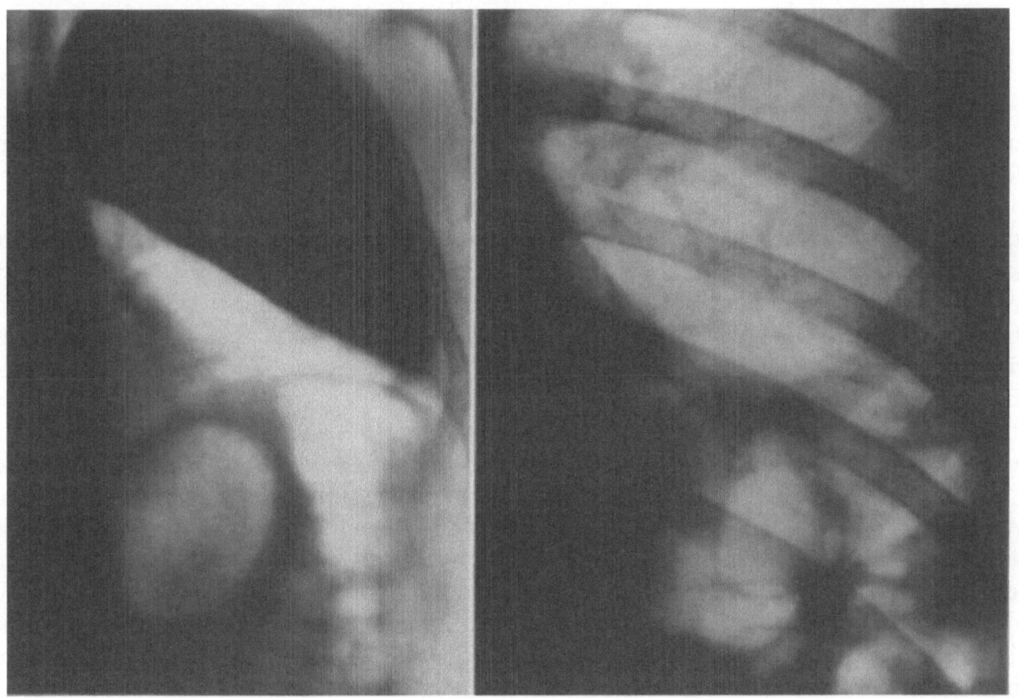

Abb. 190. Links: Magen- und Dickdarmlage bei Zwerchfellatrophie nach Phrenicusexhairese; Zwerchfell noch
mäßig dick. Rechts: Colon-„Interposition" mit hernienartiger Überlagerung des extrem dünnen Zwerchfells
bei einer Relaxation

Zwerchfellähmung nach chirurgischer Ausschaltung des rechten Phrenicus häufig vor
(SLAVIN). Nur wenn gleichzeitig ein Situs inversus abdominalis besteht, pflegen außer
dem Dickdarm auch der ähnlich vergrößerte Magen und der Dünndarm unter dem hochgestellten Zwerchfell rechts zu erscheinen (KINZER und COOK; NAYER). Ist nur der Magen
invers, die Lage der übrigen Bauchorgane aber regelrecht, dann kann ein klinisches Bild
resultieren, das mit einem Hydropneumothorax verwechselt wird, weil man an eine
rechtsseitige Relaxation gar nicht dachte (HARRIS und STIVELMAN; NAYER). Doch sind
alle derartigen Zustände ebenso wie die Kombination einer Relaxation mit einer hohen
Nierenektopie (BULGRIN und Mitarbeiter) außerordentlich selten und spielen praktisch
eine nur geringe Rolle. Überdies hat es den Anschein, als ob mehrfach zu Unrecht von
einer rechtsseitigen Relaxation beim Situs inversus gesprochen wird, in Wirklichkeit aber
nur eine Pneumatose des rechts gelegenen Magens ohne Kontraktionsstörung des Zwerchfells vorgelegen hat.

Dieser Abschnitt sei mit dem Hinweis abgeschlossen, daß unterdes eine ganze Reihe
operativer „Heilungen" oder Verbesserungen von Zwerchfellrelaxationen durch eine
Raffung, Duplikatur, Haut-, Fascien- oder Muskelplastik mitgeteilt sind (BRECHOT;
HARTL; MONAHAN; PENA-LOPEZ und Mitarbeiter; BOTREAU-ROUSSELL; DELOYERS und

17*

v. d. STRICHT; ARNHEIM; DELANNOY und Mitarbeiter; MICHAUD und Mitarbeiter; NEUMAN und Mitarbeiter; QUÉNU und Mitarbeiter, u. a.), nachdem SAUERBRUCH und FELIX die ersten chirurgischen Teilerfolge erzielen konnten. Die Ergebnisse sind aber aus naheliegenden Gründen lange Zeit unbefriedigend geblieben, so daß nur in den seltenen Fällen ein Operationsversuch angezeigt erschien, wo die Relaxation mit erheblicher Dyspnoe oder hochgradigen Herzsensationen verbunden ist oder wie beim Neugeborenen eine vitale Indikation — rechtsseitige Relaxation! — besteht (s. auch BINGHAM; NEUMAN und Mitarbeiter). In jüngster Zeit hat die chirurgische Therapie aber manche Dauerheilungen erreicht.

4. Partielle Relaxation (Paralyse und Parese)

Während die hemidiaphragmale (totale) Relaxation des Zwerchfells bis vor wenigen Jahren in der pathogenetischen, klinischen und röntgenologischen Diskussion eine dominierende Rolle spielte, hat die Relaxation nur eines umschriebenen Abschnitts einer Zwerchfellhälfte erst in den letzten Jahren zunehmende Beachtung erfahren. Sie ist, wie wir heute wissen, sehr viel häufiger als die totale Relaxation und betrifft die rechte und linke Seite gleich oft. Die Pathogenese dieser Sonderform der ,,Relaxatio diaphragmatica‘‘ entspricht sehr weitgehend den Entstehungsbedingungen der totalen Relaxation, nur daß es sich in den allermeisten Fällen um Zustände nach einer dissoziierten Lähmung handelt. Auch hier begegnet man einer nur vom Zwerchfellsymptom abgeleiteten Terminologie, da ganz allgemein dort von einer partiellen Relaxation gesprochen wird, wo eine Teilschädigung der Innervation peripher, radikulär oder spinal als erwiesene Ursache feststeht, pathogenetisch also der Begriff einer partiellen Lähmung (Paralyse oder Parese) mit circumscripter Erschlaffung und Atrophie an einer Zwerchfellhälfte eindeutiger wäre.

Wenn von den Fällen einer embryonalen Fehlentwicklung mit umschriebenem Mangel von Muskel- oder Sehnengewebe abgesehen wird, die eine große thorakale Zwerchfellausstülpung erfahren und ebenso auch als kongenitale echte Zwerchfellhernien zu bezeichnen oder den seltenen Fällen von Zwerchfelldivertikeln beizuordnen sind (VOGL und Mitarbeiter; SCHMIDT; SWOBODA und WOLF, u. a.), so bleiben unter der partiellen Relaxation alle jene Zustände zusammengefaßt, die durch eine fetale oder postfetale Schädigung einzelner Phrenicusanteile verursacht sind. Zentral bedingte Teilrelaxationen sind ebensowenig bekannt wie komplette zentrale Zwerchfellparalysen. Spinale Phrenicusalterationen sind mehrfach beobachtet, seit HITZENBERGER bei einer Patientin mit meningitischer Lues cerebrospinalis bei gleichzeitiger Parese des rechten Armes eine Teillähmung des medialen rechten Zwerchfellabschnitts beschrieb, die sich mit umschriebenem Hochstand und begrenzter paradoxer Bewegung röntgenologisch eindeutig darstellte. GRÄVINGHOFF hat als erster eine partielle rechtsseitige Zwerchfellähmung mit starker Paradoxie des medialen und dorsalen Abschnitts als Folge einer Poliomyelitis bei einem vier Monate alten Kind beobachtet. Unter den Poliomyelitisfällen von JACOBSON und Mitarbeitern waren mehrere Teilrelaxationen des Zwerchfells, und auch WYNN-WILLIAMS hat auf ähnliche Fälle hingewiesen. Radikuläre Phrenicusschäden können als häufigste Ursache einer partiellen Zwerchfellrelaxation überhaupt angesehen werden. Sie spielen als Geburtstrauma bei den Teillähmungen des Neugeborenen und Kleinkindes (BINGHAM; AXLER und REHERMANN) und als Kompressionsfolge bei der cervicalen Osteochondrose des Erwachsenen (GRZAN, KEHLER, RAMSEYER) eine große Rolle, wie noch zu zeigen ist. Auch subradikuläre Nervenschädigungen mit einer Partialrelaxation des Zwerchfells sind nicht selten. PRESMANES-MORAL hat durch Unterbrechung der oberen Phrenicuswurzel eine Parese der mittleren Zwerchfellabschnitte erzielt, und DOUADY und Mitarbeiter konnten mehrere dissoziierte Lähmungen nur der vorderen Zwerchfellabschnitte nach artefizieller Phrenicusausschaltung im Pneumoperitoneum nachweisen, die sie auf die Erhaltung tieferer Wurzelbezüge zurückführten; ähnliche Befunde haben NETTESHEIMER und KÖSTER; KAUFMANN; STANBURY erhoben. Periphere Phrenicusläsionen im Halsabschnitt mit partiellen Zwerchfellrelaxationen sind von ROSSETTI bei vier Fällen von Struma, im mittleren thorakalen Phrenicusabschnitt von HERZOG bei einem Mediastinaltumor beobachtet worden. Die Tatsache, daß derartige umschriebene Zwerchfellbefunde im Vergleich zu der Häufigkeit der hemidiaphragmalen Zwerchfellähmung durch nervennahe Tumoren aber recht selten sind, erklärt sich aus dem Umstand, daß die Kompression oder Infiltration des Phrenicus durch intrathorakale Tumoren in erster Linie zur Parese oder Paralyse der ganzen betreffenden Zwerchfellhälfte führen muß, wie früher bereits gezeigt wurde; eine isolierte bzw. metamer-segmentale Teilschädigung erscheint bei der anatomischen Vermischung der peripheren Fasern aber kaum mehr möglich. Außer den Teilrelaxationen nach spinalen, radikulären und (selten) peripheren Nervenschädigungen gibt es schließlich auch noch direkte oder muskuläre Lähmungen eines engbegrenzten Zwerchfellgebietes durch fortgeleitete entzündliche Prozesse im Nachbarbereich oberhalb und unterhalb des Zwerchfells, wie später noch mit einem Beispiel belegt werden soll.

Zur topographischen Verteilung der partiellen Zwerchfellrelaxationen kann festgehalten werden, daß beide Seiten gleich oft betroffen werden; nur FELIX hat die partielle Relaxation häufiger links gefunden. In der überwiegenden Anzahl der Fälle ist der medialventrale Zwerchfellabschnitt hochgestellt („anteromediale partielle Relaxation",

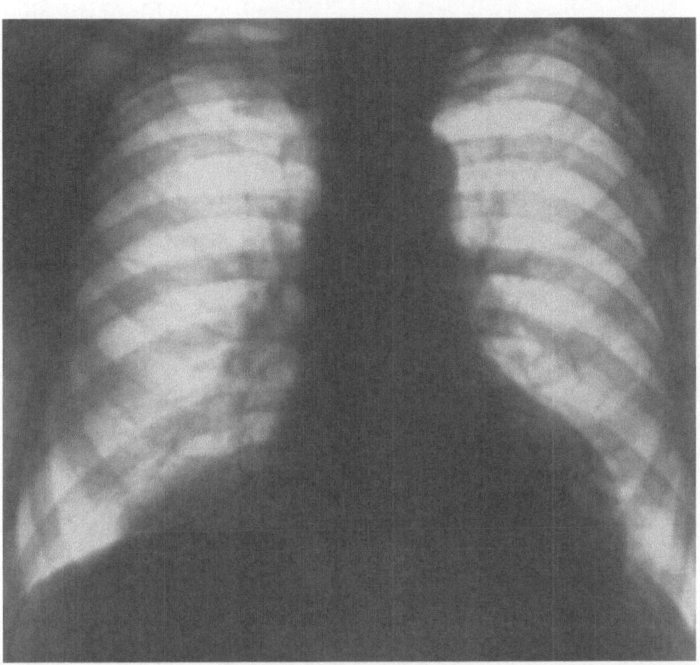

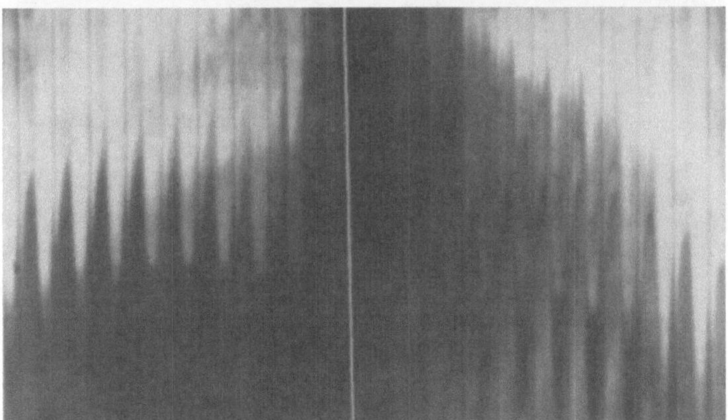

Abb. 191. Partielle Relaxation im anteromedialen Zwerchfellabschnitt rechts (oben). Bei tiefer Atmung überlagert sich die Pseudoparadoxie im Relaxationsbereich der Normalbewegung der Zwerchfellkuppe (unten)

ROSSETTI; „relaxatio segmentaria", BRUNETTI; GEMMI). Dadurch wird der Befund rechts augenfälliger als links, wo das Herz eine merkliche Aufwärtsbuckelung oft zu verhindern scheint. Die dorsalen und lateralen Zwerchfellabschnitte sind sehr viel seltener relaxiert; inwieweit sich hier für die osteochondrotisch bedingten Teilrelaxationen eine Schädigung nur der tieferen Wurzelbezüge annehmen läßt (GRZAN), bedarf noch der Prüfung.

Als erstes Beispiel gibt Abb. 191 eine mäßig gewölbte Ausbuckelung im rechten Herz-Zwerchfellwinkel wieder, die nach der Durchleuchtung vorne liegt und so dem typischen Sitz der anteromedialen partiellen Relaxation entspricht. Im Kymogramm bei tiefer Atmung erscheint die Bewegung der Zwerchfellkuppenkontur fortlaufend stark

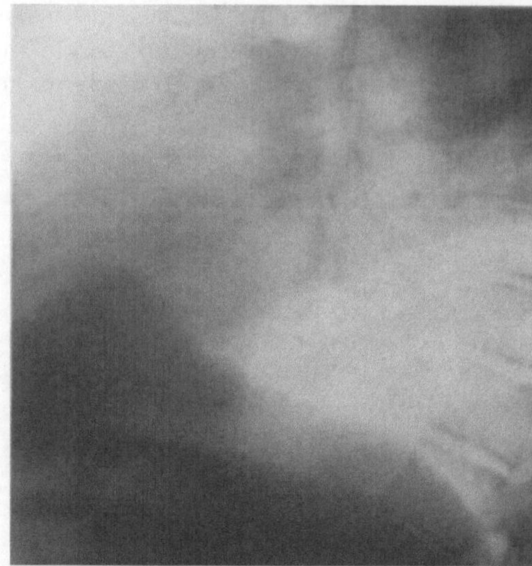

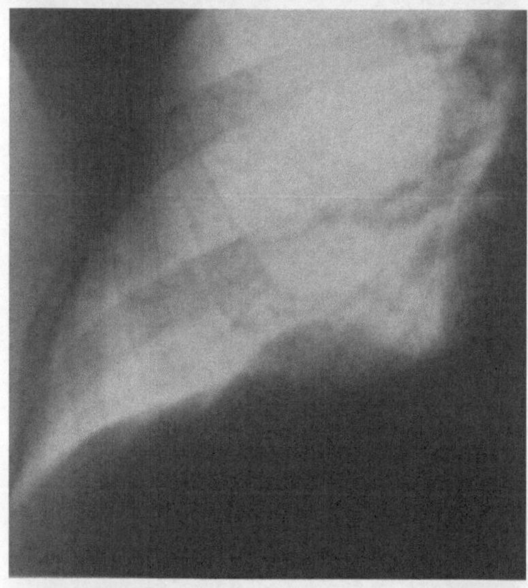

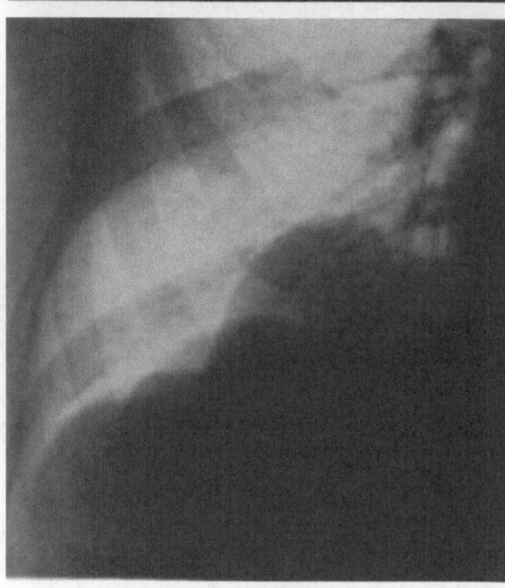

und bleibt von der ventralen Vorwölbung unbeeinflußt. Die Bewegung des relaxierten Gebietes schlägt aber durch und weist mit verringerter Amplitude und zeitlich stark versetztem, vielleicht sogar schon paradoxem Ablauf die charakteristischen Zeichen der Kontraktionsstörung auf (Abb. 191, unten). Ausgeprägter ist der Befund im zweiten Beispiel. Abb. 192a zeigt im Mittelbild einen Doppelbogen in der lateralen rechten Zwerchfellkontur, dem sich medial eine dritte stärkere Vorwölbung anschließt; im Seitenbild (Abb. 192a, oben) kann sie nach vorn lokalisiert werden. Das Vergleichsbild unten zeigt diesen medialen Zwerchfell„buckel" nach 14 Monaten sehr viel stärker entwickelt. Die Ursache dieser partiellen Relaxation, deren Bewegungseinschränkung und (Pseudo-) Paradoxie im seitlichen Kymogrammschema von Abb. 192b erkennbar ist, könnte hier sowohl in einer rechts stärkeren osteochondrotischen Einengung der unteren cervicalen Zwischenwirbellöcher liegen, als auch durch metastatische Drüsentumoren im Halsbereich gegeben sein. Dieser Fall erscheint aber außerdem besonders deshalb instruktiv, weil er neben der anteromedialen Relaxation gleichzeitig auch eine laterale Bogenbildung zeigt. Dieses seit langem bekannte Phänomen ist von THOMAS und ASSMANN endgültig geklärt worden. Seine anatomische Grundlage besteht darin, daß die Muskelzüge des vorderen und medialen Zwerchfellanteils kürzer und schwächer sind als die lateralen und hinteren Anteile. Bei stärkerer thorakaler Ansaugung — physiologisch im tiefen Inspirium oder pathologisch bei Bronchostenose, Lungeninfiltration, -schrumpfung und -atelektase — treten diese physiologischen Bogenteilungen deutlicher hervor; sie können besonders ausgesprochen beim Asthma bronchiale und beim Emphysem mit atrophischem Zwerchfell sein, wie bereits früher erörtert wurde. ROSSETTI hat betont, daß daher fließende Übergänge zwischen der noch physiologischen Doppelkonturierung und den schon pathologischen Ausbuckelungen bzw. Relaxationen bestehen müssen. Diese Annahme kann mit dem Hinweis ergänzt werden, daß die von GRZAN bei

Abb. 192a. Lateraler Doppelbogen und anteromediale Partialrelaxation im Seiten- und Frontalbild (oben und mitten). Vergrößerung des „Zwerchfellbuckels" nach 14 Monaten (unten), s. Text

der cervicalen Osteochondrose erstmalig nachgewiesenen Teilrelaxationen vorzugsweise in den höheren Altersgruppen vorkommen, wo oft gleichzeitig ein Emphysem besteht und

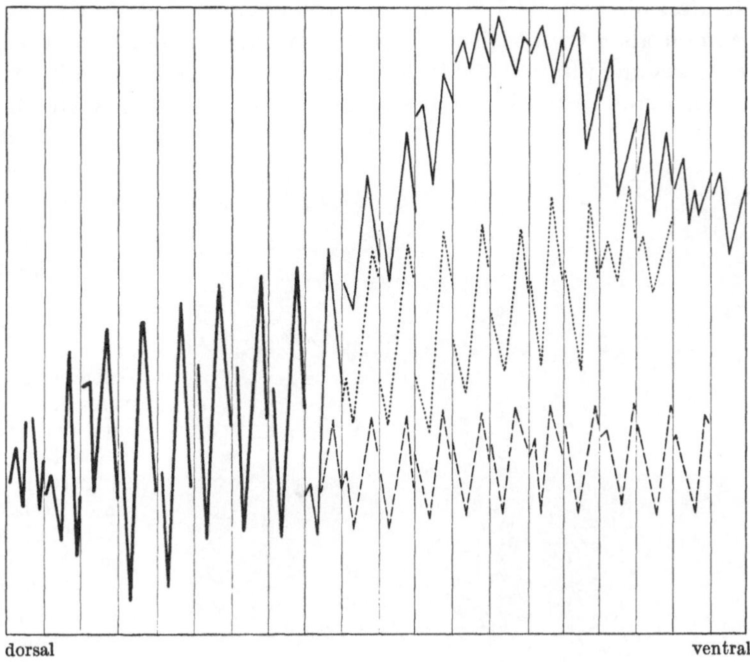

Abb. 192b. Gleicher Fall. Schema des Seitenkymogramms mit Bewegungsparadoxie des relaxierten Zwerchfellabschnitts (ausgezogene Linie = rechtes Zwerchfell; punktiert = linke Zwerchfellhälfte, gestrichelt = Mitbewegung der Magenblase)

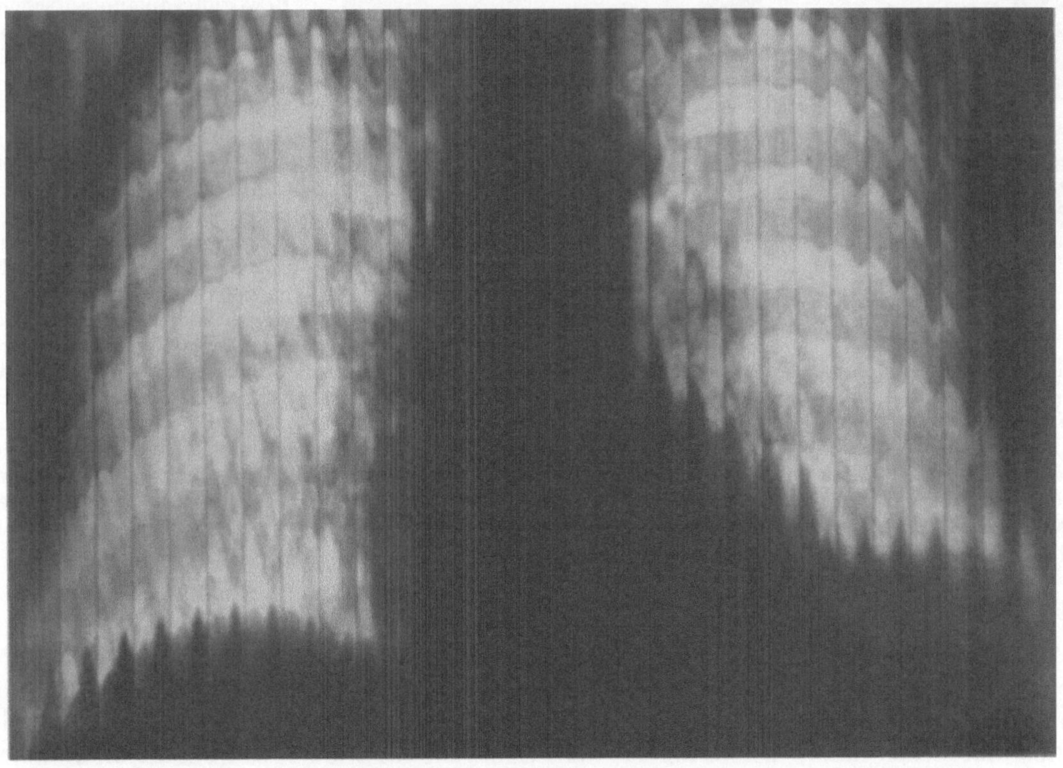

Abb. 193. Dissoziierte Parese des medial-dorsalen Zwerchfellabschnitts (und der unteren Rippenmuskeln) rechts. Zwerchfellbewegung links normal (s. Text)

so ein bestimmter Grad der Inaktivitätsatrophie des Zwerchfells angenommen werden muß. Es ist klar, daß in diesen Fällen eine ätiologisch eindeutige Klärung daher nicht möglich ist und es unentschieden bleiben muß, ob die anteromediale Vorwölbung schon als partielle Relaxation oder noch als physiologische Konturvariante anzusprechen sei; wo hier eine pseudoparadoxe Bewegung ähnlich wie in Abb. 192b am vorgewölbten Zwerchfellabschnitt nachweisbar ist, wird eine radikuläre Partialparese aber sehr viel wahrscheinlicher.

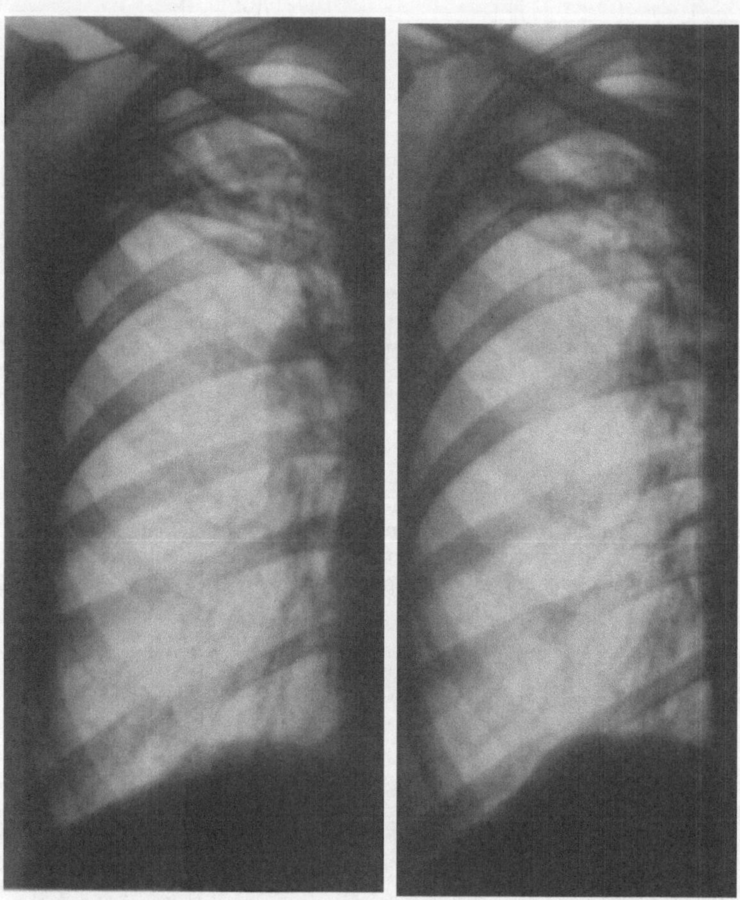

Abb. 194. Partielle Relaxation bei Oberfeldcirrhose. Zunahme der umschriebenen Parese bei Kontrolle nach 3 Jahren

Ganz allgemein ist eine um so deutlichere Bewegungsstörung des Zwerchfells zu erwarten, je größer die relaxierte Partie ist und je länger die anatomischen Veränderungen hier schon bestehen. Kleine Teilrelaxationen können von der muskelgesunden Umgebung mitgenommen werden, so daß die Minderung oder der Verlust ihrer Kontraktilität nicht in Erscheinung tritt. Auch die atypische Relaxation dorsaler Zwerchfellabschnitte kann dem Nachweis leicht entgehen, wenn eine Partialparese mit nur geringem Hochstand vorliegt. Im frontalen Kymogramm ist dann wie im Beispiel der Abb. 193 die dissoziierte Lähmung des Dorsalabschnitts daran erkennbar, daß sich mehrere Bewegungsabläufe am scheinbar gleichen Zwerchfellniveau überlagern. Hier steht die linke Zwerchfellhälfte auffallend hoch, zeigt aber im ganzen normalsinnige Bewegungen. Die rechte Zwerchfellhälfte dagegen weist trotz tieferen Standes nur lateral normale Atemausschläge auf; medial überlagert sich die paradoxe Bewegung des elevierten dorsalen Zwerchfellabschnitts der Normalbewegung des niveaugleichen anteromedialen Abschnitts, so daß ein scheinbarer Mehrtaktrhythmus resultiert. An den unteren rechten Rippen ist aber eine echte Mehrtaktbewegung ablesbar, während der ganze übrige costale Atemapparat (obere Rippen rechts, beide Clavikel, alle Rippen links) nur eine normale Zweitaktbewegung ausführt. Entweder liegt hier eine dissoziierte Parese eines Teils der rechten Zwerchfellhälfte und costalen Atemmuskulatur gleichzeitig vor — was bei diesem Kranken mit einem Magencarcinom nur durch eine zentrale Metastasierung erklärlich wäre — oder es handelt sich „einfach" um eine mechanische Mitbewegung der unteren Rippen durch die paradoxe Zwerchfellverschiebung im Bereich der dorsalen Relaxation.

Abb. 194 zeigt die Entwicklung einer partiellen Relaxation an typischer anteromedialer Stelle bei einem Patienten mit alter tuberkulöser Spitzencirrhose der rechten Lunge. Da hier als Ursache für den recht auffälligen Befund weder eine radikuläre noch eine periphere Kompression von Phrenicusanteilen festgestellt werden konnte, erscheint die Frage berechtigt, ob die Spitzencirrhose in ätiologischem Zusammenhang mit dem Zwerchfellbefund stehen kann. BECCHINI hat derartige Teilrelaxationen so gehäuft im Rahmen der Lungentuberkulose gefunden, daß er eine mechanische oder „toxisch-entzündliche Irritation des neuromuskulären Zwerchfellapparates" annahm. Natürlich muß ein rein mechanischer Schrumpfungszug über narbige Zwerchfelladhäsionen ausgeschlossen werden können, ehe eine toxische oder druckmechanische Alteration des Phrenicus unterstellt werden darf. Wenn die relaxierte Zwerchfellpartie aber rundlich glatt begrenzt ist und Adhäsionsstreifen nach oben nicht von ihr ausgehen, ist die Abgrenzung gegenüber der banalen postpleuritischen Auszipfelung wie im Fall der Abb. 194 möglich. Da es nach

unseren Beobachtungen auffälligerweise nur bei apikal verschwielten Oberfeldcirrhosen zu derartigen Teillähmungen zu kommen scheint, liegt es nahe, auch an eine narbige Kompression des sympathischen Plexus zu denken, der nach FELIX der Pleurakuppe aufliegt und mit dem Phrenicus verbunden ist; diese Frage bedarf jedoch einer pathologisch-anatomischen Überprüfung.

Eine größere partielle Zwerchfellrelaxation auf der linken Seite zeigt Abb. 195a. Außer einer älteren linksseitigen Oberfeldcirrhose ergab sich kein klinischer oder anamnestischer Hinweis für die Entstehung des Zwerchfellhochstandes. Daß es sich hier nicht um eine Pneumatose des Magens bei adhäsiver Hochziehung des Zwerchfells handelt, geht eindeutig aus dem Ergebnis der Atemprüfungen hervor. Die respiratorische Amplitude ist links verkleinert und die Bewegung pseudoparadox, zeitlich versetzt, wie sowohl am Frontalbild (Abb. 195a, unten) als auch im Schema des seitlichen Kymogramms abzulesen ist. Hier sind die Bewegungszacken vorne klein und in den einzelnen Rasterabschnitten paradox oder pseudoparadox, während sie dorsal normale

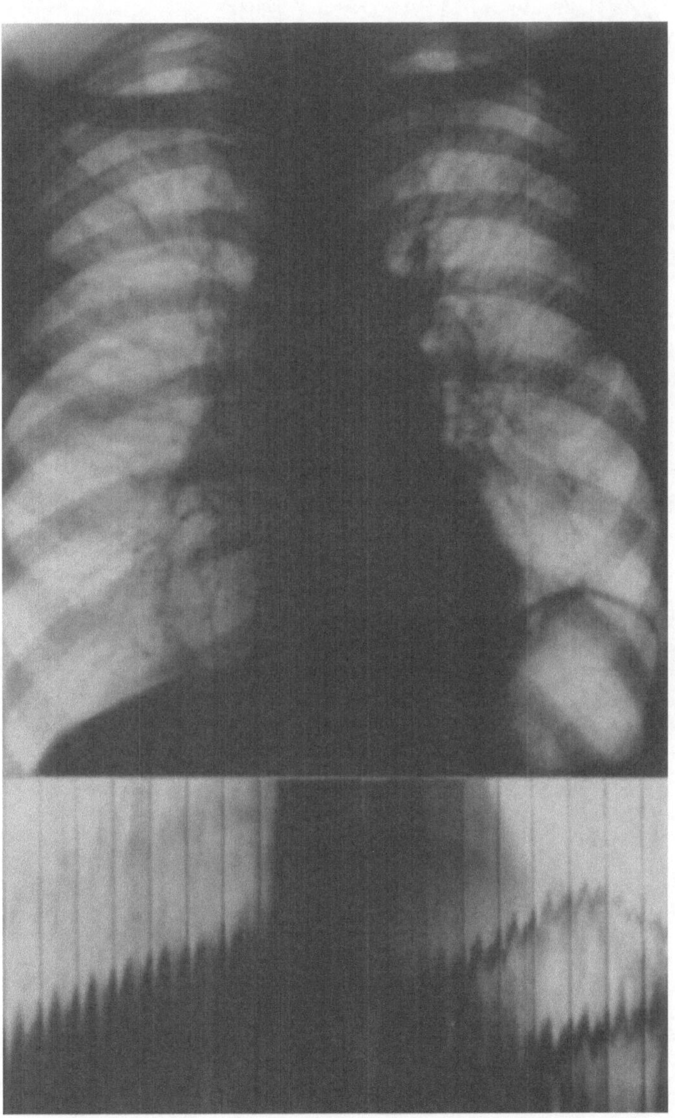

Abb. 195a. Große partielle Zwerchfellrelaxation links ventral (oben) mit Pseudoparadoxie bei forcierter Atmung (unten)

Größe und normale Richtung zeigen (Abb. 195b). Die Ausschläge in der Mitte sind am größten, weil der Übergang von der relaxierten Ventralpartie zur normalen Dorsalpartie inspiratorisch sehr viel winkeliger, exspiratorisch aber flacher wird. Alle diese Bewegungszeichen sprechen ganz eindeutig für eine partielle Lähmung des vorderen Zwerchfellabschnitts, die eher schon eine Paralyse als eine Parese darstellen dürfte. Noch ausgeprägter ist die mediale Relaxation in Abb. 196, unter der sich nur der stark geblähte Magen findet, während der Dickdarm hier (drei Tage nach der Kontrastmahlzeit noch gefüllt) nur wenig hochgestellt ist und die Zwerchfellunterfläche nicht erreicht; die lateralen und zum Teil auch die dorsalen Zwerchfellabschnitte sind kaum eleviert und normal beweglich. Im übrigen stellt dieses Beispiel einen Grenzfall zur „üblichen" hemidiaphragmalen Relaxation insofern dar, als der wesentlich größere Teil der linken Zwerchfellhälfte betroffen ist und eine ätiologische Klärung des Bildes nicht möglich war. Das Fehlen subjektiver Symptome entspricht hier sonst den Befunden bei der partiellen Relaxation (ROSSETTI u. a.).

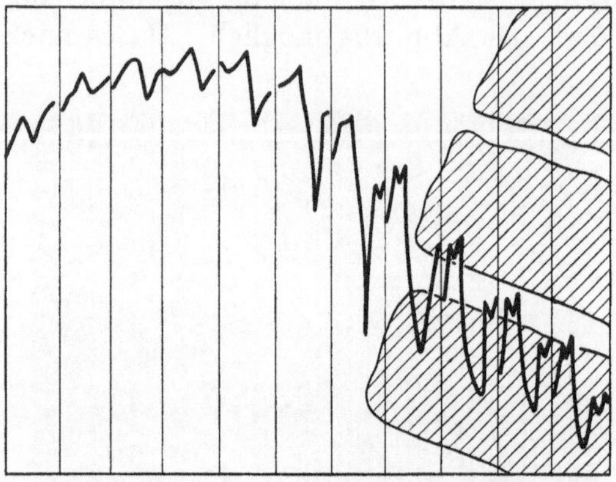

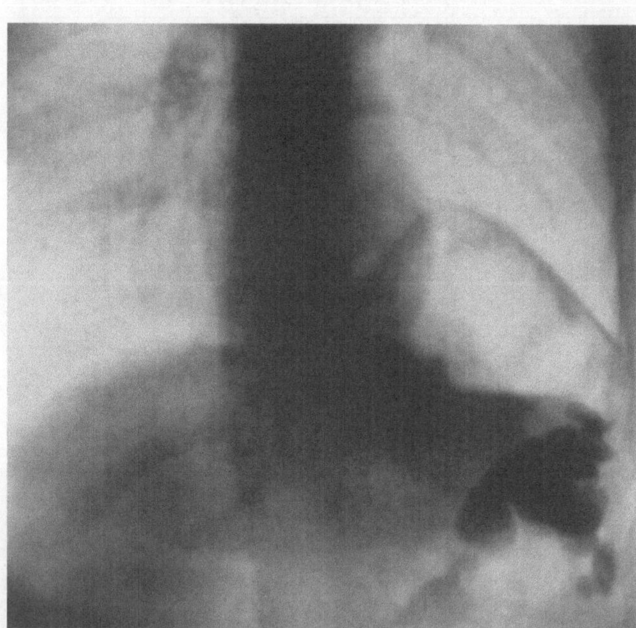

Abb. 195b. Gleicher Fall. Schema des Seitenkymogramms mit Paradoxie und kleiner Amplitude am relaxierten Ventralabschnitt (Partialparalyse)

Zur Differentialdiagnostik kann im übrigen festgestellt werden, daß alle anderen Prozesse mit Rundverschattungen im Herz-Zwerchfellwinkel ausgeschlossen werden müssen, ehe eine anteromediale Teilrelaxation angenommen werden darf. Eine dreieckige oder rundliche Verschattung durch banale Folgezustände nach einer Pleuritis — Verwachsung oder abgesackter Resterguß — kann recht oft eine umschriebene Relaxation vortäuschen, reicht aber meist an der vorderen Brustwand am höchsten hinauf und läßt sich im Seitenbild daher gut von der allseitigen Erhebung der partiellen Relaxation abtrennen. Als wichtigste Differentialdiagnose haben BECK und MOTSAY die kongenitale Segmentalatelektase, als schwierigste die echte Zwerchfellhernie bezeichnet. Es ist schon betont, daß diese letzte Unterscheidung mitunter selbst anatomisch nicht möglich ist und auch die Erörterung des Begriffs „Zwerchfelldivertikel" einschließt, wie z. B. die Fälle von EPPINGER; K. SCHMIDT; VOGL und SMALL; SWOBODA und WOLF; CRASTNOPOL und Mitarbeiter; KOSENOW zeigen, und wie es ganz allgemein für kongenitale oder lange bestehende große Teilrelaxationen mit praktisch völligem Verlust der Muskulatur gilt (RAVITCH und HANDELSMAN). Die kleineren und mittelgroßen partiellen Relaxationen können mit Lipomen, Teratomen, Neurofibromen, Echinococcuscysten der Leber, Cölomcysten oder peripheren Lungen- und Pleuratumoren verwechselt werden und damit differentialdiagnostisch zu den gleichen Überlegungen führen wie die Netzhernie, Leberhernie oder echte intestinale Zwerchfellhernie (STEWART; CHARPIN und Mitarbeiter; ERDÉLYI und Mitarbeiter; RICHMAN und Mitarbeiter).

Abb. 196. Große mediale, „idiopathische" Teilrelaxation links über einer riesigen Magenblase; Dickdarm (3 Tage nach Kontrastmahlzeit) normal tief gelegen

Von der Anlage eines Pneumoperitoneum, welches die nicht unterbrochene Zwerchfellgrenze auch im relaxierten, mit winkeligem oder flachem Übergang nach oben vorspringendem Lähmungsbereich nachweisen läßt und daher zum Ausschluß epiphrenischer Prozesse besonders wertvoll sein kann, ist eine Differenzierung gegenüber den genannten Hernientypen nur in einzelnen Fällen zu erwarten. Gerade die großen Partialrelaxationen am anteromedialen Abschnitt der rechten Zwerchfellhälfte sind im Pneumoperitoneum und bei der kymographischen Untersuchung mit den sog. Leberdivertikeln und den „kongenitalen Leberhernien" völlig identisch, wie es der schon besprochenen pathologisch-anatomischen Unmöglichkeit einer Abgrenzung all dieser Zustände auch entspricht (vgl. Kap. IX, Gruber; Swoboda und Wolf; Vogl und Small; Epstein; Beck und Mitarbeiter).

Die Wiedergabe eines seltenen Falles von direkter oder muskulärer Partiallähmung des Zwerchfells, der sich im Pneumoperitoneum eindrucksvoll darstellte, soll unsere Beispiele von partiellen Relaxationen abschließen. Hier war nach einer Laparatomie (Gallenblasenoperation) ein pneumonisches Basisinfiltrat der rechten Lunge aufgetreten, das zu einer Parese des benachbarten Zwerchfellabschnitts mit Hochstellung und stärkerer Wölbung geführt hatte (Abb. 197, A). Solche entzündlichen Zwerchfellalterationen auf dem Weg über eine basale Pleuritis sind seit Stockes, Hitzenberger bekannt, betreffen aber fast immer die ganze zugehörige Zwerchfellhälfte (vgl. Abb. 84 und 107). Im vorliegenden Fall bleibt bei der Rückbildung des postoperativen Pneumoperitoneum noch ein kleiner Luftrest unterhalb der jetzt (nach 10 Tagen) am stärksten in ihrer Kontraktion geschädigten kleinen Muskelpartie an der Kuppe des rechten Zwerchfells erhalten, also in dem Bereich, welcher der basalen Pneumonie unmittelbar benachbart ist (Abb. 197, B).

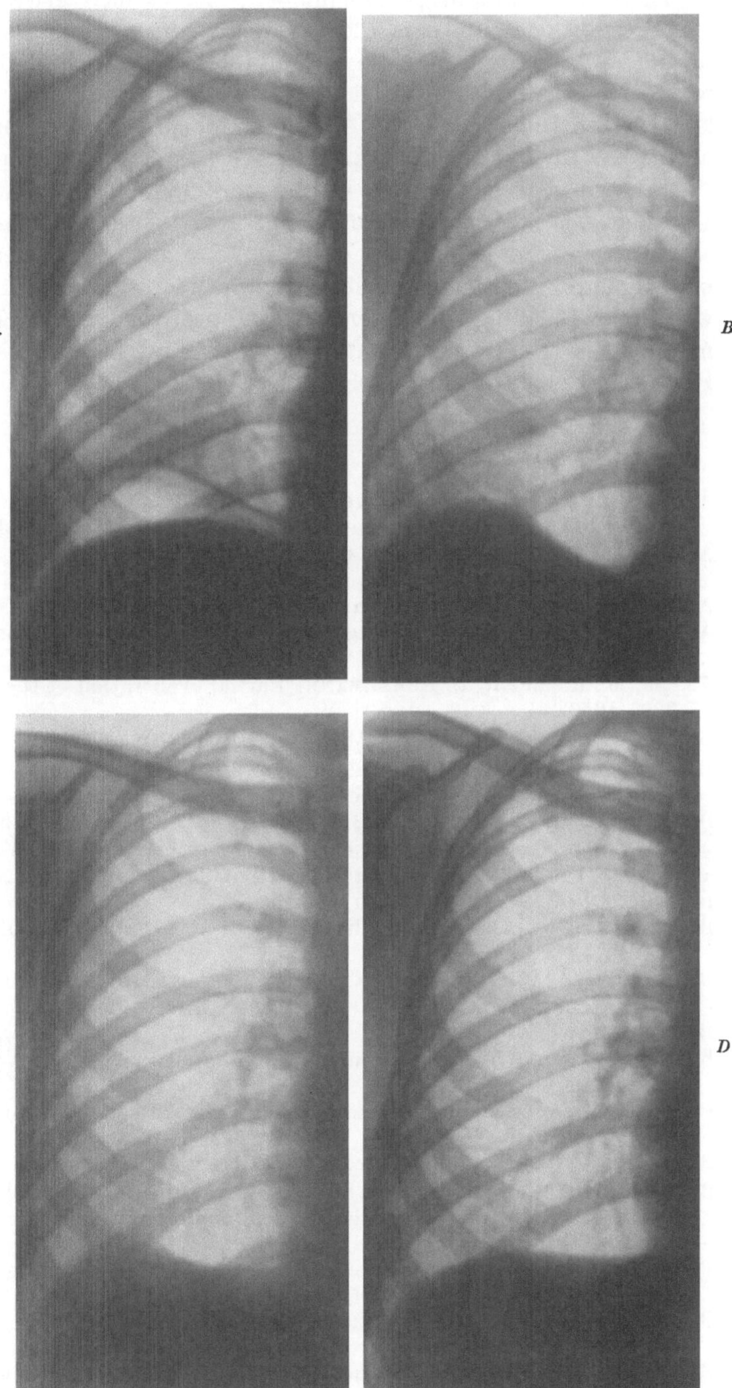

Abb. 197. Angedeutete Zwerchfellparese rechts bei pneumonischem Basisinfiltrat nach Laparotomie (*A*); nach 10 Tagen partielle Relaxation (Parese) über dem Rest des postoperativen Pneumoperitoneum (*B*), die nach Luftresorption als Buckelung erhalten bleibt (*C*); nach 1 Monat normale Wölbung und Kontraktilität wiederhergestellt (*D*)

Nach völliger Resorption der Peritonealluft stellt sich an gleicher Stelle eine „typische", umschriebene Zwerchfellausbuckelung dar (Abb. 197, C), die nach einem weiteren Monat verschwunden ist, so daß jetzt eine normale Zwerchfellkontur resultiert (Abb. 197, D). Die

Bildserie läßt eindeutig ausschließen, daß es sich etwa um einen abgesackten kleinen Pleuraerguß oder um eine Pleuraverschwielung gehandelt haben könnte. Auf dem Weg über eine hemidiaphragmale entzündlich-muskuläre Parese hat sich hier vielmehr eine reversible Lähmung mit partieller Relaxation ausgebildet, die wenig mehr als einen Monat lang bestehenblieb, bis mit Abheilung der Basispneumonie auch am Zwerchfell wieder normale Tonus- und Kontraktilitätsverhältnisse gegeben waren.

Eine operative Therapie ist bei der bleibenden partiellen Relaxation noch seltener angezeigt als bei der totalen Relaxation, da wesentliche subjektive und klinische Erscheinungen von seiten des Zwerchfells praktisch immer vermißt werden. Wo sie wie beim Kleinkind einmal indiziert scheint, ist ihre Durchführung verhältnismäßig einfach, weil eine Deckung und Verstärkung des relaxierten Zwerchfellabschnitts meist gut möglich ist (FELIX; BINGHAM; RAVITCH und Mitarbeiter; SWOBODA und Mitarbeiter; PENA-LOPEZ u. a.).

Literatur

ACUÑA, EDG., y ERN. ACUÑA: Eventracion diafragmatica moderada por aplasia congenita a contenido epiploico. Arch. argent. Pediatr. **23**, 42 (1952). Ref. Zbl. Radiol. **39**, 197 (1953).

ALTSCHUL, H.: Temporäre Relaxation des Zwerchfells (Diaphragma molle). Acta radiol. (Stockh.) **6**, 69 (1926).

ARNHEIM, E. E.: Congenital eventration of the diaphragm in infancy. Surgery **35**, 809 (1954).

ASSMANN, H.: Die klinische Röntgendiagnostik der inneren Erkrankungen, 6. Aufl. Berlin-Göttingen-Heidelberg 1950.

AXLER, M. M., and R. L. REHERMANN: Partial eventration of the right diaphragm. J. of Pediatr. **42**, 320 (1953).

BAETGE, P.: Dtsch. Arch. klin. Med. **110**, 49 (1913). Zit. nach KATSCH u. PICKERT und GRZAN.

BARDENHOFER, K. H.: Spinale halbseitige Zwerchfellähmung. Wien. klin. Wschr. **1934 II**, 1067.

BECCHINI, G.: Radiol. e Fisica med. **1**, 467 (1935). Zit. nach ROSSETTI.

BECK, W. C., D. CLOUGH and J. BROCHU: Partial eventration of the diaphragm. Differential diagnosis and the use of pneumoperitoneum. Guthrie Clin. Bull. **23**, 212 (1954).

— —, and D. S. MOTSAY: Eventration of the diaphragm. A. M. A. Arch. Surg. **65**, 557 (1952).

BENNHOLDT-THOMSON: Zit. nach KNAPP.

BERGMANN, J.: Über Relaxatio diaphragmatica (Eventratio diaphragmatica). Erg. inn. Med. **12**, 327 (1913).

BINGHAM, J. A. W.: Two cases of unilateral paralysis of the diaphragm in the newburn treated surgically. Thorax (Lond.) **9**, 248 (1954).

BITTORF: Zit. nach DAHM.

BOTREAU-RUSSEL: Eventration diaphragmatique gauche, traitée par pose d'un filet de nylon. Mém. Acad. Chir. **79**, 25 (1953).

BRECHOT, M.: Un cas d'éventration diaphragmatique gauche traité par plicature du diaphragme par voie abdominale. Mém. Acad. Chir. **68**, 331 (1942).

BRUNNER, A.: Lehrbuch der Chirurgie, Bd. II. Basel 1950.

BRUNETTI, L.: Röntgenologische Studien über doppeltes und mehrfaches Profil des Zwerchfells. Von dem dreieckigen Bild des mediastinalen-diaphragmatikalen Brustabschnitts. Begriff der Relaxatio segmentaria. Radiol. med. **18**, 1016 (1931).

BUCHTALA, V.: Oesophagusvarizen bei sehr großer Struma und gleichzeitigem Magenvolvulus. Fortschr. Röntgenstr. **73**, 585 (1950).

BULGRIN, J. G., and F. H. HOLMES: Eventration of the diaphragm with high renal ectopia. Radiology **64**, 249 (1955).

BUONO, P., DEL.: Über die Pathogenese der linksseitigen Eventratio diaphragmatica. Riv. radiol. e fisica med. **2**, 118 (1930). Ref. Fortschr. Röntgenstr. **41**, 1031 (1930).

BURKHART, G.: Beiträge zur Pathologie der Zwerchfelldynamik. Münch. med. Wschr. **1924**, 125.

CASSINIS, U., e L. ROCCAS: Osservazioni sulle modificazioni dell'attività diaframmatica indotte dalla frenico-exeresi. Tubercolosi **21**, 423 (1929). Ref. Zbl. inn. Med. **57**, 177 (1930).

CAUGHEY, J. E., and W. G. GRAY: Unilateral elevation of the diphragm in dystrophia myotonica. Thorax (Lond.) **9**, 67 (1954).

CHARPIN, J., et J. TARANGER: Kystes hydatiques „fantomes", un type particulier de déformation diaphragmatique. Presse méd. **1951**, 93.

CRASTNOPOL, P., L. A. HOCHBERG and I. G. KROOP: Surgical correction of eventration of diaphragm in patient with arthrogryposis. A. M. A. Arch. Surg. **70**, 114 (1955).

CRUVEILHIER: Traité d'Anat. path. gén. **1**, 619 (1849). Zit. nach KATSCH u. PICKERT.

DAHM, M.: Atmungshemmungen bei pathologischen Zuständen. In STUMPF-WEBER-WELTZ, Röntgen-kymographische Bewegungslehre innerer Organe. Leipzig 1936.

DELANNOY, E., LANTSOGHT et Y. GUIOT: Eventration diaphragmatique gauche. Cure par plicature et lacage avec une bandelette de peau. Acta chir. belg. **53**, 339 (1954). Ref. Zbl. Radiol. **45**, 53 (1954).

DELOYERS, L., et J. V. D. STRICHT: Les éventrations diaphragmatiques. Constations radio-anatomo-cliniques. Acta gastro-enterol. belg. **13**, 829 (1950).

DEL TORRE, L.: Osservazioni sulla fisionomia del diaframma paralizato e sul suo significato fisiopato-logico. Arch. Tisiol. **8**, 346 (1953).

DILLON, J.: Ein Beitrag zur Klinik der Diaphragmaerkrankungen. Fortschr. Röntgenstr. **34**, 636 (1926). Erg. med. Strahlenforsch. **3**, 289 (1928).

DOUADY, D., LARDANCHET u. VENATOR: Beobachtungen von dissoziierter Lähmung des Zwerchfells nach Eingriffen am Phrenicus, dargestellt durch Pneumoperitoneum. Zbl. inn. Med. **110**, 288 (1942).

EPSTEIN, B. S.: Roentgen kymography of the diaphragm. Amer. J. Roentgenol. **74**, 70 (1955).

ERDELYI, M., and G. MARTON: Epiphrenic changes: some aspects of differential diagnosis and their surgical significance. Acta med. Acad. Sci. hung. 1954, 13.

FELDMAN, M.: Rechtsseitige Eventration des Zwerchfells. Ann. Int. Med. **9**, 62 (1935).

FELIX, W.: Klinischer und experimenteller Beitrag zur Zwerchfellchirurgie. Zbl. Chir. **78**, 1681 (1953).

— Zur Genese der Relaxatio diaphragmatica. Langenbecks Arch. u. Dtsch. Z. Chir. **276**, 444 (1953).

FRANCK: Über Zwerchfellinsuffizienz. Beitr. klin. Chir. **74**, 358 (1911).

GASSER, H. S., u. J. ERLANGER: Zit. nach J. F. FULTON, Physiology of the nervous system. London-New York-Toronto 1943.

GEMMI, JACCARINO u. IDONE: Zit. nach ROSSETTI.

GIFFIN: The diagnosis of diaphragmatic hernia. Ann. Surg. **55**, 8 (1912).

GRÄVINGHOFF, W.: Zwerchfellschäden bei Säuglingen. Fortschr. Röntgenstr. **40**, 1114 (1929).

GRZAN, C. J.: Die zervikale Zwerchfellparese (Ein Beitrag zur Pathogenese der sog. Relaxatio dia-phragmatica). Fortschr. Röntgenstr. **79**, 369 (1953).

— Das Wurzelsyndrom der mittleren Cervikalsegmente. Dtsch. med. Wschr. 1954, 954.

GUDBJERG, C. H.: Anomalies of the right dome of the diaphragm. Report of two unusual cases. Acta radiol. (Stockh.) **37**, 253 (1952).

HARRIS, L. J., and B. P. STIVELMAN: Nonrotation of stomach simulating spontaneous hydropneumo-thorax. Zit. nach NAYER.

HARTL, H.: Muskelplastik nach Rives bei Defekt und Relaxation des Zwerchfells. Thoraxchirurgie **1**, 510 (1954).

HARVIER, P.: Halbseitige Zwerchfellähmung links, Folgezustand einer Encephalitis epidemica. Zbl. inn. Med. **88**, 156 (1937).

HAUKE, H.: Zur Behandlung der Lungentuberkulose mit künstlicher Zwerchfellähmung (Phreniko-tomie). Dtsch. Z. Chir. **185**, 395 (1924).

HEINE, F., u. M. HELL: Über den Einfluß der temporären Phrenicusausschaltung auf die Atemfunktion. Beitr. Klin. Tbk. **109**, 266 (1953).

HERZ, A.: Zur Diagnostik der Zwerchfellhernie. Münch. med. Wschr. 1905, 1925.

HERZOG, A.: Die partiellen Lähmungen des Zwerchfells. Fortschr. Röntgenstr. **38**, 518 (1928).

HITZENBERGER, K.: Bewegungsstörungen des Zwerchfells. Klin. Wschr. 1928, 315.

HOFBAUER, L.: Zit. nach HITZENBERGER.

HOFFMANN, F. A.: Über chronische idiopathische Magenblase. Münch. med. Wschr. 1905 I, 832. 1907, 112.

HOLZKNECHT, G.: Mitteilungen aus meinem Laboratorium. Jena 1907. Zit. nach DAHM.

JACOBSON, G., S. R. COHEN and R. A. CARTER: Pulmonary complications of acute bulbar poliomyelitis. Radiology **57**, 629 (1951).

JUNG, H.: Persönliche Mitteilung.

KALBFLEISCH, H.: Weitere Beiträge zur Kenntnis der Relaxatio diaphragmatica und ihre Behandlung. Arch. klin. Chir. **178**, 124 (1933).

KATSCH, G., u. H. PICKERT: Die Krankheiten des Magens. In Handbuch der inneren Medizin, Bd. III/1. Berlin-Göttingen-Heidelberg 1953.

KAUFMANN, W.: Linksseitige Zwerchfellähmung, Kardiainsuffizienz, Singultus. Röntgenprax. **6**, 95 (1934).

KEHLER, E.: Die zirkumskripte zervikale Zwerchfellähmung. Tuberkulosearzt **9**, 82 (1955).

KIENBÖCK, R.: Über Magengeschwüre bei Hernia und Eventratio diaphragmatica. Fortschr. Röntgen-str. **21**, 322 (1914).

KINZER, R. E., and J. C. COOK: Lesions of diaphragm, with special reference to eventration, an report of three cases. Amer. J. Roentgenol. **52**, 611 (1944).

KNAPP, E.: Betaxinerfolg bei postdiphtherischer Zwerchfellähmung. Kinderärztl. Prax. **8**, 198 (1937).

Königer, H.: Zur Differentialdiagnose der Zwerchfellhernie und des einseitigen idiopathischen Zwerchfellhochstandes (infolge von Zwerchfell-Atrophie). Münch. med. Wschr. 1909, 282.

Kosenow, W.: Vieldeutige Röntgenbilder: Relaxatio diaphragmatica. Kinderärztl. Prax. 22, 519 (1954).

Kraus: Zit. nach Hitzenberger.

Kuré, K., T. Hiramatsu, K. Takagi, M. Nakayama u. S. Matsui: Experimentelle Untersuchung über die Entstehung der Relaxatio diaphragmatica. Z. exper. Med. 26, 164 (1922).

Leendertz: Zit. nach Dahm.

Leichternstern: Zur Diagnose der Hernia diaphragmatica. Berl. klin. Wschr. 1874, 497. Zit. nach Hitzenberger.

Lenggenhager, K.: Zur Wirkungsweise des Pneumoperitoneums. Schweiz. med. Wschr. 1947, 283.

Lenk, R.: Die Röntgendiagnose der intrathorakalen Tumoren. Berlin 1929.

Lian, C., F. Siguier et J. J. Welti: Le syndrome hernie diaphragmatique ou éventration diaphragmatique et thromboses veineuses. Presse méd. 1953, 145.

Lorenz: Zit. nach v. Meyenburg.

Maggi, A. L. C., M. Meeroff u. J. E. Segal: Eventratio diaphragmatica congenita. Dystopia coecalis sup. und Ektopia renalis alta. Zbl. Radiol. 42, 322 (1954).

Meyenburg, H. v.: Die quergestreifte Muskulatur. In Henke-Lubarsch' Handbuch der Pathologie und pathologischen Histologie, Bd. IX/1, S. 299ff.

Michaud, P., L. Laroyenne et J. de Rougemont: A propos de 13 éventrations diaphragmatiques. Lyon chir. 50, 673 (1955).

Monahan, D. T.: Eventration of the diaphragm repaired with tantalum mesh. New England J. Med. 244, 475 (1951).

Moritz: Zit. nach Dahm.

Morris, H.: Relaxatio diaphragmatica. Brit. J. Radiol. 2, 85 (1929).

Müller, Ed.: Zit. nach Pette.

Naef, G.: Deux cas d'éventration diaphragmatique droite avec ascension pseudo-tumorale d'un lobe du foie. J. franç. Méd. et Chir. thorac. 8, 2 (1954).

Naegeli, T., u. H. Schulte-Tigges: Die künstliche Zwerchfellähmung bei der Behandlung der Lungentuberkulose. Leipzig 1935.

Nayer, H. R.: Right-sided stomach associated with eventration of the diaphragm simulating hydropneumothorax. Amer. J. Roentgenol. 64, 50 (1950).

Nettesheimer, F., u. F. F. Köster: Partielle Relaxatio diaphragmatica nach Phrenicusquetschung und ihre differentialdiagnostische Bedeutung. Tuberkulosearzt 6, 607 (1952).

Neuman, H. W., F. H. Ellis and H. A. Andersen: Eventration of the diaphragm. Proc. Staff Meet. Mayo Clin. 30, 310 (1955).

Norris, G. W., u. Landis: Zit. nach Hitzenberger.

Peck, G. A., and G. W. Weber: Inversion of the stomach with eventration of the diaphragm. Report of a case. Amer. J. Roentgenol. 67, 63 (1952).

Pena-Lopez, L., u. J. M. Maiz: Über Relaxatio oder Eventratio diaphragmatica. Ref. Zbl. Chir. 135, 87 (1954).

Pette, H.: Poliomyelitis. In Handbuch der Neurologie, Bd. XIII, S. 89. 1936.

Presmanes-Moral, A.: Anormalidades diafragmáticas y diagnostico radiológico. Rev. españ. Enferm. Apar. digest. 9, 160 (1950).

Quénu, J., et P. Herlemont: Du traitement chirurgical de l'éventration diaphragmatique. J. de chir. 69, 101 (1953).

Ramseyer, M.: Relaxation diaphragmatique d'origine cervicale. Radiol. Clin. (Basel) 24, 272 (1955).

Ravitch, M. M., and J. C. Handelsman: Defects in right diaphragm of infants and children with herniation of liver. Arch. Surg. 64, 794 (1952).

Reed, J. A., and D. L. Borden: Arch. Surg. 31, 30 (1935). Zit. nach Wynn-Williams.

Reich, L.: Über einseitigen Zwerchfellhochstand. Fortschr. Röntgenstr. 30, 473 (1922).

Richman, S., and W. F. Barry jr.: Localized bulge of the right diaphragm simulating neoplasm. Amer. J. Roentgenol. 72, 22 (1954).

Roehm, C.: Über angeborene Zwerchfelldefekte und ihre Folgezustände. Diss. Berlin 1935.

Roemheld, L.: Zur Therapie nervöser Herzstörungen. Fortschr. Ther. 1, 353 (1925).

— Angina pectoris. Verh. dtsch. Ges. inn. Med. 1931, 313.

Rosenfeld, D. H.: Unusual type of inversion of stomach associated with diaphragmatic eventration and other anomalies. Amer. J. Roentgenol. 52, 607 (1944).

Rossetti, M.: Über die partielle Relaxation des rechten Hemidiaphragma. Radiol. clin. (Basel) 23, 210 (1954).

Sauerbruch, F.: Pathologie und Therapie der Zwerchfellhernie. Zbl. Chir. 1928, 3159.

Schmid, G.: Rechtsseitige Zwerchfellrelaxation mit Interposition des Magens zwischen Leber und Zwerchfell. Fortschr. Röntgenstr. 73, 178 (1950).

Schmidt, K. E. A.: Über Relaxatio diaphragmatica dextra mit laparaskopischer und operativer Kontrolle. Fortschr. Röntgenstr. 78, 37 (1953).

Schneider: Zit. nach Katsch u. Pickert.

Schulte-Tigges, H.: Zur Phrenicotomiefrage. Z. Tbk. **38**, 254 (1923).

Schwatt, H.: The behavior of the diaphragm after phrenicoexairesis. Amer. J. Med. Sci. **187**, 338 (1934).

Siebert, A.: Der Zwerchfellhochstand in Praxis und Begutachtung. Leipzig 1930.

Slavin, P.: Interposition of the colon following induced phrenic paralysis. Amer. J. Roentgenol. **33**, 481 (1935).

Sonntag, K.: Der vordere idiopathische Magenvolvulus. Ärztl. Wschr. **1954**, 533.

Stanbury, W. S.: Anatomical changes in the diaphragm following phrenicectomy. A report of 11 necropsies. Amer. Rev. Tbc. **29**, 528 (1934).

Stewart, J. S.: The roentgenologic manifestations of parasternal omental hernia. J. Thorac. Surg. **19**, 399 (1950).

Stockes: Zit. nach Hitzenberger.

Swoboda, W., u. H. G. Wolf: Der „Zwerchfell-Leberbuckel" beim Kind. Röntgendiagnostik und Ätiologie einer angeborenen Formanomalie. Fortschr. Röntgenstr. **81**, 778 (1954).

— — Der Zwerchfell-Leberbuckel im Rahmen multipler Fehlbildungen. Radiol. clin. (Basel) **24**, 218 (1955).

Thoma, R.: Vier Fälle von Hernia diaphragmatica. Virchows. Arch. **88**, 515 (1882).

Thomas, E.: Anatomisch-physiologische Grundlagen der Bogenunterteilungen des Zwerchfells im Röntgenbilde. Dtsch. med. Wschr. **1922**, 668.

Tilmann: Zit. nach v. Meyenburg.

Vogl, A., and A. Small: Partial eventration of the right diaphragm (congenital diaphragmatic herniation of the liver). Ann. Int. Med. **43**, 61 (1955).

Vogt, A.: Die Magenform bei der Relaxatio diaphragmatis. Differentialdiagnose der Relaxatio diaphragmatis. Fortschr. Röntgenstr. **73**, 589 (1950).

Wellmann, C.: Die paradoxe Zwerchfellbewegung bei künstlichem Pneumothorax und Zwerchfelllähmung. Dtsch. Arch. klin. Med. **103**, 387 (1911).

Wieting, S.: Über die Hernia diaphragmatica, namentlich ihre chronischen Formen. Dtsch. Z. Chir. **82**, 314 (1906); **134**, 553 (1915).

Wyn-Williams, N.: Hemidiaphragmatic paralysis and paresis of unknown aetiology without any marked rise in level. Thorax (Lond.) **9**, 299 (1954).

XII. Zwerchfelltumoren

1. Primäre Geschwülste

Echte primäre Zwerchfelltumoren sind außerordentlich selten; seit Grancher 1868 den ersten Fall beschrieb, sind im ganzen nur 57 pathologisch-anatomisch gesicherte Primärtumoren mitgeteilt worden. Die jüngste Übersicht über alle Fälle des Weltschrifttums (Drewes und Willmann) ist mit den von Aufses und Mitarbeiter, Cruickshank, Voluter, Bishop und Mitarbeiter, Clough und Mitarbeiter beschriebenen Geschwülsten zu den Tabellen 1 und 2 erweitert. Mit Ausnahme der vier besonders gekennzeichneten Tumoren, die von embryonal versprengtem Fremdgewebe ausgingen (Gale und Mitarbeiter; Keirns; Griessmann), handelt es sich bei all diesen histologisch bestimmten Tumoren um Geschwulstbildungen aus diaphragmalen Gewebsanteilen selbst. Unsere Tabellen zeigen, daß die bösartigen und die gutartigen Geschwülste — einschließlich der cystisch umgewandelten, vom undifferenzierten Mesothel ausgehenden Tumoren[1] — etwa gleich häufig sind. Die Geschlechtsverteilung und die Seitenlokalisation sind gleich. Zur Altersverteilung haben Drewes und Mitarbeiter errechnet, daß die gutartigen Geschwülste das Alter zwischen 30 und 50 Jahren, die bösartigen das zwischen 40 und 60 Jahren bevorzugen; in der letzten Gruppe liegen mit je einem Tumorkranken von 7 und von 80 Jahren auch die Extremfälle.

Während die ersten 10 dieser Tumoren nur autoptisch oder operativ diagnostiziert wurden, konnten Burvill-Holmes und Brody 1932 zum erstenmal die Diagnose (eines Angiofibroms) röntgenologisch stellen. Aber auch von den später beschriebenen Primärtumoren des Zwerchfells ist nur ein Teil zu Lebzeiten und röntgenologisch erkannt worden.

---

[1] Bronchogene Zwerchfellcysten sind von Bolivar(2); Kesseler und Mitarbeiter beschrieben worden.

Das hat mehrere Gründe. Einmal ist die subjektive und klinische Symptomatologie
minimal oder uncharakteristisch. Pulmonale Symptome wie Reizhusten, Dyspnoe,
Blutungen, Pleura- oder Rippenschmerz können bei benignen wie malignen Tumoren ganz
fehlen; lokale Befunde wie palpabler und respiratorisch beweglicher Tumor im oberen
Abdomen, Brustwandschwellung, Schulterschmerz und ausstrahlender Armschmerz
werden nur in einem Teil der Fälle und bei bestimmtem Tumorsitz gefunden. Dem entspricht, daß viele Fälle maligner wie benigner Natur autoptische Zufallsbefunde darstellen. Bei größeren Tumoren, stärker expansivem Wachstum, metastatischen oder

Tabelle 1. *Gutartige Tumoren (und Cysten)*

	Autor	Jahr	Histologischer Befund	Bemerkung
1	GRANCHER	1868	Fibrom	—
2	CLARK	1887	Lipom	Autopsie
3	KRAMER	1899	Chondrom	Autopsie
4	BONAMY	1912	Multiple Myofibrome	Operation
5	BURVILL-HOLMES und BRODY	1932	Angiofibrom	Autopsie
6	SÖDERLUND	1937	Lipom	Operation
7	BALLON und SPECTOR	1939	Lipom	Autopsie
8	KINSELLA	1939	Fibromyom	Operation
9	BUTLER	1939	Cyste	Operation
10	NYLANDER	1942	Cystisches Lymphangiom	Operation
11	ARKLESS	1942	Rhabdomyofibrom	Operation
12	SOTO	1943	Lipom	Operation
13	ROBSON und COLLIS	1944	Cyste	Operation
14	KLASSEN, PATTON und BEMEN	1945	Neurofibrom	Operation
15	SCOTT und MORTON	1946	Cyste	Operation
16	CLAGETT und JOHNSON	1949	Cyste	Operation
17	CLAGETT und JOHNSON	1949	Lipom	Autopsie
18	CLAGETT und JOHNSON	1949	Lipom	Autopsie
19	CLAGETT und JOHNSON	1949	Lipom	Autopsie
20	AUFSES und OSEASOHN	1949	Cyste	Operation
21	CRUICKSHANK und CRUICKSHANK	1951	Cyste	Operation
22	CRUICKSHANK und CRUICKSHANK	1951	Cyste	Operation
23	KEIRNS	1952	Leberadenom *	Operation
24	KEIRNS	1952	Nebennierenrindenadenom *	Operation
25	GRIESSMANN	1952	Teratoide Cyste *	Operation
26	DE PONTI	1952	Fibrolymphangiom	Operation
27	RAUSCH	1953	Cyste	Operation
28	SWEET und GEPHART	1953	Neurofibrom	Operation
29	BISHOP und LIPIN	1955	Cyste	Operation
30	CLOUGH und BEIRNE	1955	Cyste	Operation

* Von embryonal versprengtem Gewebe ausgehend.

begleitenden pulmonalen oder pleuralen Prozessen ist der klinische Befund massiver,
oft genug aber uncharakteristisch, so daß auch hier die Diagnose mehrfach erst in tabula
gestellt werden konnte. Damit stimmt überein, daß sich aus dem Schrifttum ein klares
Bild über die durchschnittliche Krankheitsdauer nicht gewinnen läßt. Benigne Tumoren
können offenbar jahrzehntelang bestehen, ohne subjektiv merklich in Erscheinung zu
treten; jede Berechnung der Altersverteilung ist daher mehr oder minder fragwürdig.
Für die malignen Geschwülste wird eine Anamnesendauer von 1—7 Jahren angegeben
(DREWES und Mitarbeiter). Über den Endausgang der operierten Fälle ergibt sich aus
der Literatur gleichfalls kein Aufschluß; eine Metastasierung ist nur bei den Fällen von
DALZELL; BRANWOOD und Mitarbeiter; DREWES und Mitarbeiter vermerkt.
     Die röntgenologische Erkennung eines Zwerchfelltumors setzt voraus, daß eine Über-
lagerung durch größere Pleuraergüsse nicht vorliegt und eine umschriebene Ausbuckelung
der Zwerchfellkontur auf dem Thoraxbild auffällig wird. Für die rechtsseitigen Geschwülste, die etwas häufiger zu sein scheinen, kommt differentialdiagnostisch eine ganze

Reihe von tumorähnlichen, basalen Halbrund- oder Dreieckverschattungen in Frage, die
von abgesackten kleinen Ergüssen, peripheren Lungentumoren, basalen Pleurage-
schwülsten und parakardialen Mediastinaltumoren bis zur Leber- oder Netzhernie und
partiellen Relaxation reicht (STEWART; D'ALO und Mitarbeiter; TESCHENDORF; ROGERS
und Mitarbeiter; BROCARD und Mitarbeiter; ROCHE; DAUMET u. a.). Für die linksseitigen
Zwerchfellgeschwülste bedeutet außerdem die Überlagerung durch den Herzschatten eine
diagnostische Erschwerung, die aber infolge der häufigen Sichtbarkeit des in die Aufhellung der Magenblase hineinreichenden unteren Tumoranteils vielfach mehr als aus-

Tabelle 2. *Bösartige Tumoren*

	Autor	Jahr	Histologischer Befund	Bemerkung
1	DALZELL	1887	Rundzellsarkom	Autopsie, mit Knochen-metastasen
2	ALEXANDER	1896	Fibrosarkom	Autopsie
3	GROSS	1911	Fibrosarkom	Operation, Exitus nach 7 Monaten (Rezidiv)
4	BORCHARD	1912	Sarkom	Operation
5	SAUERBRUCH	1913	Fibromyosarkom	Operation, Heilung
6	VAN NES	1921	Fibrosarkom	Autopsie
7	MÜLLER	1933	Myoblastensarkom	Autopsie
8	KIRSHBAUM	1935	Rhabdomyosarkom	Autopsie
9	KIRSHBAUM	1935	Leiomyosarkom	Autopsie
10	DONATI	1938	Fibrosarkom	Operation
11	GALE und EDWARDS	1939	Lebercarcinom *	Operation
12	RYAN	1939	Rhabdomyosarkom	Autopsie
13	PERRY und SMITH	1939	Rhabdomyosarkom	Autopsie
14	PETACCI	1940	Polymorphzelliges Sarkom	Autopsie
15	HYMAN und LEDERER	1941	Fibrosarkom	Autopsie
16	ACKERMAN	1942	Fibrosarkom	Operation
17	ROSENTHAL und FRISELL	1945	Mesotheliom	Autopsie
18	VAN ALSTYNE	1945	Hämangioendotheliom	Autopsie
19	BRANWOOD und GLAZEBROOK	1946	Mischzellensarkom	Autopsie, mit Aorten-metastase
20	GROW, BRADFORD und MAHON	1948	Fibroangioendotheliom	Operation
21	TANEF	1948	Polymorphzelliges Sarkom	Autopsie
22	VOLUTER	1949	Myosarkom	—
23	SAMSON und CHILDRESS	1950	Neurofibrosarkom	Operation
24	SAMSON und CHILDRESS	1950	Neurofibrosarkom	Autopsie
25	CRIMM und KIECHLE	1952	Fibrosarkom	Operation
26	DREWES und WILLMANN	1955	Fibrosarkom	Operation, Heilung
27	DREWES und WILLMANN	1955	Spindelzellsarkom	Operation (Lungen-metastasen nach $2^1/_2$ Jahren

* Von embryonal versprengtem Gewebe ausgehend.

geglichen wird. KEIRNS; CLAGETT und Mitarbeiter haben ihre Fälle auf diese Weise als
Zufallsbefunde bei Reihenuntersuchungen entdeckt und SWEET und GEPHART weisen
in diesem Zusammenhang besonders darauf hin, daß aus gleichem Grund für die Zukunft
eine Zunahme der Häufigkeit von Zwerchfelltumoren erwartet werden kann.

Zur speziellen Röntgendiagnose des Zwerchfelltumors ist jedoch der Nachweis erforderlich, daß der fragliche Tumorschatten dem Zwerchfell allein angehört und eine Verbindung
zu Organen ober- und unterhalb des Zwerchfells fehlt. Das diagnostische Pneumoperitoneum ist hier von entscheidender Bedeutung, während auf die gleichzeitige Anlage eines
Pneumothorax meist verzichtet werden kann. Stellt sich hierbei der Tumor in den Zwerch-
fellverlauf eingebettet dar, so dürfte die Diagnose auch ohne Pneumothorax wahrscheinlich werden; eine infiltrierende Geschwulst von der basalen Pleura aus kann allerdings
dann immer noch nicht ausgeschlossen werden. Soweit sich aus den eingesehenen Abbildungen der bisher mitgeteilten Fälle aber schließen läßt, reicht die diagnostische Hilfe

des Pneumoperitoneum praktisch immer aus, weil sie eine klare Einsicht nicht nur in die topographische Zuordnung des Tumors, sondern auch in die Art der Zwerchfelleinbettung vermittelt. Abb. 198 läßt nämlich als typisches Beispiel erkennen, daß der Streifen-

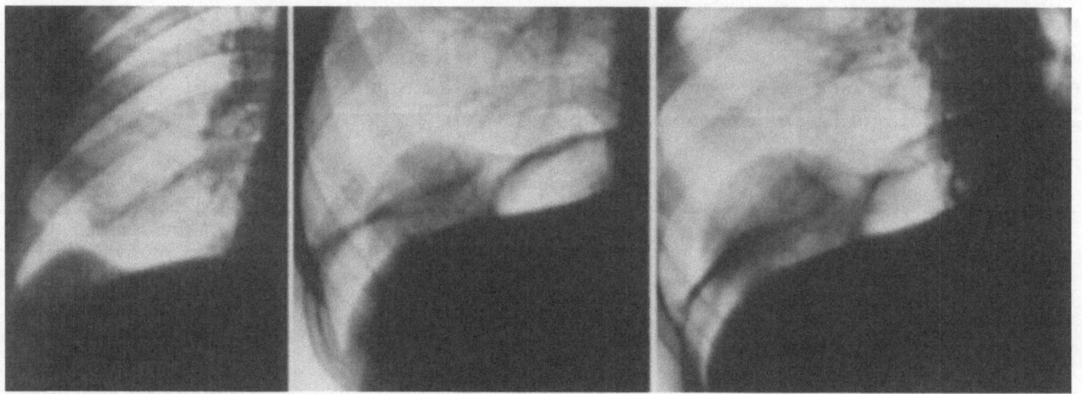

Abb. 198. Primärer Zwerchfelltumor (cystisch), mit „Auflösung" des Zwerchfellbogens im Tumorschatten, diagnostisches Pneumoperitoneum. Aufnahmen Dr. RAUSCH, Hamburg

schatten des von der Leber abgehobenen Zwerchfells sich im Tumor auflöst und der Übergang des Geschwulstschattens zum Zwerchfellbett nicht spitzwinklig, sondern weitwinklig sanft und spindelförmig gestaltet ist. Die gleichen Kennzeichen bietet der Fall

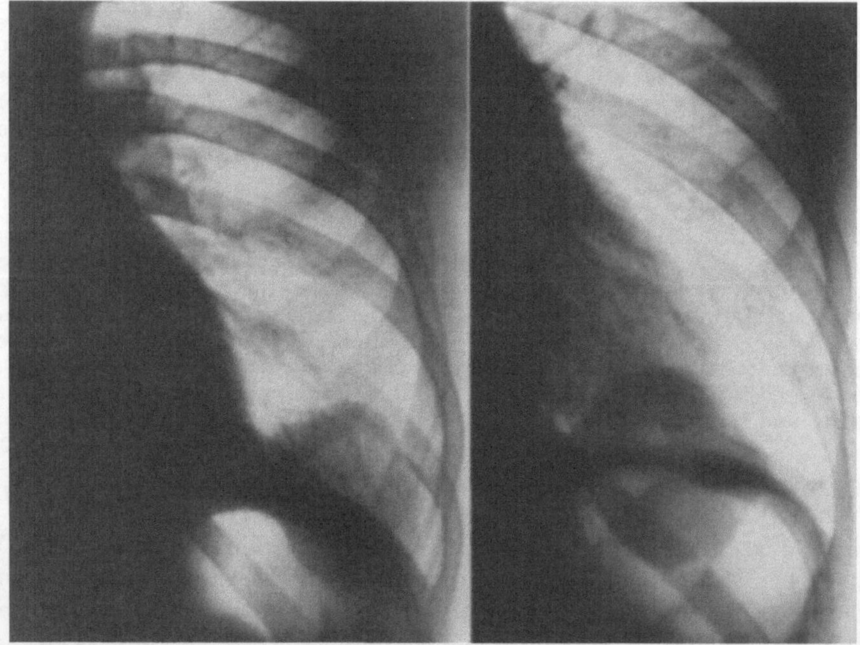

Abb. 199. Zwerchfelltumor links, gegen Lunge und Magenblase gut abgesetzt. Aufnahmen Prof. TESCHENDORF, Köln

von Abb. 199, den wir trotz Fehlens eines diagnostischen Pneumoperitoneum für röntgenologisch gesichert halten, weil sich innerhalb der Magenblase die gleiche Auflösung des Zwerchfellstreifens in den Rundschatten und der gleiche spindelförmig weitwinklige Übergang in den Tumorrand gut darstellen. Diese beiden Röntgenzeichen müssen als eindeutig für alle Tumoren gelten, die sich innerhalb und auf Kosten des originalen Zwerchfellgewebes entwickelt haben; sie erlauben aber nicht, tumorähnliche Prozesse differentialdiagnostisch auszuschließen, die sich räumlich in gleicher Weise entwickelt haben. Das trifft nicht nur auf manche Fälle von sekundären Zwerchfellgeschwülsten (Fernmetastasen) zu, sondern kann auch bei der diaphragmalen Echinoccoccuscyste (BINNEY; D. MARTINI; DIEZ und COTTINI), bei den seltenen Gefäßtumoren oder Aneurysmen des Zwerchfells (CHEVAT und Mitarbeiter; ELKIN) und beim Zwerchfelltuberkulom (TU und HSIEH) die röntgenologische Abtrennung gegen einen Primärtumor unmöglich machen.

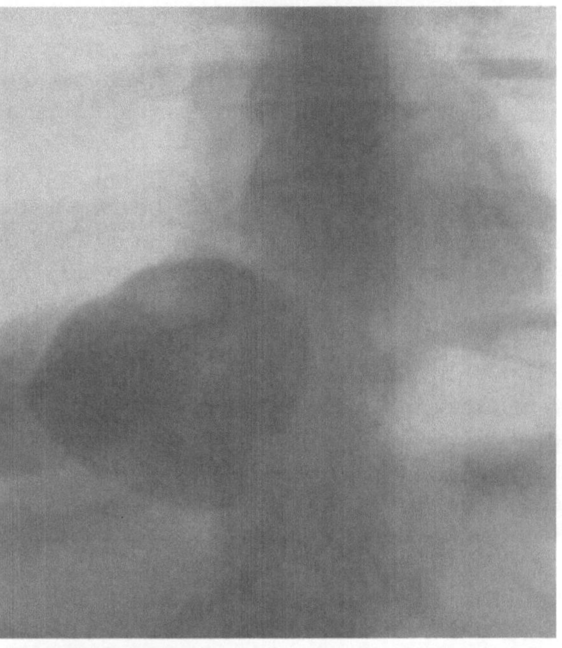

Im Unterschied dazu zeigt Abb. 200, wo es sich um einen teilverkalkten „epiphrenischen" Tumor im hinteren Herz-Zwerchfellwinkel handelt, eine durchlaufende Zwerchfellkontur und einen spitzwinkligen Pseudoübergang vom Tumorrand in den benachbarten Zwerchfellschatten. Trotzdem ließ sich der Geschwulstschatten hier in keiner Durchleuchtungsrichtung völlig vom Zwerchfell trennen — ein Befund, der vor allem im Bereich der dorsalen Zwerchfellanteile die Beurteilung von tumorverdächtigen Verschattungen sehr erschweren kann und der in Analogie zu einigen Beobachtungen von D. MARTINI eine Echinococcuscyste im Zusammenhang mit Zwerchfellanteilen möglich erscheinen läßt; ganz ähnliche, vorwiegend intrathorakale Echinococcuscysten des Zwerchfells hat auch MACIOCE beschrieben, deren diaphragmalen Ursprung er postoperativ histologisch sichern konnte. Zwar sind paraphrenische Hydatidengeschwülste in der Leber oder in der Lungenbasis häufiger, doch sind auch mehrere Echinococcuscysten ausschließlich im Zwerchfell beschrieben worden; sie treten in der Mehrzahl der Fälle rechtsseitig auf (AMBROSI und Mitarbeiter).

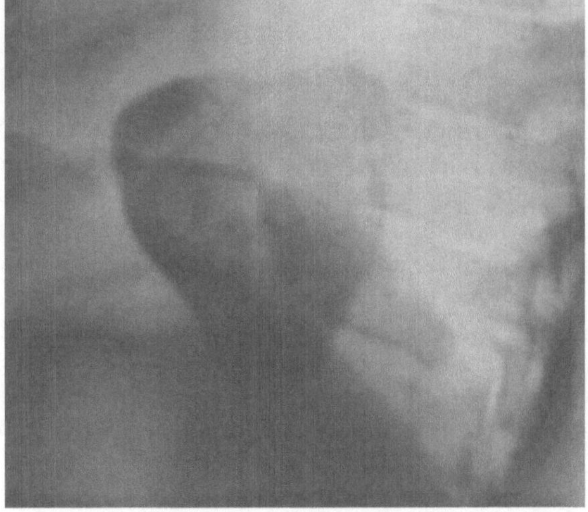

Bezüglich der ähnlich weit dorsal gelegenen Zwerchfellgeschwülste sei daran erinnert, daß mit einem diagnostischen Pneumoretroperitoneum die lumbalen

Abb. 200. Epiphrenische Echinococcuscyste, dorsal und zum Teil intradiaphragmal gelegen

Abschnitte des Zwerchfells gut abgehoben werden können, wodurch die Tumordiagnostik gerade in diesem Bereich gelegentlich einmal gefördert werden mag; auch die röntgenologische Abgrenzung atypischer „Zwerchfellausbuckelungen" in den dorsalen Abschnitten, wie etwa durch einen nach oben entwickelten Milztumor (ROSSETTI) oder durch die überaus seltenen, in der Regel am oder im dorsalen Zwerchfell entwickelten Nebenlungen bzw. Lungenhamartome (JELINEK, SCHULZE) dürfte in Zukunft dadurch erleichtert sein. In einigen der bisher beschriebenen Tumorfälle war nicht nur die basale Pleura, sondern auch das anliegende Peritoneum infiltrativ mit in den tumorösen Prozeß einbezogen, so daß statt gut abgegrenzter Rundschatten ein unregelmäßiger und atypischer Dreieckschatten vorlag, der sich auch nach einer Insufflation nicht ganz von der Umgebung absetzte. Die umschriebene Affektion des Zwerchfells war im Röntgenbild dennoch auffallend genug, wenn auch das Zeichen der „Auflösung" des Zwerchfellschattens im Tumormassiv dann fehlen muß. Die kymographische Prüfung der Atemverschieblichkeit schließlich ist diagnostisch nur von geringer Bedeutung. Zwar beeinträchtigen kleinere und mittelgroße Geschwülste die respiratorischen Bewegungen nicht und unterscheiden sich dadurch von manchen epi- oder hypophrenischen Alterationen; größere Tumoren können aber die Bewegung halbseitig oder umschrieben einschränken, so daß sie entgegen der Ansicht von DREWES und Mitarbeiter eine partielle Zwerchfellrelaxation oder paraphrenische Prozesse imitieren können (TANEF u. a.).

Abschließend sei darauf hingewiesen, daß der röntgenologische Nachweis eines Zwerchfelltumors im allgemeinen auch die Operationsindikation abgibt, weil mit einer Wahrscheinlichkeit von 1:1 eine Malignität zu erwarten ist; begründeter Tumorverdacht rechtfertigt daher die Probethorakotomie (CLAGETT und JOHNSON; DREWES und WILLMANN).

2. Sekundäre Geschwülste

Sekundäre Zwerchfelltumoren durch Fernmetastasierung sind als umschriebene oder isolierte Geschwülste röntgenologisch bisher kaum einmal dargestellt, sondern fast ausschließlich von pathologisch-anatomischer Seite aus vermerkt worden. Das spärliche Schrifttum verzeichnet nur für das Magencarcinom 2—3 % Metastasierungen im Zwerchfell (BORRMANN) und für das Mammacarcinom 7 % (KITAIN), während die anderen Krebsstatistiken gelegentliches Vorkommen ohne nähere Zahlenangabe mitteilen und in der klinischen Literatur nur sehr seltene kasuistische Hinweise über Metastasen anderer Primärtumoren zu finden sind. In der umfassenden neueren Übersicht von WALTHER sind Metastasen ins Zwerchfell überhaupt nicht verzeichnet. Vielleicht hängt dies mit dem Umstand zusammen, daß das Zwerchfell nicht in die Blut- und Lymphbahn der zahlenmäßig wichtigsten Malignome eingeschaltet ist, so daß eine wesentliche „Filterwirkung" entfällt; dazu kommt, daß eine röntgenologisch faßbare Zwerchfellbeteiligung im klinischen Bild der meisten Tumoren nicht ins Gewicht fällt. HITZENBERGER hat einen Fall von Mammacarcinom mitgeteilt, in dem erhebliche diaphragmale Bewegungsstörungen auf der Seite einer hämatogenen Metastase bestanden; das histologische Bild dazu gibt Abb. 201 wieder, welche die tumoröse Beeinträchtigung der Kontraktionsfähigkeit recht verständlich machen kann.

Ungleich häufiger sind dagegen metastatische Infiltrierungen des Zwerchfells per continuitatem, von Tumoren seiner unmittelbaren Umgebung ausgehend. In diesem Zusammenhang verdienen vor allem die bösartigen Geschwülste der basalen Pleuraanteile (FISCHER), des oberen Magen- und unteren Oesophagusabschnitts und des oberen Retroperitoneum Erwähnung, während Lebermalignome demgegenüber zurücktreten (BORRMANN, LUCKÉ); die diaphrenische Infiltration eines Lebercarcinoms in den rechten Herzvorhof ist bisher viermal beobachtet worden, während eine Tumorthrombose der V. cava inf. oder des rechten Vorhofs etwas häufiger ist (VOSSBECK). Auch primäre Rippengeschwülste können in das Zwerchfell einwachsen (DE PONTI). Von den Sekundärinfiltrationen aller dieser Tumorlokalisationen seien im folgenden nur die paraphrenischen und diaphragmalen Folgeprozesse der Kardiatumoren und der Malignome des oberen Retroperitoneum einschließlich der Nieren besonders erörtert.

Was zunächst das Kardiacarcinom anlangt, so metastasieren diese Geschwülste nach WALTHER zu 61 % in die regionären Lymphdrüsen und breiten sich zu 40 % kontinuierlich aus; nach BORRMANN setzt das Magencarcinom zu 18 % retroperitoncale und zu 43 % perigastrische und -pankreatische Metastasen. Es ist wichtig, daß sich röntgenologisch Verdrängungen des kranialen Magenabschnitts nach links und drüsige Impressionen des Fornix und der kleinen Kurvatur nicht nur beim Carcinom des epikardialen Oesophagusanteils und der Kardia selbst, sondern auch beim Korpuscarcinom oft darstellen lassen. Das gleiche gilt für Kardiacarcinome mit Einbeziehung der kleinen Kurvatur, wie unlängst GÜTGEMANN in Hinblick auf die Operabilitätsfrage dieser Magentumoren wieder besonders betont hat. Das Zwerchfell stellt sich auch in solchen Fällen zwischen Lunge und Magenblase meist in einem größerem Abschnitt dar und ist vielfach in Kontur und Dicke, seltener auch in seiner Beweglichkeit verändert. Diese bei der Kontrastuntersuchung von Speiseröhre und Magen häufigen Befunde stehen in einem gewissen Gegensatz zu den Fällen, in denen trotz ausgedehnten und gleichzeitig den unteren Oesophagus und oberen Magen betreffenden Tumorwachstums das dazwischen ausgespannte Zwerchfell ganz unauffällig erscheint, wie im Beispiel der Abb. 202 links. Wahrscheinlich liegt dies daran, daß nur dann eine Dickenzunahme und Konturunregelmäßigkeit des diaphragmalen Schattenseptum vorliegt, wenn auch Teile des Korpus und der kleinen Kurvatur erfaßt und von hier aus die oberen perigastrischen, retroperitonealen und paraphrenischen Lymphdrüsen und Gewebsanteile kontinuierlich-metastatisch ergriffen sind. Beispiele hierfür sind mit einem auf die untere Speiseröhre übergreifenden Carcinom der Kardia und der kleinen Kurvatur (Abb. 202, rechts) und einem auf die Kardia übergreifenden Korpuscarcinom (Abb. 203) wiedergegeben. Im ersten Fall sind die Verkürzung, Drehung und Hochziehung der kleinen Kurvatur und die Linksverdrängung des Magens mit einer

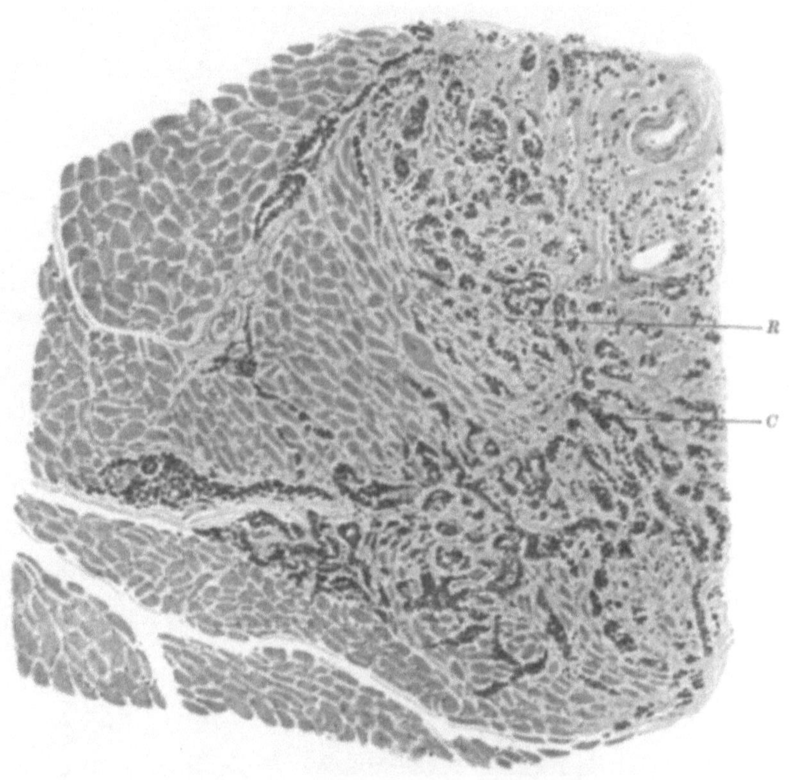

Abb. 201. Hämatogene Zwerchfellmetastase eines operierten Mammacarcinoms, 31jährige Frau, nach HITZENBERGER (*C* Carcinomzellen, *R* Reste von zugrunde gegangener Muskulatur)

unregelmäßigen medialen Impression und einem „malignen" Tumor-Weichteilrelief an der Kardia selbst verbunden, während die lateralen Fornixanteile weniger auffällig erscheinen (Abb. 202, rechts). Im anderen Fall zeigt das Übersichtsbild (Abb. 203, links) gerade den medialen Teil des Zwerchfellschattens unverdickt, während im lateralen Fornixgebiet ein Weichteiltumor in die Magenblase vorspringt und das diaphragmale Septum hier verdickt erscheint. Die Schrägaufnahme des gleichen Falls läßt aber erkennen, daß die perigastrische und paraphrenische Infiltration sich in gleicher Weise oder noch stärker auch nach hinten erstreckt und wahrscheinlich im wesentlichen retroperitoneale Nachbarabschnitte des Zwerchfells betrifft (Abb. 203, rechts).

Es muß allerdings bei allen solchen Bildern unterstellt werden, daß eine reelle Zwerchfellinfiltration damit noch nicht nachgewiesen ist. Was bei selbst ausgedehnten Carcinomen zwischen Lunge und Magenblase als „Zwerchfell" abgebildet wird, stellt ja die Summe von Zwerchfell, tumoröser Magenwand und dazwischen entwickeltem, epikardialem oder hypophrenischem Infiltrationsgewebe dar und darf einer wirklichen metastatischen Zwerchfellalteration nicht ohne weiteres gleichgesetzt werden. Röntgenanatomisch läßt sich eine kontinuierliche Metastasierung von epigastrischen Zwerchfellanteilen nur dann

wahrscheinlicher machen, wenn auch der obere Zwerchfellrand unregelmäßig verläuft
und kleinhöckerig begrenzt ist, wie z. B. in den Fällen der Abb. 203 und 205. Sichern

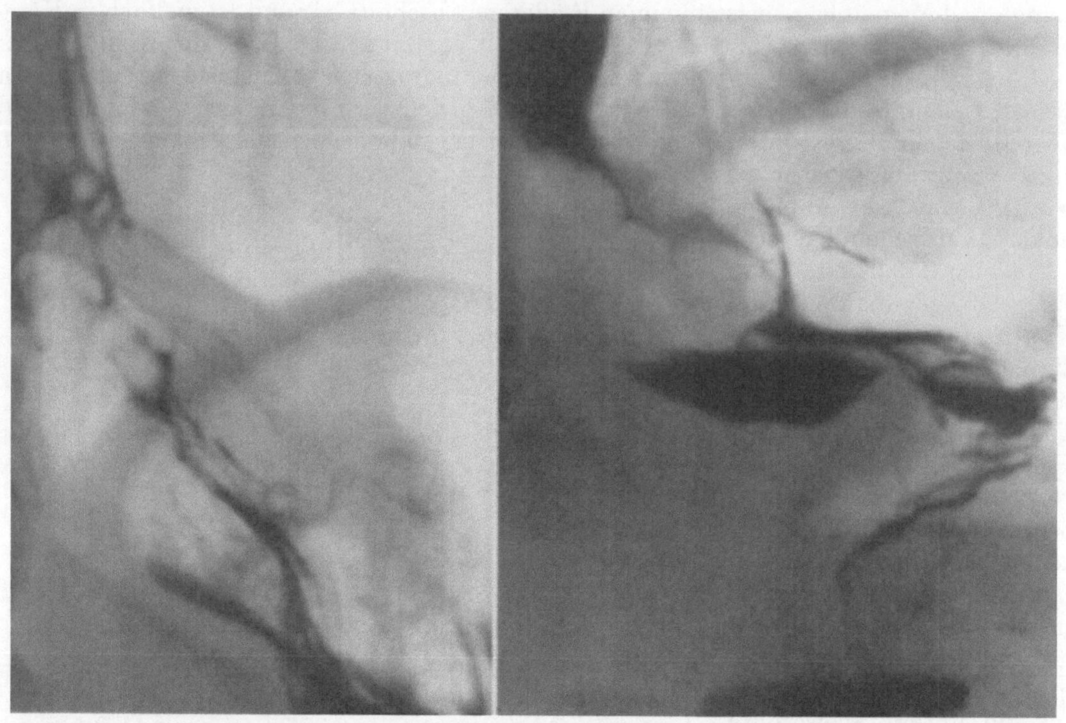

Abb. 202. Links: Unauffälliger, gleichmäßig dicker Zwerchfellschatten bei ausgedehntem Carcinom der unteren
Speiseröhre und Kardia. Rechts: Unregelmäßig verdickter Zwerchfellschatten links medial bei Kardia- und
Corpuscarcinom mit Übergreifen auf den unteren Oesophagus

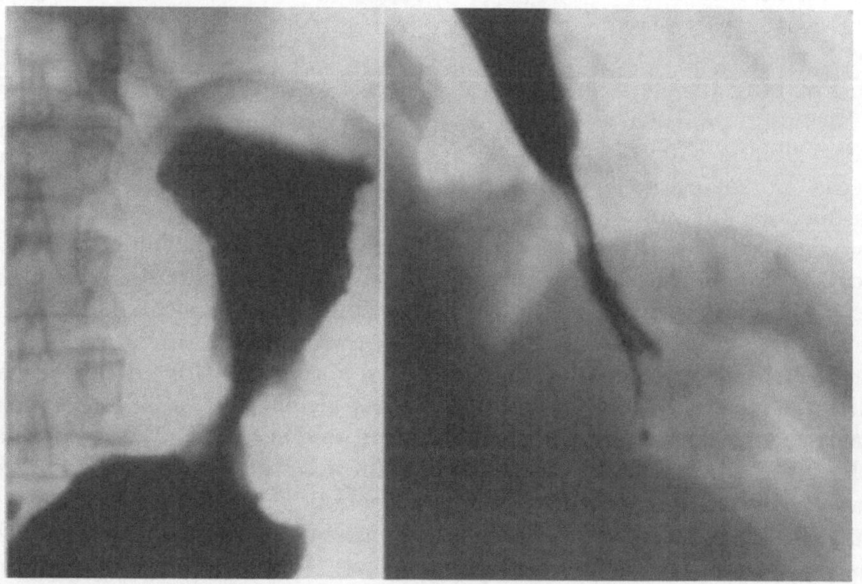

Abb. 203. Auf die Kardia übergreifendes Corpuscarcinom mit Verdickung des „Zwerchfellschattens" lateral
im d. v. Bild (links) und dorsal bzw. retroperitoneal im Schrägbild (rechts)

ließe sich die spezielle Diagnose einer infiltrativen Zwerchfellbeteiligung nur mittels des
Pneumoperitoneum, in dem sich die tumoröse Fixation des unteren Zwerchfellrandes

zur Fornixwand als Unterbrechung der hypophrenischen Gassichel darstellen muß. Dieser Nachweis kann aber aus klinischen Gründen im allgemeinen nicht gefordert werden. Daß mit dem Pneumoperitoneum tatsächlich eine Verfeinerung der Diagnostik der Magentumoren möglich ist, haben PRICOLO und ANTONIAZZI gezeigt, und CHATTON und Mitarbeiter haben ähnliche Erfolge durch die Kombination einer Gasauffüllung des Magens mit einem Pneumoperitoneum oder Pneumoretroperitoneum erzielt. ROTHSTEIN und LANDIS weisen ähnlich auf den Wert des Pneumoperitoneum zur differentialdiagnostischen Abgrenzung gegen infrapulmonale Prozesse und hypophrenische Alterationen hin; ACKERMAN hat durch gleichzeitige Anlage eines Pneumothorax und -peritoneum den singulären Fall einer großen Zwerchfellinfiltration durch ein eosinophiles Granulom klären können, bei dem gleichzeitig entsprechende Prozesse in Lunge und Knochen vorlagen. Für die retroperitonealen Tumoren ist im Gegensatz zum Magencarcinom eine derartige methodische Ergänzung, wie noch zu zeigen ist, jedoch auch klinisch berechtigt, weil — ganz abgesehen von der Frage einer Zwerchfellbeteiligung — wegen des Fehlens einer anderen Kontrastmethode hier vielfach nur das Pneumoretroperitoneum die Geschwulstdiagnose überhaupt ermöglicht.

Funktionelle Symptome der tumorösen Zwerchfellalteration sind wenig eindeutig. Eine Einschränkung der respiratorischen Verschieblichkeit der linken Zwerchfellhälfte oder ihres medialen, epigastrischen Anteils allein kann nicht allzu häufig festgestellt werden, weil die topographische Beziehung des Magens zum Zwerchfell sich auf den wenigst beweglichen, zentralen Anteil beschränkt und selbst erhebliche diaphragmale Metastasierungen hier respiratorisch ohne Bedeutung bleiben müssen. Umgekehrt sind Störungen der Zwerchfellatmung eher bei den peripheren hypophrenischen und retroperitonealen Drüsen- und Bindegewebsinfiltrationen möglich, auch ohne daß ein Tumorbefall des Zwerchfells selbst oder eine Durchwanderungspleuritis besteht; Bewegungsstörungen der linken Zwerchfellhälfte sind daher in erster Linie auf eine ausgedehnte perigastrische und paraphrenische Metastasierung zurückzuführen. Eine zusätzliche Eiterung im linken Hypophrenium pflegt die differentialdiagnostische Situation vollends unübersichtlich zu machen, wie das Beispiel der Abb. 204 mit einem ausgedehnten Lokalrezidiv eines früher operierten Magencarcinoms zeigen kann; hier war es zu einer Perforation in die Milzgegend und einem linksseitigen subphrenischen Absceß gekommen. Die riesige Verdickung und Unregelmäßigkeit des „Zwerchfell"schattens ist hier sowohl durch die hypophrenischen Drüsen- und Milzinfiltrationen als auch durch den Absceß bedingt, der schon vor der späteren Durchwanderungspleuritis einen völligen Verlust der respiratorischen Zwerchfellbewegung verursachte.

Bleibt man sich dieser Einschränkungen bewußt, so kann die Röntgenuntersuchung der oberen Magenabschnitte im Stehen und Liegen jedenfalls zum Nachweis von Metastasen der circumfornikalen, paraphrenischen und retroperitonealen Gewebsanteile sehr aufschlußreich und klinisch-chirurgisch wichtig werden. Dies sei mit der Bildserie eines besonders instruktiven Tumorfalls belegt; dabei handelt es sich um ein Kardiacarcinom

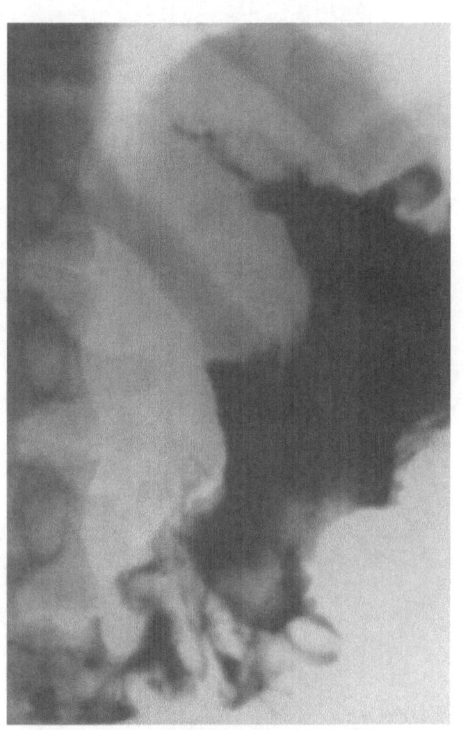

Abb. 204. Lokalrezidiv eines operierten Magencarcinoms mit ausgedehnter hypophrenischer Drüsen- und Milzinfiltration, subphrenischem Absceß und Zwerchfellinfiltration links

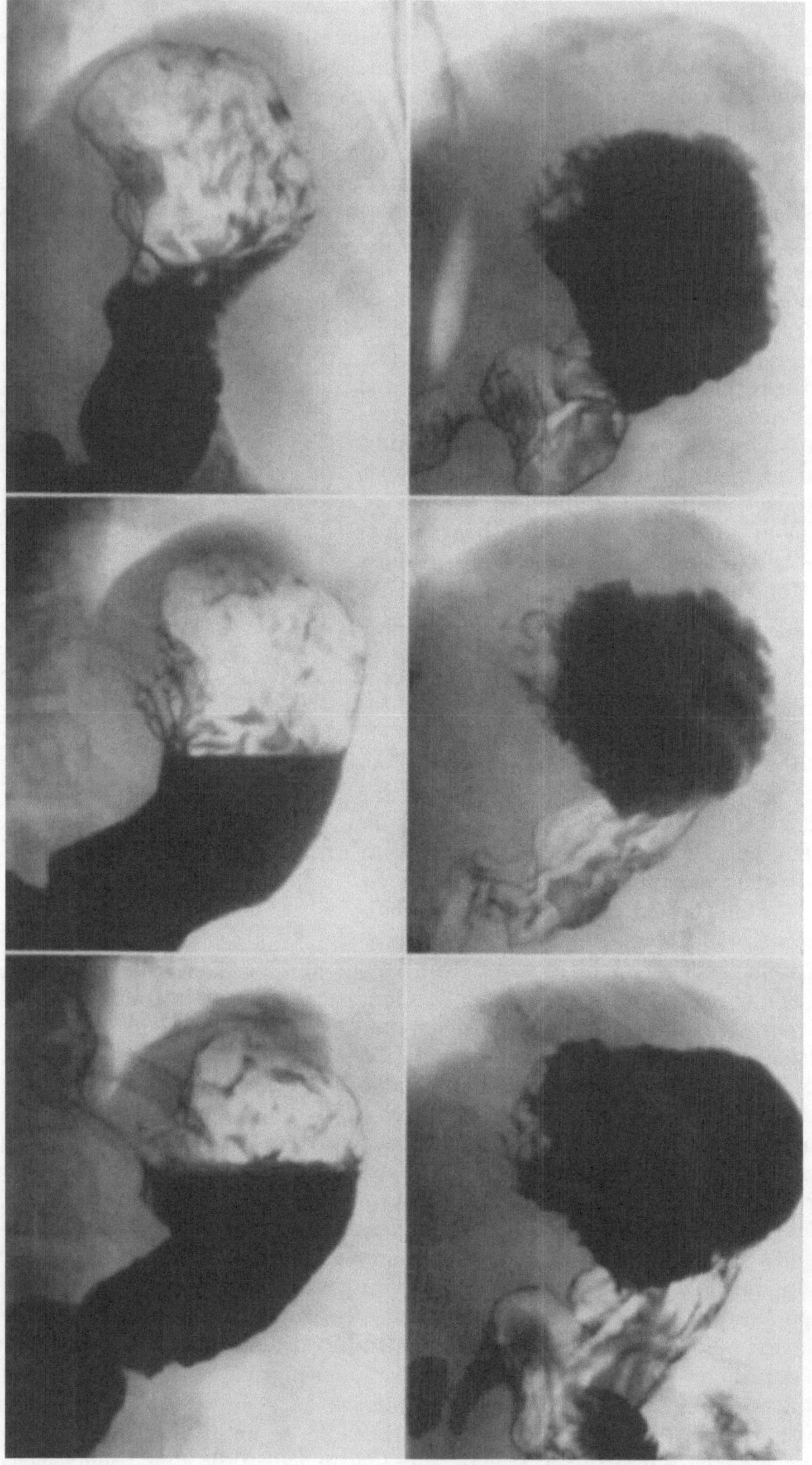

Abb. 205. Kardiacarcinom bei Lebercirrhose und Milztumor. Oben: Drüsige Tumorimpression an der Kardia, im Liegen verbreiterter „Zwerchfell"schatten durch Ascites. Mitte: Nach 5 Monaten Vergrößerung der perikardialen und hypophrenischen Drüseninfiltrate, Rückgang des Ascites. Unten: Nach 15 Monaten starke epigastrisch-diaphragmale Infiltrierung bei nur noch kleinem Ascites

bei gleichzeitig bestehendem Milztumor und Lebercirrhose. Bei der ersten Röntgenuntersuchung zeigte das Doppelkontrastbild des Fornix eine drüsige Impression an der
Kardia; eine deutliche dorso-laterale Impression an der großen Kurvatur des Korpus
entspricht dem Milztumor, die Abstandsvergrößerung zwischen Zwerchfell- und Fornixrand auf der Prallfüllung im Liegen ist durch den Ascites bedingt (Abb. 205, oben). Die
Kontrolle nach fünf Monaten ergab eine Vergrößerung der perikardialen und epigastrischen
Drüsenschatten; im Liegen wird gleichzeitig eine Linksverdrängung deutlich, während
das Asciteszeichen abgeschwächt ist (Abb. 205, Mitte). Nach 15 Monaten schließlich
ist im Doppelkontrastbild die metastatische Impression an der Kardia und über dem
Fornix noch erheblicher geworden (Abb. 205, unten); die Breite des epigastrischen

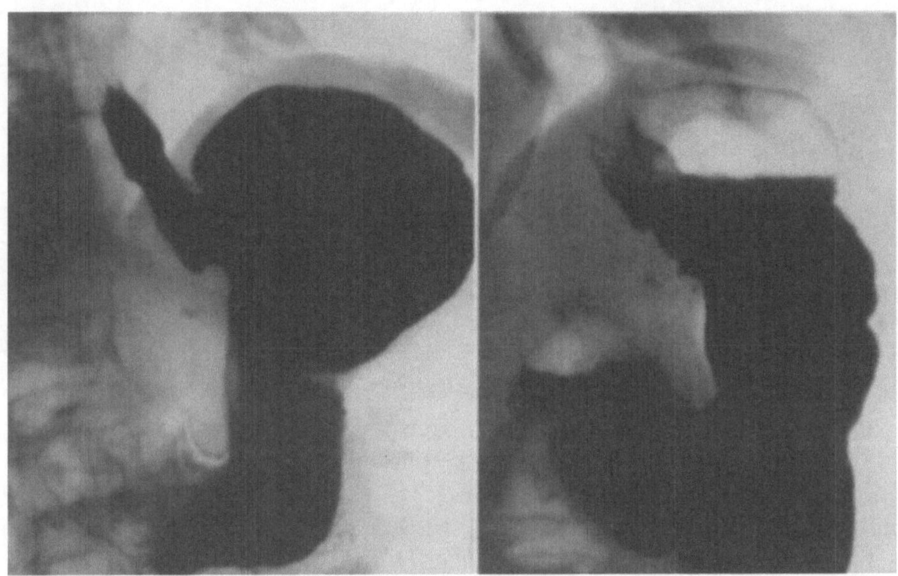

Abb. 206. Benigner Magentumor, wahrscheinlich Lymphogranulomatose, mit chronisch-entzündlicher
Drüseninfiltration perigastrisch und diaphragmal, durch Probelaparotomie bestätigt

„Zwerchfellschattens" ist schon im Stehen enorm erhöht, seine Dicke ungleichmäßig,
seine Kontur auch nach oben gewellt. Das Füllungsbild im Liegen zeigt den Magen bei
weiterer Abnahme des Abstands Fornix-Zwerchfellrand (Ascites) noch stärker verlagert.
Diese Vergleichsserie ist im Nachweis der Metastasenzunahme, der Entwicklung einer
Zwerchfellalteration und des gleichzeitigen Rückgangs des coincidierenden Ascites
röntgenologisch eindeutig und klinisch auch deshalb wichtig, weil hier die bioptische
Bestätigung der Carcinomdiagnose erst später zu erbringen war. Grundsätzlich ähnliche
Röntgenbefunde sind mitunter bei chronischen nichttumorösen Entzündungsprozessen
der hypophrenischen Magenumgebung und bei benignen Prozessen des zwerchfellnahen
Magenabschnitts festzustellen. Hier kann als Beispiel ein Fall angeführt werden, in dem
während der Beobachtung einer überaus chronisch verlaufenden Lymphogranulomatose
ein initialer Tumorbefund im Kardiabereich des Magens auftrat, der sich nach Röntgenbestrahlung wieder völlig zurückbildete und an dessen Stelle erst fünf Jahre später eine
metastasenähnliche, drüsige Kardiaimpression mit Deformierung der Magenblase gefunden wurde. Nach acht Jahren hat sich die kleine Kurvatur nach oben verkürzt und
ist ulcerös unterbrochen; gleichzeitig sind eine stärkere Linksverlagerung und eine Verbreiterung des diaphragmalen bzw. paraphrenischen Schattenbandes festzustellen
(Abb. 206). Die Probeoperation ergab starke Drüsenschwellungen an der Kardia, retroperitoneal, über dem Fornix und am Zwerchfell selbst, jedoch kein Carcinom; diesem
tumornegativen Befund entspricht der unterdes normalisierte klinische Befund völlig.
Wenn dies Beispiel auch gewiß ein Sonderfall darstellt, so verdeutlicht es doch ebenso wie

das Carcinom der Abb. 205 und wie die Zwerchfellbefunde auf den Bildern der zuerst
wiedergegebenen Magencarcinome, daß eine „zwerchfellspezielle" Röntgendiagnostik der

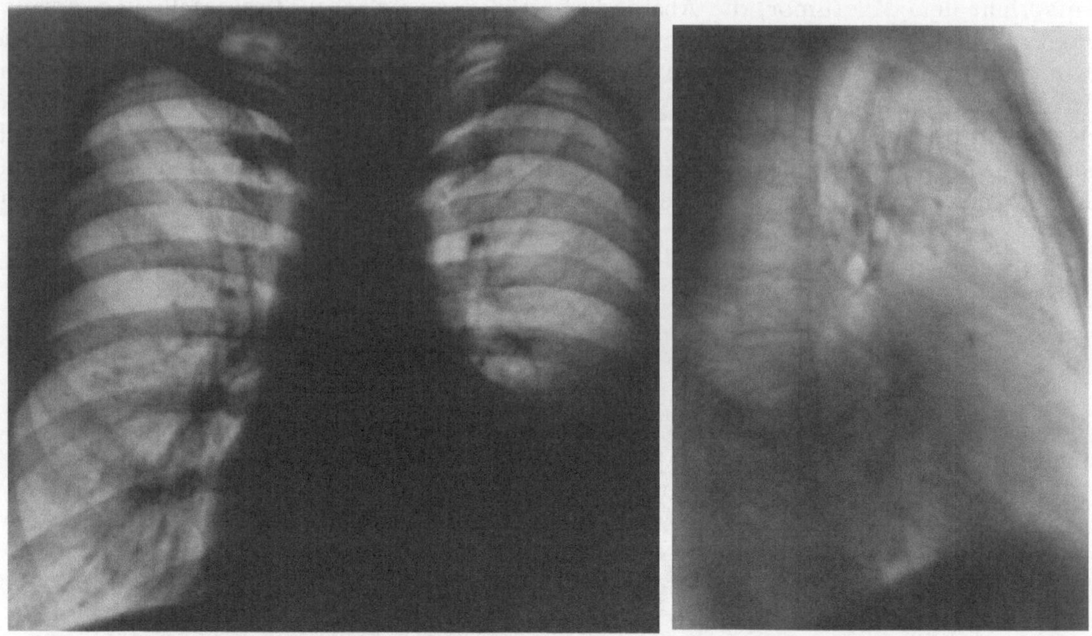

Abb. 207a. Pleuraerguß bei Retothelsarkom des Magens (links). In Seitenlage wird bei ausgelaufenem Erguß
die infiltrierte linke Zwerchfellhälfte sichtbar (rechts)

Magentumoren möglich ist und wo sie ihre Grenzen findet. — In diesem Zusammenhang
sei auch auf die anatomisch-röntgenologische Untersuchung von Roy-Camille über die

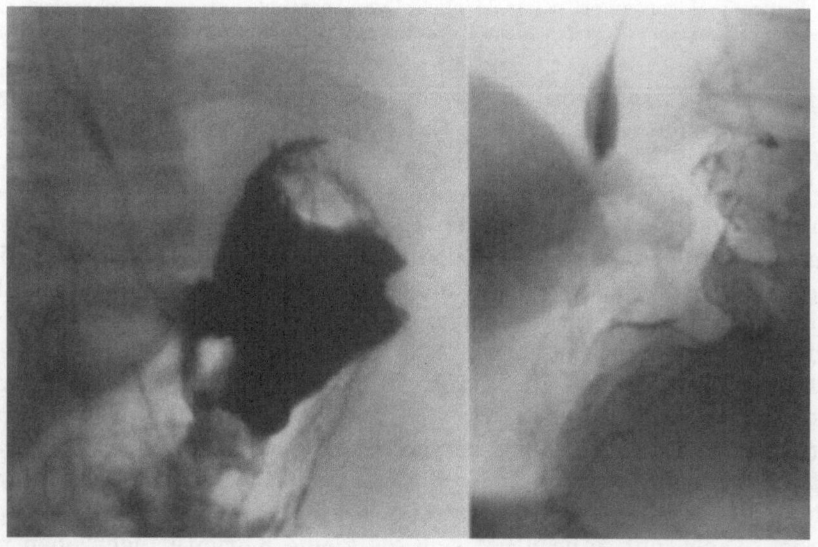

Abb. 207b. Gleicher Fall. Diaphrenische, gastropleurale Fistel bei Retothelsarkom des Magens

einer Tumorimpression ganz ähnliche, atypisch medial-konkave Begrenzung der Magenblase durch den Zwerchfellteil der Speiseröhre und auf Poppel und Roach verwiesen.
    Gröbere Zwerchfellveränderungen sind im Röntgenbild dann nachweisbar, wenn die
Ausbreitung des Magentumors nicht im Zwerchfell haltmacht, sondern auf die basale

Lungenpleura übergreift und dadurch diaphragmale Ergüsse setzt oder Zwerchfellperforationen mit Brustraum-Bauchraumfisteln verursacht. Erfahrungsgemäß ist dies
aber nur sehr selten der Fall; die Mehrzahl der gastropleuralen Fisteln entsteht durch

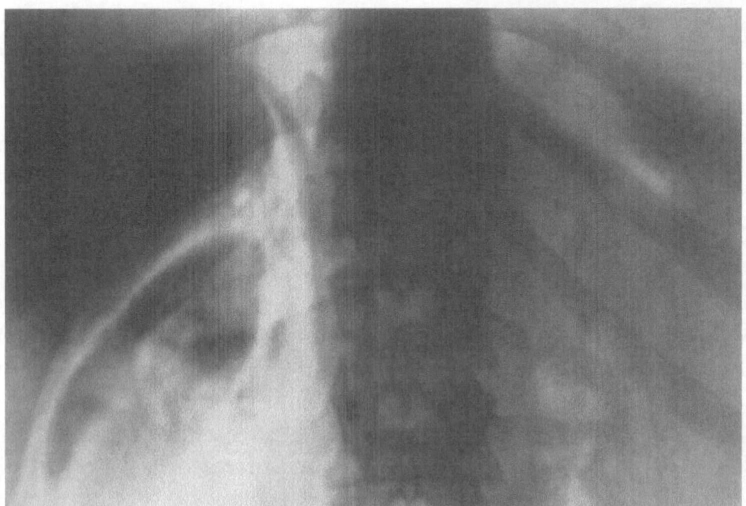

Abb. 208. Retroperitoneales Retothelsarkom links mit Tumorinfiltration in Zwerchfell und Pleura
(Pneumoretroperitoneum)

perforierte Ulcera des Magens auf dem Weg über einen subphrenischen Absceß (LAWS),
der als pathogenetisches Zwischenglied auch bei Fistelbildungen sonstiger nichttumoröser
Prozesse zu gelten hat (CASPERS). Bei einem eigenen Fall handelte es sich um ein Retothel-

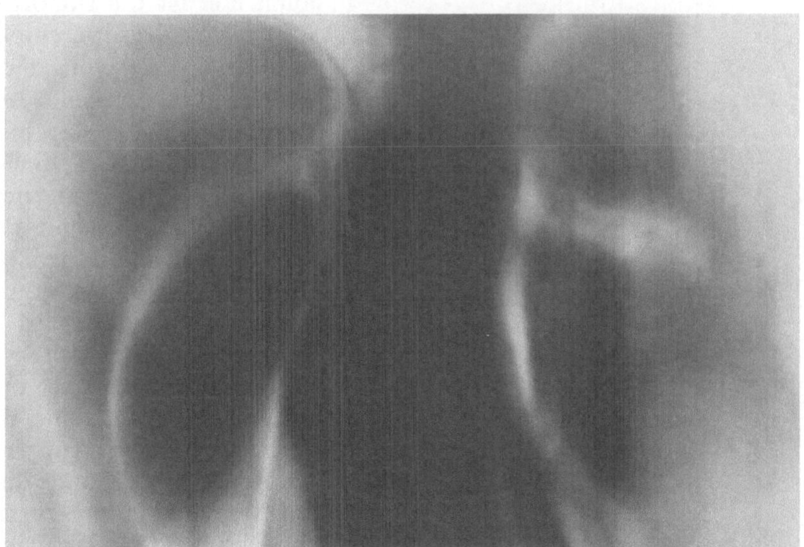

Abb. 209a. Hypernephrom links mit perinephrischer und diaphragmaler Infiltration. Die linke
Zwerchfellhälfte ist im Pneumoretroperitoneum lumbal nicht abgehoben

sarkom des Magens, das zu einer Infiltration der Milz, des hypophrenischen Gewebes
und des Zwerchfells selbst und mit einer Perforation zum Einbruch in die linke Pleurahöhle
geführt hatte, wie der autoptische Befund ergab. Der im Thoraxbild (Abb. 207a, links)
dargestellte Pleuraerguß lief in Seiten- und Rückenlage zum größten Teil aus, wobei sich
die elevierte linke Zwerchfellhälfte unregelmäßig verdickt und unscharf nach oben begrenzt
zeigte (Abb. 207a, rechts). Die Kontrastmitteluntersuchung ergab eine Tumorinfiltration

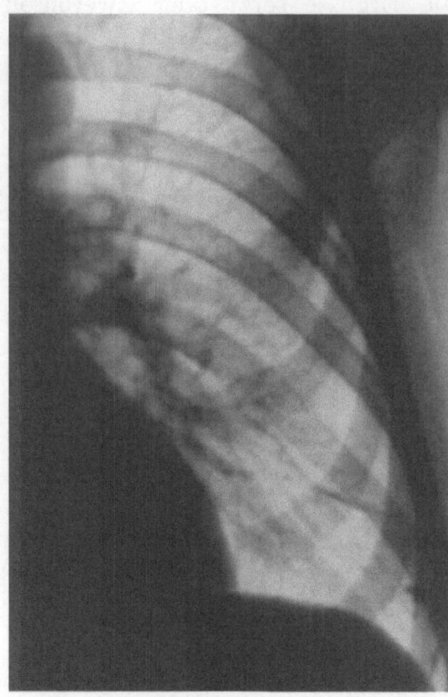

Abb. 209b. Gleicher Fall. Plattenatelaktase
in der Lungenbasis als Zeichen der
diaphragmalen Funktionsstörung

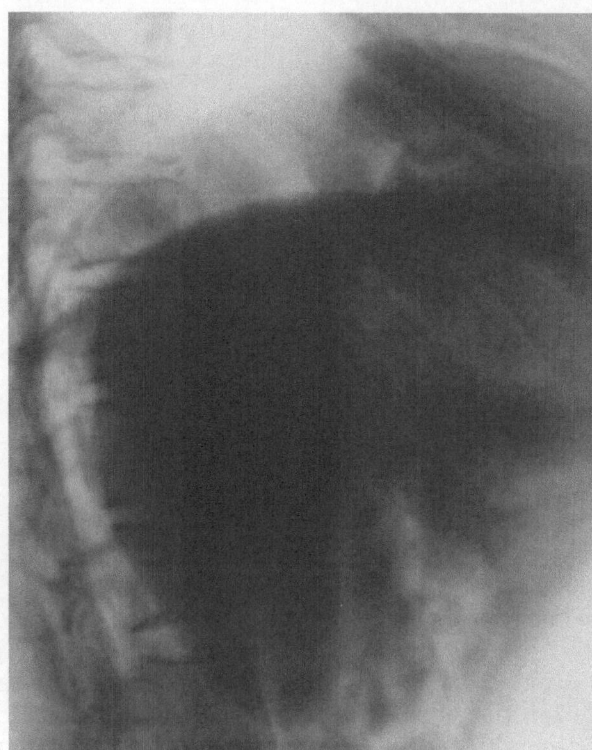

Abb. 210. Ausgedehnt retroperitoneal metastasiertes Nieren-
carcinom rechts ohne Zwerchfellinfiltration im
Pneumoretroperitoneum

der Magenwand mit Ausweitung des Fornix nach oben lateral und eine Fistel dorsal durch das Zwerchfell hindurch in den linken Pleuraraum (Abb. 207b). Einen ganz ähnlichen Fall, gleichfalls bei einem Retothelsarkom des Magens, hat LAWS beschrieben und dabei auf die Zunahme dieser Tumoren hingewiesen (REZEK).

Um Zwerchfellbeteiligungen bei retroperitonealen Geschwülsten röntgenologisch nachzuweisen, ist die Anlage eines diagnostischen Pneumoretroperitoneum erforderlich, das ohnedies in der Erkennung dieser Tumorlokalisationen eine entscheidende Rolle zu spielen vermag (HAUBRICH; STEINBACH und SMITH; vgl. Kap. IV). Einen typischen Befund zeigt Abb. 208, wo es sich wieder um ein histologisch gesichertes Retothelsarkom handelt, das aber nicht vom Magen, sondern vom retroperitonealen Gewebe ausging. Die Tumorinfiltration an und in die linke Zwerchfellhälfte ist hier am Fehlen der subserösen Gasaufhellung direkt ablesbar und im Gegensatz zu dem Normalbefund auf der rechten Seite besonders eindrucksvoll. Ein ganz ähnlicher Befund im Pneumoretroperitoneum ergab sich auch bei dem diaphrenisch entwickelten Lymphosarkom des Retroperitonealraumes von Abb. 112; auch hier ist die tumoröse Sekundärinfiltration des Zwerchfells autoptisch gesichert. Die von der Niere ausgehenden Malignome beziehen demgegenüber das Zwerchfell selten in ihre Expansion ein; meist kommt es hier nur zum Befall der regionären Lymphdrüsen. Wenn das retroperitoneale Gewebe in größerem Umfang infiltriert wird, bleibt auch die subseröse Insufflation auf dieser Seite inkomplett und läßt vor allem die Zwerchfellunterfläche unberührt wie im Fall der Abb. 209a, wo es sich um ein linksseitiges Hypernephrom mit perinephrischen und diaphragmalen Infiltrationen handelte, ein diaphrenischer Durchbruch aber nicht erfolgte; hier kann auch die kleine Plattenatelektase in der linken Lungenbasis darauf hindeuten, daß die Zwerchfellfunktion gestört sein muß (Abb. 209b). Wo aber das Wachstum eines Nierentumors das Zwerchfell nicht per continuitatem erreicht, bleibt dieses auch im Pneumoretroperitoneum unauffällig. Dafür bietet Abb. 210 mit dem

Fall eines großen Carcinoms des oberen Nierenpols ein Beispiel. Die lumbalen Zwerchfellanteile heben sich hier gut ab, obschon eine ausgedehnte Metastasierung in den perinephrischen und paraaortalen Lymphapparat stattgefunden hat.

All diese Beispiele belegen, wie wichtig die Anlage eines Pneumoretroperitoneum für
die Röntgendiagnostik der Sekundärinfiltrationen gerade in den dorsalen Zwerchfellabschnitten ist; mit seiner Hilfe kann in vielen Fällen auch zur Frage der Operabilität
derartiger Tumoren eine Antwort gefunden werden.

Literatur

ACKERMAN, A. J.: Primary tumors of diaphragm roentgenologically considered. Amer. J. Roentgenol.
47, 711 (1942).
— Eosinophilic granuloma of bones associated with involvement of the lungs and diaphragm. Amer.
J. Roentgenol. 58, 733 (1947).
ALEXANDER, B.: Magyar owosi arch. 5, 54 (1896). Zit. nach DREWES u. WILLMANN.
ALSTYNE, W. K. VAN: Hemangio-endothelioma of the diaphragm. Report of a fatal case in an infant.
Amer. J. Roentgenol. 53, 373 (1945).
AMBROSI, G., e G. G. D'ARAGONA: Ciste da echinococco del diaframma. Chir. Torac. 7, 89 (1954).
ARKLESS, H. A.: Coincidence of rhabdomyofibroma of the diaphragm, idiopathic hypoglycemia and
retroperitoneal sarcoma. Med. Bull. Veterans' Admin. 19, 225 (1942). Zit. nach DREWES u. WILL-
MANN.
AUFSES, A., and R. OSEASOHN: Mesothelial cyst of the diaphragm. J. Mt. Sinai Hosp. 16, 125
(1949).
BALLON, H. C., and L. SPECTOR: Lipoma of the diaphragm. Canad. Med. Assoc. J. 41, 487 (1939).
BINNEY, H.: Tumors of the diaphragm. Ann. Surg. 94, 524 (1931).
BISHOP, C. A., and R. J. LIPIN: Primary cyst (mesothelial) of the diaphragm. J. Thorac. Surg. 29,
577 (1955).
BOLIVAR, J.: Quiste ciliado intradiaphragmatico. Bol. Liga Cánc. 27, 110 (1952). Zit. nach KESSELER
u. MAIER.
BONAMY, R.: Cinq fibro-myomes du diaphragme simulant un kyst hydatique du foie; myomectomie;
guérison de la malade. Soc. Chir. Paris 4, 1051 (1912).
BORCHARD, A.: Verh. dtsch. Ges. Chir. 41, 161 (1912). Zit. nach DREWES u. Mitarb.
BORRMANN, R.: Geschwülste des Magens. In HENKE-LUBARSCH' Handbuch der speziellen pathologi-
schen Anatomie und Histologie, Bd. IV/1, S. 812. 1926.
BRANWOOD, A. W., and A. J. GLAZEBROOK: Sarcoma of the diaphragm with intraaortic metastasis.
J. of Path. 58, 286 (1946).
BROCARD, H., et C. RENAUD: Sur les opacités arrondies de l'angle cardiophrénique antérieur droit.
J. franç. Méd. et Chir. thorac. 8, 507 (1954).
BURVILL-HOLMES, E., and W. BRODY: Primary angiofibroma of the diaphragm. Amer. J. Med. Sci.
183, 679 (1932).
CASPERS, F.: Über die Entstehung und den Nachweis von Brustraum-Bauchraumfisteln. Fortschr.
Röntgenstr. 75, 322 (1951).
CHATTON, P., M. PÉLISSIER, R. FRANCHEBOIS, L. BELTRANDO et F. LEVÈRE: A propos des tumeurs
du pôle supérieur de l'estomac. J. de Radiol 35, 321 (1954). Ref. Zbl. Radiol. 45, 56 (1954).
CHEVAT, H., P. DUPEYRON et J. F. MERLEN: A propos d'une manifestation encore inconnue de la
maladie de Rendu-Osler. Fibroangiome capillaire monstrueux du diaphragme. Bull. Soc. méd.
Hôp. Paris 67, 393 (1951).
CLAGETT, O. T., and M. A. JOHNSON: Tumors of the diaphragm. Amer. J. Surg. 78, 526 (1949).
CLARK, F. W.: Subpleural lipoma of the diaphragm. Trans. Path. Soc. Lond. 38, 324 (1887). Zit.
nach DREWES u. WILLMANN.
CLOUGH, D. M., and M. BEIRNE: Benign mesothelial cyst of the diaphragm. J. Thorac. Surg. 29,
212 (1955).
CRIMM, P. D., and F. L. KIECHLE: Fibrosarcoma of the diaphragm. J. Thorac. Surg. 23, 360 (1952).
CRUICKSHANK, G., and D. B. CRUICKSHANK: Intra-diaphragmatic mesothelial cysts. Thorax. (Lond.)
6, 145 (1951).
D'ALO, R., e C. VECCHI: Difficoltà di interpretazione radiologica di imagini tumorali della base toracica
destra. Radiol. med. 38, 521 (1952). Ref. Zbl. Radiol. 38, 394 (1952).
DALZELL: A round cell sarcoma of the right diaphragm found at autopsy. Glasgow Med. J. 27, 298
(1887). Zit. nach DREWES u. Mitarb.
DAUMET, P.: Tumeurs et pseudo-tumeurs thoraciques antéro-inférieures. J. franç. Méd. et Chir.
thorac. 8, 490 (1954).
DIEZ, J., y G. F. COTTINI: Primitive Hydatidencyste des Zwerchfells. Phrenocystektomie. Rev.
Assoc. méd. argent. 63, 29 (1949). Ref. Zbl. inn. Med. 121, 375 (1949).

DONATI, M.: Voluminoso tumore del diaframma. Asportazione. Atti e Mem. Soc. Lomb. Chir. **6**, 519 (1938). Zit. nach DREWES u. Mitarb.

DREWES, J., u. K. H. WILLMANN: Die primären Tumoren des Zwerchfells. Thoraxchirurgie **3**, 75 (1955).

ELKIN, D. C.: Arteriovenous aneurysm of the phrenic vessels. J. Amer. Med. Assoc. **141**, 531 (1949).

FISCHER, W.: Die Gewächse der Lungen und des Brustfells. In HENKE-LUBARSCH' Handbuch der speziellen pathologischen Anatomie und Histologie, Bd. III/3. Berlin 1933.

GALE, J. W., and S. R. EDWARDS: Malignant tumors of the diaphragm. J. Thorac. Surg. **9**, 185 (1939).

GRANCHER: Tumeur végétante du centre phrénique du diaphragme. Bull. Soc. anat. Paris **43**, 385 (1868).

GRIESSMANN, H.: Erfolgreich operativ entfernte teratoide Zyste des Zwerchfells. Zbl. Chir. **77**, 785 (1952).

GROSS, H.: Zur Chirurgie und Pathologie des Zwerchfells. Dtsch. Z. Chir. **109**, 425 (1911).

GROW, J. B., M. L. BRADFORD and H. W. MAHON: Exploratory thoracotomy in the management of intrathoracic disease. J. Thorac. Surg. **17**, 480 (1948).

GÜTGEMANN, A.: Über gut- und bösartige Stenosen des Oesophagus und der Cardia. Fortschr. Röntgenstr. **77**, 315 (1952).

HAUBRICH, R.: Über Nierentumoren im Pneumoretroperitoneum. Fortschr. Röntgenstr. **80**, 242 (1954).

HYMAN, M. A., and M. LEDERER: Fibrosarcoma of the diaphragm. Report of a case with review of the literature. Arch. of Path. **31**, 204 (1941). Zit. nach DREWES u. Mitarb.

JELINEK, R.: Über das Auftreten einer Nebenlunge, als Mediastinaltumor operiert. Krebsarzt **6**, 290 (1951).

KEIRNS, M. M.: Two unusual tumors of the diaphragm. Radiology **58**, 542 (1952).

KESSELER, H. J., and H. C. MAIER: Intradiaphragmatic cysts. J. Thorac. Surg. **30**, 159 (1955).

KINSELLA, T. J.: J. Thorac. Surg. **9**, 139 (1939). Zit. nach DREWES u. Mitarb.

KIRSHBAUM, J. C.: Myosarcoma of diaphragm. Amer. J. Canc. **25**, 730 (1935).

KITAIN, H.: Zur Kenntnis der Häufigkeit und der Lokalisation von Krebsmetastasen mit besonderer Berücksichtigung ihres histologischen Baus. Virchows Arch. **238**, 289 (1929).

KLASSEN, K. P., R. PATTON and F. M. BEMEN: Neurofibroma of the diaphragm. J. Thorac. Surg. **14**, 407 (1945).

KRAMER, S. P.: Chondrom des Zwerchfells. Virchows Arch. **156**, 188 (1899).

LAWS: Gastropleural fistula: review of the literature with report of a case due to reticulosarcoma of the stomach. Gastroenterology **21**, 351 (1952).

LUCKÉ, B.: On the morbid anatomy of the diaphragm. Ann. Int. Med. **5**, 750 (1931).

MACIOCE, M.: Contributo allo studio della patologia del diaframma: l'idatosi diaframmatica. Ann. ital. Chir. **31**, 929 (1954).

MARTINI, D.: Über Echinococcuszysten des Zwerchfells. Clin. y Laborat. **53**, 256 (1952). Ref. Zbl. Radiol. **38**, 234 (1952).

MÜLLER, W.: Myoblastengeschwulst des Zwerchfells. Zbl. Path. **58**, 353 (1933).

NES, C. P. VAN: Tumor of the diaphragm of unusual size. Nederl. Tijdschr. Geneesk. **2**, 583 (1921). Zit. nach DREWES u. Mitarb.

NYLANDER, P. E. A.: Ein Beitrag zur Neubildung des Zwerchfells. Zbl. Chir. **69**, 929 (1942).

PERRY, T. M., and W. A. SMITH: Rhabdomyosarcoma of the diaphragm. Case report. Amer. J. Canc. **35**, 416 (1939).

PETACCI, M.: Sul sarcoma primitivo del diaframma. Policlinico. Sez. chir. **1940**, 136. Zit. nach DREWES u. Mitarb.

PONTI, C. DE: Fibrolinfangioma del diaframma. Radiol. med. **38**, 426 (1952).

POPPEL, M. H., and J. F. ROACH: Roentgen diagnosis of deformities of the cardia end of the stomach, intrinsic and extrinsic in origin. U. S. Nav. Med. Bull. **45**, 1111 (1945).

PRICOLO e ANTONIAZZI: Il pneumoperitoneo nella diagnostica radiologia dei tumori del fondo gastrico. Radiol. med. **38**, H. 5 (1952).

RAUSCH, W.: Primärer Zwerchfelltumor. Fortschr. Röntgenstr. **78**, 88 (1953).

REZEK, P. P.: Über das gehäufte Vorkommen der Retikulumzellsarkome des Magens. Wien. klin. Wschr. **1954**, 612.

ROBSON, K., and J. L. COLLIS: Tumors of the diaphragm, with report of a diaphragmatic cyst. Brit. J. Tbc. **38**, 3 (1944).

ROCHE, G.: Tumeurs et pseudo-tumeurs du thorax antéro-inférieur d'origine sousdiaphragmatique. J. franç. Méd. et Chir. thorac. **8**, 449 (1954).

ROGERS, J. V., and T. F. LEIGH: Differential diagnosis of right cardiophrenic angle masses. Radiology **61**, 871 (1953).

ROSENTHAL, M., and B. P. FRISELL: Mesothelioma of the diaphragm. Arizona Med. **2**, 231 (1945). Zit. nach DREWES u. Mitarb.

Rossetti, M.: Linksseitige Zwerchfellkonturveränderung durch Milztumor (bei Retothelsarkom). Radiol. clin. (Basel) **23**, 281 (1954).

Rothstein, E., and F. B. Landis: Infrapulmonary pleural effusions. Brit. J. Radiol. **33**, 490 (1953).

Roy-Camille, R.: Remarques sur l'orifice oesophagien du diaphragm. Presse méd. **1955 I**, 971.

Ryan, E. J.: Rhabdomyosarcoma of the diaphragm. Cleveland Clin. Quart. **6**, 304 (1939). Zit. nach Drewes u. Mitarb.

Samson, P. C., and M. E. Childress: Primary neurofibrosarcoma of the diaphragm. Report of two cases. J. Thorac. Surg. **20**, 901 (1950).

Sauerbruch, F.: Die Chirurgie der Brustorgane. Berlin 1913.

Schulze, W.: Über Nebenlungen und Lungenhamartome. Radiol. clin. **23**, 137 (1954).

Scott, O. B., and D. R. Morton: Primary cystic tumor of the diaphragm. Arch. of Path. **41**, 645 (1946). Zit. nach Drewes u. Mitarb.

Söderlund, G.: Beitrag zur Klinik der primären Zwerchfelltumoren, besonders zur Diagnostik. Acta radiol. (Stockh.) **18**, 388 (1937).

Soto, M. V.: Un caso de lipoma de la cara toracica del diafragma. J. Internat. Coll. Surg. **6**, 146 (1943). Zit. nach Drewes u. Mitarb.

Steinbach, H. L., and D. R. Smith: Extraperitoneal pneumography in diagnosis of retroperitoneal tumors. Arch. Surg. **70**, 161 (1955).

Stewart, J. S.: The roentgenologic manifestations of parasternal omental hernia. J. Thorac. Surg. **11**, 399 (1950).

Sweet, R. H., and T. Gephart: Neurofibroma of the diaphragm. New England J. Med. **249**, 939 (1953).

Tanef, N.: Die Zwerchfelltumoren. Wien. Z. inn. Med. **29**, 222 (1948).

Teschendorf, W.: Lehrbuch der röntgenologischen Differentialdiagnostik, Brustorgane, 3. Aufl. Stuttgart 1953.

Tu, C. L., and C. K. Hsieh: Tuberculoma of the diaphragm. Amer. J. Roentgenol. **63**, 822 (1950).

Voluter, G.: Le diagnostic bioclinique en Radiologie pulmonaire. Basel u. New York 1949.

Vossbeck, H. P.: Leberzellkarzinom mit Einwachsen in den rechten Herzvorhof. Z. Kreislaufforsch. **44**, 56 (1955).

Walther, H. E.: Krebsmetastasen. Basel 1948.

Namenverzeichnis

Die *kursiven* Zahlen weisen auf die Literaturverzeichnisse hin

Aaby, R. 162, 163, *187*
Abderhalden 22, *30*
Abrams, M., s. Fleischner, F. G. *189*
Abrams, R. M., s. Poppel, M. H. *191*
Accar, N. R. 177, *187*
Ackerman, A. J. 273, 279, *285*
Acuña, Edg., u. Ern. Acuña 258, *268*
Adam, A., s. Sauerbruch, F. *225*
Adami, G. dell', u. C. Meneghini 77, *81*
Adams, H. D. 148, *157*
— u. A. W. Lobb 217, *221*
Aigner, R. 186, *187*
Akerlund, A. 194, 195, 196, 197, 198, 202, 203, 207, 210, *221*
Alemquer, M. de 74, *81*
Alestra, V., u. F. Cahr 66, *81*
Alexander, B. 273, *285*
Alexander, H. 60, 66, *81*
Allen, K. D. H. 122, *139*
Allison, P. R. 193, 194, 195, 198, 199, 201, 202, 203, 205, 213, 214, 220, *221*
Allison, S. T., s. Cincotti, J. J. *102*
Almassy, G. 181, *187*
Alo, R. d', u. C. Vecchi 273, *285*
Alotto, V. d', s. Udaondo, C. B. *193*
Alsen, S., s. Ramström, S. *158, 192*
Alstyne, W. K. van 273, *285*
Altmann, K. 65, *81*
Altschul, H. 241, *268*
Amadei, A. 163, *188*
Ambrosi, G., u. G. G. d'Aragona 275, *285*
Aminew, A. M. 69, *82*
Anders, H. E., u. E. Bahrmann 9, *11*, 193, 195, 202, 203, 205, *221*
Andersen, H. A., s. Neuman, H. W. *270*
André 162, *188*
Angelo, F. d' 66, *82*
Antoniazzi, s. Pricolo *286*
Aragona, G. G. d', s. Ambrosi, G. *285*

Arkless, H. A. 272, *285*
Armand-Delille, P., P. Hechter u. A. Magrin 108, *119*
Arnheim, E. E. 162, *188*, 260, *268*
Ascarelli, A., u. M. Nuti 162, *188*
Aschoff 177, *188*
Assmann, H. *VII*, 15, 19, 28, 46, 63, 64, 65, 117, 127, *139*, 166, 185, 234, 253, 255, 256, 262, *268*
Astley, R., u. Carré, J. J. 206, *221*
— s. Carré, J. J. *222*
Astrup, E. G., u. E. Ziesler 183, *188*
Aubaniac, R., s. Curtillet, E. *188*
Aufses, A., u. R. Oseasohn 271, *285*
Axler, M. M., u. R. L. Rehermann 260, *268*
Azad, M., s. Sprafka, J. L. *225*

Baccaglini, M. 77, 79, *82*
Bachmann, M. 42, *56*
Baensch, W. E. *VII*, 113, 194, *221*
Baetge, P. 253, *268*
Baggio, s. Comolli *57, 222*
Bahrmann, E., s. Anders, 9, *11, 221*
Bailey, P. 196, *221*
Baker, C. G., u. A. B. Shaw 52, *56*
Baker, D., s. Flood, C. A. *222*
Balderry 241
Ball, R. P., u. A. C. Crump 211, *221*
Ballantyne, D. A. 49, *56*
Ballinger, Ch., s. Effler, D. B. *222*
Ballon, H. C., u. L. Spector 272, *285*
Balmes, A., R. Paleirac u. A. Thévenet 163, 175, *188*
Banga 142, *157*
Banyai, A. L. 67, 69, 71, 74, 76, 77, *82, 157*
— u. G. H. Jurgens *82*, 143, *157*
Barclay, A. E. 16, 26, *30*

Bardenhofer, K. H. 239, *268*
Bardet, P., s. Wettstein, P. *226*
Baronofsky, I. D., s. Sprafka, J. L. *225*
— s. Manlove, Ch. *158*
Barraya, L., D. Miniconi u. R. Lebert 195, 214, 220, *221*
Barré, Y., s. Hillemand, P. *223*
Barrett, N. R. 182, *188*, 211, 213, 215, 220, *221*
Barry jr., W. F., s. Richmann, S. *31 270*
Barsony Th. 194, 207, *221*
— u. E. Koppenstein 18, *30*
Bass, H. E., s. Wortmann, H. C. *141*
Bastien P., s. Garraud, R. *189*
Bates, J. C., u. F. Y. Leaver 178, *188*
Baudet 186, *188*
Baum, G., u. H. Grasser 137, *139*, 162, *188*
— u. H. Karpati 137, 139, *139*
Baumel, J., u. E. Fassio 195, 203, *221*
Beaconsfield, P. 206, *221*
Beale, E. C. 143, 153, *157*
Becchini, G. 264, *268*
Beck, H. R. 195, 200, 203, 205, 208, *221*
Beck, W. C., D. Clough u. J. Brochu 267, *268*
— u. D. S. Motsay 251, 266, *268*
Beclère 136, *140*
Beilin, J. S. 181, *188*
Beirne, M., s. Clough, D. M. *285*
Belbenoit, S. 91, *102*
Bell, J. C., G. W. Heublein u. H. Hammer 182, *188*
Bellini, M. A., s. Capurro *188*
Beltrando, L., s. Chatton, P. *285*
Bemen, F. M., s. Klassen, K. P. *286*
Bennet, s. Hillemand, R. *223*
Bennholdt-Thomson 241, *268*
Benvenuti, M. 60, *82*
Berg, H. H. 127, *140*, 194, 195, 202, 203, 205, 207, 208, 210, *221*
Bergareche, J. 127, *140*

Sachverzeichnis